中国血液制品发展与临床应用蓝皮书

主编　赵志刚　张晓辉

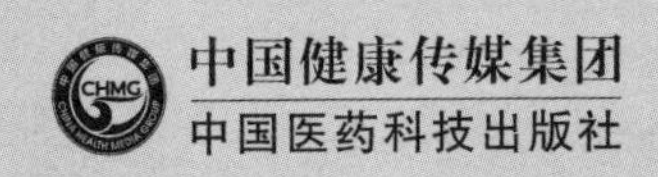

内 容 提 要

本书详细描述了血液制品的定义与功能、分类与发展、制备工艺及质量控制。全面总结了国内外血液制品的发展现状与趋势分析（含重组）、临床合理应用与循证评价（含重组）等内容。便于相关人员提高对血液制品行业和血液制品的认识，在制定新的政策和举措方面发挥参考作用。

本书可供医药行业从业人员学习、了解血液制品研究和应用时参考。

图书在版编目（CIP）数据

中国血液制品发展与临床应用蓝皮书 / 赵志刚，张晓辉主编 . — 北京：中国医药科技出版社，2022.4

ISBN 978-7-5214-3124-7

Ⅰ . ①中…　Ⅱ . ①赵…②张…　Ⅲ . ①血液 - 生物制品管理 - 研究报告 - 中国 ②血液 - 生物制品 - 临床应用 - 研究报告 - 中国　Ⅳ . ① R954 ② R457

中国版本图书馆 CIP 数据核字（2022）第 055544 号

责任编辑　于海平
美术编辑　陈君杞
版式设计　也　在

出版　**中国健康传媒集团** | 中国医药科技出版社
地址　北京市海淀区文慧园北路甲 22 号
邮编　100082
电话　发行：010-62227427　邮购：010-62236938
网址　www.cmstp.com
规格　787 × 1092 mm 1/16
印张　27 3/4
字数　510 千字
版次　2022 年 4 月第 1 版
印次　2022 年 9 月第 3 次印刷
印刷　三河市万龙印装有限公司
经销　全国各地新华书店
书号　ISBN 978-7-5214-3124-7
定价　120.00 元

获取新书信息、投稿、为图书纠错，请扫码联系我们。

编 委 会

主　编　赵志刚　张晓辉

副主编　付　瑞　霍记平　岳志华

编　者（以姓氏汉语拼音为序）

艾　超　曹格溪　陈　强　褚佳慧　楚明明　褚忠君
戴海斌　丁海樱　董占军　段京莉　方　罗　付海霞
付　瑞　顾红燕　郭　恒　郭　鑫　杭永付　郝丽娜
何　云　洪　钰　侯瑞琴　黄　灿　黄建权　霍记平
冀召帅　姜德春　金鹏飞　金兴成　雷　婷　李光耀
李晓波　李越然　栗　芳　梁　良　林栋栋　林　阳
刘安昌　刘昌伟　刘红霞　刘　韶　刘　炜　刘依琳
刘　怡　栾家杰　罗春梅　米秀芳　聂瑞芳　庞文渊
彭文星　沈承武　沈　素　石金芳　石秀锦　孙华君
孙　娇　孙雪林　田冬冬　田晓翠　王辰璁　王淑菁
王　未　王　岩　王雨馨　王　钰　王钰莹　王媛媛
王忠兰　夏　泉　解　斐　谢　婧　徐珊珊　徐文峰
许　瀛　续茜桥　杨　柳　杨春静　叶倩倩　岳志华
贠菊平　张　弨　张　超　张　浩　张佳丽　张良斌
张　蓉　张瑞霞　张　维　张晓辉　张雅慧　张雅鑫
张　杨　张　弋　张　喆　赵　越　赵志刚　朱建国
朱晓璐　朱愿超

编写单位

（按单位首字汉语拼音排序）

安徽医科大学第二附属医院　王媛媛　洪钰　雷婷　金兴成
安徽医科大学第一附属医院　夏泉　刘昌伟
北京大学国际医院　段京莉　王钰莹
北京大学人民医院　张晓辉　侯瑞琴　付海霞　朱晓璐　何云　王辰璁
北京清华长庚医院　艾超　冀召帅　张雅鑫　张维
北京医院　金鹏飞　梁良　徐文峰　孙雪林　朱愿超
国家药典委员会　岳志华
河北省人民医院　董占军　田冬冬　曹格溪　赵越
基立福医药科技（上海）有限公司　杨柳
陆军军医大学第二附属医院　张蓉　张喆　楚明明　罗春梅
山东大学齐鲁儿童医院　郝丽娜　王钰　王忠兰
山东大学齐鲁医院　刘安昌　解斐　褚佳慧
山东省立医院　沈承武　张雅慧　聂瑞芳
上海莱士血液制品股份有限公司　张良斌　褚忠君　陈强
上海市儿童医院　孙华君　刘红霞　黄建权
首都医科大学附属北京安贞医院　林阳　石秀锦　彭文星　田晓翠
首都医科大学附属北京世纪坛医院　姜德春　续茜桥　杨春静　顾红燕
首都医科大学附属北京天坛医院　赵志刚　霍记平　庞文渊　刘依琳
首都医科大学附属北京同仁医院　张弨　徐珊珊　李光耀
首都医科大学附属北京友谊医院　沈素　张杨　张超　郭恒　刘怡
首都医科大学附属北京佑安医院　刘炜　谢婧　贠菊平　栗芳　黄灿　许瀛
首都医科大学宣武医院　林栋栋
苏州大学附属第一医院　朱建国　杭永付　王未　石金芳
天津市第一中心医院　张弋　张瑞霞
皖南医学院第一附属医院（弋矶山医院）　栾家杰　李越然　王岩　郭鑫
浙江大学医学院附属第二医院　戴海斌　张佳丽
浙江省肿瘤医院　方罗　米秀芳　孙娇　丁海樱
中国食品药品检定研究院　付瑞　李晓波　王淑菁
中国中医科学院广安门医院　张浩
中南大学湘雅医院　刘韶　叶倩倩　王雨馨

前　言

血液制品是属于生物制品范畴的一类生物活性药品，由于其自身具有的生物学特性及在临床长期实践中所体现出来的治疗价值，已越来越被现代医学所认可和重视，成为急症抢救、战地救伤、防病治病、保障健康以及赈灾救灾、国家安全、战略储备中必不可少的特殊药品。生产血液制品是一个非常复杂的过程，从血浆采集到生产，需要采取多个安全步骤来确保最终产品的质量。

血液制品学是从输血医学起源并发展起来的一门崭新的学科和产业，血液制品行业也是一个特殊的行业，具有独特的行业属性（即依赖稀缺资源以及拥有复杂、昂贵的生产过程等）。

我国血液制品行业起步晚，1984 年以后血浆蛋白制品行业方才开始发展，目前应用的血浆蛋白制品主要有人血白蛋白和人免疫球蛋白。近年来，凝血因子类产品由于其优异的止血作用及生产厂家产能的提升，在临床有较多应用。在抗击 COVID–19 疫情中，血液制品的价值得到进一步认可，使其公众认知度显著提升，极大地助推了该行业的发展。

我国的血液制品行业在某些方面的发展还有待提升，血液的分离技术较落后，血液制品产品数量少，一些成分没有充分被利用，某些血液制品（如：IVIG 和 FⅧ）人均使用率很低。因此，所有利益相关者（政府、监管机构、药师和医师）有必要正确了解该行业的特点，以便为血液制品行业制定相应政策和方案，确保血液制品的研发、供应和合理使用。

本书详细描述了血液制品的定义与功能、分类与发展、制备工艺及质量控制。全面总结了国内外血液制品的发展现状与趋势分析（含重组）、临床合理应用与循证评价（含重组）等内容。便于相关人员提高对血液制品行业和血液制品的认识，在制定新的政策和举措发挥参考价值，这些政策和举措最终能够改善患者获得这些所需药物的机会。

本书的作者分别来自国内多所大学附属医院、中检院及药典委，绝大多数是奋战在药学和临床工作一线的医师和药师。

因时间紧迫，书中仍可能存在不足之处，敬请广大读者批评指正。

编　者

2022 年 2 月

目　录

第四章 血液制品（含重组）的临床使用现状与趋势分析

第五章 血液制品（含重组）的临床合理应用与循证评价

第六章 血液制品（含重组）的发展趋势与展望

附 录

第一章

血液制品定义与血浆生理功能

第一节　血液制品定义

血液制品本质上是一种生物制品，有“广义”和“狭义”之分。广义的血液制品是指从人类血液提取的任何治疗物质，包括全血、血液成分和血浆源医药产品。其中血液成分主要是指血浆和包括红细胞、白细胞、血小板在内的血液有形成分。而狭义的血液制品主要是指血浆蛋白制品。血浆蛋白制品又称为血浆衍生物，是由健康人血浆或经特异免疫的人血浆，经分离、提纯、或由重组DNA技术制备的一类产品，主要包括人血白蛋白制剂、人免疫球蛋白制剂、人凝血酶和凝血因子制剂以及其他类型血浆蛋白制品。当前国内研究及法律法规所述血液制品一般均为狭义的血液制品，特指血浆蛋白制品。

第二节　血浆及其组成

血液由血细胞和血浆组成，其中血细胞占血液总量的40%~45%，血浆占55%~60%。血浆承担给体内的细胞补充营养，将细胞排出的废物运出体外的任务。血浆成分中，90%左右是水，8%是各种血浆蛋白，其余是少量的无机盐类、糖类、脂肪及其他有机物，如肌酐、肌酸、尿酸、氨基酸、酮体和胆红素等。在8%的血浆蛋白中，约有一半是作为营养的白蛋白，另一半是与免疫有关的球蛋白，还有与止血有关的凝血因子，如纤维蛋白原、凝血酶原、凝血因子Ⅷ、凝血因子Ⅸ等蛋白质。

第三节　血浆成分的生理功能

一、血浆中的无机盐

血浆中的无机盐主要以离子状态存在。阳离子以Na^+为主，还有K^+、Ca^{2+}、Mg^{2+}等；阴离子主要是Cl^-，还有HCO_3^-、CO_3^{2-}等。它们在形成血浆晶体渗透压、维持酸碱平衡和神经肌肉兴奋性等方面有重要作用。

二、血浆中的糖类

血浆中的糖类有葡萄糖、果糖、半乳糖和甘露糖等。葡萄糖水平受激素调节，保持在一定的范围内，正常人的空腹血糖浓度为3.9~6.1mmol/L。血浆中的糖类还可以与氨基酸共价结合，以糖蛋白的形式存在。

三、血浆中的脂类

血浆中的脂类主要有甘油三酯、胆固醇、胆固醇酯、游离脂肪酸、磷脂等。由于甘油三酯和胆固醇具有疏水性，不能直接在血液中转运，也不能直接进入组织细胞，所以，血浆中的脂类除游离脂肪酸是直接与血浆白蛋白结合运输外，其余的脂类均与载脂蛋白结合，形成水溶性的脂蛋白被转运。人体的各种活动都是以热能做动力，都在消耗着热量，脂质是产生热量最高的营养素，供给人体的热量需要。

四、血浆中的蛋白

目前已知的血浆蛋白成分有两百多种（包括血浆中脂蛋白和糖蛋白），已分离纯化的有百余种，研究较多的有七十余种。血浆蛋白按其功能的不同，可分为白蛋白、免疫球蛋白、凝血系统蛋白、纤维蛋白溶解系统蛋白、补体系统蛋白、蛋白酶抑制剂及其他微量蛋白成分等。

（一）白蛋白

白蛋白是血浆中含量最高的蛋白质，约占血浆总蛋白的一半多。白蛋白在肝脏内产生，半衰期约20天，分解代谢部位尚不明确，一般认为主要在单核巨噬细胞和胃肠道中，估计后者占总分解率的50%。通常一个70kg体重的人，体内大约储有300g白蛋白，大约40%白蛋白分布于循环血管内，其余主要分布在肌肉、皮肤和内脏组织相联系的血管外空间。白蛋白的主要生理功能如下。

（1）维持胶体渗透压和体液平衡　白蛋白作为溶质降低了溶液水分子的化学势能，在维持胶体渗透压、保持体液平衡中起重要作用。白蛋白占血浆总蛋白的60%，却提供血浆胶体渗透压的80%。

（2）抗休克作用　白蛋白能增加血液的有效循环量，对创伤、手术、烧伤或血浆蛋白迅速流失所引起的休克有明显疗效。

（3）运输和解毒作用　白蛋白能够结合阳离子，也能结合阴离子，这种结合是可逆的，故能运输性质不同的物质，如脂肪酸、激素、金属离子、酶和药物到全身各处，并能结合有毒物质，运送至解毒器官，然后排出体外。

（4）抗氧化作用　由于第 34 位氨基酸半胱氨酸的还原型巯基的作用，白蛋白能够作为抗氧化剂直接发挥作用。白蛋白还能够与氧化损伤的介质相结合并将其灭活，或通过结合并转运具有抗氧化作用的分子，从而间接发挥抗氧化作用。

（5）抗炎症作用　全身炎症反应综合征患者的血管通透性增加，导致组织水肿、血管舒缩功能障碍，细胞营养物质输送异常以及血液流变学改变。白蛋白能减少体液渗漏，改善微循环功能，从而有助于保护主要器官的功能。白蛋白还可与增加毛细血管通透性的介质（如花生四烯酸）相结合，间接发挥抗炎作用。

（6）调节血管通透性　内皮细胞多糖蛋白复合层（又称糖萼）对微循环和血管通透性的调节非常关键，而白蛋白对于维持其完整性发挥着重要作用。

（7）抗凝作用　近来的研究发现白蛋白具有抗凝作用，可能与白蛋白对血小板聚集的抑制有关。血液透析时白蛋白浓度与肝素需要量呈负相关，降低血液的凝血功能可以减少深静脉血栓形成和肺栓塞的危险。白蛋白对凝血的影响引起了研究者越来越多的兴趣，其机制及临床应用也有待进一步的研究。

（8）营养供给作用　白蛋白在血浆中不断地进行着代谢更新，血浆白蛋白分解产生的氨基酸，可用于合成组织蛋白，氧化分解以供应能量或转变成其他含氮物质。

（二）免疫球蛋白

免疫球蛋白指具有抗体活性的动物蛋白。由高等动物免疫系统淋巴细胞产生的蛋白质，经抗原的诱导可以转化为抗体。主要存在于血浆中，也见于其他体液、组织和一些分泌液中。免疫球蛋白分子单体的基本结构呈“Y”字形，由两条相同的重链（H 链）和两条相同的轻链（L 链）由二硫键连接而成。根据各类免疫球蛋白氨基酸组成和排列顺序不同，可将其分为五类，即 IgG、IgM、IgA、IgD、IgE。

（1）IgG　IgG 在人体出生后 3 个月开始合成，3~5 岁接近成年人水平，是血清和细胞外液中含量最高的免疫球蛋白，约占血清总免疫球蛋白的 75%~85%。IgG 以单体形式存在，半衰期约 20~23 天，是再次免疫应答产生的主要抗体。其亲和力高，在体内分布广泛，具有重要的免疫功能，在抗感染中起到主力军作用。IgG 既能促进单核巨噬细胞的吞噬作用，又能中和细菌毒素的毒性，和病毒抗原结合使病毒失去感染宿主细胞的能力。

（2）IgM　IgM 占血清免疫球蛋白的 5%~10%，单体以膜结合型表达于 B 细胞表面，分泌型为五聚体，是分子量最大的免疫球蛋白，称为巨球蛋白，主要存在于血清中。IgM 是婴幼儿发育过程中最早合成和分泌的抗体，在胚胎发育晚期的胎儿即能产生 IgM，也是初次体液免疫应答中最早出现的抗体。由于 IgM 有较高的结合价，所以是高效能的抗生物抗体，其杀菌、溶菌、促吞噬和凝集作用比 IgG 高 500~1000 倍，在机体的早期防御中起着重要的作用。

（3）IgA　IgA 分血清型和分泌型两种，血清型多为单体，也有二聚体，分泌型的都是二聚体，且含有分泌片。分泌型 IgA（SIgA）合成和分泌的部位在肠道、呼吸道、乳腺、唾液腺和泪腺，是外分泌液中的主要抗体类别，参与黏膜局部免疫，通过与病原微生物结合，阻止病原体黏附到细胞表面，在局部感染中发挥作用。SIgA 在黏膜表面也有中和毒素的作用。

（4）IgD　IgD 仅占血清免疫球蛋白总量的 0.3%。IgD 可在机体发育的任何时间产生，其易被蛋白酶水解，半衰期很短（仅 3 天）。IgD 分为两型：血清 IgD 生物功能不清楚；膜结合型 IgD 是 B 细胞分化发展成熟的标志。

（5）IgE　IgE 是正常人血清中含量最少的免疫球蛋白。主要有黏膜下淋巴组织中的浆细胞分泌。IgE 的重要特征为亲细胞抗体，可与肥大细胞、嗜碱性粒细胞上的高亲和力受体结合，当结合再次进入机体的抗原后可引起 I 型超敏反应。此外，IgE 可能与机体抗寄生虫免疫有关。

（三）凝血系统蛋白

凝血是由一系列凝血因子参与的复杂的生理生化过程，是机体止血功能的重要组成部分。参与血液凝固的凝血因子蛋白有 13 个，包括凝血因子Ⅰ、Ⅱ、Ⅲ、Ⅴ、Ⅶ、Ⅷ、Ⅸ、Ⅹ、Ⅺ、Ⅻ、XⅢ，以及激肽释放酶原和高分子量激肽原。

（1）凝血因子Ⅰ　即纤维蛋白原，是凝血过程中一连串具有蛋白水解活性的凝血因子相继激活的最终底物。纤维蛋白原在凝血酶的作用下裂解释放纤维蛋白肽 A 和 B，与血小板一起形成稳固的纤维蛋白血栓完成止血机制。

（2）凝血因子Ⅱ　即凝血酶原，凝血酶原激活后转化为具有蛋白水解活性的凝血酶。凝血酶通过对多种凝血因子的蛋白水解作用参与凝血过程。

（3）凝血因子Ⅲ　即组织因子，分布于各种组织细胞中，在凝血过程中作为Ⅶa 的辅助因子参与启动外源性凝血过程。

（4）凝血因子Ⅴ　又称易变因子，凝血因子Ⅴ经凝血酶或Ⅹa 的蛋白水解作用，成为有辅因子活性的Ⅴa，作为Ⅹa 的辅助因子，加速Ⅹa 对凝血酶原的激活。

（5）凝血因子Ⅶ　又称稳定因子，和组织因子形成活性复合物，从而激活凝血因子Ⅹ，启动外源性凝血途径。

（6）凝血因子Ⅷ　是内源性凝血途径中的重要凝血因子，又称抗血友病球蛋白。作为Ⅸa的辅因子，参与Ⅸa对凝血因子Ⅹ的激活。

（7）凝血因子Ⅸ　又称血浆凝血活酶成分，凝血因子Ⅸ在钙离子参与下被凝血因子Ⅺ或Ⅶa-组织因子复合物激活，并和钙离子、磷脂及Ⅷa形成复合物，可将凝血因子Ⅹ激活，进入共同凝血途径。

（8）凝血因子Ⅹ　凝血因子Ⅹ处于内源性凝血途径和外源性凝血途径的共同通道，经激活后转化为活化的Ⅹa，在钙离子存在时，在磷脂膜表面形成Ⅹa-Ⅴa复合物，可激活凝血酶原，使之转化为具有蛋白水解活性的凝血酶。

（9）凝血因子Ⅺ　又称血浆凝血活酶前质，凝血因子Ⅺ被激活后成为Ⅺa，可激活凝血因子Ⅸ。

（10）凝血因子Ⅻ　又称接触因子，被激活后成为Ⅻa，能激活凝血因子Ⅺ，从而启动内源性凝血途径。

（11）凝血因子ⅩⅢ　被凝血酶激活成为ⅩⅢa，可催化相邻的纤维蛋白单体共价交联，使可溶性纤维蛋白变成不可溶的纤维蛋白多聚体，从而稳固纤维蛋白凝块。

（12）激肽释放酶原　被激活成具有蛋白水解活性的激肽释放酶后，即可作用于激肽原，释放出具有生物活性的激肽。在凝血过程中，和凝血因子Ⅻ及高分子量激肽原一起，参与内源性凝血途径的启动。

（13）高分子量激肽原　在激肽原释放酶的水解作用下可释放出激肽，同时生成一种不含激肽肽段的双链分子，后者作为Ⅻa和激肽释放酶的辅因子促进Ⅻa对激肽释放酶原和凝血因子Ⅺ，以及激肽释放酶对凝血因子Ⅻ的激活，由此加速内源性凝血途径的启动。

（四）纤维蛋白溶解系统蛋白

人血浆纤维蛋白溶解系统（纤溶系统），指纤维蛋白溶酶原（纤溶酶原）被激活为纤维蛋白溶酶（纤溶酶），再将纤维蛋白原或纤维蛋白分解为可溶性碎片的反应系统。纤溶系统的主要功能是溶解在内源性或外源性凝血反应中形成的纤维蛋白，即抗凝作用，以维持血液的流体状态，保持血管内血液正常流动，血管壁的正常通透性和腺分泌管道的通畅。

（五）补体系统蛋白

补体系统包括30余种可溶性蛋白和膜结合蛋白，广泛存在于血清、组织液和细胞膜表面，是一个具有精密调控机制的蛋白质反应系统。血浆中补体成分，通常以无活性的前体形式存在，只有在活化物的作用或在特定的接触表面，补体各成分才会依次活化。每当前一组成分被激活，即具备了活化下一组成分的活性，由此通过一系列扩大的连锁反应，完成补体系统的激活，最终导致溶细胞效应。补体系统被激活后，还具有调理吞噬、介导炎症、调节免疫应答和清除免疫复合物等生物学功能。补体不仅是机体固有免疫防御的重要部分，也是抗体发挥变异效应的主要机制之一，并对免疫系统的功能具有调节作用。补体缺陷、功能障碍或过度活化与多种疾病的发生和发展程度密切相关。

第二章

血液制品的分类与发展

第一节　临床常用血液制品的特性和作用

一、白蛋白及其他转输蛋白

1. 白蛋白的理化、生物学特性

白蛋白是血浆中含量最高的蛋白质。每 100ml 血浆含 3500~5500mg 白蛋白，约占血浆总蛋白一半，易大量、高纯度地提取。白蛋白分子量为 66kDa，分子呈椭圆形，构形较对称，长径与横径轴比约 4∶1（分子大小 3.8nm × 15nm），产生的渗透压大而黏度低，是有效的血容扩张剂。20℃时白蛋白单体的沉降系数为 4.6×10^3Svedberg 单位；它的负电性强，在离子强度 0.15 时，等电点为 4.7；电泳中向阳极泳动快，在 pH8.6，离子强度 0.15 条件下，电泳迁移率为 5.9Tiselius 单位。白蛋白分子是由单条肽链盘曲形成的球状分子，由 610 个氨基酸组成（Behrens 报道由 584 个氨基酸组成）。白蛋白的结构中包含 3 个功能区和 9 个亚功能区，且链内半胱氨酸残基间有 17 个二硫键交叉连接，维持天然的四级结构，稳定性好。

白蛋白在肝脏内产生，据报道每个肝细胞每秒能合成约 7000 个白蛋白分子，但约要 20 分钟才能穿过内质网逸出。依此计算，成人每天合成白蛋白 9~12g。在正常生理状态下，只有 20%~30% 的肝细胞合成白蛋白，而在失血的状态下可提高 2~3 倍，故在肝功能正常、营养充足的情况下，白蛋白损失补充很快，一般丧失 400ml 血浆，1~2 天即可恢复。白蛋白半衰期约 20 天，其分解代谢部位尚不明确，一般认为主要在单核巨细胞和胃肠道中，估计后者占总分解率的 50%。

2. 其他转输蛋白

其他转输蛋白是指一类在血液循环中能够输送营养物质，代谢产物金属离子、激素、维生素和药物的血浆蛋白。表 2–1 列出了主要的人血浆转输蛋白。

表2–1　人血浆转输蛋白

蛋白名称	分子量（kDa）	血浆浓度（mg/dl）	生理功能
前白蛋白（PA）	54.98	25	转输甲状腺素及维生素 A
白蛋白	66	3500~5500	最主要的转输蛋白

续表

蛋白名称	分子量（kDa）	血浆浓度（mg/dl）	生理功能
转铁蛋白（Tr）	76.5	295	转输铁
铜蓝蛋白（CP）	132	35	转输铜
触珠蛋白（HP）	100	170~235	转输游离血红蛋白
血红蛋白结合蛋白（HPX）	51	80	转输游离血红素
维生素 B_{12} 转输蛋白Ⅱ	60	$\sim10^{-4}$	转输维生素 B_{12}
维生素 B_{12} 转输蛋白Ⅰ	56	$\sim10^{-4}$	转输维生素 B_{12}
维生素 B_{12} 转输蛋白Ⅲ	62	$\sim10^{-4}$	转输维生素 B_{12}
维生素 A 结合蛋白	21	5	转输维生素 A
转皮质素蛋白	55.7	4	转输皮质激素和皮质醇
甲状腺素结合球蛋白（TBG）	60.7	1~2	转输甲状腺素
性激素结合蛋白	58	男：0.2 女：0.4	转输性激素
维生素 D 结合蛋白	54	40	转输维生素 D
转钴胺蛋白Ⅰ	120	微量	转输维生素 B_{12}
转钴胺蛋白Ⅱ	53.9	微量	转输维生素 B_{12}
GC 球蛋白（GC）	50	40	转输维生素 D_3
视黄醇结合蛋白（RBP）	21	4.5	转输维生素 A

（1）前白蛋白（PA）能结合甲状腺素结合蛋白（TBP）和视黄醇结合蛋白（RBP，维生素 A 的前身），起到转输甲状腺素及维生素 A 的作用。同时 PA 的含量检测，是肝功能正常与否的重要指标；触珠蛋白（HP）主要能结合并运输游离的血红蛋白，而血红蛋白结合蛋白（HPX）能结合并运输游离的血红蛋白。有两种转输蛋白的缺乏与遗传性疾病相关，一种是铜蓝蛋白（CP），铜蓝蛋白能结合血浆中 90% 的铜离子，并具有氧化酶活性。如果体内铜蓝蛋白缺乏，可引起铜离子在肝脏内沉积而导致坏死性肝炎和肝硬化，这是遗传性的肝豆状核变性（Wilson 病）。另一种是维生素 B_{12} 转输蛋白Ⅱ，该蛋白的遗传性缺乏与巨幼细胞贫血相关。

（2）铜蓝蛋白（ceruloplasmin，CP）能运输铜，调节胃肠道对铜的吸收，能维持体内铜的稳定。CP 的含糖量约 8%，主要为己糖、己糖胺和唾液酸。它的含铜量为0.34%，每一个分子能结合6~8个铜离子，呈黄色。CP分子量132kDa，正常CP水溶液在610nm处有强吸收峰，在320nm处有弱吸收峰。CP的电泳位置在α_2区。CP分子极不稳定，在制备与贮藏过程中易发生降解和再聚合，冷冻或冻干可使其失铜，CP溶液应避光贮存。

CP在肝脏内合成，成人血中含量约为35mg/dl，新生儿含量很低，仅为6.5mg/dl左右，一周岁达成人水平，老年人高于青壮年，孕妇及服用避孕药者CP含量大量升高。CP的遗传性缺乏形成肝豆状核变性（Wilson病），是由于先天性合成障碍，患者血中CP含量明显降低，正常代谢受阻，引起多组织器官的细胞变性等。获得性CP降低见于营养不良、吸收受阻、蛋白丢失（如肾病综合征）及肝损害其合成障碍等情况。以下情况可见获得性CP升高：各种急慢性炎症，组织损伤、坏死等；硅沉着病患者的肺部纤维需大量的胺氧化酶和铜，来促进胶原聚合成纤维时的交联反应顺利进行，故硅沉着病患者CP水平升高是硅沉着病诊断的重要指标；另外在某些神经精神系统疾患，如急性精神分裂症、毛细血管扩张性精神失调等，亦见CP水平升高。

正常血浆中的铜其中90%以上和CP结合，从肠胃道吸收的铜先与白蛋白结合输送至肝脏，在肝中与去铜CP结合，然后第二次进入血液循环。CP主要生理功能为调节胃肠道对铜的吸收并担负铜在体内的转运，如：将铜输送给结合铜的酶类（细胞色素C氧化酶，酪氨酸酶等）或其他靶组织以供利用，同时维持体内肝中铜含量的稳定。

（3）转铁蛋白（transferrin, Tr）是体内铁的主要载体，能把铁运送给网织红细胞等组织。Tr是分子量为76.5kDa的糖蛋白，由630个氨基酸残基构成的单键多肽，含糖量是5.9%，其沉降系数（S）为5.3，等电点（pI）5.9，电泳位置在β_1区。在HCO_3存在下，Tr与铁离子结合成棕红色，最高吸收峰在470nm。每个Tr分子具有2个金属结合位点，可同二价或三价金属如铜、锰、铬、铁的离子结合，而以和铁离子亲和力最强。

Tr在肝脏内合成，正常人血浆中含量约为295mg/dl，青壮年含量略高于老年人，性别差异不明显，半衰期为8~11天。先天性Tr缺乏较为罕见，为常染色体显性遗传。Tr的获得性减少常见于各种急慢性活动性疾病，Tr减少原因除合成减少（如肝损伤）外，也可因为分解增加（各种传染病、恶性肿瘤等）、损耗过多（肾病、胃肠病蛋白丢失）等引起。Tr获得性增高，见于妊娠、缺铁性贫血以及肝炎早期。服用雌激素亦可导致Tr水平增高。

Tr有多种重要生理功能，首先是铁的转运蛋白。血红蛋白的正常代谢使铁的每天周转量达30mg左右，大部分由Tr转运。Tr能把铁带给网织红细胞，供造血利用，也把铁释放给其他组织和网织内皮组织。它还有解毒作用，与铁离子结合，抑制细菌生长。

二、免疫球蛋白

抗体（antibody, Ab）是介导体液免疫的重要效应分子，主要存在于血清等体液中，通过与相应抗原特异性结合，发挥体液免疫功能。19 世纪后期，von Behring 等发现白喉或破伤风毒素免疫动物后可产生抗毒素（antitoxin）类物质。1937 年，Tiselius 等用电泳方法将血清蛋白分为白蛋白及 α_1、α_2 和 γ 球蛋白等成分，并发现抗体活性主要存在于 γ 区，故相当一段时间里，抗体又被称为 γ 球蛋白（丙种球蛋白）（图 2–1）。1968 年和 1972 年世界卫生组织和国际免疫学会先后决定，将具有抗体活性或化学结构与抗体相似的球蛋白统一命名为免疫球蛋白（immunoglobulin, Ig）。

1. 免疫球蛋白基本结构

（1）重链和轻链　免疫球蛋白分子单体的基本结构呈“Y”字形（图 2–2），由两条相同的重链（H 链）和两条相同的轻链（L 链）通过二硫键连接而成。连接重链分子量约 50~75kDa，由 450~550 个氨基酸残基组成。各类免疫球蛋白“氨基酸”组成和排列顺序不同，可将其分为五类，即 IgM、IgD、IgG、IgA 和 IgE，其相应的重链分别被命名为 μ、δ、γ、α 和 ε 链。根据不同类甚至是同类 Ig 的不同特性，如链内二硫键数量和位置，铰链区氨基酸数目、位置不同，可以将同一类的 Ig 分为不同的亚类（subclass）。如 IgG 可分为 IgG1~IgG4 四个亚类；IgA 可分为 IgA1 和 IgA2；IgM 有 IgM1 和 IgM2 两个亚类；IgD、IgE 尚未发现有亚类。

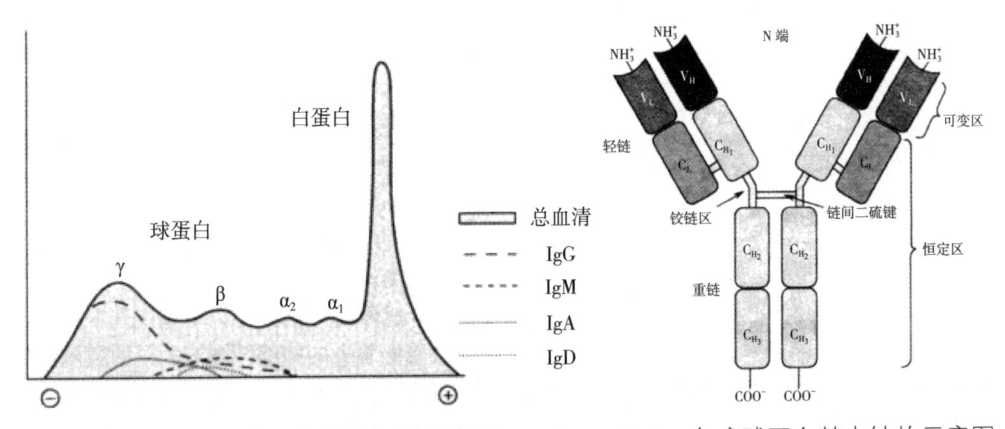

图 2–1　血清蛋白电泳扫描示意图　　图 2–2　免疫球蛋白基本结构示意图

轻链分子量约为25kDa，由214个氨基酸残基构成。轻链有两种，分别为κ链和λ链，据此可将Ig分为两型（type），即κ型和λ型。正常人血清免疫球蛋白κ：λ约为2：1，人类免疫球蛋白λ链过多，提示可能有λ链的B细胞肿瘤。根据λ链恒定区个别氨基酸的差异，又可分为λ_1、λ_2、λ_3和λ_4四个亚类（subtype）。

（2）可变区和恒定区　研究发现重链和轻链靠近N端的约110个氨基酸的序列变化很大，其他部分氨基酸序列则相对恒定。免疫球蛋白轻链和重链中靠近N端氨基酸序列变化较大的区域称为可变区（variable region，V区），分别占重链和轻链的1/4和1/2；V区组成抗原后结合位点，与钥匙的锯齿类似，能特异识别并结合特定抗原，赋予抗体识别、清除相应抗原物质的功能。C区可以保持抗体分子的相对稳定性，像钥匙柄是补体细胞膜结合部位，按功能不同又可分为Cl、C2、C3、C4功能区。IgG、IgA的重链有VH、CH_1、CH_2和CH_3四个功能区，而IgM、IgD和IgE有VH、CH_1、CH_2、CH_3和CH_4五个功能区，轻链则均分为VL和CL两个功能区。另外在两个重链间二硫键连接处的重链恒定区内，有一可转动的铰链区（hingeregion），由2~5个二硫键连接的CH_1尾部和CH_2头部的小段肽链构成，约合30个氨基酸，当IgG与抗原结合时，该区可转动，一方面使可变区的抗原结合位点尽量与抗原结合，另一方面还可使Ig变构，使补体结合位点暴露出来。

2. 免疫球蛋白的其他成分

Ig轻链和重链除上述基本结构外，某些类别Ig还含有其他辅助成分，如J链和分泌片。J链（joining chain）是一富含半胱氨酸的多肽链，由浆细胞合成，主要功能是将单体Ig分子连接为二聚体或多聚体。一个分泌型IgA分子由两个IgA单体通过J链连接成二聚体；一个IgM分子由五个IgM单体通过J链连接成五聚体。IgC、IgD和IgE常为单体，无J链。分泌片（secretory piece，SP）又称为分泌成分（secretory component，SC），是分泌型IgA分子上的一个辅助成分，是一种含糖的肽链，由黏膜上皮细胞合成、分泌，并结合于IgA二聚体上，使其成为分泌型IgA（SIgA），并被分泌到黏膜表面。分泌片具有保护分泌型IgA的铰链区免受蛋白水解酶作用，并介导IgA二聚体从黏膜下通过黏膜等细胞转运到黏膜表面。

3. 免疫球蛋白的水解片段

不同的蛋白酶在一定的条件下可将免疫球蛋白的肽链在不同部位切断，产生各种片段（图2-3）。木瓜蛋白酶在铰链区二硫键连接的2条重链的近N端切断，产生三个片段：一对片段各包含一条整个的轻链和半条重链，称之为Fab，具有抗体活性；另一片段含两条重链的后半部由二硫键相连称Fc，有各种生物活性，并决定蛋白分子的抗原特异性。胃蛋白酶则在铰链区连接重链的二硫键近C端切断，产生一个由一对Fab组成并由二硫键连接的片段，称为$F(ab')_2$，为双价抗体，剩下的大部分为 Fc′，在胃蛋白酶继续作用下分解为小肽。溶纤酶在 CH_2 和 CH_3 之间切断肽链，产生含全部轻链和大部分重链的一个大片段 Fcab 及相当于 CH_3 的 pFc′ 一片段。

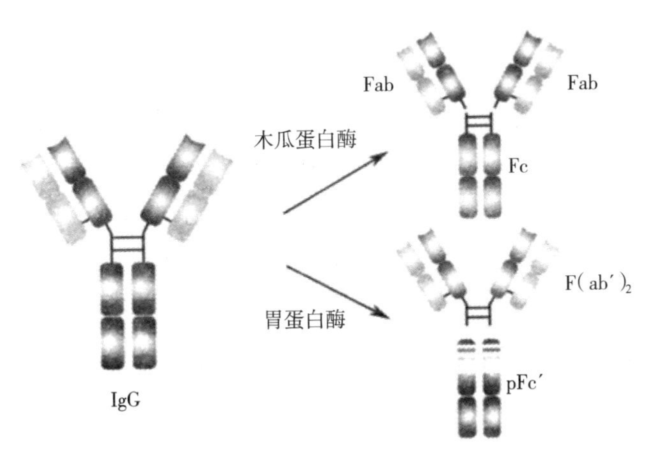

图 2-3 免疫球蛋白水解片段示意图

4. 免疫球蛋白的功能

（1）IgV 区的功能　免疫球蛋白 V 区能识别并特异性结合抗原，它与抗原结合后，在体内可结合病原微生物及其产物，具有中和毒素、阻断病原入侵、清除病原微生物等功能。B 细胞表面的 IgM 和 IgD 等 Ig 构成 B 细胞的抗原识别受体，能特异性识别抗原分子，在体外可发生各种抗原抗体结合反应，有利于抗原或抗体的检测和功能的判断。

（2）IgC 区的功能

①激活补体：IgGl, IgG2 和 IgG3 及 IgM 与相应抗原结合后，可因构型改变而使其 CH_2 和 CH_3 内的补体结合点暴露，从而通过经典途径激活补体系统，产生多种效应功能。其中 IgM、IgG1 和 IgG3 激活补体系统的能力较强，IgG2 较弱。IgA、IgE 和 IgG4 本身难于激活补体，但形成聚合物后，可通过旁路途径激活补体系统。通常，IgD 不能激活补体。

②结合 Fc 段受体：IgG、IgA 和 IgE 抗体，可通过 Fc 段与表面具有相应受体的细胞结合，产生不同的生物学作用。

a. 调理作用（opsonization）指 IgG（IgGl 或 IgG3）的 Fc 段与中性粒细胞、巨噬细胞上的 Fc 受体结合，可以增强吞噬细胞的吞噬作用。

b. 抗体依赖细胞介导的细胞毒作用（antibody-dependent cell-mediated cytotoxicity, ADCC）指具有杀伤活性的 NK 细胞，通过其表面表达的 Fc 受体识别包被于靶抗原（如细菌或肿瘤细胞）上抗体的 Fc 段，直接杀伤靶细胞。

c. 介导 I 型超敏反应：IgE 为亲细胞抗体，可通过其 Fc 段与肥大细胞和嗜碱性粒细胞表面的高亲和力 IgE Fc 受体结合，并使其致敏。若相同变应原再次进入机体与致敏靶细胞表面特异性 IgE 结合，即可以促使这些细胞合成和释放活性物质，引起 I 型超敏反应。

③穿过胎盘和黏膜：在人类，IgG 是唯一能通过胎盘的免疫球蛋白，IgG 可选择性与胎盘母体的滋养细胞表达的一种 IgG 输送蛋白结合，从而转移至滋养层细胞内，并主动进入胎儿血循环中。IgG 穿过胎盘的作用是一种重要的自然被动免疫机制，对于新生儿抗感染等具有重要意义。另外，分泌型 IgA 可通过呼吸道和消化道的黏膜，是黏膜免疫的主要因素。此外，免疫球蛋白对免疫应答有调节作用，本文将不重点阐述。

5. 各类免疫球蛋白的特性及作用

人免疫球蛋白的主要理化性质和生物学功能见表 2–2。

表2–2　人免疫球蛋白的主要理化性质和生物学功能

性质	IgM	IgD	IgG	IgA	IgE
分子量（kDa）	950	184	150	160	190
亚类数	2	无	4	2	无
重链	μ	δ	γ	α	ε
C 区结构域数	4	3	3	3	4
辅助成分	J	无	无	J.SP	无
糖基化修饰率（%）	10	9	3	7	13
主要存在形式	五聚体	单体	单体	单体/二聚体	单体
开始合成时间	胚胎后期	任何时间	生后 3 个月	生后 4~6 个月	较晚
合成率 [mg/（kg·d）]	7	0.4	33	65	0.016
占血液 Ig 量比例（%）	5~10	0.3	75~85	10~15	0.02
血清含量（mg/ml）	0.7~1.7	0.03	9.5~12.5	1.5~2.6	0.0003
半衰期（天）	10	3	23	6	2.5
结合抗原价	5	2	2	2，4	2
溶菌作用	+	?	+	+	?
抗革兰阳性菌感染	+	+	+++	+	?

续表

性质	IgM	IgD	IgG	IgA	IgE
抗革兰阴性菌感染	++++	?	++	+	?
抗病毒	+	?	++	++	?
抗寄生虫	—	?	+	+	+ ?
胎盘转运	—	—	+	—	—
结合嗜碱粒细胞	—	—	—	—	+
结合巨噬细胞	—	—	+	+	—
结合肥大细胞	—	—	—	—	+
结合 SPA	—	—	+	—	—
介导 ADCC	—	—	+	—	—
经典途径补体激活	+	—	+	—	—
旁路途径补体激活	—	+	IgG4+	IgA1+	—
其他作用	初次应答早期防御	B 细胞标志	二次应答抗感染	黏膜免疫	I 型超敏反应抗寄生虫

三、凝血因子与人纤维蛋白原

1. 凝血因子及其特性

血液凝固简称凝血，是由一系列凝血因子参与的复杂的生理生化过程，它是机体止血功能的重要组成部分。参与血液凝固的凝血因子蛋白有 13 个，包括按发现的顺序以罗马数字命名的凝血因子Ⅰ、Ⅱ、Ⅲ、Ⅴ、Ⅶ、Ⅷ、Ⅸ、Ⅹ、Ⅺ、Ⅻ、XⅢ，以及激肽释放酶原（PK）和高分子量激肽原（HMWK）。这些凝血因子的主要理化和生物学特性见表 2-3。

表2-3　凝血因子的主要理化和生物学特性

因子	同义名词	分子量（kDa）	氨基酸残基数	基因长度（kb）	基因的染色体定位	血浆浓度（mg/L）	半衰期（h）	功能
Ⅰ	纤维蛋白原	340	2964	50	4q26~28	2000~4000	90	结构蛋白
Ⅱ	凝血酶原	72	579	21	11p11~q12	150~200	60	蛋白酶原
Ⅲ	组织因子	45	263	12.4	1p21~22	0	—	辅因子

续表

因子	同义名词	分子量（kDa）	氨基酸残基数	基因长度（kb）	基因的染色体定位	血浆浓度（mg/L）	半衰期（h）	功能
Ⅴ	易变因子	330	2196	80	1q21~25	5~10	12~15	辅因子
Ⅶ	稳定因子	50	406	12.8	13q34	0.5~2	6~8	蛋白酶原
Ⅷ	抗血友病球蛋白	330	2332	186	Xq28	0.1	8~12	辅因子
Ⅸ	血浆凝血活酶成分	56	415	34	Xq27.1	3~4	12–24	蛋白酶原
Ⅹ	Stuart–Prower因子	59	448	22	13q34~ter	6~8	48~72	蛋白酶原
Ⅺ	血浆凝血活酶前质	160	1214	23	4q35	4~6	48~84	蛋白酶原
Ⅻ	接触因子	80	596	11.9	5q33~ter	2.9	48~52	蛋白酶原
XⅢ	纤维蛋白稳定因子	320	2744		6p24~25（a） lq31~32.1（b）	25	72~120	转谷酰胺酶原
PK	激肽释放酶原	85	619		4q35	1.5~5	35	蛋白酶原
HMWK	高分子量激肽原	120	626	2.7	3q26~ter	7.0	144	辅因子

（1）纤维蛋白原（fibrinogen，Fg） 即凝血因子Ⅰ，主要由肝脏实质细胞合成，是血浆蛋白的主要成分之一，血浆中 Fg 含量丰富，正常人血浆中约为 2~4g/L，是凝血系统中的“中心”蛋白质之一，是凝血过程中凝血因子相继激活的最终底物，具有止血功能，除直接参与凝血过程后期阶段，介导血小板聚集、影响血液黏度。纤维蛋白原分子是由两个相同部分组成的对称二聚体，每个部分各由 3 条不同的肽链构成。这 3 条肽链分别被命名为 Aα、Bβ 和 γ 链。每个部分的 3 条肽链之间由 12 个二硫键相连，两个部分之间通过两条 γ 链的半胱氨酸 8、9 及两条 Aα 链的半胱氨酸 28 所形成的 3 个二硫键在氨基端相连。纤维蛋白原的氨基酸残基数为 2964 个，分子量 340kDa，是一种大分子糖蛋白，等电点为 5.5，热稳定性差，半衰期 3~5 天。

纤维蛋白原的生理功能是在体内经凝血酶作用转变为纤维蛋白，在凝血共同途径中发挥止血和凝血功能，并参与体内一系列病理、生理过程，如炎症、组织损伤、修复等。凝血共同途径是指从 FⅩ激活至纤维蛋白形成阶段，是内源、外源凝血的共同凝血途径，包括凝血酶形成和纤维蛋白形成两个阶段。当凝血酶形成后，纤维蛋白原转变为以氢键聚合的不稳定的可溶性纤维蛋白。由于纤维蛋白原上有血小板糖蛋白

Ⅱb / Ⅲa 受体的配体位点，受体配体特异结合，进一步介导血小板聚集，使血小板嵌入纤维蛋白交联体中，增强血块稳定性，从而完成止血机制，达到止血目的。

（2）凝血酶原（prothrombin，PT） 即凝血因子Ⅱ，是最早被纯化和确定氨基酸顺序的凝血因子，也属于依赖维生素 K 的凝血因子。凝血酶原的分子结构已被阐明，它是由 579 个氨基酸残基组成的单链糖蛋白，靠近氨基末端有 10 个 γ- 羧基谷氨酸，3 条不同的糖链分别连接于分子中天冬酰胺 78、100、373 侧链上，糖链末端均为 N- 乙酰唾液酸。凝血酶原被Ⅹa- Ⅴa 复合物激活后，转化为具有蛋白水解活性的凝血酶。凝血酶由一条轻链和一条重链组成双链分子，轻链有 49 个氨基酸残基，重链有 259 个氨基酸残基，其活性中心位于重链。凝血酶通过对多种凝血因子的蛋白水解作用参与凝血过程。

（3）凝血因子Ⅲ 即组织因子（tissue factor，TF），又称组织凝血活酶（tissue thromboplastin），是唯一不存在于正常人血浆中的凝血因子。它分布于各种组织细胞中，尤以脑、肺、胎盘中含量丰富，血管内皮细胞及白细胞中也含有大量的组织因子。组织因子在凝血过程中的作用是作为凝血因子Ⅶ（Ⅶa）的辅助因子参与启动外源性凝血过程。在钙离子存在条件下，组织因子可与凝血因子Ⅶ（Ⅶa）形成复合物。组织因子 - 凝血因子Ⅶ复合物的形成可使凝血因子Ⅶ获得凝血活性，组织因子 - Ⅶa 复合物的形成可使Ⅶa 的凝血活性大大增加。

（4）凝血因子Ⅴ 曾被称为易变因子（labile factor），是血浆凝血因子中最不稳定者。它是由 2196 个氨基酸残基组成的单链糖蛋白。在凝血过程中，凝血因子Ⅴ的作用是作为Ⅹa 的辅助因子，加速Ⅹa 对凝血酶原的激活。正常人血浆中凝血因子Ⅴ无辅因子活性，它要经凝血酶或Ⅹa 的蛋白水解作用，转变成由一条轻链和一条重链组成的双链因子，才成为有辅因子活性的Ⅴa。

（5）凝血因子Ⅶ 也属于依赖维生素 K 的凝血因子，它是一种单链糖蛋白，又称稳定因子。凝血因子Ⅶ的主要功能是和组织因子形成活性复合物，从而激活凝血因子Ⅹ，启动外源性凝血途径。血浆中以酶原形式存在的凝血因子Ⅶ没有或只有很低的蛋白水解活性，它只有被激活转化为Ⅶa 后才具有高催化活性，与组织因子结合后能激活大量的凝血因子Ⅹ。除Ⅹa 外，Ⅸa、Ⅻa 和凝血酶均能激活凝血因子Ⅶ，使之转化为Ⅶa。Ⅶa 则除了能激活凝血因子Ⅹ外，还能激活凝血因子Ⅸ和凝血因子Ⅶ（自我激活）。

（6）凝血因子Ⅷ 是内源性凝血途径中另一种重要的凝血因子，其遗传性缺乏导致甲型血友病，故又称为抗血友病球蛋白。凝血因子Ⅷ以单链形式被合成，但在血浆中，它是以由两条在不同位点被酶切的单链（一条轻链和一条重链）组成的异二聚体再和 von Willebrand 因子形成的复合形式存在的。von Willebrand 因子分子量为 220kDa，血浆中含量约为 10mg/L，是作为凝血因子Ⅷ的载体蛋白而在凝血过程中发挥作用的。凝血因子Ⅷ的功能是作为Ⅸa 的辅因子，参与Ⅸa 对凝血因子Ⅹ的激活。血浆中以异二聚体形式存在的凝血因子Ⅷ没有辅因子活性，它要经凝血酶Ⅹa 的蛋白水解作用才能转变为其活性形式Ⅷa。在钙离子参与下，Ⅷa 和Ⅸa 在磷脂表面形成复合物，从而使Ⅸa 对凝血因子Ⅹ激活的速率大大提高。

（7）凝血因子Ⅸ　是一种单链糖蛋白，含糖量约为 17%，又称血浆凝血活酶成分，属于依赖维生素 K 的凝血因子。除此之外，凝血因子Ⅱ、Ⅶ、Ⅹ也属于依赖维生素 K 的凝血因子。其共同的生化特征是都含有 γ- 羧基谷氨酸，这种特殊的氨基酸残基可与钙离子结合。依赖维生素 K 的凝血因子与钙离子结合后发生构象改变，暴露出磷脂膜结合部位，进而参与凝血过程。凝血因子Ⅸ在钙离子参与下被Ⅺa 或Ⅶa- 组织因子复合物激活成为Ⅸa，Ⅸa 和钙离子、磷脂及Ⅷa 形成复合物，可将凝血因子Ⅹ激活成为Ⅹa，进入共同凝血途径。凝血因子Ⅸ是内源性凝血途径中一种重要的凝血因子，其遗传性缺乏导致乙型血友病。

（8）凝血因子Ⅹ　是又一种依赖维生素 K 的凝血因子，又称 Stuart-Prower 因子，是由 448 个氨基酸残基组成的单链分子。存在于血浆中的凝血因子Ⅹ，因为被酶切掉一段由精氨酸 140- 赖氨酸 141- 精氨酸 142 组成的三肽，而以由一条轻链和一条重链经二硫键相连接的双链糖蛋白形式存在。凝血因子Ⅹ处于内源性凝血途径和外源性凝血途径的共同通道，经Ⅸa- Ⅷa 和Ⅶa- 组织因子复合物的激活，凝血因子Ⅹ转化为活化的Ⅹa。在钙离子存在条件下，在磷脂膜表面Ⅹa 和Ⅴa 形成复合物。Ⅹa- Ⅴa 复合物可激活凝血酶原，使之转化为具有蛋白水解活性的凝血酶。

（9）凝血因子Ⅺ　是一种含糖量为 5% 的糖蛋白，又称血浆凝血活酶前质，是由两个相同的亚单位组成的二聚体，亚单位之间以二硫键相连，它是内源性凝血途径中与接触相关的 4 种凝血因子之一，分子结构中有和高分子量激肽原及Ⅻa 结合的部位，有利于与其他接触凝血因子之间的相互作用。正常人血浆中的凝血因子Ⅺ以酶原形式存在，它被Ⅻa 激活后，形成 2 条轻链和 2 条重链组成的Ⅺa。Ⅺa 具有蛋白水解活性，能激活凝血因子Ⅸ。

（10）凝血因子Ⅻ　主要在肝脏中生成，是一种单链糖蛋白，又称接触因子。分子中含糖量约为 13.5%，糖主要连接在 230 位和 414 位的天冬酰胺残基上。凝血因子Ⅻ是丝氨酸蛋白酶原，其活性部位由位于丝氨酸蛋白酶区的组氨酸 393、天冬氨酸 442 和丝氨酸 544 残基组成。正常人血浆中的凝血因子Ⅻ以无蛋白水解活性的酶原形式存在，当它和带负电荷的表面接触时，即在激肽释放酶原和高分子量激肽原的参与下被大量激活，形成一条重链和一条轻链组成的Ⅻa。Ⅻa 具有蛋白水解活性，能激活凝血因子Ⅺ，从而启动内源性凝血的途径。

（11）凝血因子XIII　是由2个α亚单位和2个β亚单位组成的四聚体，活性中心位于α亚单位。它在凝血过程中的主要作用是催化相邻的纤维蛋白单体通过在其γ链及α链上的赖氨酸和谷氨酸残基之间形成ε（γ谷氨酰）赖氨酸键而共价交联，使可溶性纤维蛋白变成不可溶的纤维蛋白多聚体，从而稳固纤维蛋白凝块。正常血浆中的凝血因子XIII以酶原形式存在，没有上述转谷氨酰胺酶活性；只有在钙离子参与下被凝血酶激活成XIIIa，才能变成活性酶。

（12）激肽释放酶原　血浆激肽释放酶原也称前激肽释放酶（prekallikrein，PK），是在肝脏中生成的一种单链糖蛋白，是激肽系统的主要成分之一。正常人血浆中以酶原形式存在的激肽释放酶原，也不具有蛋白水解活性。当它被激肽释放酶原激活剂（prekallikrein activator，PKA）激活成具有蛋白水解活性的激肽释放酶后，即可作用于激肽原，释放出具有生物活性的激肽，参与炎症反应、超敏反应、免疫复合物反应、器官移植的排斥反应等一系列的生理病理过程。它在凝血中的作用，是和凝血因子XII及高分子量激肽原一起，参与内源性凝血途径的启动。

（13）高分子量激肽原（high molecular weight kininogen，HMWK）　是一种多功能蛋白，在激肽原释放酶的水解作用下可释放出激肽，同时生成一种不含激肽肽段的双链分子，后者作为XIIa和激肽释放酶的辅因子促进XIIa对激肽释放酶原和凝血因子XI，以及激肽释放酶对凝血因子XII的激活，由此加速内源性凝血途径的启动。高分子量激肽原的这种辅因子活性，与其和激肽释放酶原及凝血因子XI的亲和性相关。

2. 凝血机制

自凝血的“瀑布学说”被提出以来，经过不断的补充和发展，现已被广泛接受，使人们对凝血机制的认识日趋深入。根据瀑布学说，凝血过程可分为内源性凝血途径、外源性凝血途径和共同凝血途径（图2-4）。

（1）内源性凝血途径　内源性凝血途径是指从凝血因子XII激活到Xa形成的过程，参与的凝血因子均来自血液（内源性）。该凝血途径从接触相激活开始，这一步有XII、XI、激肽释放酶原和高分子激肽原4种凝血因子参与。这4种凝血因子均易于吸附在带负电荷的异物（如玻璃、白陶土、硫酸酯、胶原等）的表面，凝血因子XII吸附于带负电荷的异物表面后即可自身激活为XIIa，XIIa作用于激肽释放酶原生成激肽释放酶，激肽释放酶反过来又作用于凝血因子XII生成更多的XIIa。这样形成的正反馈作用，大大加快了内源性凝血途径的启动速度。同时，XIIa作用于凝血因子XI成XIa。高分子量激肽原本身无蛋白水解酶活性，它在接触相激活中的作用，是转变为不含激肽肽段的双链分子后，作XIIa和激肽释放酶的辅因子，促进

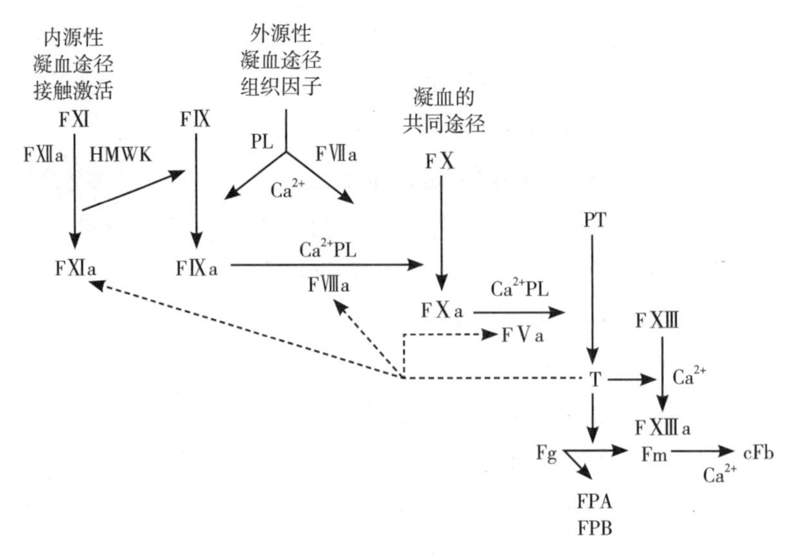

图 2-4　凝血过程示意图

Fm：纤维蛋白单体；cFb：交联纤维蛋白；FPA（B）：纤维蛋白肽 A（B）；PL：磷脂；Fg：纤维蛋白原

Ⅻa 对激肽释放酶原和凝血因子Ⅺ以及激肽释放酶对凝血因子Ⅺ的激活。

在钙离子参与下，Ⅺa 激活凝血因子Ⅸ生成Ⅸa。Ⅸa 和Ⅷa、磷脂、钙离子形成复合物，将凝血因子Ⅹ激活成Ⅹa。在上述反应中，Ⅸa 是蛋白水解酶，凝血因子Ⅹ是底物，Ⅷa 和磷脂的作用是加速Ⅸa 对凝血因子Ⅹ的激活速度。

（2）外源性凝血途径　是指凝血因子Ⅶ和组织因子激活凝血因子Ⅹ的过程，参与的凝血因子包括凝血因子Ⅶ、组织因子、钙离子和凝血因子Ⅹ，其中组织因子来自血液以外（外源性）。在该凝血过程中，组织损伤后暴露的组织因子和钙离子及凝血因子Ⅶ形成的复合物，即具有缓慢激活凝血因子Ⅹ生成Ⅹa 的蛋白水解酶活性。一旦生成Ⅹa，Ⅹa 就反过来作用于凝血因子Ⅶ，将其激活成Ⅶa。Ⅶa 的形成，使其和组织因子及钙离子形成的复合物对凝血因子Ⅹ的激活速度大大加快。组织因子本身无蛋白水解酶活性，它在外源性凝血途径中是作为凝血因子Ⅶ（Ⅶa）的辅因子起作用。

（3）共同凝血途径　是指从Ⅹa 形成到最终生成稳定的纤维蛋白凝块的整个过程。该过程的第一个阶段，是凝血酶的生成。在内源性凝血途径和外源性凝血途径中生成的Ⅹa，与凝血因子Ⅴ、钙离子及磷脂形成复合物后，即具有激活凝血酶原成为凝血酶的蛋白水解活性。凝血因子Ⅴ在该过程中作为Ⅹa 的辅因子起作用，被凝血酶和Ⅹa 激活成Ⅴa 后，则具有更高的辅因子活性，使Ⅹa 激活凝血酶原成为凝血酶的速度大大加快。

凝血酶生成后，即进入共同凝血途径的第二阶段。首先是凝血酶作用于纤维蛋白原，切断其 2 条 Aα 链和 2 条 Bβ 链氨基末端的 4 个精氨酸 – 甘氨酸肽键，释放出 2 个纤维蛋白肽 A 和两个纤维蛋白肽 B，生成纤维蛋白单体。纤维蛋白单体可自发通过非共价键连接成纤维蛋白多聚体，连接方式在单体 γ 链氨基末端呈端端聚合，在氨基末端呈侧向聚合。如此形成的纤维蛋白多聚体很不稳定，可被 5mol/L 的尿素溶液或 1~2g/dl 氯乙酸溶解，因而被称为可溶性纤维蛋白聚体。然后，在ⅩⅢa 和钙离子的作用下，可溶性纤维蛋白聚体中相邻单体的赖氨酸 ε– 氨基和谷氨酸 γ– 氨基之间发生酰胺转移，形成稳定的共价键，产生横向、纵向及交叉连接的稳定的纤维蛋白凝块，最终完成凝血过程。

（4）调控机制　内源性凝血途径中Ⅻa 作用于激肽释放酶原生成激肽释放酶，激肽释放酶反过来又作用于凝血因子Ⅻ生成更多的Ⅻa；外源性凝血途径中凝血因子Ⅶ复合物缓慢激活凝血因子Ⅹ成Ⅹa，而Ⅹa 又反过来作用于凝血因子Ⅶ，将其激活成活性更高的Ⅶa；这都是为加快凝血过程启动速度所需要的正反馈机制。其他，如凝血酶在低浓度时激活凝血因子Ⅷ和凝血因子Ⅴ也属于正反馈；而凝血酶在高浓度时灭活Ⅷa 和Ⅴa 则属于负反馈。这种凝血过程本身所表现的反馈机制，以及生理性抗凝因子、纤维蛋白溶解系统、激肽系统、单核 – 吞噬细胞系统、血液和血管内皮细胞等与凝血系统的相互作用，构成了完整的调控机制，共同维持了机体的凝血和抗凝血平衡。

四、人纤维蛋白黏合剂

1. 生物学特性

纤维蛋白黏合剂是利用人血液中有关成分，人工完成凝血过程的最后阶段。制剂的主要成分是纤维蛋白原，分子量为 340kDa，由三对肽链 Aα2、Bβ2 和 γ2 组成。制剂的另一个主要成分是凝血酶，可以从 Aα 和 Bβ 链的氨基端分别水解下一个酸性多肽 A 和 B，使纤维蛋白原转化成纤维蛋白单体，单体间由于负电荷减少，可以自发聚集成无桥键相连的多聚体。凝血酶的另一个功能是在 Ca^{2+} 存在的情况下，激活ⅩⅢ因子，激活的ⅩⅢ因子催化相互接近的单体间两条 γ 链的谷氨酰胺残基和赖氨酸的 ε– 氨基形成桥键（共价键），最终形成稳定的纤维蛋白多聚体。

2. 作用机制

纤维蛋白黏合剂的止血作用主要针对组织脆弱、缝合渗血或无法缝合等临床手术问题，通过机体凝血系统相互作用产生凝血效果，同时还能黏附于创面发挥物理止血作用。在创面形成凝胶的原理是模拟血液凝固时纤维蛋白原在凝血酶的作用下形成纤维蛋白单体，无活性的凝血因子ⅩⅢ在钙离子的作用下生成有活性

XⅢa 因子，纤维蛋白单体在XⅢa 因子的催化作用下交联即可形成稳定的纤维蛋白多聚体。纤维蛋白黏合剂由两种溶液组成，溶液 A 含高浓度的纤维蛋白原和XⅢ因子，另有适当量的抑肽酶和稳定剂。溶液 B 主要含凝血酶和 $CaCl_2$。使用时将两种溶液在所需部位混合即可。反应的快慢可由凝血酶来调节，需快时增加酶活力单位，需慢时降低酶活力单位。所产生纤维蛋白多聚体的强度与纤维蛋白原浓度呈正相关，浓度越高，则强度越大。由于机体纤溶系统的降解作用，纤维蛋白最终被完全吸收，但吸收的速度可在一定范围通过加抑肽酶来调节，抑肽酶能够抵抗纤溶酶的降解，延长多聚体存在时间，在血管丰富的组织中，纤溶活性很高，针对这类组织的制剂就必须加高浓度的抑肽酶，而在骨组织等低纤溶活性组织中，可以不加抗纤溶药物。

五、其他血浆蛋白制品

蛋白酶抑制剂在补体系统、凝血系统、纤维蛋白溶解系统、激肽系统以及组织的再生等方面都有重要的调节作用。如 α_1- 抗胰蛋白酶（α_1-AT）是血浆中最主要的蛋白酶抑制物，能保护机体正常细胞不受蛋白酶的破坏和损害，能协助控制感染和炎症，维持机体内环境的稳定，而 α_1-AT 的缺乏易引起肺气肿。α_2 抗纤溶酶（α_2-AP）主要能抑制纤溶酶的活性，防止过分的纤溶作用。又如 α_2 巨球蛋白（α_2M）有广泛的抑制凝血酶、纤溶酶、激肽酶、胰酶、糜蛋白酶、胶原酶及组织蛋白酶 D 等多种蛋白酶活性。总之，体内通过许多蛋白酶抑制物的分工协作，相互调节，维持机体内环境的稳定。存在于血浆中的主要蛋白酶抑制剂见表 2-4，以下仅叙述几种血浆中的蛋白酶抑制剂。

表2-4　血浆中的主要蛋白酶抑制物

名称	分子量（kDa）	正常含量（mg/L）	功能
α_1- 抗胰蛋白酶（α_1-antitrypsin，α_1-AT）	52	1500	弹性蛋白酶抑制物
Cl 酯酶抑制剂（C1-esterase inhibitor，C1-INH）	104	170	C1、Ⅻa 和激肽释放酶抑制物
α_1 抗糜蛋白酶（α_1-antichymotrypsin，α_1-AC）	69	500	中性粒细胞组织蛋白酶 G 抑制物
α_2- 抗纤维蛋白溶酶（α_2-antiplasmin，α_2-AP）	70	70	纤维蛋白溶酶抑制物
抗凝血酶Ⅲ（antithrombin Ⅲ，AT Ⅲ）	60	100	凝血酶和 Xa 抑制物

续表

名称	分子量(kDa)	正常含量(mg/L)	功能
α- 胰酶抑制剂(inter-α-trypsin inhibitor, IαI)	160	300	不详
$α_2$- 巨球蛋白($α_2$-macroglobulin, $α_2$-M)	725	2700	广谱的蛋白水解酶抑制物
肝素辅因子Ⅱ(HC Ⅱ)	66	100	凝血酶抑制物
蛋白 C 抑制物(PCI-3)	57	4	活化蛋白 C 抑制物
纤溶酶原激活物抑制物 -1	50	< 1	纤溶酶原激活剂的抑制物
纤溶酶原激活物抑制物 -2	60	< 1	纤溶酶原激活物的抑制物

(1)$α_1$- 抗胰蛋白酶($α_1$-antitrypsin, $α_1$-AT)亦称 $α_1$- 胰酶抑制物($α_1$-trypsin inhibitor)或 $α_1$- 蛋白酶抑制($α_1$-proteinase inhibitor),是机体内的一种丝氨酸蛋白酶抑制物。血浆中 $α_1$-AT 的含量约 1.5g/L,占总蛋白含量的 3%~4%。分子由 394 个氨基酸组成,分子量约 52kDa,是一种糖蛋白,等电点在 4.7~5.0 范围内。$α_1$-AT 在肝脏中合成,半衰期 4~6 天。$α_1$-AT 约占血浆中抑制蛋白酶活性的 90%,除了有抑制胰蛋白酶活性,还具有抑制糜蛋白酶、组织蛋白酶 G、凝血酶、组织激肽释放酶、纤溶酶原及中性粒细胞弹性蛋白酶等的作用。

$α_1$-AT 通过形成 1∶1 的复合物而抑制中性粒细胞弹性蛋白酶(neutrophil elastase)的活性,能抑制和清除弹性蛋白酶。这是因为中性粒细胞弹性蛋白酶是一种作用于结缔组织,特别是肺脏结缔组织的蛋白水解酶。$α_1$-AT 缺乏患者易患肺部疾病,特别是进行性全肺泡性气肿(panacinar emphysema)。至少 60% 的 $α_1$-AT 缺乏患者有慢性阻塞性肺气肿。$α_1$-AT 缺乏亦可能是获得性的,如由吸烟所致,这种情况导致的肺气肿病例远多于先天性的。

$α_1$-AT 具有多种遗传型,迄今为止,已分离鉴定了 33 种等位基因,其中最多见的是 PiMM 型(为 M 型蛋白抑制剂的纯合子,抑制功能为 100%)占人群的 90% 以上;常见的两种功能缺陷为 Z 型和 S 型。PiZZ 型相对正常人活性水平仅为 15%, PiSS 约为 60%, PiMZ 为 57%, PiMS 约为 80%。$α_1$-AT 先天性缺乏(< 15% 的正常水平)和 ZZ 表现型有关。据瑞典人中测定结果,其出现率高达 1/1700。

(2)C1 酯酶抑制剂(C1-esterase inhibitor, C1-INH)对补体、凝血、纤溶、激肽四大系统均有抑制作用,承担血浆中 90% 的 FⅫa 灭活作用。C1-INH 是经典补体途径的一种重要的调节因子,通过两种途径调节 C1 的活性:①结合于酶原形式的 C1r 和 C1s 阻止其自活化;②结合于已活化的 C1r 和 C1s,使它们从复合物 C1 解离下来。

C1-INH 为神经氨酸糖蛋白,分子量 104kDa,电泳在位,沉降系数(S)

3.7~4.0，等电点（pI）为2.7~2.8，多糖含量约35%，C1-INH分子由单一肽链构成，肽链内有三对二硫键，其中一对和维持抑制剂活性位点有关。电子显微照相显示它是由直径4nm的球部及2nm×33nm的杆状部构成的分子。

C1-INH在肝脏内合成，血浆中含量约170mg/L，新生儿含量与成人相当。

已知C1-INH至少具有8种遗传变异性，它们的电泳迁移率及抑制酶谱均与正常型不同。如Za型抑制FⅫa的能力为正常型的7倍，但对C1s的抑制活性却很低，而对纤溶酶则全无抑制能力。由此推测，C1-INH除具有和这些蛋白酶共同作用的位点以外，尚有对不同酶的特定结合位点，基因变异可能导致结合位点的改变。它还与凝血系统中已活化的FⅫa形成等分子无活性的复合物，从而抑制内源通道凝血的进程，在正常血浆中可灭活90%的FⅫa。此外，C1-INH还能使纤溶酶失活，同时又是激肽释放酶的竞争性抑制剂。先天缺乏C1-INH会引起血管神经性水肿，其特点是皮肤、内脏和呼吸系统的水肿，可以危及生命。

（3）抗凝血酶Ⅲ（antithrombin；ATⅢ）是分子量为55~61kDa的单链α_2糖蛋白，是体内最重要的抗凝物质。分子由432个氨基酸组成，含有3个二硫键和4个寡糖侧链，多糖含量约15%。沉降系数（S）4.46，等电点（pI）4.9~5.2。ATⅢ具有一定的耐热性，最适温度为35~40℃，在60℃以下数分钟内活性不被破坏，70℃以上迅速失去活性，在4℃以下可放置4~12周。在pH9.5以上或6.0以下以及化学试剂，如乙酸、乙醇、四氯化碳等存在时易被灭活。

ATⅢ主要在肝脏中合成，在体内分布在肾脏、肺、特别是肝脏血管内皮细胞，每升血浆含量约为100mg，活性波动范围89.3%±20.9%。新生儿的含量仅为成人的50%，6个月后方达到成人水平。ATⅢ的生物半衰期约为3天，但一旦与凝血酶形成复合物后，则很快被清除，其半衰期仅为9小时左右。

ATⅢ占据血浆中总抗凝血酶活性的60%~70%，它不仅能与凝血酶1∶1比例结合成不可逆的复合物从而使凝血酶失活，而且以同样方式使凝血因子Ⅹa、Ⅺa及Ⅸa失活，其失活的复合物通过分解代谢很快自循环中被清除。ATⅢ对凝血酶活性的抑制作用可因肝素的存在而大大加速，因为肝素能与ATⅢ及凝血酶双向结合，使他们的分子构象改变，有利于复合物形成，使ATⅢ的抗凝作用增强千倍。ATⅢ对FⅩa的抑制作用大于对凝血酶的作用。一个单位的Ⅹa能生成约40个单位的凝血酶，而一个单位的ATⅢ可抑制约30单位的FⅩa。ATⅢ通过这样的机制对整个凝血系统起调节作用，对保持机体凝血和纤溶系统平衡起重要作用。先天性ATⅢ缺陷是一种常染色体显性遗传性疾病，发病率约为1/5000。经典的ATⅢ缺陷（Ⅰ型）其抗原含量及功能活性两者均低下，另有一些变异型的缺陷（Ⅱ型及Ⅲ型）则抗原含量正常而活性低下[3]。

第二节　血液制品的社会价值和经济价值

1. 血液制品的社会价值

血液制品主要用于治疗罕见、慢性、严重和可能危及生命的疾病，通常是遗传性疾病，如原发性免疫缺陷症（PID）、继发性免疫缺陷症（SID）、出血性疾病（如血友病 A 和 B）、α_1 抗胰蛋白酶缺乏症（AATD）、遗传性血管水肿（HAE）、神经系统疾病［如慢性炎症性脱髓鞘性多发性神经病（CIDP）、多灶性运动神经病（MMN）、格林－巴利综合征（GBS）］，以及其他一些与特定蛋白质缺失或功能失调相关的疾病；预防胎儿和新生儿的溶血病、治疗脓毒症、烧伤和肝病等严重疾病以及帮助患者在接触某些病毒后恢复健康来拯救生命。血液制品通常是这些疾病的唯一和/或最有效的治疗方法。它们可以防止过早死亡，最大限度地减少残疾，提高患者的生活质量。

血液制品通过独特的作用机制影响患者的健康。如凝血因子替代缺失或缺陷的蛋白质，增强凝血功能，治疗血友病 A 和 B、血管性血友病等遗传性出血疾病以及外科出血。IgG 可解决神经系统疾病（如 CIDP 和 GBS）和血液病［原发性免疫性血小板减少症（ITP）］中的免疫缺陷并调节免疫功能障碍。含有高水平抗特定病原体抗体的高免疫球蛋白用于预防严重感染或帮助感染患者更快康复（如破伤风、狂犬病、甲型和乙型肝炎，以及巨细胞病毒）。妇女接受抗 D 免疫球蛋白治疗，以降低胎儿和婴儿死亡率。α_1 蛋白酶抑制剂用于治疗 AATD（也称为遗传性肺气肿），以保护组织，尤其是肺组织免受炎症细胞释放的酶的影响。白蛋白在紧急情况下用于治疗烧伤、严重感染（败血症），在手术期间用于调节血容量并提供基本的非肿瘤学功能。由于治疗的疾病大多罕见（尽管特别严重），这些治疗的价值对接受治疗的患者至关重要——通常没有其他选择。对于 PIDs、AATD 或 Rh 因子等免疫接种，PDMPs 是患者获得有效治疗的唯一希望。

遗传性/先天性疾病对患者的生活有严重影响，因为它们需要终身治疗、管理和监测。血液制品可使患者的预期寿命显著延长，并显著提高其整体生活质量（身体和心理社会）。在改善诊断和随后治疗后，PID 的存活率，对于没有疾病相关并发症的患者来说，他们的预期寿命从 1979 年的 30% 提高到了几乎正常的水平。同样，规范的出血管理，特别是使用 FⅧ预防，对严重血友病患者的预期寿命产生了巨大影响，从 1955 年前的 19 年增加到 2000 年后的 75 年以上。血液制品的使用被证实对主要终点有显著的临床效果（例如，使用 IgG 治疗的免疫缺陷患者的感染减少 65% 以上，使用 FⅧ治疗的血友病患者的出血减少 80%)。

2. 血液制品的经济价值

对于通过血液制品治疗的许多疾病，没有替代疗法可用。这意味着与血液制品相关的经济效益只是假定患者愿意为每一个额外的生命年支付费用。如上所述，由于血液制品可及性，严重血友病患者的预期寿命接近正常，或多活 66 年。这意味着，如果假设每多活一年，每个新患者的支付意愿为 100000 美元，那么每名新患者都可以从治疗中获得近 300 万美元的经济利益。在每年确诊的 480 名严重血友病患者中，经济利益总额接近 14 亿美元。在给定的一年中，每 1000 名新诊断的低丙种球蛋白血症（CVID）患者，在最初诊断后的 12 年内 PPT 的现值超过 3 亿美元。

世界卫生组织认识到血浆蛋白疗法（plasma protein therapies, PPTs）的重要性，在其基本药物清单中增加了免疫球蛋白和凝血因子。基本药物是世卫组织认为为基本卫生保健系统和优先疾病治疗提供最低需求的药物。将 PPTs 列入该清单加强了这些独特治疗的重要性和成本效益。

事实上，血液制品的治疗带来的健康改善可以减轻医疗系统的负担。例如对新诊断的原发性免疫缺陷病（或 PI）患者进行血液制品替代治疗可降低疾病和医疗保健利用率，使每位患者每年节省约 56000 美元。不幸的是，对患有 PI 的患者进行适当的诊断和治疗可能需要长达七年的时间。血浆蛋白缺乏症诊断的延误不仅会使医疗系统付出代价，还会导致疾病进展和患者健康状况恶化。

除了可直接量化的益处外，血液制品替代治疗还通过减少疾病相关残疾来改善患者的预后。血浆蛋白缺乏症患者可能患有中度或重度活动受限，如身体不动和其他神经系统疾病。身体限制会影响一个人的生产力和工作或上学的能力。例如，80% 的血友病患者报告其病情对其就业有负面影响，40% 的患者被迫根据与其病情相关的特定需求选择工作/培训。平均而言，患有 PI 的未确诊个体每年错过 20 天的工作或上学时间。由于个体通常无法进行正常活动，照料者也会受到影响。血液制品的出现改善了患者的预后，降低了家庭、雇主和医疗系统的成本。预计，血液制品替代治疗每年为每位患者增加近 3000 美元的工资。事实上，近四分之三的 PI 患者表示，在使用血液制品治疗时，他们的整体健康状况从良好到健康。血浆蛋白治疗使原本虚弱的个体能够积极地为学校、工作场所和社区做出贡献。

参考文献

[1] White paper: Key Economic and Value Considerations for Plasma-Derived Medicinal Products (PDMPs) in Europe.

[2] Henry Grabowski, Richard Manning. Key economic and value considerations in the U.S.market for plasma protein therapies (2018).

第三节　国内血液制品分类与发展

一、血液制品产品及获批适应证

血浆中现已知的蛋白质有超过200余种，目前已分离用于临床的制品仅20余种。已应用于临床的血液制品主要有白蛋白类、免疫球蛋白类和凝血因子类。不属于上述三类的血液制品通常被称为微量蛋白类，这类制品主要以血浆蛋白酶抑制剂居多。

目前国内血制品中，白蛋白类药物占据了血液制品用量的大半壁江山，而凝血因子类药物的用量呈快速增长。

1. 白蛋白

目前国内上市的白蛋白类产品为人血白蛋白。人血白蛋白依旧占据着国内血液制品的主导地位。2020年人血白蛋白批签发量同比增长19.04%，其中进口人血白蛋白占总量的63.96%，进口产品进一步扩大。

目前国内批准的人血白蛋白的适应证主要包括以下几点：①血容量不足的紧急治疗，经晶体扩容仍不能维持有效血容量或伴有低蛋白血症的情况下使用；②脑水肿及损伤引起的颅压升高；③肝硬化及肾病引起的水肿及腹水；④低白蛋白血症（白蛋白≤30g/L）；⑤预防低蛋白血症；⑥新生儿高胆红素血症；⑦急性呼吸窘迫综合征；⑧心肺分流术、特殊类型血液透析、血浆置换的辅助治疗。

2. 免疫球蛋白类

免疫球蛋白类主要包括人免疫球蛋白、乙型肝炎免疫球蛋白、狂犬病免疫球蛋白和破伤风免疫球蛋白四大类。2020年，人免疫球蛋白累积批签发量同比增长16.6%，全年增速显著。人免疫球蛋白主要包括静脉注射剂和肌内注射剂两种剂型。其中静脉注射剂的适应证主要包括：①原发性免疫球蛋白缺乏或低下；②继发性免疫球蛋白缺陷病；③自身免疫性疾病。而肌内注射制剂主要用于预防麻疹和传染性肝炎。乙肝免疫球蛋白同比增长10.03%。主要用于预防乙型肝炎。乙型肝炎人免疫球蛋白主要包括两种剂型，静脉注射剂和肌内注射剂，肌内注射剂主要用于：①乙型肝炎表面抗原（HBsAg）阳性母亲所生的婴儿；②意外感染人群；③与乙型肝炎患者或乙型肝炎病毒（HBV）携带者密切接触者。静脉注射剂与拉米夫定联合用于预防 HBV 相关肝病肝移植患者术后 HBV 再感染。狂犬病免疫球蛋白同比增加 3.0%，增速放缓。主要用于被狂犬或其他携带狂犬病毒动物咬伤、抓伤患者的被动免疫。破伤风免疫球蛋白同比下滑 1.25%，基本与前持平。用于预防和治疗破伤风，尤其适用于对破伤风抗毒素（TAT）有过敏反应者。

3. 凝血因子类

人凝血因子Ⅷ可纠正由Ⅷ因子缺乏导致的凝血功能障碍，主要用于防治甲型血友病和获得性Ⅷ因子缺乏导致的出血或此类病人的手术出血。重组人凝血因子Ⅶa 是通过基因工程技术生产的，主要用于外科手术或有创操作出血的防治以及下列患者群体出血的治疗：① 凝血因子Ⅷ或Ⅸ的抑制物＞5Bethesda 单位（BU）的先天性血友病患者；② 预计对注射凝血因子Ⅷ或凝血因子Ⅸ，具有高记忆应答的先天血友病患者；③ 获得性血友病患者；④ 先天性凝血因子Ⅶ（FⅦ）缺乏症的患者；⑤ 具有血小板膜糖蛋白Ⅱb－Ⅲa（GPⅡb－Ⅲa）和/或人白细胞抗原（HLA）抗体和既往或现在对血小板输注无效或不佳的血小板无力症患者。

人纤维蛋白原，也称为人凝血因子Ⅰ，是最早研发的凝血因子类产品，用于治疗先天性或后天获得性纤维蛋白原减少或缺乏症。人凝血酶原复合物，是主要由多种凝血因子（包括Ⅸ、Ⅱ、Ⅶ、Ⅹ因子）组成的复合物，主要用于治疗先天性和获得性凝血因子Ⅱ、Ⅶ、Ⅸ、Ⅹ的缺乏症（单独或联合缺陷），包括：①凝血因子Ⅱ、Ⅶ、Ⅸ、Ⅹ缺乏症，含血友病 B；② 抗凝剂过量及维生素 K 缺乏；③因肝脏疾病导致的凝血机制紊乱，肝脏疾病导致的出血患者需要纠正凝血功能障碍时；④各种原因所致的凝血酶原时间延长而拟做外科手术患者，但对凝血因子 V 缺乏者可能无效；⑤治疗已产生因子Ⅷ抑制物的血友病 A 患者的出血症状；⑥逆转香豆素类抗凝剂诱导的出血。

除上述全身使用的凝血因子类产品外（重组人凝血因子Ⅶa，人凝血因子Ⅷ和人纤维蛋白原），目前国内还有两种局部用药的凝血因子类产品。冻干人凝血酶可直接使血液中的纤维蛋白原转变为纤维蛋白，从而促使血液凝固，主要局部用于手术切口及伤口创面的止血。纤维蛋白黏合剂含有纤维蛋白原及凝血酶，当两种成分混合时，通过凝血酶对纤维蛋白原的激活作用，是纤维蛋白原聚合形成纤维蛋白网络，起到对手术伤口及创面的止血及组织黏合作用。

不同国家或组织上市的血液制品及适应证，见附表 1。

附表1　不同国家或组织上市的血液制品及适应证

种类	Product（名称）	适应证	美国	欧盟	日本	中国	巴西	俄罗斯	印度
白蛋白类	Albumin（人血白蛋白）	适用于烧伤、急性肾病、急性呼吸窘迫综合征、心脏搭桥等引起的低血容量、腹水、低白蛋白血症的成人和儿童	√	√	√	√	√	√	√
蛋白酶抑制剂	Alpha-1 Proteinase Inhibitor（α_1-蛋白酶抑制）	适用于临床明显肺气肿伴有先天性缺陷的慢性增强治疗	√	√	×	×	×	√	×
	C1 Esterase Inhibitor（C1 酯酶抑制剂）	成人和青少年患者急性腹部或面部遗传性血管性水肿（HAE）的治疗	×	×	×	×	×	×	×
	Human（人）		√	√	×	×	×	×	×
	Recombinant（重组）		√	×	×	×	×	×	×
	Subcutaneous（Human）（皮下）		√	×	×	×	×	×	×
抗凝蛋白类	Protein C Concentrate（Human）（C 蛋白浓缩物）	用于严重先天性蛋白 C 缺乏的患者预防和治疗静脉血栓和暴发性紫癜	√	×	√	×	×	√	×
抗凝血因子	Coagulation Factors（凝血因子类）		×	×	×	×	×	×	×
	Coagulation Factor Ⅶa（Recombinant）	A 型或 B 型血友病患者的出血事件的治疗和围手术期处理，包括抑制剂、先天性因子Ⅶ缺乏症和血小板输注难治的 Glanzmann 血栓症，包括或不包括血小板抗体。 成人获得性血友病出血事件的治疗和围手术期处理	√	√	×	√	√	√	√

续表

种类	Product（名称）	适应证	美国	欧盟	日本	中国	巴西	俄罗斯	印度
抗凝血因子	Coagulation Factor Ⅸ（Recombinant）	外科预防的围手术期处理；常规预防措施，以预防或减少出血发作的频率；控制和预防出血	√	√	√	×	×	√	√
	Coagulation Factor Ⅸ（Recombinant），Albumin Fusion Protein	血友病 B：凝血因子 Ⅸ 缺乏（血友病 B）患者出血的按需治疗和控制以及出血的围手术期管理	√	√	√	×	×	√	×
	Coagulation Factor Ⅸ（Recombinant），GlycoPEGylated	血友病 B：凝血因子Ⅸ缺乏（血友病 B）患者出血的按需治疗和控制以及出血的围手术期管理	√	√	√	×	×	×	×
	Coagulation Factor ⅩⅢ A-Subunit（Recombinant）	用于先天性因子ⅩⅢa 亚单位缺乏患者出血的常规预防	√	√	√	×	×	×	×
	Coagulation Factor Ⅹ（Human）	遗传性因子 X 缺乏症儿童和成人出血事件的预防和治疗以及轻度和中度遗传性因子 X 缺乏症儿童和成人出血事件的围手术期管理	√	√	√	×	×	×	×
	Factor Ⅸ Complex（因子Ⅸ复合体）	预防和控制 B 型血友病因子Ⅸ缺乏患者出血	√	×	×	×	×	×	×

续表

种类	Product（名称）	适应证	美国	欧盟	日本	中国	巴西	俄罗斯	印度
凝血因子类－抗血友病因子	Antihemophilic Factor（Recombinant）（抗血友病因子）（重组）	对于 A 型血友病的成人和儿童：① 按需治疗和出血事件的控制；② 围手术期管理；③ 常规预防以防止或减少出血事件的频率	×	√	×	×	×	×	×
	Antihemophilic Factor（Recombinant）[抗血友病因子（重组）]		√	×	√	√	×	×	×
	Antihemophilic Factor（Recombinant），PEGylated［抗血友病因子（重组），聚乙二醇化］		√	×	×	×	×	×	×
	Antihemophilic Factor（Recombinant），［抗血友病因子（重组）］Plasma/Albumin Free- 无血浆白蛋白		√	×	×	×	×	×	×
	Antihemophilic Factor（Recombinant），Plasma/Albumin Free Method（血浆白蛋白游离法）		√	×	×	×	×	×	×
	Antihemophilic Factor（Recombinant），Porcine Sequence（猪序列）		√	×	×	×	×	×	×
	Antihemophilic Factor（Recombinant），Single Chain（单链）		√	×	×	×	×	×	×
	Antihemophilic Factor/von Willebrand Factor Complex（抗血友病因子/血管性血友病因子复合物）	在成年和儿童血管性血友病患者中：① 治疗自发性和创伤性出血发作；② 预防手术期间和术后过度出血	√	×	×	×	×	×	×
	von Willebrand Factor（Recombinant）[血管性血友病因子（重组）]	成人血管性血友病（VWD）出血的治疗（按需）和出血发作的控制和围手术期处理	√	×	×	√	×	×	×
	Anti-Inhibitor Coagulant Complex（APCC）	A/B 型血友病	√	×	×	×	×	×	×

续表

种类	Product（名称）	适应证	美国	欧盟	日本	中国	巴西	俄罗斯	印度
凝血因子类－纤维蛋白	Fibrin（纤维蛋白）		×	×	×	×	×	×	×
	Absorbable Fibrin Sealant Patch（可吸收纤维蛋白胶贴片）	当常规手术技术（如缝合、结扎和烧灼）控制出血无效或不实用时，可使用手压作为手术止血的辅助手段	√	√	×	√	×	×	×
	Fibrin Sealant（Human）－Topical Use［纤维蛋白密封剂（人）－外用］		√	√	×	√	×	×	×
凝血因子类－纤维蛋白原	Fibrinogen（人纤维蛋白原）	用于治疗先天性纤维蛋白原缺乏的成人和青少年急性出血，包括纤维蛋白原血症和低纤维蛋白原血症	√	×	√	√	×	×	×
凝血因子类－抗凝血酶原	Prothrombin Complex Concentrate（Human）［凝血酶原复合物浓缩物（人）］	用于急性重症成人患者用维生素K拮抗剂（VKA，如华法林）治疗引起的获得性凝血因子缺乏的紧急逆转	√	√	√	√	×	×	×
凝血因子类－抗凝血酶	Antithrombin（Recombinant）［抗凝血酶（重组）］	抗凝血酶（重组）用于预防遗传性抗凝血酶缺陷患者围手术期和围产期血栓栓塞事件	√	×	√	×	×	×	×
	Thrombin		×	√	√	√	×	×	×
	Thrombin, Topical（Human）［凝血酶，外用（人）］	止血辅助	√	√	√	√	×	×	√
	Thrombin, Topical（Recombinant）［凝血酶，外用（重组）］	止血辅助	√	×	×	×	×	×	×
	Thrombin, Topical（Bovine）［凝血酶，外用（牛）］	止血辅助	√	√	√	×	×	×	×

续表

种类	Product（名称）	适应证	美国	欧盟	日本	中国	巴西	俄罗斯	印度
免疫球蛋白类	Immune Globulins（免疫球蛋白）	抗病毒预防、慢性炎症性脱髓鞘性多发性神经病、严重危及生命或难治性皮肌炎 / 多发性肌炎、免疫性血小板减少症、川崎综合征、多灶性运动神经病	√	√	√	√	√	√	√
	Immune Globulin Intravenous（Human）（静注人免疫球蛋白）（pH4）	1. 慢性炎性脱髓鞘性多发性神经病； 2. 慢性淋巴细胞白血病； 3. 免疫性血小板减少症； 4. 免疫缺陷综合征； 5. 川崎综合征； 6. 多灶性运动神经病； 7. 被动免疫如甲型肝炎，麻疹，风疹，水痘	√	√	√	√	√	√	√
	Immune Globulin Subcutaneous（Human）（皮下注射人免疫球蛋白）	1. 慢性炎性脱髓鞘性多发性神经病； 2. 慢性淋巴细胞白血病； 3. 免疫性血小板减少症； 4. 免疫缺陷综合征； 5. 川崎综合征； 6. 多灶性运动神经病； 7. 被动免疫如甲型肝炎，麻疹，风疹，水痘	√	√	×	×	×	×	×
	Intramuscular Immune Globulin（Human）（肌注人免疫球蛋白）	1. 慢性炎性脱髓鞘性多发性神经病； 2. 慢性淋巴细胞白血病； 3. 免疫性血小板减少症； 4. 免疫缺陷综合征； 5. 川崎综合征； 6. 多灶性运动神经病； 7. 被动免疫如甲型肝炎，麻疹，风疹，水痘	√	×	√	√	×	×	×

续表

种类	Product（名称）	适应证	美国	欧盟	日本	中国	巴西	俄罗斯	印度
特种人免疫球蛋白	Anthrax Immune Globulin Intravenous（Human）[静脉注射炭疽免疫球蛋白（人）]	与适当的抗菌药物联合治疗成人和儿童患者的吸入性炭疽	√	×	×	×	×	×	×
	Botulism Immune Globulin Intravenous（Human）[静脉注射肉毒杆菌免疫球蛋白（人）]	治疗由 A 型或 B 型毒素引起的婴儿肉毒杆菌中毒	√	×	√	×	×	×	×
	Cytomegalovirus Immune Globulin Intravenous（Human）[巨细胞病毒免疫球蛋白静脉注射（人）]	预防与肾、肺、肝、胰腺和心脏移植相关的巨细胞病毒（CMV）疾病；从 CMV 血清阳性供者到 CMV 血清阴性受者的器官移植（肾脏除外）应考虑与更昔洛韦同时使用	√	×	√	×	×	×	×
	Hepatitis B Immune Globulin Intravenous（Human）[静脉注射乙肝免疫球蛋白（pH4）（人）]	本品与拉米夫定联合，用于预防乙型肝炎病毒（HBV）相关肝病、肝移植患者术后 HBV 再感染	√	×	√	√	×	×	√
	Rabies Immune Globulin（Human）[狂犬病免疫球蛋白（人）]	狂犬病，暴露后预防：疑似狂犬病暴露患者暴露后预防的组成部分	√	×	×	√	×	×	√
	Hepatitis B Immune Globulin（Human）[乙型肝炎免疫球蛋白（人）]	急性暴露于乙型肝炎表面抗原（HBsAg）血液、血浆或血清后的暴露后预防（例如，肠胃外暴露、直接黏膜接触、口服摄入）；HBsAg 阳性母亲所生婴儿的围产期暴露；与 HBsAg 阳性者发生性接触；和家庭暴露于急性 HBV 感染者	√	√	×	√	×	×	√

续表

种类	Product（名称）	适应证	美国	欧盟	日本	中国	巴西	俄罗斯	印度
特种人免疫球蛋白	RhO（D）Immune Globulin Intravenous（Human）[RhO（D）免疫球蛋白静脉注射（人）]	免疫性血小板减少症（ITP）；预防 RhD 不相容妊娠中的 RhD 同种免疫；预防或抑制已输注 RhD 阳性血液制品（包括红血）的 RhD 阴性个体的 RhD 同种免疫含有红细胞的细胞或血液成分（包括血小板浓缩物或粒细胞浓缩物）	√	×	√	×	×	×	√
	Vaccinia Immune Globulin Intravenous（Human）[静脉注射痘苗免疫球蛋白（人）]	牛痘病况：治疗和/或改变以下病况： – 由痘苗病毒引起的异常感染，包括其意外植入眼睛（孤立性角膜炎除外）、口腔或其他痘苗感染会构成特殊危害的区域 – 牛痘湿疹 – 进行性牛痘 – 严重全身性牛痘 – 患有皮肤病（如烧伤、脓疱疮、水痘带状疱疹或毒素）的人的牛痘感染；或由于湿疹皮损的活动性或广泛性而患有湿疹性皮损的个体	√	×	×	×	×	×	×
	Varicella Zoster Immune Globulin（水痘带状疱疹免疫球蛋白）	高危人群的水痘暴露后预防。高危人群包括免疫功能低下的儿童和成人、分娩前后不久患有水痘的母亲的新生儿、早产儿、新生儿和 1 岁以下的婴儿、没有免疫力证据的成人和孕妇	√	×	×	×	×	×	×

二、国内血液制品市场构成比

2020年，国内血液制品批签发总量达9827.37万，其中白蛋白占59.9%，免疫球蛋白类占34.9%，凝血因子类占5.1%。广东省的人血白蛋白（8.98%）、纤维蛋白原（15.25%）、人免疫球蛋白（11.86%）及Ⅷ因子（22.86%）用量居全国首位。北京市的凝血酶用量居全国第一，占总量的38.87%。上海市的纤维蛋白原黏合剂用量高居榜首，占总量的23.23%。

三、价格与保险政策

人血白蛋白有四种规格，分别为2g、5g、10g和12.5g，平均零售价为113元、231元、401元和497元。人免疫球蛋白有1g、1.25g、2.5g、5g和10g五种规格，平均零售价格分别为269元、333元、587元、1104元和2205元。特殊免疫球蛋白方面，破伤风免疫球蛋白每支含250IU，平均价格为281元。狂犬病人免疫球蛋白以200IU规格为主，平均价格为163元，而500IU规格仅在少数地区有售，价格为580元。乙型肝炎人免疫球蛋白有100IU、200IU、400IU和1000IU四种规格，前三种的平均零售价分别为111元、205元和523元，而2000IU规格的仅个别地区有售，价格为2625元。

人纤维蛋白原的规格为每盒含纤维蛋白原0.5g，平均零售价格为742元（650~985元），不同厂家产品价格差异较大。Ⅷ因子的规格较多，分别有200IU、250IU、300IU、400IU、500IU及1000IU六种规格。其中250IU、500IU和1000IU的为进口制品，平均零售价分别为1076元、1831元和3170元。200IU、300IU和400IU以国产制品为主，平均零售价分别为389元、543元和601元。重组Ⅶa因子仅有进口制品，两种规格，其中1mg（50K单位）的价格为5780元，2mg（100K单位）的价格为9350元。

尽管血液制品临床应用广泛，但医保报销政策相对严格。2021年新版《国家医疗保险目录》中，人血白蛋白为乙类药物，仅在抢救、重症或因肝硬化、癌症引起胸腹水且白蛋白低于30g/L的患者中，属于保险支付范围。人免疫球蛋白为乙类药物，但不同剂型医保适应证不同，静脉注射剂型医保覆盖原发性免疫球蛋白缺乏症、新生儿败血症、重型原发性免疫性血小板减少症、川崎病、全身型重症肌无力和急性格林巴利综合征，而肌内注射剂型限麻疹和传染性肝炎接触者的预防治疗。狂犬病免疫球蛋白和破伤风免疫球蛋白均为医保乙类药物。乙肝免疫球蛋白不属于医保覆盖药物。

凝血因子方面，Ⅷ因子和外用凝血酶均属于医保甲类药物，但重组Ⅷ因子属于医保乙类药物，仅限成人甲（A）型血友病限出血时和儿童甲（A）型血友病使用。人凝血酶原复合物为乙类报销限手术大出血和肝病导致的出血；乙（B）型血友病或伴有凝血因子Ⅷ抑制物的血友病患者人凝血因子Ⅸ为医保乙类，谈判药品；用于凝血因子Ⅸ缺乏症（B 型血友病）患者的出血治疗。

附 2　血液制品医保目录收录情况，见附表 2。

我国自 2000 年制定《国家基本医疗保险药品目录》以来，依据遴选原则，将临床必需、效果确切、质量可靠、价格适宜、能保障供应的药品纳入医保药品目录。通过查阅国家医疗保障局公布的《国家基本医疗保险、工伤保险和生育保险药品目录》2020 年版（以下简称《国家医保目录》）、世界卫生组织官方网站公布的《世界卫生组织基本药物标准清单》（WHO model list of es-sential medicines, EML）第 21 版、2020 年最新更新的中国台湾地区《全民健康保险用药品项表》《英国国家处方集》（British national formulary, BNF）第 79 版；澳大利亚国家血液管理局发布的《国家血液协议》（the national blood agreement, NBA）（2020）发现收录的血浆蛋白制品主要包括白蛋白类、免疫球蛋白类、凝血因子类及微量蛋白类四种。

附表2　血液制品医保目录收录情况

血液制品分类	血液制品药品名称	国家医保目录	全民健康保险用药品项表	EML	BNF	NBA
白蛋白	人血白蛋白	√	√	×	√	√
免疫球蛋白类	人免疫球蛋白	√	√	√	×	√
	静脉注射免疫球蛋白	√	√	√	√	√
	皮下注射免疫球蛋白	×	√	√	×	√
	肌内注射免疫球蛋白	×	√	√	√	×
	甲型肝炎/麻疹免疫球蛋白	×	×	×	√	×
	乙型肝炎免疫球蛋白	×	√	×	√	√
	破伤风人免疫球蛋白	√	√	√	√	√
	马破伤风免疫球蛋白	√	√	×	×	×
	狂犬病免疫球蛋白	√	√	√	×	×
	抗人 T 细胞兔免疫球蛋白	√	×	×	×	×

续表

血液制品分类	血液制品药品名称	国家医保目录	全民健康保险用药品项表	EML	BNF	NBA
免疫球蛋白类	抗人T细胞猪免疫球蛋白	√	×	×	×	×
	兔抗人胸腺细胞免疫球蛋白	√	√	×	√	×
	抗D（RhO）免疫球蛋白	×	√	√	√	√
	抗淋巴细胞免疫球蛋白	×	√	×	×	×
	水痘带状疱疹免疫球蛋白	×	×	×	√	√
	巨细胞病毒免疫球蛋白	×	×	×	×	√
凝血因子类	凝血酶	√	×	×	×	×
	凝血酶原复合物	√	√	×	√	√
	人纤维蛋白原	√	√	×	√	√
	凝血因子Ⅶ	×	√	×	√	×
	凝血因子Ⅷ	√	√	√	√	√
	凝血因子Ⅸ	×	√	√	√	√
	凝血因子Ⅺ	×	×	×	×	√
	凝血因子XⅢ	×	×	×	√	√
	重组人凝血因子Ⅷ	√	√	×	×	×
	重组人凝血因子Ⅸ	√	×	×	×	√
	重组人凝血因子Ⅶa	√	×	×	√	√
	重组凝血因子	×	×	×	×	√
微量蛋白类	蛋白C浓缩物	×	×	×	√	√
	C1酯酶抑制剂	×	×	×	√	√
	抗凝血酶Ⅲ浓缩物	×	×	×	×	√

从附表2中可以看出，仅EML中未收录人血白蛋白，白蛋白的价格比较昂贵，其适用范围又相对广泛，在很大程度上提高了医保支付费用，目前国内外批准的适应证多用于危重患者，但应用的合理性一直在学术界存在质疑。

我国这几年加大了血液制品的医保支付范围，各种用于治疗罕见病和大病重病的药品陆续进入医保，如抗人T细胞兔免疫球蛋白、抗人T细胞猪免疫球蛋白等作用器官移植免疫排斥预防及治疗纳入医保目录。

第三章

血液制品的制备工艺及质量控制

第一节　血浆原料采集法规

用于生产血浆蛋白制品的原料血浆唯一的来源是健康人体，因此原料血浆是宝贵而不可多得的资源。自从血浆蛋白制品工业诞生起，即面临着原料血浆供应不足的困境，这导致了血浆蛋白制品不能完全满足社会的需求，这同全血采集遇到的是同样的问题。为此，1975 年世界卫生组织（WHO）通过 WHA28.72 决议，敦请各成员国在无偿献血的基础上建立自己的血液服务机构，提倡在血源供应上自给自足[1]。各国政府积极响应，加大了血源开发力度并立法加以保证，一些国家不但建立或完善了自己的采供血机构，甚至还建立或扩建了血浆蛋白分离制备工厂，同时也高度重视血液及其制品的安全使用。从此，世界血液服务事业和血液制品工业步入了一个新的时代。

原料血浆采集是血浆蛋白制品工业的源头，保证充足而高品质的原料血浆供应是血浆蛋白工业发展的先决条件。目前，世界卫生组织、美国、中国和欧洲均制定血浆原料采集的法律法规及其指导原则，见表 3–1。

表3–1　中国、美国、欧洲、WHO对血浆原料采集相关法规

中国	《血液制品管理条例》（2016 年修订版） 《单采血浆站管理办法》 《单采血浆站基本标准》 《单采血浆站技术操作规程》 《单采血浆站质量管理规范》 《中华人民共和国药典（2020 年版）》血液制品生产用人血浆
美国	美国联邦规章典集 21 CFR640 FDA Biological Product Deviation Reporting for Blood and Plasma Establishments 美国药典 USP43–NF38 < 1180 > Human Plasma（2021）
欧洲	欧洲指令 Commission directive 2004/33/EC 欧洲指令 Directive 2002/98/EC 欧洲药典 EP10.0 Human Plasma（Pooled and Treated for Virus Inactivation）
WHO	WHO Requirements for the collection, processing and quality control of blood, blood components and plasma derivatives.（WHO Technical Report Series, No.840, Annex2） WHO Recommendations for the production, control and regulation of human plasma for fractionation.（WHO Technical Report Series, No.941, Annex4） WHO Blood donor counselling：implementation guidelines

一、我国原料血浆采集相关法规

为了加强血液制品管理，预防和控制经血液途径传播的疾病，保证血液制品的质量，国务院于1996年12月30日发布了《血液制品管理条例》。该条例规定国务院卫生行政管理部门对全国的原料血浆的采集，供应和血液制品的生产和经营活动实施监督管理。国家卫生主管部门负责采供血机构管理等有关政策、规范、标准制定，并组织指导实施。2016年对该法规进行修订，除删除“第四十六条原料血浆的采集、供应和血液制品的价格标准和价格管理办法，由国务院物价管理部门会同国务院卫生行政部门制定”外，其余与原版基本保持一致。此外针对原料血浆管理，国家卫生主管部门制定了一系列法规文件包括《单采血浆站基本标准》《单采血浆站技术操作规程》《单采血浆站质量管理规范》[2]。

血液制品生产用原料血浆是以单采血浆技术采集的专供生产血液制品的健康人血浆。单采血浆站专门从事血液制品生产用原料血浆的采集。近二十年来随着我国经济不断发展，人民生活水平不断提高，血液制品需求量在逐步增加，全国各地相继设置了单采血浆站，采集原料血浆，保证了血液制品生产用原料。单采血浆站的设置须经县级人民政府卫生行政部门初审，经设区的市、自治州人民政府卫生行政部门审查同意后，报省、自治区、直辖市人民政府卫生行政部门审批，省级人民政府卫生行政部门在收到单采血浆站申请材料后，可以组织有关专家或者委托技术机构，根据《单采血浆站质量管理规范》进行技术审查。经审查符合条件的，由省级人民政府卫生行政部门核发《单采血浆许可证》，并在设置审批后10日内报国家卫健委备案。单采血浆站必须按照《中国药典》(2020年版)血液制品生产用人血浆及《单采血浆站技术操作规程》规定的标准，选择合格的供血浆者，由县级人民政府卫生行政部门核发《供血浆证》。为确保血液制品生产用人血浆的质量，供血浆者的确定应通过询问健康状况、体格检查和血液检验，由有经验的或经过专门培训的医师作出能否供血浆的决定，并对之负责。体检和血液检验结果符合要求者方可供血浆。

自2008年7月起，对血液制品生产用原料血浆实施检疫期制度。这是加强血液制品安全的强有力的措施，也是国际上目前通用的方法。原料血浆检疫期制度，即将采集并检测合格（采用血清学方法，如酶联免疫法）的原料血浆放置90天，90天后经对献浆员再次捐献的血浆进行病毒筛查并检测合格，方可将其90天之前所捐献的血浆投入生产。若血液制品生产企业采用核酸检测方法对原料血浆进行乙型肝炎、丙型肝炎及艾滋病病毒核酸检测，其检疫期可由90天缩短至60天。

血液制品生产企业申请血液制品批签发时，应在批记录摘要中增加原料血浆实施检疫期的相关信息。未提供相关信息的，其产品不予批签发。

《中华人民共和国药典（2020 年版）》三部规定血液制品生产用人血浆系以单采血浆术采集的供生产血浆蛋白制品用的健康人血浆[3]。对献血浆者的选择、血浆的采集、血浆检验、血浆包装及标签和特异性免疫血浆制备及其献血浆者免疫要求进行规定。

（1）献血浆者的选择　为确保血液制品生产用人血浆的质量，献血浆者的确定应通过询问健康状况、体格检查和血液检验，由有经验的或经过专门培训的医师作出能否献血浆的决定，并对之负责。体检和血液检验结果符合要求者方可献血浆。献血浆者体格检查和血液检验，不能献血浆和暂不能献血浆情况应符合国家卫生行政管理部门的相关要求。献血浆者接受免疫接种后采集血浆的规定：除特异性免疫血浆制备时的免疫接种外，其他免疫接种情况应符合国家卫生行政管理部门的相关要求。

（2）血浆的采集　血浆采集应采用单采血浆术程序，并采用单采血浆机从献血浆者的血液中分离并收集血浆成分。对单采血浆站的要求以及血浆采集器材和血浆采集频度、限量均应符合国家卫生行政管理部门的相关要求。

（3）血浆检验

单人份血浆：

①外观：血浆应为淡黄色、黄色或淡绿色，无溶血、无乳糜、无可见异物。冻结后应成型、平整、坚硬。

②蛋白质含量：用双缩脲法（《中国药典》2020 年版通则 0731 第三法）或折射仪法测定，应不低于 50g/L。

③丙氨酸氨基转移酶（ALT）：采用速率法应不高于 50 单位。

④乙型肝炎病毒：用经批准的酶联免疫试剂盒检测 HBsAg，应为阴性。

⑤梅毒螺旋体：用经批准的酶联免疫试剂盒检测，应为阴性。

⑥人类免疫缺陷病毒：用经批准的酶联免疫试剂盒检测 HIV-1 和 HIV-2 抗体，应为阴性。

⑦丙型肝炎病毒：用经批准的酶联免疫试剂盒检测 HCV 抗体，应为阴性。

小样混合血浆：用经批准的病毒核酸检测试剂，按试剂盒规定数量进行小样混合后检测乙型肝炎病毒、丙型肝炎病毒、人类免疫缺陷病毒核酸（《中国药典》2020 年版通则 3306），应为阴性。

合并血浆：按照生产规模将单人份血浆混合后进行血液制品各组分提取前，应于每个合并容器中取样，并进行以下项目的检测，检测方法及试剂应具有适宜的灵敏度和特异性。

①乙型肝炎病毒：用经批准的酶联免疫试剂盒检测，HBsAg 应为阴性，用于生产乙型肝炎人免疫球蛋白制品的合并血浆免做此项检测；用经批准的病毒核酸检测试剂检测病毒核酸（《中国药典》2020 年版通则 3306），应为阴性。

②人类免疫缺陷病毒：用经批准的酶联免疫试剂盒检测，HIV-1 和 HIV-2 抗体应为阴性；用经批准的病毒核酸检测试剂检测病毒核酸（《中国药典》2020 年版通则 3306），应为阴性。

③丙型肝炎病毒：用经批准的酶联免疫试剂盒检测，HCV 抗体应为阴性；用经批准的病毒核酸检测试剂检测病毒核酸（《中国药典》2020 年版通则 3306），应为阴性。

④乙型肝炎病毒表面抗体：用经批准的试剂盒检测，应不低于 0.05 IU/ml。

⑤如用于生产特异性人免疫球蛋白制品，需进行相应抗体检测，标准应符合各论要求。

（4）血浆包装及标签

①血浆袋的质量应符合现行国家标准的相关要求。血浆袋应完好无破损，标本管内血浆与血浆袋内血浆应完全一致。

②血浆袋标签应包括献血浆者姓名、卡号、血型、血浆编号、采血浆日期、血浆重量及单采血浆站名称。

（5）血浆贮存

①除另有规定外，血浆采集后，应在 6 小时内快速冻结，置 -20℃或 -20℃以下保存。用于分离人凝血因子Ⅷ的血浆，保存期自血浆采集之日起应不超过 1 年；用于分离其他血液制品的血浆，保存期自血浆采集之日起应不超过 3 年。

②如果在低温贮存中发生温度升高，但未超过 -5℃，时间未超过 72 小时，且血浆仍处于冰冻状态，仍可用于分离白蛋白和免疫球蛋白。

（6）血浆运输

①冰冻血浆应于 -15℃以下运输。

②如果在运输过程中发生温度升高的意外事故，按“血浆贮存”规定处理。

（7）特异性免疫血浆制备及其献血浆者免疫要求

血浆：

①采用经批准的疫苗或免疫原进行主动免疫，其抗体水平已达到要求的献血浆者血浆。

②经自然感染愈后获得免疫，其抗体水平已达到要求的献血浆者血浆。

③除另有规定外，单个献血浆者血浆及多个献血浆者的合并血浆，其抗体效

价应分别制定明确的合格标准。

④以上献血浆者血浆的采集及质量要求应符合上述“献血浆者的选择”至“血浆运输”规定。

献血浆者：

①献血浆者的健康标准应符合上述“献血浆者的选择”规定。

②对接受免疫的献血浆者，事先应详细告知有关注意事项，如可能发生的局部或全身性免疫注射反应等，并取得献血浆者的同意和合作，或签订合同。

献血浆者免疫

①免疫用疫苗或其他免疫原须经批准，免疫程序应尽可能采用最少剂量免疫原及注射针次。

②如需要对同一献血浆者同步进行 1 种以上免疫原的接种，应事先证明免疫接种的安全性。

③对献血浆者的免疫程序可以不同于疫苗的常规免疫程序，但采用的特定免疫程序需证明其安全性，并经批准。

④在任何一次免疫接种之后，应在现场观察献血浆者至少 30 分钟，确定是否有异常反应，以防意外。

⑤用人红细胞免疫献血浆者，必须有特殊规定和要求，并经批准。

二、国外原料血浆相关法规

美国是世界上原料血浆采集量最多的国家，年采血浆 1500 万升左右，约占全球总量的 2/3，而且来源于美国的血浆已被公认为世界上最安全、最优良的原料血浆之一。自 1973 年起，美国 FDA 即开始监督管理血浆采供机构，至 1997 年已建立起了一套完整的管理制度和监查系统，有效地保证了血浆采集的安全和原料血浆的质量。因此，了解美国在原料血浆采集过程中实施的质量管理措施无疑对发展我国的采浆事业具有帮助和借鉴作用[4, 5]。

美国 FDA 根据原料血浆采供机构的工作内容，将其质量管理界定为 5 个系统：质量保证系统、献浆者资质系统、血浆检测系统、血浆采集处理系统和检疫储存处置系统。同时，也在献浆者筛选、献浆者拒绝、血浆检测、检疫期隔离及事故监控和调查 5 个安全层面上保障原料血浆质量和保护献浆者健康。这“5 个系统”和“5 个层面”相互交织，共同形成血浆采供机构质量控制网络。美国原料血浆采供机构管理的“5 个质量系统”与“5 个安全层面”的相互关系，见表 3–2。

表3-2 美国原料血浆采供机构管理的“5个质量系统”与“5个安全层面”的相互关系

安全层面	质量系统
献浆者筛选	献浆者资质、质量保证
献浆者拒绝	献浆者资质、质量保证
血浆检测	血浆检测、质量保证、血浆采集/处理
检疫期隔离	检疫/储存/处置、质量保证、血浆采集/处理
事故监控和调查	质量保证、血浆采集/处理

美国原料血浆采供机构在上述5个管理体系的范围内，严格按照相关法规(联邦法典21章相关内容)和FDA现行规定开展全面的质量管理，以最大限度地保证原料血浆的质量和安全。

其中，血浆采集和处理系统（production collection and processing system）包括原料血浆采集、处理和标签等内容。FDA生物制品评价中心（Center for Biologics Evaluation and Research，CBER）允许采浆机构在任何血浆采集项目中使用手工或自动单采血浆的方法，采浆频率每7天2次，间隔2天，采浆程序必须保证采出血浆的容积适量和最大限度保证红细胞回输给献浆者。在手工采浆中过量失血的献浆者，或在自动机采浆中红细胞未完全回输的献浆者，将被列入暂时延迟献浆，采供浆机构应在标准操作规程（Standard Operating Procelure，SOP）中详细描述其采浆方法。其中，对静脉穿刺、采浆方法、自动采集、手工采集及标签进行相关规定。

参考文献

[1] 侯继锋，张庶民，王军志. 世界卫生组织血液制品管理规范及技术指导原则选编[M]. 北京：军事医学科学出版社，2012.

[2] 倪道明. 血液制品[M]. 北京：人民卫生出版社，2013.

[3] 国家药典委员会. 中华人民共和国药典：2020年版[M]. 北京：中国医药科技出版社，2020.

[4] 刘通一，刘文芳. 世界原料血浆采集及其管理概况[J]. 中国输血杂志，2009，22(3):4.

[5] 刘通一，刘文芳. 美国原料血浆采集的质量管理[J]. 中国输血杂志，2009，22(4):336-339.

第二节　血浆采集及质量控制

用于制备血液制品的原料血浆的采集，是用单采血浆技术来完成的。2008 年 1 月 4 日中华人民共和国卫生部令第 58 号《单采血浆站管理办法》发布，该管理办法于 2015 年 5 月 27 日根据中华人民共和国国家卫生和计划生育委员会令第 6 号《国家卫生计生委关于修订〈单采血浆站管理办法〉的决定》进行了第一次修正，根据 2016 年 1 月 19 日中华人民共和国国家卫生和计划生育委员会令第 8 号《国家卫生计生委关于修改〈外国医师来华短期行医暂行管理办法〉等 8 件部门规章的决定》进行了第二次修正。该管理办法对单采血浆站的设置审批、执业、监督管理和相关处罚进行了详细的规定。

一、合格血浆捐献中心

单采血浆站是指根据地区血源资源，按照有关标准和要求并经严格审批设立，采集供应血液制品生产用原料血浆的单位。单采血浆站由血液制品生产单位设置，专门从事单采血浆活动，具有独立法人资格。其他任何单位和个人不得从事单采血浆活动。

单采血浆站不得与一般血站设置在同一县级行政区域内。有地方病或者经血传播的传染病流行、高发的地区不得规划设置单采血浆站。合格的单采血浆站应在人员、场所、设施设备及生物安全等方面符合管理办法的要求。

《单采血浆站管理办法》中要求单采血浆站必须具备下列条件。

① 符合采供血机构设置规划、单采血浆站设置规划以及《单采血浆站基本标准》要求的条件；

② 具有与所采集原料血浆相适应的卫生专业技术人员；

③ 具有与所采集原料血浆相适应的场所及卫生环境；

④ 具有识别供血浆者的身份识别系统；

⑤ 具有与所采集原料血浆相适应的单采血浆机械及其他设施；

⑥ 具有对所采集原料血浆进行质量检验的技术人员以及必要的仪器设备；

⑦ 符合国家生物安全管理相关规定。

《单采血浆站基本标准》从科室设置、人员配备、房屋建筑、设备设施及急救药品、信息管理、规章制度 6 个方面，对合格的单采血浆站进行了基本要求。

（1）人员配备　工作人员数量应当与功能和业务相适应，原则上不少于20人。卫生专业技术人员不低于工作人员总数的70%，其中具备中级及以上卫生专业技术职务任职资格的人员比例不低于卫生专业技术人员总数的30%。

委托集中化检测实验室开展血浆检测的单采血浆站，工作人员数量原则上不少于18人，卫生专业技术人员不低于工作人员总数的60%，其中具备中级及以上卫生专业技术职务任职资格的人员比例不低于卫生专业技术人员总数的20%。

单采血浆站所有工作人员均应当经过单采血浆站组织的岗位培训和考核，合格后方可上岗。其中，医师和护士培训应当包括血液安全及急救培训。部分关键岗位人员（站长、质量负责人、业务负责人、实验室负责人）还应当经省级卫生健康行政部门和申请设置单采血浆站的血液制品生产单位（以下简称：血液制品生产单位）培训并考核合格。

单采血浆站站长应当具有大学专科及以上学历，中级及以上专业技术职务任职资格，所学专业应与岗位职责相关，并从事采供血工作5年（含）以上，熟悉单采血浆站业务，能胜任本职工作；具有血液制品生产单位出具的任命文件并报省级卫生健康行政部门存档。

质量负责人和业务负责人应当具有医学相关专业大学专科及以上学历，中级及以上技术职务任职资格，从事相关工作3年（含）以上，能胜任本职工作。

实验室负责人应当具有医学检验相关专业大学专科及以上学历，具有中级及以上技术职务任职资格，从事实验室相关工作5年（含）以上，能胜任本职工作。

质量管理岗工作人员应当具有医学或相关专业中等专科及以上学历，初级及以上技术职务任职资格；血液检测岗工作人员应当具有医学检验相关专业中等专科及以上学历，初级及以上技术职务任职资格。

医师应当是经注册的执业医师。护士应当是经注册的执业护士。

（2）房屋建筑　站内环境整洁，露土地面应当采取硬化或绿化等措施。站内外环境应当符合当地环境评估相关要求。建筑设计和布局应当满足业务工作任务和功能需求，便于操作、清洁和维护。业务工作用房总面积不少于350平方米。业务工作用房内墙、地板、天花板表面应当平整，便于清洁消毒。能防止啮齿类和昆虫等动物进入。照明、温湿度适宜，通风良好。业务工作区应当与生活、行政、后勤区分开。各业务科室应当有专用工作区域。房屋布局应当符合《单采血浆站质量管理规范》要求。业务工作区面积应当满足实际工作需要。采浆区应当设置工作人员洗手、更换工作服专用区。每台单采血浆机（含采血浆用床/椅）净使用面积应当不少于5平方米，配备专用电源插座。血浆储存区域应当与血浆采集规模相适应，并配备满足要求的血浆速冻、冷冻保存设备。血液检测实验室设计应当符合国家有关规定。应当设置与业务规模相适应的库房。库房应当配备防火、防盗、防潮湿、温度调节设施。各类物品存放区设置合理，标识明显。除以上区域外，还应当设置献血浆者健康检查等候区、候采区、采后休息区和不良反应观察与处理区等。

（3）设备设施及急救药品　单采血浆站设备设施的配置应当满足业务工作需求，设备设施适用范围和精密度应当符合工作和质量要求，相应设备应当具备抗震、防晒、抗电子干扰、稳压、温度调节等功能。属国家规定强制检定的计量器具应当具备法定计量部门的检定合格证明。

单采血浆站应当至少配备以下设备设施：体重秤、血压计、听诊器、体检床、体温计、叩诊锤、单采血浆机（不少于 12 台）、采血浆床（椅）、空气消毒器、输液架、药品柜、高频热合机、电子秤、血浆冷（速）冻储存设备、全自动酶免检测设备、全自动生化分析仪、生物安全柜、血液分析仪、微量加样器、离心机、医用低温冰箱（≤ –20℃）、医用冷藏冰箱（2~8℃）、标本运输箱、高压灭菌设备、计算机管理系统、服务器、居民身份证识别设备、视频监控设备、打印机、计算机、稳压器、资料柜。

委托集中化检测实验室开展血浆检测的单采血浆站，经省级卫生健康行政部门同意，可适当减少血浆检测人员、设施和设备。

应当建立视频监视系统，对与献血浆者身份核查相关操作和重要区域实施视频监视。视频监视范围至少包括献血浆者登记窗口，健康征询体检室入口，血液标本采集、血浆采集前献血浆者身份核查、血浆采集和储存、血液检测等区域。

应当配备双路供电或安全有效的应急供电设施，血液检测、血浆采集等连续工作设备和计算机机房应当配备不间断电源（UPS）。应当配备通讯设施。

安全消防、污水处理、医疗废物处理、生物安全控制等设施应当符合国家有关规定。

单采血浆站应当至少配备以下药品或具有同等疗效的替代药。针剂：西地兰、肾上腺素、盐酸山莨菪碱（654–2）、重酒石酸间羟胺（阿拉明）或多巴胺、地塞米松（氟美松磷酸钠）、20% 甘露醇、呋喃苯胺酸（速尿）、尼可刹米（可拉明）、5% 碳酸氢钠、低分子右旋糖酐、50% 葡萄糖溶液、10% 葡萄糖酸钙、5% 葡萄糖氯化钠注射液、5% 葡萄糖注射液。其他剂型：氨基比林或阿司匹林、马来酸氯苯那敏或盐酸异丙嗪（非那根）。

其他：自动体外除颤仪（AED）、氧气袋（或高压氧气瓶装置）、一次性注射器和输液器材、一次性压舌板、开口器、手电筒。

（4）信息管理　应当建立符合国家相关要求的单采血浆信息系统。

单采血浆信息系统功能应当至少符合《单采血浆信息系统基本功能标准》要求。应当保存系统操作日志，能对献血浆者身份核查和关键操作实施检索和追踪。

单采血浆信息系统与血液制品生产单位信息系统应当具备信息交换功能，满足《药品生产质量管理规范》的相关要求。单采血浆站和血液制品生产单位应当分别对单采血浆信息系统进行备份保存。

单采血浆信息系统应当具备标准化接口，与血浆采集相关设备对接，并预留标准接口与卫生健康行政部门血液管理信息系统对接，具备信息报送和查询功能。

单采血浆信息系统应当满足电子记录的相关要求。委托集中化检测实验室开展血浆检测的单采血浆站，其信息系统应当满足集中化检测工作要求。

采浆过程关键环节（至少包括献血浆者登记建档与健康检查、血液标本采集、血浆采集）应当采用人脸识别技术进行献血浆者身份核查。所采用的人脸识别技术应当符合《公共安全人脸识别应用图像技术要求》和《安全防范视频监控人脸识别系统技术要求》，同时接入单采血浆信息系统。

单采血浆信息系统应当通过国家信息安全二级等级保护测评。

二、健康献浆者筛查

为确保血液制品生产用人血浆的质量，应通过健康询问、体格检查和血液检验确定健康献浆者。

1. 献浆者健康询问

体检医师应根据相关要求对献浆者进行健康询问，有下列情况之一者不能供血浆。

1）体弱多病，经常头昏、眼花、耳鸣、晕血、晕针、晕倒及有梅尼埃病者；

2）有性病、麻风病、艾滋病，以及 HIV-1 或 HIV-2 抗体阳性者；

3）有肝病史、经检测 HBsAg 阳性、HCV 抗体阳性（甲型肝炎临床治愈 1 年后，连续 3 次每次间隔 1 个月 ALT 化验正常者，可供血浆）；

4）反复发作过敏性疾病、荨麻疹、支气管哮喘、药物过敏者（单纯性荨麻疹不在急性发作期者可以供血浆）；

5）肺结核、肾结核、淋巴腺结核、骨结核患者；

6）有心血管疾病及病史，各种心脏病、高血压、低血压、心肌炎、血栓性静脉炎者；

7）呼吸系统疾病（包括慢性支气管炎、肺气肿、支气管扩张、肺功能不全）患者；

8）消化系统疾病（如较严重的胃及十二指肠溃疡、慢性胃肠炎、慢性胰腺炎）患者；

9）泌尿系统疾病（如急慢性肾炎、慢性泌尿系统感染、肾病综合征及急慢性肾功能不全等）患者；

10）各种血液病（包括贫血、白血病、真性红细胞增多症及各种出血凝血性疾病）患者；

11）内分泌疾患或代谢障碍性疾病（如甲亢、肢端肥大症、尿崩症、糖尿病等）患者；

12）器质性神经系统疾患或精神病（如脑炎、脑外伤后遗症、癫痫、精神分裂症、癔症、严重神经衰弱等）患者；

13）寄生虫病及地方病（如黑热病、血吸虫病、丝虫病、钩虫病、绦虫病、肺吸虫病、克山病、大骨节病等）患者；

14）恶性肿瘤及影响健康的良性肿瘤患者；

15）已做过切除胃、肾、胆囊、脾、肺等重要脏器手术者；

16）接触有害物质、放射性物质者；

17）易感染人免疫缺陷病毒的高危人群，如有吸毒史者、同性恋及有多个性伴侣者。

18）克雅病（克罗伊茨－雅克布病，CJD）和变异性克雅病（vCJD）患者及有家族病史者、接受过人和动物脑垂体来源物质（如生长激素、促性腺激素、甲状腺雌激素等）治疗者。接受器官（角膜、骨髓、硬脑膜）移植者。可能暴露于牛海绵状脑病（BSE）和 vCJD 的人。

19）慢性皮肤病患者，特别是传染性、过敏性及炎症性全身皮肤病（如黄癣、广泛性湿疹及全身性牛皮癣等）患者。

20）自身免疫性疾病及胶原性疾病（如系统性红斑狼疮、皮肌炎、硬皮病等）患者。

21）被携带狂犬病病毒的动物咬伤者。

22）医生认为不能供血浆的其他疾病患者。

有下列情况者暂不能供血浆。

1）半月内曾作过拔牙或其他小手术者。

2）妇女月经前后 3 天，月经失调、妊娠期、流产后未满 6 个月、分娩及哺乳期未满 1 年者。

3）感冒、急性胃肠炎患者病愈未满 1 周，急性泌尿系统感染病愈未满 1 个月，肺炎病愈未满半年者。

4）来自某些传染病和防疫部门特定的传染病流行高危地区的供血浆者。痢疾病愈未满半年、伤寒、布氏杆菌病病愈未满1年，3年内有过疟疾病史者。

5）接受过输血治疗者，2年内不得供血浆。

6）被血液或组织液污染的器材致伤者或污染伤口以及施行纹身术后未满1年者。

7）与传染病患者有密切接触史者，自接触之日起至该病最长潜伏期。

8）接受动物血清制品者于最后一次注射后4周内。

9）接受乙型肝炎免疫球蛋白注射者1年内。

2. 献浆者体格检查

献浆者应进行严格的体格检查。项目应至少包括年龄、体重、血压、脉搏、体温、胸部检查、腹部检查、皮肤检查、五官检查、四肢检查等。

其中，要求年龄在18~55周岁之间，固定献血浆者可以延迟至60周岁，男性体重不低于50kg，女性体重不低于45kg。血压90~140mmHg/60~90mmHg，脉差不低于30mmHg（4.0kPa）。脉搏节律整齐，60~100次/分钟。心肺正常，初次申请献血浆者必须做心电图和胸片检查，固定献浆者和非固定献血浆者每12个月做一次心电图和胸片检查。

3. 献浆者血液检查

检查项目包括血型、血红蛋白含量、丙氨酸氨基转移酶（ALT）、血清/血浆蛋白含量、乙型肝炎病毒表面抗原（HBsAg）、丙型肝炎病毒抗体（HCV抗体）、人类免疫缺陷病毒抗体（HIV-1和HIV-2抗体）、梅毒、血清/血浆电泳。

三、对所捐献血浆的检测

《中国药典》2020年版三部“生物制品通则”中对献浆者采集血浆的检验进行了详细的规定。在通则“血液制品生产用人血浆”中要求对单人份血浆、小样混合血浆和合并血浆分别进行检测。

所捐献的单人份血浆应进行外观、蛋白质含量、丙氨酸氨基转移酶（ALT）、乙型肝炎病毒、梅毒螺旋体、人类免疫缺陷病毒和丙型肝炎病毒进行检测。

外观：血浆应为淡黄色、黄色或淡绿色，无溶血、无乳糜、无可见异物。冻结后应成型、平整、坚硬。

蛋白质含量：采用双缩脲法或折射仪法测定，应不低于50g/L。

丙氨酸氨基转移酶（ALT）：采用速率法应不高于50单位。

乙型肝炎病毒：用经批准的酶联免疫试剂盒检测HBsAg，应为阴性。

梅毒螺旋体：用经批准的酶联免疫试剂盒检测，应为阴性。

人类免疫缺陷病毒：用经批准的酶联免疫试剂盒检测 HIV-1 和 HIV-2 抗体，应为阴性。

丙型肝炎病毒：用经批准的酶联免疫试剂盒检测 HCV 抗体，应为阴性。

四、窗口期和回溯过程

1. 窗口期

人体在感染乙型肝炎病毒（HBV）、丙型肝炎病毒（HCV）、甲型肝炎病毒（HAV）、人类免疫缺陷病毒（HIV）后，体内抗体的产生需要一段时期，在此期间因尚未产生抗体或抗体效价甚低而导致无法检出，因此将这段时间称为“窗口期”。在此期间，虽然无法检出病毒，但仍具有感染性并使人致病。若携带病毒人员在“窗口期”内献血，即使血液检查结果正常，但输入人体后仍可能使受血者感染。通过国内外研究证实[1]，90% 以上输血后病毒感染是由窗口期问题引起的，窗口期也就成为导致检测漏检并威胁血液安全的主要因素。

自 1981 年发现艾滋病以来，随着检测手段的不断进步，艾滋病窗口期的定义经历了多次变化[2]。最初在 20 世纪 80~90 年代由于对艾滋病的研究尚处于起步阶段，玛蒂尔德·克里姆博士（Mathilde Krim, Ph.D）所领导的全美艾滋病研究基金会（AMFAR）在早期的艾滋病研究中提出了艾滋病窗口期为 3 个月的概念，这是针对当时较为落后的检测手段而言，该说法被世界卫生组织所采纳，同时被编入世界各国的医学教科书。当酶联法和双抗原夹心法等艾滋病抗体检测手段出现后，艾滋病窗口期已经缩短到最为保守的艾滋病抗体峰值出现的 6 周。目前随着艾滋病检测技术的不断发展，就目前广泛采用的第三、四代双抗原夹心法和酶联法以及化学发光法等检测手段而言，艾滋病的窗口期可以缩短至 14~21 天。对此，世界卫生组织（WHO）明确表示艾滋病窗口期为 14~21 天[3]。

在“窗口期”由于尚无病毒抗体出现，利用抗体检测试剂无法检出感染的存在。为保证血液制品安全，缩短病毒感染“窗口期”，国内外普遍在血源筛查中使用抗原和核酸检测方法，提高设备和试剂的灵敏度。我国 2016 年发布了《关于促进单采血浆站健康发展的意见》（国卫医发〔2016〕66 号），其中明确规定“血液制品生产企业应当在单采血浆站开展核酸检测试点工作，探索建立单采血浆站核酸检测工作流程、质量管理和控制体系；逐步扩大试点范围，至 2019 年底实现了单采血浆站采集的血浆在血液制品公司进行核酸检测全覆盖。用于血源筛查的诊断试剂应当符合国家有关规定。”

2. 回溯过程

在《血液制品管理条例》（2016年修订）第二十五条中规定，血液制品生产单位在原料血浆投料生产前，必须使用有产品批准文号并经国家药品生物制品检定机构逐批检定合格的体外诊断试剂，对每一人份血浆进行全面复检，并作检测记录。原料血浆经复检不合格的，信息管理系统自动追溯检疫期内所有未投料生产的血浆，不得投料生产，并必须在省级药品监督员监督下按照规定程序和方法予以销毁，并作记录。原料血浆经复检发现有经血液途径传播的疾病的，必须通知供应血浆的单采血浆站，并及时上报所在地省、自治区、直辖市人民政府卫生行政部门。

五、最终检验和血浆混浆检测

生产血液制品用的血浆是采用单采血浆技术采集的健康人血浆。血浆采集后，需要对单人份血浆、小样混合血浆和合并血浆分别进行相关检测。

其中单人份血浆是单采血浆站的最终产品，应当单人份独立包装，严禁一袋血浆中混装两人份及两人份以上的血浆。单人份血浆于–20℃以下冻结后，应采用具备制冷条件的冷藏车（–15℃以下）运输至血液制品生产企业，在运输过程中应每3小时检查并记录一次温度。

血液制品生产企业应按试剂盒规定数量进行小样混合后对血浆进行乙型肝炎病毒、丙型肝炎病毒、人类免疫缺陷病毒核酸检测，均应为阴性。核酸检测按照《中国药典》2020年版三部的要求进行，主要采用PCR方法和逆转录依赖的扩增方法。所有检测试剂应为经批准的用于混合血浆核酸检测用试剂。检测实验室的人员应经上岗培训和在岗持续培训。检测实验室应按照核酸检测设备的实际情况进行分区设置，并配备相应的检测设备。实验室的核酸检测系统应经过有效性验证，定期开展实验室的质量评价，实验室的活动应符合生物安全的相关要求。

合并血浆是按照生产规模将单人份血浆混合后进行血液制品各组分提取前的血浆。应于每个合并容器中取样，并进行乙型肝炎病毒、人类免疫缺陷病毒、丙型肝炎病毒和乙型肝炎病毒表面抗体的检测。如用于生产特异性人免疫球蛋白制品，需进行相应抗体检测，并符合制品的标准。合并血浆的检测要求HBsAg、HIV–1抗体、HIV–2抗体和HCV抗体均应为阴性，同时乙型肝炎病毒、人类免疫缺陷病毒和丙型肝炎病毒的核酸也应为阴性。乙型肝炎病毒表面抗体应不低于0.05 IU/ml。

六、呼吁更多的爱心献浆

血液制品的原料为健康人血浆，2017 年我国的采浆量达到了 8000 余吨（80×10^5kg），但在总量上仅占全球血浆量的 14%，而同期美国血浆量达到全球血浆量的 70%。这与我国血液制品的需求量还有很大的差距，仍需从源头提高献浆量。

血浆的采集数量与全国单采血浆站数量密不可分。近年来，我国的单采血浆站在数量及质量等方面均取得了长足的发展。从 2008~2020 年，我国单采血浆站数量呈上升趋势（图 3–1），2020 年达到了 267 个。其中在 2012~2017 年，单采血浆站数量有较大幅度增加，这是由于 2012 年提出了“十二五”期间血液制品倍增计划，并颁布《关于单采血浆站管理有关事项的通知》，鼓励各地设置审批单采血浆站，并适当扩大现有单采血浆站的采浆区域，提高单采血浆采集量。为提升我国血液制品行业的整体水平，提高血浆的综合利用率，2016 年发布了《关于促进单采血浆站健康发展的意见》，严格新增单采血浆站设置审批，向研发能力强、血浆综合利用率高、单采血浆站管理规范的血液制品生产企业倾斜。因此，新设单采血浆站难度明显增加，在总体数量上趋于平稳。整体来说，我国血液制品行业的基础建设在逐步加强。

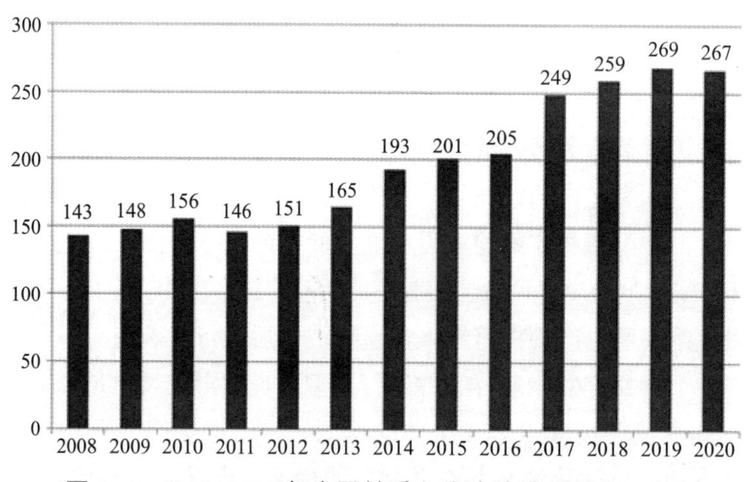

图 3–1　2008~2020 年全国单采血浆站数量（单位：个）

医疗机构临床用血尤其是紧急输血治疗用血，更多来自于无偿献血志愿者的爱心献浆，近年来国内各地临时性供血紧张现象时有发生，有调查表明影响血液储备的因素依次是：献血不足（55%）、医疗需求增长（23%）、血液保质期过短

（7%）、临床不合理使用（6%）[4]。2020年，我国全年无偿献血人次数达到1552.6万人次，采血量达到2636.3万单位，千人口献血率为11.1[5]。我国的献血率与发达国家的水平还有很大差距[6]，仍不能满足医疗需求增长，亟待进一步改进和加强。

另外，呼吁更多的爱心献浆既是满足我国日益增长的血液制品需求的需要，也是保证输血安全的需要。从技术角度分析，目前输血风险主要存在于现有检测技术无法将所有被污染的血液排除，而世界卫生组织（WHO）对安全血液的定义是：安全的血液就是不含有任何病毒、寄生虫、药物、酒精、化学物质或其他能够使受血者遭受损害、危险或疾病的外来物质的血液[7]。由此提出血液安全战略的关键是从低危献血者中采集较为安全的血液，并认为重复、固定的献血者是无偿献血发展之本，这一观点已经被国际社会广泛认可。

我国的各级采供血机构也已充分认识到从低危人群采集血液的重要性。积极进行无偿献血者的招募工作，以期在低危人群中建立一支重复、固定的无偿献血者队伍。以确保采集血液的充足与安全。随着现代献血模式的成熟和发展，无偿献血志愿者队伍发挥了不可替代的作用，已经成为无偿献血事业发展中的重要组成部分[8]。

无偿献血志愿服务队伍的建设是一项任重而道远的工作，需要科学有效的长效机制，以确保无偿献血志愿服务的建设、无偿献血功能的稳定运行以及无偿献血机构的可持续发展。对此，仍然要不断加强日常主题宣传力度，不断创新招募机制，并给予荣誉、感情方面的激励，不断完善、补充建设机制，给予自愿无偿献血者全程优质、人性化的服务，以促进无偿献血者积极参与到无偿献血志愿队伍建设中。希望通过不断努力，推动无偿献血的可持续发展，为医疗机构临床用血提供发展思路。

参考文献

[1] 王锐，韩玲，赵伟萍．20例输血感染案例引起的思考［J］．中国输血杂志，2002，015（003）：216-218.

[2] 程晓光．艾滋病窗口期和高危行为［J］．健康向导，2014，020（002）：F0003.

[3] Kleinman S H, Busch M P. Assessing the impact of HBV NAT on window period reduction and residual risk［J］. Journal of Clinical Virology，2006，36（Suppl 1）：S23-S29.

[4] 杜鹏飞，樊毫军，赵会民，等．我国紧急输血的可及性与便利性调查［J］．中国输血杂志，2021，34（7）：5.

[5] 中华人民共和国国家卫生健康委员会．2020年我国卫生健康事业发展统计公报．

(2021-07-13) http://www.nhc.gov.cn/guihuaxxs/s10743/202107/af8a9c98453c4d9593e07895ae0493c8.shtml.
[6] World Health Organization.Blood safety and availability. (2020-06-10) https://www.who.int/news-room/fact-sheets/detail/blood-safety-and-availability.
[7] World Health Organization.SouthEast Asia Regional Office WHO/SEARO.Safe blood starts with me; blood saves lives [J]. Geneva World Health Organization, 2000.
[8] 张胤，刘妍妍. 无偿献血志愿者队伍的发展展望 [J]. 医学信息，2021,34(9): 51-53.

第三节　中国血浆采集和血浆捐献中心与分布

目前我国血液制品生产相关的血浆采集和血浆捐献全部在单采血浆站进行。单采血浆站是由血液制品生产单位设置，具有独立的法人资格。只能从事采集血浆，供应血液制品生产企业制作人血白蛋白、人免疫球蛋白和凝血因子类等血浆制品。单采血浆站与血站不同，血站是不以营利为目的，采集、提供临床用血的公益性卫生机构。负责市、县、区区域范围内的血液采集工作，并向全市医院提供临床用血的机构。另外，单采血浆站只能设置在县及县级市，不得与血站设置在同一行政区域内。

血浆采集和血浆捐献中心，也就是单采血浆站，一般采用单采血浆技术，顾名思义就是单一地采集人体血液的血浆成分。它是随着临床医学、临床输血技术、生物医学及技术，特别是血液制剂生产的工业化发展而派生出的一项血液成分采集技术。用于制备血液制品的原料血浆的采集是用单采血浆技术来完成的。早在1964年，血浆单采法已在发达国家被采用；1972年，由于全自动血浆分离机技术的成熟，单采血浆技术得到广泛应用。

一、建立血浆采集和捐献中心的条件

2008年1月4日，我国颁布了《单采血浆站管理办法》(卫生部第58号令)，是我国关于血液制剂生产用原料血浆采集的行政规范性文件。2015年5月27日和2016年1月19日分别对管理办法进行了第一次和第二次修正。管理办法明确了我国原料血浆采集机构为单采血浆站。国家卫健委根据全国生产用原料血浆的需求、经济发展状况、疾病流行情况等，制定全国采供血机构设置规划。省、自治区、直辖市人民政府卫生行政部门根据国家卫健委采供血机构设置规划，结合本行政区域疾病流行、供血浆能力等实际情况和当地区域卫生发展规划，制定本地区的单采血浆站设置规划，并组织实施。管理办法第九条对单采血浆站的设置必须具备条件进行了规定。

（1）符合采供血机构设置规划、单采血浆站设置规划以及《单采血浆站基本标准》要求的条件；

（2）具有与所采集原料血浆相适应的卫生专业技术人员；

（3）具有与所采集原料血浆相适应的场所及卫生环境；

（4）具有识别供血浆者的身份识别系统；

（5）具有与所采集原料血浆相适应的单采血浆机械及其他设施；

（6）具有对所采集原料血浆进行质量检验的技术人员以及必要的仪器设备；

（7）符合国家生物安全管理相关规定。

此外，单采血浆站应当设置在县（旗）及县级市，不得与一般血站设置在同一县级行政区域内。有地方病或者经血传播的传染病流行、高发的地区不得规划设置单采血浆站。上一年度和本年度自愿无偿献血未能满足临床用血的市级行政区域内不得新建单采血浆站。单采血浆站应当建立人员岗位责任制和采供血浆管理相关工作制度，并定期检查、考核各项规章制度和各级各类人员岗位责任制的执行和落实情况。关键岗位工作人员应当符合岗位执业资格的规定，并经岗位培训与考核合格后方可上岗。血浆站工作人员每人每年应当接受不少于75学时的岗位继续教育。

二、献浆员的筛选和管理

1. 献浆员的筛选

献浆员是指提供血液制品生产用原料血浆的人员。由于原料血浆的采集的特殊性，我国目前相关法规，对采集原料血浆的管理实行的是属地化，相对固定的管理模式，即每一单采血浆站的献浆员募集，只能在经政府卫生行政部门批准设立的单采血浆站所在地指定的区域内进行。非指定区域户籍人员不能成为这一单采血浆站的献浆员。不能在此单采血浆站进行献浆。

成为献浆员的基本条件是：政府卫生行政部门划定采浆区域内具有当地户籍的18~55岁身体健康的公民，固定献浆员可延长至60周岁。除此之外，单采血浆站在募集献浆员时还必须履行如下义务与手续。

①单采血浆站应当在规定的采浆区域内组织、动员供血浆者，并对供血浆者进行相应的健康教育，为供血浆者提供安全、卫生、便利的条件和良好的服务。

②单采血浆站应当按照《中华人民共和国药典》血液制品原料血浆规程对申请供血浆者进行健康状况征询、健康检查和血样化验，并按照国家卫健委发布的供血浆者须知对供血浆者履行告知义务。

③对献浆申请者进行身份确认，并向其解释原料血浆采集的方法和过程，以及在采集血浆过程中可能发生的不良反应及风险，并征得其书面同意，自愿签署献浆志愿书。

④向单采血浆站所在地省级政府卫生行政部门申请签发《供血浆证》。只有取得政府卫生行政部门签发的《供血浆证》申请者，才能成为正式原料血浆的献浆员。有下列情况之一的，不予发给《供血浆证》：a. 健康检查、化验不合格的；b. 曾伪造身份证明，持有 2 个以上《供血浆证》的；c. 已在其他单采血浆站登记为供血浆者的；d. 当地户籍部门未能核实其身份信息的。

2. 献浆员的管理

①献浆员《供血浆证》发放：对健康检查合格的申请供血浆者，核对身份证后，填写供血浆者名册，报所在地县级人民政府卫生行政部门。省级人民政府卫生行政部门应当在本省和相邻省内进行供血浆者信息检索，确认未在其他单采血浆站登记，将有关信息进行反馈，由县级人民政府卫生行政部门发放《供血浆证》。

②献浆员身份确认：因国家法规要求对原料血浆献浆员实行属地化管理，所以对新募集的献浆申请者身份确认，需凭本人身份证等有效证件并进行有效核实，以确定其符合国家法规对原料血浆献浆员属地化管理要求。在献浆员日常身份确认管理中，除献浆员需凭本人身份证外，还需提供献浆员本人的《供血浆证》。

③“新献浆员”和“固定献浆员”：法规上对不同献浆频率及身体状况的变化情况赋予献浆员不同的定义。而不同的献浆员在管理及具体的业务流程上也稍有不同。法规上把献浆申请者及首次献浆的献浆员定义为：“新献浆员”。把在 6 个月内按照规定献浆间隔期，献浆两次及以上的献浆员定义为：“固定献浆员”。把两次献浆间隔期超过 6 个月的献浆员则按“新献浆员”管理。

④献浆员档案建立：由于原料血浆的采集需要确保采集及后续生产的血液制品的公共安全，因此确保其有可追溯性是非常重要的。而献浆员档案中的原始记录则是追溯的最终依据。单采血浆站应当建立供血浆者管理档案，记录供血浆者供血浆情况、健康检查情况。建立供血浆者永久淘汰、暂时拒绝及不予发放《供

血浆证》者档案名册。合格献浆员档案保存期为该献浆员达到规定的最大献浆年龄期后 10 年。永久淘汰献浆员档案应永久保存。

⑤献浆员献浆量和献浆次数要求：每次采集供血浆者的血浆量不得超过 580ml（含抗凝剂溶液，以容积比换算质量比不超过 600g）。严禁超量采集血浆。两次供血浆时间间隔不得少于 14 天，一年内累计献血浆次数不得超过 24 次。严禁频繁采集血浆。

三、中国血浆采集和血浆捐献中心建设现状及分布情况

1. 中国血浆采集和血浆捐献中心建设现状

（1）单采血浆站和单采血浆管理制度体系不断健全。1996 年 12 月我国发布的《血液制品管理条例》明确要求健康人血浆的采集须通过单采血浆站进行，而单采血浆站需取得由省级政府卫生行政部门核发的“单采血浆许可证”方能进行采浆活动。为贯彻落实《血液制品管理条例》，围绕血液制品的单采血浆管理，我国卫健委颁布实施了《单采血浆站管理办法》《单采血浆站基本标准》《单采血浆站质量管理规范》《单采血浆操作技术规程》等一系列规章、规范和技术标准，加强单采血浆站和单采血浆质量体系建设与监管，有效保障了单采血浆的质量安全。

（2）单采血浆站质量监管不断强化。目前我国卫健委会同国家药监局要求各地卫生健康行政部门和药监部门，依照职能分工，加强单采血浆站审批和监管。督促血液制品生产企业加大投入，加强单采血浆站能力建设，完善人员配备、基础设施建设和设备配置，强化对单采血浆站内部管理，提升采供浆服务能力。不断完善覆盖采供浆全过程的质量管理制度，加强单采血浆站实验室检测质量管理，维护供血浆者健康权益和确保原料血浆质量安全。

为加强单采血浆站质量监督管理，2001 年国务院办公厅发布《中国遏制与防治艾滋病行动计划 (2001—2005 年)》，明确指出“实行血液制品生产企业总量控制，加强监督管理。从 2001 年起，不再批准新的血液制品生产企业”。国家开始对血液制品生产企业实行总量控制，血液制品制造商有减无增。2012 年，卫生部颁布《关于单采血浆站管理有关事项须知》，要求血液制品生产企业申请设置新的单采血浆站，其注册的血液制品应不少于 6 个品种（承担国家计划免疫任务的血液制品生产企业不少于 5 个品种），且同时包含人血白蛋白、人免疫球蛋白和凝血因子类制品。2016 年，国家卫生健康委发布《关于促进单采血浆站健康发展的意见》，严格新增单采血浆站设置审批，向研发能力强、血浆综合利用率高、单采血浆站管理规范的血液制品生产企业倾斜。2020 年 6 月《中华人民共和国药品管理法》

配套的《血液制品》附录修订完成，新版附录对原料血浆的管理更为严格。

（3）爱心献浆的氛围逐渐形成。全社会的广泛认同和参与对于推动血浆采集与保证至关重要。目前我国高度重视献浆工作，针对社会上存在献浆工作的误解和偏见，积极采取措施，呼吁社会关心献浆工作，鼓励更多供血浆者踊跃献浆，目前爱心献浆的氛围逐渐形成。

（4）采浆量总体平稳提升。从2011年开始，我国陆续颁布相关政策，提升中国的采浆量水平。2011年，国家提出了“倍增”计划，即要在未来的五年之间内，将中国的采浆总量提升一倍。在“倍增”计划的推动下，各地区一方面兴建血站及单采血浆站，另一方面调动民众的献血积极性，着力提升单站采浆量，五年间，总采浆量从3858吨提升至7100吨，基本实现了“倍增”的目标。近年来，由于血液制品的特殊性，以及受目前政策影响，新建浆站难度较大，浆站增速放缓，采浆量整体增速有所放缓，2019年，全国采浆量约为9100吨，2020年，因为受新冠疫情的影响，全国采浆量约为8300吨。

2. 中国血浆采集和血浆捐献中心的分布情况

由于血制品行业的特殊性，不仅从行业准入角度看存在严格的管控，未来新增血浆站点的部署也与区域规划严格相关。截至2019年末，国内浆站数量为269家，覆盖全国700余个县，在册献浆者约400万人，2013–2019年血浆站年复合增速约8%。目前我国血浆站分布呈现如下特点。

（1）国内血浆站分布不均衡。目前我国单采血浆站设立集中在人口密度较大的地区，献浆员以农民为主，中西部地区是采浆量的主要来源。现有浆站分布最多的省份为四川，其他浆站分布较多的省份主要包括广西、广东、山西以及江西。此外，各区域管理机构对于该区域的血浆站数量都有具体规划，如重庆新建空间小，广西、广东等地血浆站数目基本饱和。以上原因导致国内血浆站分布呈现不均衡的情况。

（2）国内新设血浆站空间充足。近几年，新建浆站难度较大，浆站增速放缓，目前尚有吉林、青海等9个省级区域尚未有浆站设置，另有8个省级区域设置浆站不超过5家。国内新设血浆站空间充足。2022年云南省卫生健康委发布《云南省单采血浆站设置规划（2020–2023）（征求意见稿）》，计划在前期规划的4个县试点的基础上，在全省规划新增设置20个单采血浆站，以促进全省医药卫生事业的发展。

我国是一个人口的大国，具有丰富的血源基础，却因原料血浆供应不足而出现血液制品短缺的局面，如何进一步新设血浆站、提升采浆量、缓解供需紧张仍是我国血液制品行业面临的最大问题。

第四节 血液制品的制备技术

血液制品是由健康人或经特异免疫的人血浆，经分离、提纯或由重组 DNA 技术制成的血浆蛋白组分以及血液细胞有形成分的统称，属于生物制品的范畴。血液制品的制备技术主要包括单采血浆技术、沉淀与分离技术、层析分离技术、超滤技术、冻干技术、冷沉淀技术等，应遵循温和、无害、经济、环保、人性化等原则。

为了进一步满足临床需要，全球范围内有关学者开展了多方面的研究，在白细胞去除、病毒检测、病毒灭活、辐照、洗涤等先进技术方面取得了丰硕成果，促进了输血事业的发展，提高了输血疗效，降低了输血不良反应发生率。

一、单采血浆技术

该技术用于血液制品的原料血浆的采集，原理是用一定方法将人体血液从静脉采集于抗凝管中，并使血液与抗凝剂混合防止血液凝固；然后通过离心等物理方法分离血液无形成分（血浆）和有形成分（血细胞），得到采集的血浆，而将分离的血液有形成分（血细胞）通过其他控制方法再从静脉重新输回人体的过程。

（一）采血还输

（1）单采血浆必须严格按照药典“原料血浆采集（单采采浆术）规程”进行，实行单采机采浆后按新颁布的规程进行。

（2）必须严格按照无菌操作及各项操作技术进行采血还输。

（3）原料血浆采集区的地面和墙面应当无裂缝、无孔、光洁、防滑，易清洁消毒。应当避免使用木质材料，防止霉菌滋生。

（4）应当配备针对血浆采集过程出现不良反应的观察处理室。

（5）原料血浆采集工作人员应具有中等专科专业以上学历，并经过相关专业的岗前培训并考核合格，同时取得相应的职业资格。另外，在采浆室内，1 名熟练操作的护士最多负责 2 台单采血浆机。

（6）直接接触血液的一次性无菌耗材，应当保证无菌、无热原。

（7）每人每次采集原料血浆的数量不得超过 580ml（含抗凝剂溶液，以容积比换算重量比不超过 600g）。

（8）供血浆者应当“一人一证（供血浆证）一档案”，同一供血浆者两次供血浆间隔不得短于 14 天（计算方法举例：某月 1 日供浆，同月 15 日可再次供浆）

（9）采集血浆前必须对供血浆者进行身份识别，确认《供血浆证》系本人所持，并检查其双臂肘静脉。

（10）采集血浆前应对采浆耗材进行外观检查，确保其无破损无霉变，无异物，在规定的有效期内，质量安全符合要求。

（11）血浆袋上应当印有生产厂家、批号、批准文号、有效期等内容。

（12）采血前，供血浆者应洗净双臂，涂碘伏消毒（涂碘面积 $6 \times 8cm^2$，待碘伏干后用 75% 乙醇脱碘）。

（13）原料血浆采集过程必须对单采血浆机的参数（包括采集速度、回输速度、单程采集量和总采集量）加以控制，确保供血浆者安全和血浆质量。

（14）原料血浆采集完成后，将该袋原料血浆基本信息的条形码或标签贴在血浆袋表面。基本信息至少包括血浆者编号、血浆编号、采集日期、血浆重量、血浆有效期截止日期、贮存条件和单采血浆站名称。

（二）沉淀制备与分离技术

沉淀制备与分离技术由沉淀技术和沉淀分离技术组成，其核心是在选定条件下（定量加入某些沉淀剂），使目标蛋白质和待去除蛋白质之间的溶解度差最大化，形成上清液与沉淀，再选择最合适的沉淀分离技术分离固 - 液两相。

1. 沉淀技术

蛋白质溶液为稳定的亲水溶胶体系，其稳定性因素包括水化膜、电荷及质点大小。这些因素的改变会破坏蛋白质溶液的稳定性。血液制品沉淀反应的机制主要包括以下几种。

（1）盐析法蛋白质的溶解性由其分子表面的亲水基团和疏水基团的数量与分布所决定，当蛋白质与水溶剂之间的相互作用强于蛋白质分子之间的相互作用时，蛋白质溶于水，反之则不易溶于水。当加入较高浓度的盐离子时，盐离子与蛋白质竞争水分子从而导致溶解度降低，直至发生沉淀。不同浓度的蛋白质的溶解度不同，采用不同浓度的盐溶液沉淀不同的蛋白质的方法称为盐析沉淀法。盐析常用的沉淀剂包括硫酸铵、硫酸钠、氯化钠等。

（2）有机溶剂沉淀蛋白质的水化层可被某些有机溶剂除去，使蛋白质间通过分子内聚力发生聚集而沉淀析出。常用的有机溶剂沉淀剂包括乙醇、聚乙二醇等。

（3）等电点析出蛋白质解离成正、负离子的趋势相等，净电荷为零时的 pH 值即为该蛋白质的等电点。在等电点时，蛋白质分子在溶液中因没有相同电荷的相互排斥相互作用力减弱，易发生碰撞、聚集而沉淀。等电点沉淀法是利用不同蛋白质具有不同等电点的特性进行分离的。等电点析出常用的沉淀剂包括辛酸、丁二酸、枸橼酸等酸类化合物或其钾盐、钠盐等。

2. 沉淀分离技术

目前，血浆蛋白制品制备中常用的沉淀分离技术包括过滤分离技术和离心分离技术。

（1）过滤分离技术　依据过滤原理的不同，过滤分离技术分为深层过滤、滤饼过滤和表面过滤三类。其中深层过滤应用最为广泛，它能够除掉亚微米级的粒子。常用的深层过滤介质为采用砂、焦炭、陶瓷、塑料及经加工处理后的金属粉末、纤维等所形成的板状物。滤饼过滤主要靠筛分起作用，介质为滤纸、多孔固体或孔膜等。深层过滤和滤饼过滤的结合构成了血浆蛋白制品纯化制备中应用最重要的过滤技术又叫压滤技术。常用的压滤机包括板框压滤机和加压叶滤机。按形成的滤饼层的方向又分为立式压滤机（水平滤饼层）和卧式压滤机（垂直滤饼层）。

（2）离心分离技术　原理是依据沉降系数、浮力、密度的不同，混悬液中各组分在离心力的作用下发生分离的技术。按工作方式的不同，其可分为离心过滤、离心沉降及离心分离等。常用的离心设备为管式冷冻连续流离心机。

（三）层析分离技术

随着对血浆蛋白制品纯化和药剂化的要求越来越高，层析法在制备中的应用越来越广泛。目前，血浆蛋白制品制备中应用较多的层析分离技术包括离子交换层析、亲和层析和凝胶层析三种。

（1）离子交换层析　离子交换层析在血浆蛋白制品制备中应用最广泛，主要用于血浆蛋白的纯化、添加剂的去除、蛋白组分浓缩等。离子交换层析的原理是利用分子表面荷电性质的差异，与分离介质（离子交换层析胶）的结合能力不同，实现对不同分子的分离。与亲和层析相比，离子交换层析的分辨率较低，但具有分离速度较快、成本较低、系统更可靠的优点。

（2）亲和层析　亲和层析是利用生物高分子特异、可逆的结合配基的生物学特性，专一地分离纯化生物高分子的一类方法，被用于抗凝血酶Ⅲ和纤维粘连蛋白的分离制备。其原理是利用配基与配体之间的亲和作用进行分离。按照配基的类型，亲和层析分为生物亲和层析、免疫亲和层析、金属离子亲和层析和拟生物亲和层析四种。目前，亲和层析技术开发尚需解决的问题包括配基易脱落、层析柱易堵塞和污染、层析胶寿命短、柱效低、洗脱缓慢等。

（3）凝胶过滤层析　凝胶过滤层析又称分子筛层析，原理为以凝胶介质装成柱型为静止相，使蛋白混合液作为流动相，由于蛋白质分子大小及立体结构的差异，导致与凝胶介质的相互作用不同而将目标蛋白质与其他组分分开。该方法尤其适用于受 pH、金属离子等影响显著的生物分子。

层析法在血浆蛋白制品制备中的应用方兴未艾，具有反应条件温和性、无害性、经济性、环保、灵活性、人性化等优点。但同时伴随一些缺点，包括高质量净化水用量大、凝胶及整个系统易受细菌等的污染、层析树脂重复使用影响工艺稳定性、生产设备必须连续运转、生产过程必须紧密衔接、凝胶价格昂贵等。

（四）超滤技术

蛋白质分子量大，都在 6kD 以上，是由多个氨基酸按一定序列通过肽键组合成肽链，再由一个或多个肽链通过共价键和非共价键组合成有复杂三级、四级结构的蛋白质分子。蛋白质还可能与糖、脂及核酸结合得到结合蛋白，不同的结合蛋白在性质上会有差异。超滤膜表面为微孔结构，小分子溶质易透过，而大分子物质则被截留，使制品溶液中大分子物质浓度逐渐提高，从而实现分离、浓缩和纯化的目的。

超滤的实质是表面过滤技术，与滤饼过滤和深层过滤显著不同。超滤技术的原理是压力驱动的膜过滤过程。超滤器是一个密闭的容器，内部设有超滤膜板，以泵或压缩空气为动力，使制品溶液形成内压。小于超滤膜板孔径的小分子，受压力的作用穿透超滤膜板形成滤过液，而大分子则流回制品溶液。如此循环往复，直到超滤结束。超滤工艺的主要控制参数包括超滤膜的材质、超滤膜分子量、超滤膜面积、透膜压力。

超滤技术的局限性包括无法有效分离分子量相差不到 5 倍的两种蛋白质、不适用于分子量小于 3kDa 的蛋白质的分离等。

（五）冻干技术

冻干技术的原理是将制品冻结到共晶点温度以下，将水分变成冰，然后在较高真空度下，使冰直接升华为水蒸气，再经真空系统中的水汽凝结器将水蒸气冷凝，从而获得干燥制品。

冻干工艺的主要控制参数包括待冻干液体的浓度、预冻温度、预冻速度、预冻时间、板层温度控制和解析干燥时间。

（六）冷沉淀技术

在静脉血采集的6小时以内应用离心机分离出230~250ml血浆，并将其存放在速冻冰中进行30分钟速冻处理，置于血库低温冰箱保存待用。将经上述处理的血浆放到冰冻血浆解冻箱中，将空袋悬挂在箱外，使其位置低于血浆袋，两袋之间形成高度差。待血浆融化后，通过虹吸现象（蠕动泵运转即可形成虹吸）将融化的血浆吸入空袋中，剩下的白色絮状结晶即为制备而成的冷沉淀制剂[1]。冷沉淀为临床常用的血液成分，含有丰富的凝血因子Ⅷ、纤维蛋白原等成分，临床应用价值较高。

（七）白细胞去除技术

白细胞含量减少可降低输后发热性非溶血性反应、HLA同种免疫、血小板输注无效、储存损伤、巨细胞病毒（CMV）的传播，提高了输血安全性。全血制备的成分常采用白细胞滤器进行过滤或特殊的离心技术进行离心来去除白细胞。但要对引入的用以减少白细胞的任何过程进行仔细验证，验证应将国家要求纳入考虑。

一些单采设备（如Amicus、Trima）通过离心或其他技术在采集过程中去除白细胞。当单采系统标准化程序建立后，该方法要在使用条件下进行验证。

（八）病毒检测技术

生产无病毒性疾病危险的血液制品的前提是对用于分离制备血液制品的每一份原料血浆进行严格的病毒或其标志物的检测。灵敏度高、特异性强、稳定性好、方便快捷的病毒检测技术的研发和应用对生产安全血液制品具有重要意义。目前，多数国家对献血者、所采血浆和血液制品必须进行3种病毒的检测，包括HIV、乙型肝炎病毒（HBV）、丙型肝炎病毒（HCV）。目前的检测技术主要针对病毒的抗体、抗原、DNA或RNA等。检测方法主要包括酶联免疫吸附试验（ELISA）、蛋白印迹法、重组免疫印迹试验（RIBA）和PCR技术等。

（九）病毒灭活技术

血液制品制备过程中已广泛采用病毒灭活技术来保证血液制品输注的安全性。病毒灭活技术简介如下。

（1）有机溶剂结合表面活性剂（S/D）处理法　原理是病毒表面的脂包膜在有机溶剂（磷酸三丁酯）和表面活性剂（Tween80或胆酸钠）的共同作用下和病毒分

离并被破坏，从而破坏了病毒的结构完整性，使病毒失去感染性。该法特异性地灭活脂包膜病毒，效果肯定，且对血浆蛋白质生物活性影响小，应用广泛。

（2）巴斯德消毒法　理论依据是通过加入蛋白质稳定剂（如葡萄糖[2]）及改变加热温度、时间等条件，使加热对病毒结构的破坏速率远大于对血浆蛋白质的破坏速率，从而达到灭活病毒的目的。该法具有非特异性，脂包膜病毒和非脂包膜病毒皆可适用，被世界各国广泛认可并采用（彩图 1，彩图 2）。

（3）加热冻干制品　蛋白质冻干去除水分后可以耐受 60~80℃或更高温度。

除了上述较成熟并被广泛应用的灭活方法外，还存在其他的病毒灭活方法，如冻干状态下的加热法、光化学法、β- 丙内酯处理法、纳米过滤技术、抗病毒药物法等。

（十）辐照

辐照细胞成分，能预防输血相关移植物抗宿主病（TA-GVHD）。输注直系亲属血液，TA-GVHD 风险显著增加。对于高危患者人群，输注直系亲属或 HLA 相容性血液患者，建议输注辐照细胞成分。冷冻血液成分不需要辐照，造血干细胞禁忌辐照。

（十一）洗涤

是指采用特定方法将保存期内的全血或悬浮红细胞用生理盐水进行洗涤，去除几乎所有的血浆成分和部分非红细胞成分的技术。该技术能较好地避免血浆蛋白过敏、非溶血性输血发热反应及高钾血症等输血不良反应。

二、主要血浆源蛋白制品制备

1. 人血白蛋白的制备

人血白蛋白的传统制备工艺是低温乙醇法。低温乙醇工艺 Cohn 6 法是血浆蛋白分离纯化的经典方法，在 Cohn 6 法基础上改进得到的 Kistler-Nitschmann 法是目前国际上常用的低温乙醇血浆蛋白分离法之一。

低温乙醇法虽已被广泛应用，但仍然存在选择性不好、产品纯度不够高、劳动强度大、自动化程度低、乙醇易燃易爆等诸多缺陷。近些年来随着技术的不断进步，离子交换层析、亲和层析、凝胶过滤层析、膜色谱技术被越来越多地用于人血白蛋白的生产。

层析技术目前已形成一定的规模，含层析法的白蛋白制备工艺包括以下三种：

①层析法与乙醇工艺结合；②低温乙醇工艺结合其他方法再与层析法结合；③直接自血浆开始，多步层析生产白蛋白。总体而言，层析工艺使得蛋白回收率、纯度以及自动化程度提高，也使得白蛋白制品的质量和安全性进一步改进。

2. 人免疫球蛋白的制备

人免疫球蛋白的分离工艺有许多种，目前主要为低温乙醇法，少数企业使用辛酸沉淀法以及层析法。低温乙醇法中，Cohn 9 法为经典的人免疫球蛋白制备方法，又称 Oncley 法，它以 Cohn 6 法的组分Ⅱ + Ⅲ为起始原料，经一系列沉淀反应步骤，得到组分Ⅱ。Cohn 9 法工艺流程通过系统地改变低温乙醇法五因素（温度、pH、离子强度、乙醇浓度、蛋白浓度），影响不同类蛋白质的溶解度，最终分离制备人免疫球蛋白。

如今随着人们对工艺和产品质量理解的不断加深，生产企业对低温乙醇工艺进行了改良。Kistler–Nitschmann 法制备人免疫球蛋白的起始原料为沉淀 A，相当于 Cohn6 法的组分Ⅱ + Ⅲ。还有工艺使用压滤技术代替离心机，并对工艺参数进行了相应的调整，使得蛋白收率及外观质量得到进一步提升，制品质量也更加稳定。此种以低温乙醇法作为沉淀技术、以压滤法作为沉淀分离技术的制备方法称为低温乙醇法/压滤法工艺。此外还可使用辛酸沉淀法/层析工艺、离子交换层析工艺分离免疫球蛋白。

3. 主要人凝血因子及衍生物的制备

凝血因子类制品的制备的特点，是由它们的结构和在血浆蛋白组成中的含量决定的。与白蛋白、球蛋白比较，各凝血因子均表现出较差的结构稳定性，而且在血浆中的含量较低。这就要求选择比较温和而且分离效率较高的纯化方法。因而，在这类浆源蛋白制品的制备中，层析法广泛地被用作关键的纯化方法。

（1）人凝血因子Ⅷ的制备　人凝血因子Ⅷ的纯化方法较多，其主要机制包括沉淀分离（例如甘氨酸沉淀）、无机盐吸附分离（例如氢氧化铝吸附）、离子交换层析分离、亲和层析分离等。实际生产工艺包含多种分离机制。适当的制备方法是产品高回收率及高品质的保证。

（2）人凝血因子Ⅸ的制备　人凝血因子Ⅸ可从以下原料中制备：新鲜冷冻血浆、去冷沉淀血浆、低温乙醇法分离的组分 I 上清和组分Ⅲ沉淀。由于血浆中存在的抑制激活的天然抑制剂可能被乙醇灭活，在后续操作中可能出现凝血因子的激活，工业上一般不用乙醇发分离的组分作为起始原料分离。在实际生产中，主要的生产工艺仍是以去冷沉淀人血浆为原料制备凝血因子Ⅸ。

（3）人凝血酶原复合物的制备　人凝血酶原复合物（PCC）是从人血浆分离出来，主要含凝血因子Ⅸ、凝血因子Ⅹ、凝血因子Ⅱ、凝血因子Ⅶ的血浆蛋白制品。

在实际生产中，PCC 主要从去冷沉淀血浆制备。PCC 的制备方法，主要使用吸附法。主要的吸附剂包括无机盐吸附剂（如硫酸钡、磷酸三钙、氢氧化铝）和离子交换吸附剂（如 DEAE- 纤维素、DEAE-Sephadex A 50、DEAE-Sepharose 等）。

（4）人纤维蛋白原的制备　人纤维蛋白原是从人血浆分离出来的、主要含纤维蛋白原（Fg）的血浆蛋白制品。早在 20 世纪 70 年代，便有了利用亲和层析法大规模制备 Fg 的报道，后来经改进的层析法的制备报道也很多。通过层析法制备的人纤维蛋白原，具有更好的纯化组成，可以用于静脉注射。

（5）人凝血酶的制备　人凝血酶是以人血浆为原料、经过一系列工业制备步骤获得的主要含凝血酶（Th）的外科用血浆蛋白制品。人凝血酶的工业制备，通常包括凝血酶原的纯化、激活和 Th 的纯化。经典的工艺包括：去冷沉淀、层析纯化凝血酶原、凝血酶原激活、S/D 处理、Th 纯化、纯化后处理。

（6）人纤维蛋白黏合剂的制备　人纤维蛋白黏合剂（FS）通常是指包含有人纤维蛋白原和人凝血酶的一种多组分血浆蛋白制品。FS 可分为两组分胶或三组分胶，也有四组分胶。两组分胶含人纤维蛋白原和人凝血酶，人纤维蛋白原中共存有凝血因子Ⅷ。三组分胶含人纤维蛋白原、人凝血酶和人凝血因子Ⅷ，或在两组分胶基础上增加了纤溶酶抑制剂。四组分胶在三组分胶基础上增加了纤溶酶抑制剂。FS 通常配有注射用氯化钙溶解液。一般是把纤溶酶原抑制剂加入到人纤维蛋白原/凝血因子Ⅷ中，氯化钙注射液则用以溶解人凝血酶，分别经双管注射器喷混成胶。人纤维蛋白原/凝血因子Ⅷ的制备参考上述人纤维蛋白原、人凝血酶的制备。

三、重组血浆蛋白制品的制备

随着分子生物学和蛋白质化学的进步，已使许多临床有用的血浆蛋白的分子结构、氨基酸组成和序列都有详尽的研究，重组血浆蛋白制品也越来越显示其强劲的竞争优势。

（一）概述

1. 基因工程

基因是指合成一种蛋白质或有功能的核糖核酸（RNA）分子所必需的全部脱氧核糖核酸（DNA）序列，包括编码序列（外显子）、编码区前后对于基因表达具有调控功能的序列和单个编码序列间的间隔序列（内含子）。

DNA 是一类带有遗传信息的生物大分子，由 4 种主要的脱氧核糖核苷酸

（dAMP、dGMP、dCMP 和 dTMP）通过 3’, 5’－磷酸二酯键连接而成。DNA 重组是指 DNA 分子内或分子间发生的遗传信息的重新共价组合过程，包括同源重组、特异位点重组和转座重组等类型。生物 DNA 重组广泛存在于各类生物。人工 DNA 重组是指体外进行的 DNA 重组。

重组 DNA 技术是指用人工手段将一种生物体（供体）的基因与载体在体外进行拼接重组，然后转入另一种生物体（受体）内，使之按照人们的意愿稳定遗传并表达出新产物或新性状的 DNA 体外操作程序。因此，供体、受体、载体是重组 DNA 技术的三大基本元件。

DNA 分子很小，对其进行操作非常困难。对 DNA 的切割、缝合与转运，必须有特殊的工具。要把目的基因从供体 DNA 长链中准确地剪切下来，可不是件容易的事。1968 年，第一次从大肠埃希菌中提取出有限制性内切酶。它能够在 DNA 上寻找特定的“切点”，认准后将 DNA 分子的双链交错地切断。人们把这种限制性内切酶称为“分子剪刀”。这种分子剪刀可以完整地切下个别基因。自 20 世纪 70 年代以来，人们已经分离提取了数百种分子剪刀。有了形形色色的“分子剪刀”人们就可以随心所欲地进行 DNA 分子长链的切割了。

DNA 的分子链被切开后，还得缝接起来以完成基因的拼接。科学家发现并提取出一种酶，这种酶可以将两个 DNA 片段连接起来，并修复好 DNA 链的断裂口。后来，科学界正式肯定了这一发现，并把这种酶叫作 DNA 连接酶。从此，DNA 连接酶就成了名副其实的缝合基因的分子针线。只要在用同一种“分子剪刀”剪切的两种 DNA 碎片中加上“分子针线”，就会把两种 DNA 片段重新连接起来。

把“拼接好”的 DNA 分子运送到受体细胞中去，必须寻找一种分子量小、能自由进出细胞，且在装载了外来 DNA 片段后仍能照样复制的载体。重组 DNA 技术中所用的载体主要是质粒和温和噬菌体。以质粒为例，它能自由进出细菌细胞，且在用分子剪刀把它切开，再给它安装上一段外来的 DNA 片段后，依然能自我复制。

有了限制性内切酶、连接酶及载体，进行基因工程就可如愿以偿了。1973 年美国分子生物学家将几种不同的外源 DNA 插入质粒的 DNA 中，并进一步将它们引入大肠埃希菌中，开创了基因工程的研究。

基因工程的上游技术是其核心技术，通常包括多个步骤：获得目的基因、构建重组 DNA 和目的基因表达。

2. 重组血浆蛋白制品

基因工程蛋白制品是指基于蛋白质基因、主要利用基因工程制备的蛋白制品。其制备过程包括多个步骤：

① 确定对某种疾病有预防/治疗作用的蛋白质的功能基因。

② 通过上述基因工程大规模地获得目标蛋白；以及某些药剂化步骤。

3. 安全性

自第一个重组血浆蛋白制品用于临床以来，这类制品已有了病毒安全性记录。迄今为止，尚未有任何与这些制品的使用有关的病毒感染病例。

尽管如此，无论是细胞表达的或是转基因动物生产的重组血浆蛋白制品，理论上存在着传播已知或未知传染性疾病的风险。除病毒安全性外，其他动物源材料尤其是用作亲和层析的鼠源抗体的使用可能产生的风险也一直受到关注。

（二）主要表达系统

在重组血浆蛋白制品的生产中，表达是一个重要方面。由于血浆蛋白是一组复杂的大分子蛋白质，须经正确的折叠、组装和翻译后修饰赋予特定的结构和功能，因此表达系统的选择极为重要。

（1）大肠埃希菌　大肠埃希菌系统提供了遗传灵活性，常常用于表达简单的多肽，如胰岛素、生长因子、干扰素等。

（2）酵母　酵母生产系统成功用于表达某些分子量达 60kDa 的重组人蛋白，如干扰素、乙肝疫苗等。该系统具有表达量高、相对易于操作、生长快等优点。尤其是一些新菌株的引入，使得白蛋白及其他非糖基化的血浆蛋白的大规模制备得以实现。

（3）丝状真菌　尽管丝状真菌可执行像哺乳动物一样的糖基化模式，并避免已知酵母的高甘露糖基化问题，目前只有极少人类基因在丝状真菌中表达。在可预见的未来，重组血浆蛋白制品不太可能在此系统中进行生产。

（4）昆虫细胞　寄宿在杆状病毒表达系统的昆虫细胞，能做出许多翻译后修饰，通过适当的基因启动子，可实现蛋白质高表达。但是，由于对人 N 聚糖合成或唾液酸化作用至关重要的一些酶的缺乏，以及添入非人类糖的风险，目前的昆虫细胞系统仍被认为不适合复杂人类血浆糖蛋白的生产。

（5）哺乳动物细胞　哺乳动物宿主细胞，主要为中国仓鼠卵巢细胞（CHO）和幼仓鼠肾细胞（BHK），是重组血浆蛋白制品制备中最重要的表达系统之一。

（6）转基因动物　转基因动物是指人工地把外源基因导入动物，使外源基因与动物本身的基因组整合在一起，因而外源基因能随细胞的分裂而增殖，并能将外源基因稳定地遗传给下一代的一类动物。

（7）转基因植物　该系统的优点为：易筛出未携带对人类致命的病毒和朊病毒的植物，性价比较高。

（三）重组血浆蛋白制品的开发

下面以一种 rhFⅧ为例，简要介绍重组血浆蛋白制品开发的主要步骤。

① 确定目标蛋白质；② 研究目标蛋白质结构并获得目的基因；③ 构建真核表达载体；④ 建立工程细胞；⑤ 小试工艺研究；⑥ 中试工艺研究；⑦ 建立细胞库；⑧ 安全性评价研究；⑨ 临床研究；⑩ 制品生产。

重组血浆蛋白制品被分为以下几类：重组人血白蛋白、重组抗体、重组人凝血因子及其衍生物、重组人蛋白酶抑制剂。

（1）重组人凝血因子及衍生物

①重组人凝血因子Ⅷ（rh FⅧ） FⅧcDNA 于 1984 年克隆及表达成功。第一个重组人凝血因子Ⅷ于 1992 年上市，其后又有多个产品在世界各地上市。

②重组人凝血因子Ⅸ（rhFⅨ） 第一个重组人凝血因子Ⅸ于 1997 年上市，已在欧美等地广泛使用。

③重组激活人凝血因子Ⅶ（rhFⅦa） 第一个重组人凝血因子Ⅶ于 1999 年上市。

④重组人凝血酶（rhTh） 第一个重组人凝血酶于 2008 年上市。

⑤重组人纤维蛋白原（rhFg） 一种从转基因山羊中获得的重组人纤维蛋白原已有美国 FDA 批准为罕见病治疗药，并且可以用作纤维蛋白胶和止血纱布成分。

（2）重组人蛋白酶抑制剂

①重组人抗凝血酶；②重组人 C1 酯酶抑制剂；③重组人激活蛋白 C；④重组人 a_1 蛋白酶抑制剂。

（3）重组人血白蛋白（rHSA） 重组人血白蛋白的表达于 1981 年被首次报道。第一个重组人血白蛋白于 2008 年在日本上市。

（4）单克隆抗体药物（mAb） 目前，用于人类疾病治疗和预防的抗体制品主要有两类，一类是从健康人血浆分离得到的多克隆抗体制品，另一类是单克隆抗体药物。mAb 是否属于重组血浆蛋白制品尚有争议。对于大多数适应证，mAb 不能取代血浆源抗体。利用生物工程技术生产单克隆抗体药物，已成为当代生物医药的一个重要方面。表 3-3 列出目前市场上的主要单克隆抗体药物。

表3-3 2018年和2019年销售前十名的抗体药物

序号	国际非专利药名（INN）	商品名	靶标	销售公司	年度销售额（亿美元）	
					2018年	2019年
1	Adalimumab	Humira	TNFα	AbbVie	203.49	196.13
2	Pembrolizumab	Keytruda	PD-1	Merck	71.71	110.84
3	Bevacizumab	Avastin	VEGF	Roche	76.01	80.49
4	Nivolumab	Opdivo	PD-1	BMS	75.53	80.17
5	Rituximab	Rituxan	CD20	Roche	68.41	66.87
6	Trastuzumab	Herceptin	HER2	Roche	71.29	63.76
7	Ustekinumab	Stelara	IL12/23	Johnson	51.46	63.61
8	Infliximab	Remicade	TNFα	J&J	64.11	47.91
9	Eculizumab	Soliris	C5 补体	Alexion	35.63	39.46
10	Ranibizumab	Lucentis	VEGF-A	Roche	36.8	39.41

参考文献

[1] 张文芳. 冷沉淀制备技术在血液成分制备中的应用研究［J］. 大健康，(2):2.

[2] Huangfu Chaoji, Ma Yuyuan, Jia Junting, et al.Inactivation of viruses by pasteurization at 60℃ for 10 h with and without 40% glucose as stabilizer during a new manufacturing process of α2-Macroglobulin from Cohn Fraction IV［J］. Biologicals，2017,46:139-142.

[3] Gröner Albrecht, Broumis Connie, Fang Randel, et al.Effective inactivation of a wide range of viruses by pasteurization［J］. Transfusion，2018,58:41-51.

第五节 血液制品的质量保证体系建立与实施

血液制品来源于人体血液，由成千上万人份的血浆混合物经分离提纯而来，属于生物制品范畴。人血浆成分复杂，存在一些安全风险：①在获取原料血浆、生产过程中，血液制品有被经血液传播病原体污染的风险，如HIV、HBV、HCV、

HAV、人细小病毒 B19 等；②混合血浆中存在着包含各种遗传信息的蛋白。这些蛋白通过静脉输入人体后作为同种异型抗原，有导致人体出现变态反应、免疫系统失常的风险。血液制品的质量安全与每一位患者的生命安全息息相关，必须采取多种措施降低血液制品的安全风险。建立并有效实施血液制品的质量管理体系对促进患者用药安全具有至关重要的意义。质量保证为质量管理的一部分，它是为了确保产品质量符合预定用途而作的总体安排。质量保证贯穿于原料血浆采集、生产、临床应用，本节将重点讨论生产过程中质量保证体系的建立与实施。

一、质量保证体系建立

建立质量保证体系的总原则是支撑和证明血液制品生产企业的活动满足《药品生产质量管理规范》（GMP）要求，保证血液制品的质量符合《中华人民共和国药典》和药品注册标准的要求。体系应覆盖原料血浆接收、入库贮存、复检、血浆组分分离、血液制品制备、检定到成品入库的全过程。

1. 人员

企业应明确组织和管理结构，规定对企业生产活动结果有影响的所有管理、操作人员的职责与权力，并形成文件。组织机构中应设立质量管理部门，全面负责质量保证和质量控制。质量负责人须向管理层直接报告质量管理体系工作情况。所有人员应具备相应的资质和经验，并且均接受岗前培训和继续教育。

2. 文件存档

企业管理层应建立质量方针和质量目标，通过人员培训确保其在各级人员得到理解和执行。企业应建立质量保证文件，包括所有关键步骤的标准操作程序和记录，确保其均以书面形式进行详细描述，并向生产过程中涉及的人员进行分发与解释。所有的生产活动应按照标准操作程序进行。记录中包含的项目信息应完整、详细，确保关键步骤可溯源。

体系文件应定期审核和更新。文件的修改或变更必须由质量管理部门审核、质量负责人或质量授权人签字后方可实施。在有关文件实施前，应通过培训的形式将体系文件的内容传达到每一位工作人员。已作废的文件如需存档备查，应做好标记并安全保存，防止误用。其他已作废文件应及时销毁，并做好销毁记录。

各项技术记录应按照相关规定要求及时填写、保存。填写内容应完整、清晰、准确。建立记录管理相关制度，对记录的标识、存储、保护、备份、归档、检索、保存期限和处置实施控制，需保证重要资料的信息安全性。

3. 厂房、设备、材料和试剂

厂房的选址、建设应符合相关法规的要求。设施的设计应利于清洁、保养，降低污染风险。设备应符合资质要求，经过设备验证，定期进行维护保养、校验，并形成记录。生产过程中使用的试剂和材料应使用来自经过批准的供应商，并且符合相关法规要求。

4. 生产

所有生产过程均应符合相关法规，有明确的标准操作程序指导，并且过程经过验证，能够稳定生产出符合 GMP 原则及《中华人民共和国药典》和药品注册标准要求的产品。

5. 生物安全控制

原料血浆、血液制品实验室应符合《病原微生物实验室生物安全管理条例》和《实验室生物安全通用要求》中的相关规定。应建立实验室生物安全制度规范实验室组织结构、人员职责、实验室布局、实验操作以及防护、消毒、废物处理等规程，杜绝实验过程中出现生物污染。

6. 变更控制

应建立变更控制体系，对可能影响血液制品质量、人员安全性的变更进行评估，评估完成后才可实施变更。在变更实施后应进行实施后评估，确保变更的有效性。

7. 偏差评估和报告

偏差主要指标准操作程序和验证过程中存在的偏差或与其他有关要求之间的不符之处。应对偏差进行调查和记录，评估其对成品质量的潜在影响。同时对偏差及偏差的处理进行登记，并进行数据追踪。

8. 质量风险管理

企业应定期组织风险管理活动，对生产质量管理过程中可能发生的风险进行识别，确认各类风险因素对生产质量影响的严重性并进行风险评价。低风险因素需做好监测及防范，高风险因素必须采取措施降低风险。

9. 内部质量审核

企业应定期开展内部质量审核，以明确生产活动是否符合相关法规的要求以及质量保证体系是否得到了有效的实施。质量负责人负责策划、指定、实施审核方案。审核的结果应报告给相关管理层，并形成记录保存。在审核过程中发现的问题需及时采取措施进行纠正。

10. 缺陷报告

企业应建立缺陷报告制度，记录投诉、质量缺陷及不良事件。同时应详细调查原因，采取整改措施并进行事后跟进。

11. 纠正和预防措施

企业应建立纠正和预防措施，对生产过程中或出厂后出现的偏差、投诉、不良事件、质量审核中发现的问题等进行收集、纠正并预防，保证每个与质量相关的问题均被发现并得以纠正，防止同样的问题再次发生。

二、血液制品的质量控制

质量控制主要涉及原料血浆的采集、生产以及半成品和成品的实验室检测阶段，是 GMP 的一部分。在物料质量未达到合格标准前，不得放行使用或供应。有关原料血浆采集、成品质量标准的内容本书相关章节已进行详细说明，现主要就生产方面的质量控制进行讨论。

1. 原料血浆的检测

按照 GMP 规定，原料血浆接收后，企业应对每一人份血浆进行复检，原料血浆的质量应当符合《中华人民共和国药典》2020 年版三部中的要求。对复检不符合质量标准的原料血浆应予以销毁，不得用于生产。并且因为将多人份血浆进行合并时可能出现差错，为安全起见还要求对合并血浆进行病毒标志物检测。检测的病毒标志物包括 HBsAg、HCV 抗体、HBV 表面抗体、HIV-1、HIV-2 抗体，以及 HBV、HCV、HIV 病毒核酸，试剂盒应为国家药品监督管理部门批准的，具有适宜的特异性和灵敏度。除此之外，还需对原料血浆的外观、蛋白质含量，以及原料血浆的包装袋、标签、贮存与运输记录进行核查。

2. 病毒灭活/去除工艺

血液制品病毒灭活/去除工艺是防止血源性病毒传播，保证血液制品质量的关键性措施，也是血液制品生产企业关注的重点环节之一。血液制品生产工艺中需包含病毒去除和灭活步骤以确保血液制品的安全性。

为证明所采用的方法能够有效地灭活/去除病毒，病毒的灭活/去除工艺必须经过验证，并经国家药品监督管理权威机构批准方可使用。在首次生产、采用新工艺、工艺改变或对原有工艺进行重大改革时均需要对病毒的灭活/去除工艺进行验证。病毒的灭活/去除工艺验证一般是在实验室规模下进行，将一定量的指示病毒（在病毒灭活/去除工艺验证研究中使用的用于显示工艺处理效果的感染性或病毒）加入原材料或生产过程中某阶段的中间产物中，模拟生产条件下该病毒灭活或去除步骤，然后取样测定经处理后产品中的残留指示病毒，以证明经过该工艺处理后病毒的灭活/去除已达到相关规定的要求。一种有效且可靠的病毒灭活/去除方法一般要求经一次病毒灭活/去除处理后，病毒清除下降因子（log10）≥ 4 log，且便于模拟确证，对于过程中条件的变化较不敏感。

血液制品常用的病毒灭活方法可分为化学方法和物理方法两大类，化学方法主要包括有机溶剂/表面活性剂（S/D）处理、低 pH 孵放、辛酸处理，物理方法主要包括巴氏消毒法、干热处理。根据血液制品类型的不同，所使用的方法也有所不同。在实际生产过程中，需要监测一系列参数，确保病毒灭活操作的规范性、有效性。

（1）S/D 处理法（0.3%TNBP 加 1% 吐温 80，于 24℃加热至少 6 小时；0.3% TNBP 加 1%Triton-X100，于 24℃加热至少 4 小时） 主要需要监控处理温度和时间、灭活剂的浓度、制品温度和均一性、灭活剂浓度是否在规定的范围内。应有灭活过程中温度记录以及灭活剂浓度记录。

（2）低 pH 孵放［pH（4.1 ± 0.3），23~25℃］ 注意监控制品的 pH、孵放温度和时间、蛋白质浓度及溶质含量，如加胃酶，则需要控制其含量。应有灭活过程中的温度记录。

（3）巴氏消毒法（60℃ ± 0.5℃水浴中，连续加温至少 10 小时） 主要监控温度、温度均一性、保温时间、稳定剂和蛋白质的浓度、pH。应有灭活过程中的温度记录。

（4）干热处理（一般采用 80℃，连续加热 72 小时；100℃水浴加热 30 分钟） 主要监控制品的水分残留量（对病毒灭活效果非常重要）、配方（如：蛋白质、糖、盐、氨基酸含量）、冻结时间、冻干工艺、加热温度及其均一性、加热时间。应有完整的冻干记录和灭活过程中的温度记录。

血液制品常用病毒灭活方法的比较见表 3-4。

表3-4 病毒灭活方法比较

处理方法	优势	局限性	适用范围	工业应用注意事项
S/D 处理	对脂包膜病毒非常有效 实验较易操作 绝大部分蛋白质不会变性，对蛋白活性影响小	需要去除S/D，去除过程昂贵且复杂 对非脂包膜病毒无效	血浆、冷沉淀、凝血因子制品与抗凝血制剂、蛋白酶抑制剂	预过滤 充分混合 在进行处理时，转移至另一容器

续表

处理方法	优势	局限性	适用范围	工业应用注意事项
低 pH 孵放	可灭活脂包膜病毒 设备相对简易	除人免疫球蛋白外，其他蛋白尤其是凝血因子通常在低 pH 条件下不稳定 对大多数非包膜病毒而言，灭活效力有限	主要为球蛋白类制品	确保充分混合以及对整个容器中的 pH 进行控制 在进行处理时，转移至另一容器
辛酸处理	可灭活脂包膜病毒 易于进行	除人免疫球蛋白外，其他蛋白尤其是凝血因子通常在低 pH 条件下不稳定 对大多数非包膜病毒而言，灭活效力有限	免疫球蛋白、白蛋白	确保充分混合以及对整个容器中的 pH 进行控制 需采取产品隔离措施，以防止下游污染
巴氏消毒法	可灭活脂包膜病毒和一些非包膜病毒 设备相对简易	蛋白稳定剂可同时保护病毒 灭活 B19 的效力有限 存在蛋白活性损失和生成新抗原的风险	血浆、白蛋白、凝血因子、抗凝血剂、蛋白酶抑制剂、免疫球蛋白	预过滤 均匀受热 在进行处理时，转移至另一容器
干热处理	可灭活脂包膜病毒和一些非包膜病毒 在最终产品分装、冻干后进行，无下游污染风险	蛋白稳定剂可保护病毒 大多数蛋白尤其是凝血因子对热不稳定，在恶劣条件下可能生成新抗原 灭活 B19 的效力有限	冻干制剂、凝血因子制品、冷沉淀	严格控制温度 – 时间 确保对动感周期和残留水分进行有效控制

（5）纳米膜过滤法是目前被广泛接受的病毒去除技术，也被称为病毒过滤。其基本原理是使用特殊设计的薄膜（孔径在 15nm 或 45~50nm 之间）进行滤过。该处理方法基本上可去除所有生物制品中的病毒，通常作为病毒灭活方法的补充，提高制品对非脂包膜病毒或其他理化抗性高的传染性病原体的安全性。需要注意该方法去除病毒的效率受蛋白溶液的浓度、滤速、压力和过滤量等影响，在操作过程中应注意监控滤膜压力（跨膜压）、流速、过滤时间、滤器完整性、制品体积和滤器膜表面积比例、中间品组成（离子强度、蛋白质浓度）及温度等。层析、沉淀、深度过滤均属于血液制品生产工艺中的一部分。它们在去除病毒方面起着积极作用，但主要目的依旧是蛋白纯化，单独应用不能保证完全去除病毒，只能

作为有助于去除病毒的方法应用。表 3-5 总结了病毒去除方法的优势与局限性。

表3-5 病毒去除方法的优势与局限性

处理方法	优势	局限性
纳米膜过滤	在去除非脂包膜病毒方面有较高的可靠性 可在较温和的条件下进行 造成蛋白变性的风险低 是有效的病毒去除方法	对小型非脂包膜病毒可能清除不完全 不适用于分子量大及易形成聚合体的血液制品
层析	在蛋白纯化时进行 可将脂包膜或非脂包膜病毒分离至废弃组分（层析穿透或洗涤废水）	只能作为辅助去除病毒的方法
沉淀	在蛋白纯化时进行 可将脂包膜或非脂包膜病毒分离至废弃组分（沉淀）	只能作为辅助去除病毒的方法
深度过滤	在蛋白纯化时进行 可通过过滤材料的吸附作用去除脂包膜或非脂包膜病毒	只能作为辅助去除病毒的方法

WHO 要求在每种制品生产过程中要采用两种以上不同原理来的方法来灭活或去除病毒。在实际生产中需要结合血液制品的特性联合使用几种方法，最大限度地确保血液制品的安全性。常见的病毒灭活/去除方法组合见表 3-6。

表3-6 常见病毒灭活/去除方法组合

病毒灭活处理（核心步骤）	病毒抑制处理（次要步骤）
S/D 处理	15、19 或 35 纳米膜过滤
	干热处理
S/D 处理	巴氏消毒法
	低 pH 孵放法（免疫球蛋白）
巴氏消毒法	15、19 或 35 纳米膜过滤
	低 pH 孵放法（免疫球蛋白）
低 pH 孵放法（免疫球蛋白）	15、19 或 35 纳米膜过滤
	巴氏消毒法
辛酸处理（免疫球蛋白）	15、19 或 35 纳米膜过滤

3. 防止污染和交叉污染

血液制品的生产过程中要特别注意防止动物蛋白、微生物的污染和交叉污染。人血液制品的生产厂房、设备和设施应是专用的，与动物制品严格区分。避免动物蛋白混入人血液制品，导致严重过敏反应。储存人原料血浆的冷库也应该专用，不得同时保存人源性和动物源性物料。企业应注重生产布局，合理设计工艺流程，避免前一步工序对后续工序造成污染。血浆熔融区域、组分分离区域以及病毒灭活后的生产区域应严格分开，生产设备专用，各区域应有独立的空气净化系统。工作人员在进入不同工作区域时应更换外套、鞋套、手套等。设备和仪器最好不移动到其他区域使用，如果需要移动应进行充分的消毒，降低交叉污染的风险。生产全过程要将微生物、热原或其他杂质的污染风险降至最低，规范病毒灭活/去除操作。

4. 成品质量控制

根据《中华人民共和国药典》2020 年版三部中的相关要求，成品检定一般应为鉴别、外观、pH、无菌、热原、异常毒性、装量（注射液）或装量差异（注射用冻干制品）、可见异物、有效成分检定，分离、提纯和病毒灭活用的有机溶剂及其他物质（如 PEG、硫酸铵等沉淀剂）残留量测定，静脉输液用制品还要进行不溶性微粒及渗透压摩尔浓度检查。另外还要根据各制品的特性进行一些特殊检定。

第六节　国内血液制品生产企业和生产能力

2020 年国内血液制品生产企业 18 家，批签发总量达 9827.37 万，同比增长 16.68%，生产能力显著提高。其中白蛋白依旧占据国内血液制品行业主导地位，凝血因子类增速最高，达 51.19%。

1. 人血白蛋白：全年批签发量实现高增速

2020 年国内人血白蛋白累计批签发 5991.07 万瓶，同比增长 19.04%，全年白蛋白延续 2019 的高批签量水平，受疫情影响较小，其中进口白蛋白约 3768 万瓶，占比全部白蛋白的 63.96%，进口占比进一步扩大。进口白蛋白几乎都来自四大血制品巨头。2020 年的进口白蛋白中 CSL 实现批签发 1343 万瓶，占国内白蛋白批签量的 22.43%；Octapharma 实现批签发 932 万瓶，占比 15.56%；Grifols 实现批签发 790 万瓶，占比 13.19%；Baxalta 实现批签发 747 万瓶，占比 12.47%，CSL 依旧是国内白蛋白批签量最多的企业。此外，德国血制品公司 Biotest 今年首次获得国内批签发，全年实现批签发 20 万瓶。国内方面，白蛋白生产企业相对较多，有白蛋白批签发的国产企业共 18 家（统一体系下的子公司合并为一家，下同），2020 年国产企业累计批签发白蛋白约 2095 万瓶，其中华兰生物实现批签发 245 万瓶，国内占比 11.68%；山东泰邦生物实现批签发 216 万瓶，国内占比 10.30%；成都蓉生实现批签发 205 万瓶，国内占比 9.78%；上海莱士的白蛋白批签发 179 万瓶，国内占比 8.56%，四家公司占据了国产份额的 40.3%，其余中小企业受限于浆量提升的困难，龙头公司地位稳固（彩图 3）。总体而言，2020 年人血白蛋白市场份额主要由国外产品占据，但海外血制品公司对国内的影响存在一定滞后性，若出现供给缺口，国内白蛋白将迎来新的发展机遇。

2. 静注人免疫球蛋白：疫情期间批签量创新高，全年增速显著

2020 年，国内静注人免疫球蛋白（静丙）累计批签发 1331.95 万瓶，同比增长 16.60%，全年增速显著。疫情期间，静丙在新冠诊疗方案中被指定为重症患者控制用药，静丙 Q1 季度批签量大幅上升，同比增长 131.84%，创历史新高，各厂家紧急调配静丙至重灾区医院，清库存效果明显；3 月以后国内疫情逐步得到控制，医院静丙相对充足，批签发逐月下降，下半年静丙批签量逐步恢复稳定。2020 年国内有静注人免疫球蛋白批签发的企业共 17 家，其中泰邦生物 171.19 万瓶，占比 12.94%；成都蓉生 148.55 万瓶，占比 11.23%；上海莱士 138.80 万瓶，占比 10.49%；华兰生物 136.14 万瓶，占比 10.29%；国药 122.76 万瓶，占比 9.28%；远大蜀阳 95.40 万瓶，占比 7.21%；深圳卫光 77.70 万瓶，占比 5.87%（图 3–2）。

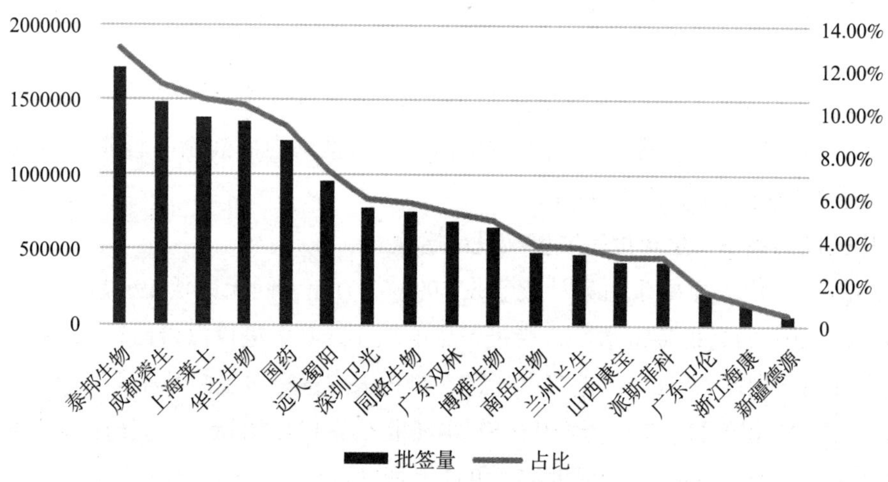

图 3–2 静注人免疫球蛋白批签发国内占比

其中静注人免疫球蛋白冻干粉为：广东卫伦 21.32 万瓶，占比 50.22%；同路

生物 18.41 万瓶，占比 43.38%；成都蓉生 1.93 万瓶，占比 4.55%；深圳卫光 0.77 万瓶，占比 1.82%（图 3–3）。

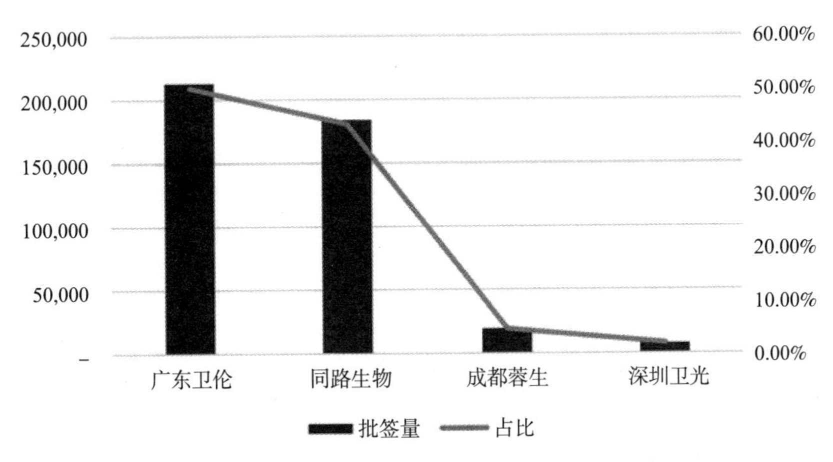

图 3–3　静注人免疫蛋白冻干粉批签发国内占比

3. 狂犬病人免疫球蛋白：批签发增速放缓

2020 年狂犬免疫球蛋白（狂免）累计批签发 1185.59 万瓶，同比增长 3.00%，增速放缓。批签发公司共 10 家，主要包括：深圳卫光 203.43 万，占 17.16%，同比增长 79.40%，放量显著；远大蜀阳 202.74 万，占比 17.10%；同路生物 135.51 万，占比 11.43%；广东双林 134.12 万，占比 11.31%；华兰生物 121.79 万，占比 10.27%。2020 年狂免增速放缓主要原因可能系疫情期间外出减少，狂免的需求相应下滑（图 3–4）。

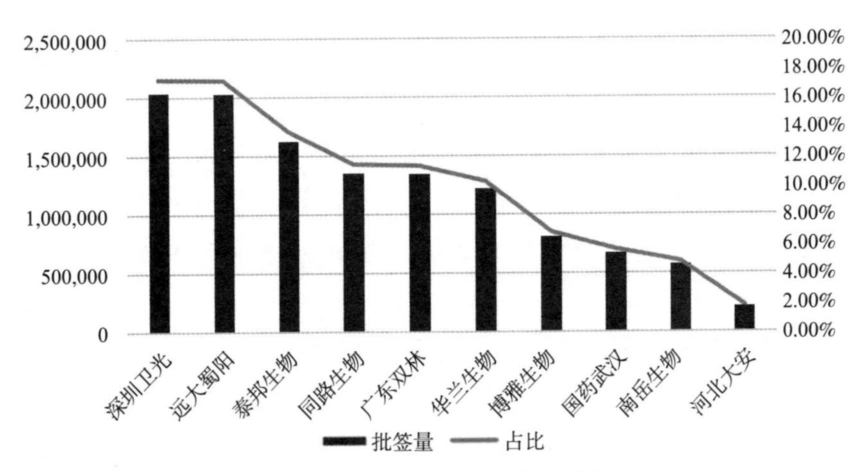

图 3–4　狂犬病人免疫球蛋白批签发国内占比

4. 乙型肝炎人免疫球蛋白：批签量实现增长

2020年乙肝免疫球蛋白（乙免）累计批签发147.95万瓶，同比增长10.03%。乙免在三大特异性免疫球蛋白中相对受疫情影响较小，疫情后批签发快速回复，全年批签量实现2位数增长。批签发公司有7家，主要包括远大蜀阳28.73万，占比26.36%；华兰生物21.05万，占比19.32%；同路生物17.61万，占比16.16%；成都蓉生16.45万，占比15.10%。静注乙型肝炎免疫球蛋白由远大蜀阳生产，合计3.46万瓶；冻干静注乙型肝炎人免疫球蛋白由成都蓉生生产，合计2.66万瓶（图3–5）。

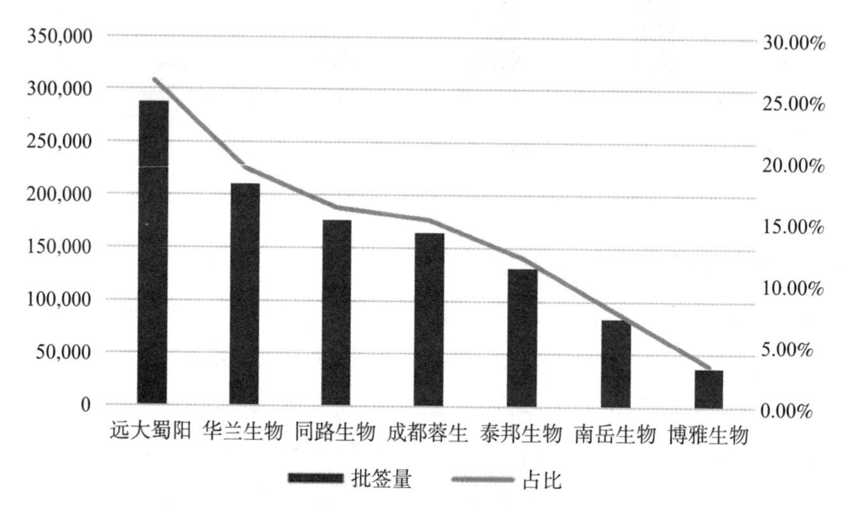

图3–5 乙型肝炎人免疫球蛋白批签发国内占比

5. 人免疫球蛋白：疫情下批签量大幅增长

肌注人免疫球蛋白与静注人免疫球蛋白同为人免疫球蛋白的不同用药途径产品，疫情期间同样出现批签量大幅增长，2020年国内肌注人免疫球蛋白累计批签发195.43万瓶，同比增长52.87%，但其批签发规模远低于静注人免疫球蛋白。主要批签发公司包括：国药上海42.85万，占比21.93%；河北大安32.30万，占比16.53%；新疆德源25.43万，占比13.01%；博雅（广东）25.26万，占比12.92%（图3–6）。

6. 破伤风人免疫球蛋白：批签量基本与去年持平

2020年破伤风免疫球蛋白（破免）累计批签发601.73万瓶，同比下滑1.25%，与去年基本持平。主要批签发公司包括：华兰生物重庆134.64万瓶，占比22.37%；山东泰邦98.94万瓶，占比16.44%；远大蜀阳84.71万瓶，占比14.08%；成都蓉生79.19万瓶，占比13.16%；广东双林72.52万瓶，占比8.63%。我们预计破免批签量的下滑同样受到疫情影响，人群在疫情期间外出与就医减少，导致需求量下滑（图 3–7）。

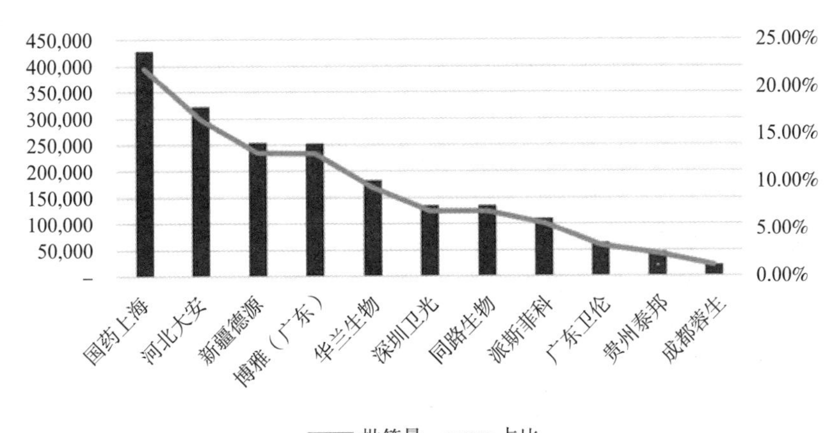

图 3–6　人免疫球蛋白批签发国内占比

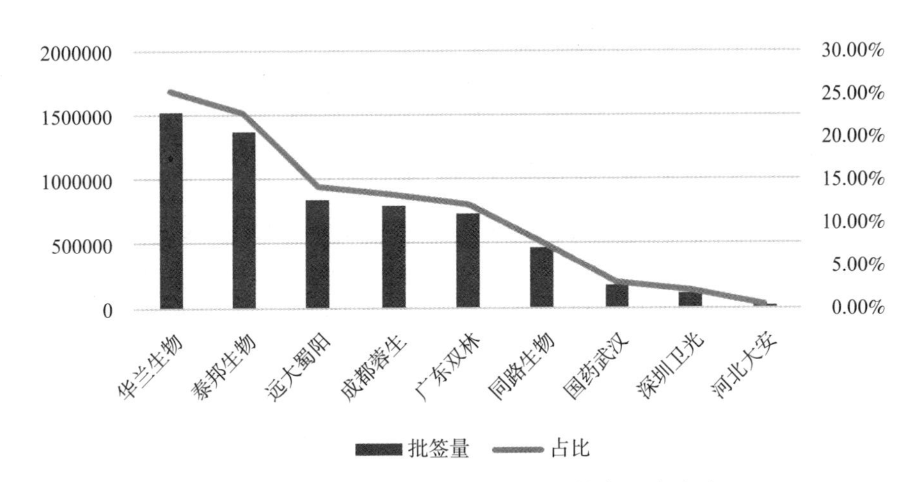

图 3–7　破伤风人免疫球蛋白批签发国内占比

7. 人纤维蛋白原：恢复增长，上海莱士贡献主要增量

2020 年人纤维蛋白原（纤原）累计批签发 138.70 万瓶，同比增长 65.23%，连续 3 年的下滑后重新恢复增长。批签发公司共 6 家包括上海莱士 49.92 万，占比 35.99%；派斯菲科 31.56 万，占比 22.75%；博雅生物 27.20 万，占比 19.61%；山东泰邦 22.13 万，占比 15.95%；绿十字（中国）5.78 万，占比 4.17%；深圳卫光 2.12 万，占比 1.53。2020 年纤原的增量主要来自上海莱士与派斯菲科，上海莱士纤原批签量同比增长 328.28%，派斯菲科于 2019 年获得纤原首批，今年开始放量，同比增长 720.35%，国内人纤维蛋白原份额主要由 top2 上海莱士和派斯菲科占据，

高达 58.74%。

8. 人凝血因子Ⅷ：恢复增长，上海莱士贡献主要增量

2020 年凝血因素Ⅷ累计批签发 172.23 万瓶，同比增长 12.10%，在 2019 年的调整后恢复高增长。批签发公司包括上海莱士 66.65 万，占比 8.70%；华兰生物 54.03 万，占比 31.37%；山东泰邦 47.79 万，占比 27.75%。（图 3-8）。

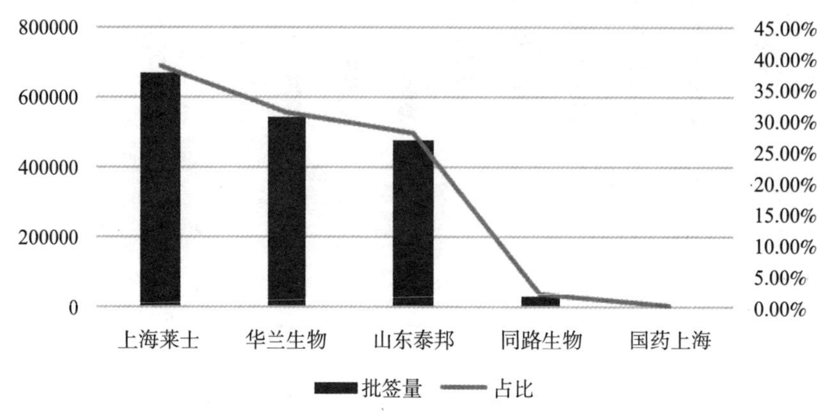

图 3-8　凝血因子Ⅷ批签发国内占比

9. 凝血酶原复合物：批签量实现大幅增长

2020 年凝血酶原复合物累计批签发 154.83 万瓶，同比增长 73.11%，批签量大幅增长，是 2020 年国内批签量增幅最大的血制品品种。批签发公司包括泰邦生物 85.10 万，占比 54.96%；华兰生物 61.12 万，占比 39.47%；南岳生物 7.80 万，占比 5.04%；河北大安 0.81 万，占比 0.52%（图 3-9）。

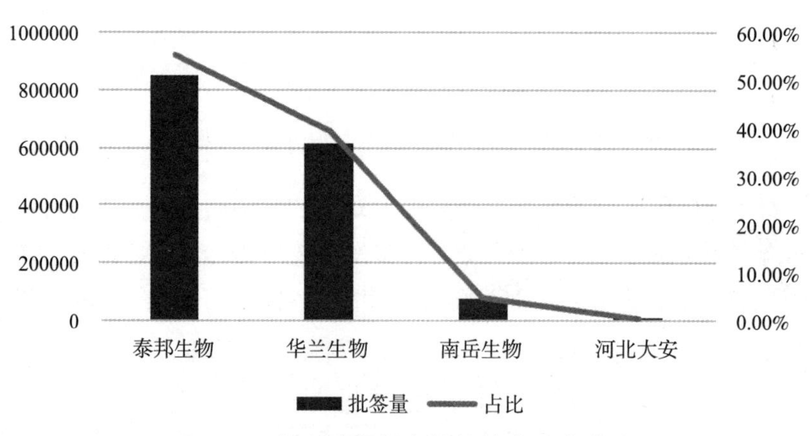

图 3-9　凝血酶原复合物批签发国内占比

第七节　美国、欧盟、日本、中国血液制品质量标准及比较

通过特定生产工艺分离提纯的蛋白原液需要经 pH、蛋白质含量纯度、残留乙醇含量检定，特异性人免疫球蛋白还要经过特异性抗体效价测定，凝血因子类制品须经特定的凝血因子效价及比活性检定合格后，稀释、配制成均一的中间品（半成品）并再经过必要的检定（主要是无菌和热原检查）合格后，分装于最终容器，密封（或冻干后密封），再经目检、贴签、包装、全面检定（成品检定）合格后，签发上市。

成品检定一般应进行鉴别、外观、pH、无菌、热原、异常毒性、装量（注射液）或装量差异（注射用冻干制品）、可见异物、有效成分检定，分离、提纯和病毒灭活用的有机溶剂及其他物质（如 PEG、硫酸铵等沉淀剂）残留量测定，静脉输液用制品还要进行不溶性微粒及渗透压摩尔浓度检查。另外还要根据各制品的特性进行一些特殊检定。

（一）共性检定项目

1. 鉴别试验

为了避免混入非人源性蛋白质，需对每批制品进行鉴别试验。从分装后并贴有标签的终产品中抽样进行检测，采用免疫双扩散方法以验证该制品是人源性的，同时证明未污染动物源性蛋白，如牛、羊、马、猪蛋白。对于人白蛋白和人免疫球蛋白类制品用免疫电泳法确定其蛋白的主要成分是人白蛋白或人免疫球蛋白。对于有特异生物学活性的制品，其生物学活性测定也是对特定的目的蛋白进行了鉴别。如测定凝血因子Ⅷ的活性，即是对该制品的特性进行鉴别。

2. 物理检查

物理检查包括外观、真空度（冻干制品）、复溶时间（冻干制品）、可见异物、不溶性微粒（静脉输注用制品）、渗透压摩尔浓度（静脉输注用制品）、热稳定性试验（液体制品）及装量或装量差异检查。

（1）外观　血液制品的外观指不用仪器仅用肉眼观察到的制品特征，如液体制品及冻干制品复溶后的颜色、澄明度、黏稠度、冻干后的块状物的颜色、疏松程度、有无融化迹象等。这些特征与蛋白质特性、制品的纯度、含有的非目的蛋

白质的种类、蛋白质含量、生产工艺等有关。

冻干血液制品外观一般要求应为白色或灰白色疏松体，无融化迹象。液体或复溶后的血液制品外观大多为澄明液体，不应出现浑浊，各类制品外观要求也有所差异。

① 人血白蛋白制品由于蛋白质含量高，其外观要求应为略黏稠，因血浆原料质量和生产工艺不同以及含有的血红蛋白、胆红素、铜蓝蛋白、转铁蛋白等杂蛋白的量不同，制品的颜色可为黄色或绿色至棕色的澄明液体。

② 人免疫球蛋白类制品（肌内注射、静脉注射用的人免疫球蛋白和特异性人免疫球蛋白），由于免疫球蛋白分子量比白蛋白大，其外观要求为无色或淡黄色的澄明液体，可带乳光。

③ 人纤维蛋白原和人凝血因子Ⅷ制品复溶后应为无色澄明液体，可带轻微乳光。

④ 人凝血酶原复合物复溶后应为无色、淡黄色、浅蓝色或黄绿色澄明液体，可带轻微乳光。

（2）可见异物　可见异物检查是指用特定装置，在规定的条件下目视可以观测到的任何不溶性物质，其粒径或长度通常＞ 50μm。注射剂应在符合药品生产质量管理规范（GMP）的条件下生产，出厂前应采用该法逐一检查并同时剔除不合格产品。检测时应避免引入可见异物。当复溶冻干制品时，或盛装供试品的容器（不透明、不规则形状容器等）不适于检测，需转移至洁净透明的适宜玻璃容器中时，均应在 B 级洁净环境（层流净化台）条件下进行。检查时发现瓶盖松动或有微量沉积物时，需做无菌试验以确定是否有微生物污染。

（3）真空度　对于冻干并要求真空保存的制品，还应进行真空度检查，以确定是否处于真空状态。通常用高频火花真空测定器测试，瓶内处于真空状态时应出现蓝紫色辉光。

（4）复溶时间　冻干制品有复溶时间的要求。通常加入标示量灭菌注射用水（纤维蛋白原可用专用稀释剂）复溶。凝血因子类制品加入标示量溶剂的温度对其复溶时间及复溶后的外观影响比较大。因此在加入溶剂前需将供试品和溶解液的温度平衡至各品种规定的溶解温度，再沿瓶壁缓缓注入溶解液（稀释剂），旋转、轻摇溶解。

（5）热稳定性试验　液体人血白蛋白和人免疫球蛋白类制品需进行热稳定性试验。即在一定温度条件下，保存一定时间后，用可见异物检查装置，与同批次、未保温的供试品比较，观察供试品的变化。以此来预测液体剂型的制品，在经过运输、贮存等环境因素影响后，在有效期内制品的质量仍能达到药典的要求。《中国药典》三部和美国联邦法规均要求此项检测。

将白蛋白供试品置于（57 ± 0.5）℃水浴保温 50 小时后，与同批未经水浴保温的供试品比较，除允许颜色有轻微变化外，应无肉眼可见的变化；将人血免疫球蛋白类供试品置于（57 ± 0.5）℃水浴保温 4 小时后，应无凝胶化或絮状物。白蛋白制品如果出现雾状沉淀可能是染菌。但如果出现絮状物或黏度增加，则表明蛋白质发生变性。如果变性速度快，通常表明是制品中存在的杂质而不是白蛋白本身的变性。

（6）装量和装量差异　注射液应进行装量检查，冻干制品应进行装量差异检查。装量测定一般采用标化的容器测定可抽取的制品量，或采用重量除以相对密度计算。装量差异采用测定重量的方法进行。

（7）渗透压摩尔浓度　在涉及溶质的扩散或通过生物膜的液体转运的各种生物过程中，渗透压都起着极其重要的作用。在制备注射剂、眼用液体制剂等药物制剂时，必须关注其渗透压。在处方中添加了渗透压调节剂的制剂，均应控制其渗透压摩尔浓度。制品的渗透压越接近生理状态，发生不良反应的可能性就越低。按照《中国药典》三部要求，静脉输液的血液制品均应在药品说明书上标明其渗透压摩尔浓度，以便临床医生根据实际需要对所用制品进行适当处置（如稀释）。正常人体血液渗透压摩尔浓度的范围为 285~310mOsmol/kg，0.9% 氯化钠溶液或 5% 葡萄糖溶液的渗透压摩尔浓度与人体血液相当。主要血液制品的渗透压摩尔浓度要求如下。

① 人血白蛋白:《中国药典》三部规定渗透压摩尔浓度应 210~400 mOsmol/kg。欧洲药典未作规定，国外知名血液制品生产商通常有此要求，其标准在 190~400 mOsmol/kg 范围内。影响渗透压摩尔浓度的主要因素是钠离子。

② 静脉注射用人免疫球蛋白制品（包括静脉注射用特异性人免疫球蛋白）和凝血因子类制品，药典规定应不低于 240 mOsmol/kg。影响渗透压摩尔浓度的主要因素是稳定剂，如葡萄糖、麦芽糖、蔗糖及山梨醇等。

（8）不溶性微粒　在可见异物检查符合规定后，须检查静脉输注用的血液制品中不溶性微粒的大小及数量。各国药典，包括中国药典对不溶性微粒检查方法和标准均有明确规定。《中国药典》三部以光阻法测定判定结果，不符合规定或供试品不适于用光阻法测定时，应采用显微计数法进行测定，并以显微计数法的测定结果作为判定依据。由于人血白蛋白和静脉注射用人免疫球蛋白这两种制品蛋白质含量高，尤其是冻干制品复溶时翻转或振摇时会产生气泡，从而影响检测结果。因此测定时可通过放置一定时间来消除气泡，同时为避免稀释操作（易产生气泡）对检测结果的影响，不推荐将原液稀释后进行检测。

3. 化学测定

化学测定包括乙醇残留量，水分残留量（冻干制品），pH，蛋白质含量，目的蛋白质的纯度，无机离子如钠、钾、氯、钙等离子含量，目的蛋白质的聚合和裂解物（如白蛋白的聚合体，免疫球蛋白的单体二聚体、多聚体和裂解物）含量，稳定剂（如辛酸钠、乙酰色氨酸单糖或双糖）含量等测定。另外还有外源性污染物测定。外源性污染物指生产过程中由工艺，包括病毒灭活步骤采用的灭活剂（如有机溶剂/去污剂病毒灭活方法采用的磷酸三丁酯、聚山梨醇酯-80），原料、辅料，设备容器等可能引入的一些不安全因素。根据不同制品采用的不同生产工艺进行相应的残留物检测。

（1）乙醇残留量　按照《中国药典》三部凡例的相关要求，生产过程中采用有机溶剂进行提取纯化时，其成品要进行有机溶剂残留量测定，残留量应符合附录《残留溶剂测定法》的相关规定。按此要求，采用低温乙醇分离、提纯的血液制品需测定乙醇残留量。《中国药典》三部要求原液进行乙醇残留量测定，目的在于监测生产工艺中超滤步骤去除乙醇状况，成品乙醇残留量测定需采用康卫扩散皿法测定。

（2）pH　溶液的pH值使用酸度计测定。在一定的蛋白质浓度和温度（20±2）℃条件下测定。不同血液制品pH值范围不一样，一般要求为中性。

（3）水分　为使冻干制品在规定的有效期内，质量能符合药典要求，须将制品的残留水分含量控制在一定限度以内。因各制品特性，残留水分含量限度也不一样。一般来讲，含糖的制品水分含量高一些。通常采用卡尔-费休法测定供试品的水分含量。

（4）蛋白质含量　因蛋白质含量和蛋白质总量与患者每次接受的注射量有关，不能过低也不能过高，其标准应规定允许的上限和下限。如欧洲药典要求人免疫球蛋白制品的蛋白含量应为标示量的90%~110%，人血白蛋白为95%~105%。《中国药典》三部要求人血白蛋白的蛋白含量应为标示量的95.0%~110.0%。

（5）纯度　制品的纯度与生产工艺密切相关，好的生产工艺可以生产出高纯度制品。因此药典要求每批制品进行纯度测定。制品不同，纯度要求也不同，这主要是由现生产工艺能达到的水平所决定的。需要指出的是，纯度不仅与血液制品的有效性有关，而且也与安全性有关。这是因为不同个体有其独特的血浆蛋白质遗传型谱。过多地接受同种异型抗原性蛋白质攻击后，可诱发受体产生变态反应，从而导致免疫系统异常，甚至使机体免疫功能下降。血液制品是从大混合血浆（至少1000人份）提制的，如果制品的纯度不高，同种异型蛋白质含量也就高。

《中国药典》三部采用醋酸纤维素薄膜电泳法或琼脂糖凝胶电泳法测定人血白蛋白和人免疫球蛋白类制品的纯度，要求人白蛋白不低于96%（欧洲药典要求不低于95%）；肌内注射用人免疫球蛋白和特异性人免疫球蛋白纯度不低于90%，静脉注射用人免疫球蛋白不低于95%（与欧洲药典要求相同）。

（6）钾、钠离子　钠离子是保持细胞外液容量与渗透压的主要阳离子（占阳离子总量的90%左右）。因此某些血液制品，如人血白蛋白、人凝血因子Ⅷ、人凝血酶原复合物制品需要进行钠离子控制。其限量规定应不大于160 mmol/L。由于钾离子在排出时伴有钾、钠离子交换，并影响氢离子的排出，故钾离子与机体酸碱平衡的维持有密切关系。另外血钾离子浓度变化对心肌细胞的兴奋性、自律性、传导性等发生重要影响。血钾离子浓度过高（$>$7 mmol/L）会造成心肌细胞兴奋降低，甚至会使得心搏骤停，因此人血白蛋白等需做钾离子测定。通常采用火焰光度法测定，将供试品经雾化为气溶胶引入火焰光源中，靠火焰的热能将供试品中钾或钠元素原子化并激发出它们的特征光谱，通过光电检测系统测量出钾或钠元素特征谱线的强度，以求出供试品中钾或钠元素的含量。

（7）磷酸三丁酯残留量　磷酸三丁酯对人血浆中胆碱酯酶有轻度抑制作用。磷酸三丁酯与聚山梨醇-80联合，或与Triton X-100联合作为血液制品病毒灭活剂。按药典要求，如使用病毒灭活剂，其残留量应不影响制品安全性，为此需测定磷酸三丁酯残留量。通常采用气相色谱法，用磷酸三丙酯作内标测定供试品中磷酸三丁酯残留量。

（8）聚山梨醇酯-80残留量　聚山梨醇酯-80与磷酸三丁酯联合使用作为血液制品病毒灭活剂。按药典要求，从制品安全性考虑需测定聚山梨醇酯-80残留量。依据聚山梨醇酯-80中的聚乙氧基和铵钴硫氰酸盐反应生成蓝色复合物，可溶于二氯甲烷，之后用比色法测定聚山梨醇酯-80含量。

4. 生物学测定

生物学测定包括有效成分的生物学活性或效价测定，可能引起不良反应的具有生物学活性的杂质（如激活的凝血因子、PKA）、抗A及抗B血凝素、无菌热原/细菌内毒素以及异常毒性检查等。

（1）无菌检查　血液制品无菌检查采用薄膜过滤法。由于该法用膜过滤法集菌，样品量大，因此比直接接种法敏感。要求供试品无菌检查同时做阴性和阳性对照，以确定无无菌检查用培养基和试验条件符合要求。

（2）热原检查　注射剂制品必须是无热原的，因为注射热原物质可能引起发热、休克或甚至死亡。不良反应的严重性取决于热原的浓度和生物学活性。热原可分为内毒素和非内毒素热原。内毒素代表的是革兰阴性细菌细胞壁的脂多糖，该物质是最典型、最有效的致热物质。大多数非内毒素热原的结构特性尚不清楚。

目前欧洲药典（EP 10.0）收载了两种与注射剂药品热原试验有关的方法，一种是家兔热原试验（RPT），该法检查大多数热原，即内毒素和非内毒素热原。另一种是细菌内毒素试验，即美洲鲎变形细胞溶解物试验（LAL-test），该法用于检查或定量革兰阴性细菌内毒素。因为内毒素是最普通、最有效的致热物质，因此LAL试验成功地取代了许多制品的家兔热原试验。欧洲药典（EP 10.0）的血液制品各论描述可用替代试验取代家兔热原试验。

（3）异常毒性检查　异常毒性检查用于检查血液制品生产过程中可能污染的毒性物质。该法是一种非特异性安全试验方法。系将一定量的供试品溶液注入小鼠和豚鼠腹腔，在规定的时间内观察动物是否健存、体重增加，以此判定供试品是否污染外源性毒性物质以及是否存在意外的不安全因素。如果不符合规定，要注意通过适当方法（如做病理切片观察动物脏器）排除动物本身影响试验结果的问题。从2010年版起，《中国药典》三部异常毒性检查增加了设同批动物空白对照的要求，观察期内，空白对照动物应全部健存，无异常反应，到期时每只动物体重增加，则判定试验成立。

5. 乙肝表面抗原（HBsAg）

为进一步保证血液制品病毒安全性，我国从2000年版《中国生物制品规程》开始，要求对白蛋白及凝血因子类（人凝血因子Ⅷ、人凝血酶原复合物、人纤维蛋白原等）制品成品进行HBsAg检测，应为阴性，同时增订应采用国家药品监督管理部门批准的试剂盒，以保证检验的灵敏度和特异性。

6. 稀释剂鉴定

复溶冻干血液制品的稀释剂应符合药典规定，药典未收载的稀释剂，其制备工艺和质量标准应经国家药品监督管理部门的批准，除另有规定外，稀释剂应进行pH、无菌、热原和（或）细菌内毒素及异常毒性检查。

（二）个性检定项目

除共性检定项目外，各血液制品还有其特殊的质控项目。现将中国药典（2020年版）、美国药典（USP 42）、欧洲药典（EP 10.0）和日本药典（JP 17）收录的各血液制品质控项目对比情况总结如下。

1. 人血白蛋白类制品

检验项目	中国药典（2020年版）	美国药典（USP 42）	欧洲药典（10.0）	日本药局方（17th）
鉴别试验	免疫双扩散法、免疫电泳法	—	免疫电泳法	—
物理检查	外观、可见异物、不溶性微粒检查、渗透压摩尔浓度、装量、热稳定性试验	热稳定性试验	外观	—
pH	用0.85%~0.90%氯化钠溶液将供试品蛋白质含量稀释至10g/L，pH值应为6.4~7.4	—	用9g/L氯化钠溶液将供试品蛋白质含量稀释至10g/L，pH值应为6.7~7.3	—
蛋白质含量	应为标示量的95.0%~110.0%	93.75%~106.25%（100ml：4g），94.0%~106.0%（500ml：25g；400ml：20g；100ml：5g；80ml：4g），	应为标示量的95.0%~105.0%	—
蛋白质组成	—	—	区带电泳法	—
纯度	应不低于蛋白质总量的96%	不低于96%	不低于蛋白质总量的96%	—
钠离子含量	应不高于160mmol/L	130~160mmol/L	应不高于160mmol/L，并应为标示量的95%~105%	—
钾离子含量	应不高于2mmol/L		应不高于0.05mmol/g蛋白	—
吸光度	用0.85%~0.90%氯化钠溶液将供试品蛋白质含量稀释至10g/L，按紫外－可见分光光度法测定，在波长403nm测定吸光度，应不大于0.15	将供试品蛋白质含量稀释至1%，在波长403nm测定吸光度，应不大于0.25	用9g/L氯化钠溶液将供试品蛋白质含量稀释至10g/L，按紫外－可见分光光度法测定，在波长403nm测定吸光度，应不大于0.15	—
多聚体含量	分子排阻色谱法，不高于5.0%	—	分子排阻色谱法，不高于5.0%	—
辛酸钠含量	每1g蛋白质中应为0.140~0.180 mmol。如与乙酰色氨酸混合使用，则每1g蛋白质中应为0.064~0.096mmol	—	—	—

续表

检验项目	中国药典（2020年版）	美国药典（USP 42）	欧洲药典（10.0）	日本药局方（17th）
乙酰色氨酸含量	如与辛酸钠混合使用，则每1g蛋白质中应为0.064~0.096mmol	—	—	—
铝残留量	应不高于200μg/L	—	不高于200μg/L	—
激肽释放酶原激活剂含量	应不高于35 IU/ml	—	最大35 IU/ml	—
HBsAg	阴性	阴性	—	—
无菌检查	依法检查（通则1101），应符合规定	—	应符合规定	—
异常毒性检查	依法检查（通则1141），应符合规定	—	应符合规定	—
热原检查	依法检查（通则1142），注射剂量按家兔体重每1kg注射0.6g蛋白质，应符合规定	—	热原或细菌内毒素，应符合规定	—

2. 人免疫球蛋白类制品

检验项目	中国药典（2020年版）	美国药典（USP 42）	欧洲药典（10.0）	日本药局方（17th）
鉴别试验	免疫双扩散法、免疫电泳法	—	免疫电泳法	—
物理检查	外观、可见异物、装量、热稳定性试验、装量差异（冻干粉）、复溶时间（冻干粉）	浊度、热稳定性试验	外观	—
复溶时间（冻干粉）	冻干粉应在20~25℃条件下15分钟内完全溶解	—	冻干粉应在20~25℃条件下20分钟内完全溶解	—
pH	用0.85%~0.90%氯化钠溶液将供试品蛋白质含量稀释至10g/L，pH值应为6.4~7.4	用0.15M氯化钠稀释为1%浓度，pH应为6.8±0.4	用9g/L氯化钠溶液将供试品蛋白质含量稀释至10g/L，pH值应为5.0~7.2	—

续表

检验项目	中国药典（2020年版）	美国药典（USP 42）	欧洲药典（10.0）	日本药局方（17th）
蛋白质含量	应不低于标示量的95.0%	蛋白浓度不低于15g/100ml，不高于18g/100ml，并且γ-球蛋白含量不低于标示量的90%	蛋白浓度不低于100g/L，不高于180g/L，并且应为标示量的90%~110%	—
蛋白质组成	—	—	区带电泳法	—
纯度	应不低于蛋白质总量的90.0%	IgG含量不低于96%	—	—
糖含量	如制品中加葡萄糖或麦芽糖，含量应为20~50g/L	—	—	—
甘氨酸含量	如制品中加甘氨酸，含量应为10~30g/L	0.3M	—	—
分子大小分布	IgG单体与二聚体含量之和应不低于90.0%	—	IgG单体与二聚体含量之和应不低于85%，多聚体含量不得过10%	—
抗-HBs	每1g蛋白质应不低于6.0IU	—	每1g免疫球蛋白应不低于0.5IU	—
白喉抗体	每1g蛋白质应不低于3.0HAU	不低于2单位白喉抗毒素/ml	—	—
麻疹抗体	—	符合规定	—	—
脊髓灰质炎抗体1，2，3	—	符合规定	—	—
甲型肝炎抗体	如用于预防甲型肝炎，应不低于100 IU/ml	—	应不低于100 IU/ml	—
水分检查	—	—	符合规定	—
无菌检查	依法检查（通则1101），应符合规定	—	应符合规定	—
异常毒性检查	依法检查（通则1141），应符合规定	—	应符合规定	—
热原检查	依法检查（通则1142），注射剂量按家兔体重每1kg注射0.15g蛋白质，应符合规定	—	热原或细菌内毒素检查，应符合规定	—

3. 人凝血因子类制品

检验项目	中国药典（2020年版）	美国药典（USP 42）	欧洲药典（10.0）	日本药局方（17th）
鉴别实验	免疫双扩散法	—	—	—
物理检查	外观、真空度、复溶时间、可见异物、渗透压摩尔浓度、装量差异	—	外观、渗透压摩尔浓度、溶解度	—
水分	应不高于3.0%	—	半微量测定法、干燥失重法、近红外光谱法	—
pH值	应为6.5~7.5	—	应为6.5~7.5	—
钠离子含量	应不高于160mmol/L	—	—	—
枸橼酸离子含量	如加枸橼酸钠作稳定剂，应不高于25mmol/L	—	—	—
聚乙二醇（PEG）残留量	如采用PEG分离制备，应不高于0.5g/L	—	—	—
糖含量	如制品中添加糖作稳定剂，应符合批准的要求	—	—	—
总蛋白量	—	—	硫酸硝解法	—
氨基酸含量	如制品中添加氨基酸作稳定剂，其含量应符合批准的要求	—	—	—
效价	应为标示量的80%~140%（人凝血因子Ⅷ）	—	应为标示量的80%~120%（人凝血因子Ⅷ）；80%~125%（人凝血因子Ⅸ、Ⅱ、Ⅶ、Ⅹ）	—
比活性	凝血因子Ⅷ每1mg蛋白质应不低于10.0IU	—	凝血因子Ⅸ每1mg蛋白质应不低于0.6IU	—
抗A、抗B血凝素	按人凝血因子Ⅷ稀释至4 IU/ml进行检定，应不高于1：64		按人凝血因子Ⅷ稀释至3 IU/ml进行检定，应不高于1：64	
HBsAg	应为阴性	—	—	—

续表

检验项目	中国药典（2020年版）	美国药典（USP 42）	欧洲药典（10.0）	日本药局方（17th）
无菌检查	依法检查，应符合规定	—	14天内不得培养出微生物，应符合规定	—
异常毒性检查	豚鼠试验法、小鼠试验法	—	—	—
热原检查	家兔试验法	—	家兔试验法	—
细菌内毒素	—	—	鲎试验法，每1IU人凝血因子Ⅸ中含有内毒素低于0.05IU Ⅷ 0.03	—
磷酸三丁酯残留量	应不高于10μg/ml	—	—	—
聚山梨酯80残留量	应不高于100μg/ml	—	—	—

4. 人抗凝血酶类制品

检验项目	中国药典（2020年版）	美国药典（USP 42）	欧洲药典（10.0）	日本药局方（17th）
鉴别试验	—	符合效价测定项下规定	符合效价测定项下规定	—
物理检查	—	渗透压	外观、溶解度、渗透压	外观、装量
水分	—	不得过3%	半微量测定法、干燥失重法、近红外光谱法，在规定限度内	不超过5%
pH值	—	应为6.0~7.5	应为6.0~7.5	—
总蛋白量	—	凯氏定氮法	硫酸硝解法	—
效价	—	不低于25 IU/ml，应为标示量的80%~120%（抗凝血酶Ⅲ）	应为标示量的80%~120%（抗凝血酶Ⅲ）	—
比活性	—	—	—	不低于3 IU/mg
肝素含量	—	不得过0.1 IU/1IU抗凝血酶Ⅲ	不超过0.1 IU/1IU抗凝血酶Ⅲ	—

续表

检验项目	中国药典（2020年版）	美国药典（USP 42）	欧洲药典（10.0）	日本药局方（17th）
无菌检查	—	培养基直接接种	应符合规定	—
热原检查	—	家兔试验法	家兔试验法	—
细菌内毒素	—	—	鲎试验法，不得过0.1 IU/1IU 抗凝血酶Ⅲ	—
分子量分布	—	色谱法，高分子量物质不得过 13%	—	—
肝素结合分数	—	—	不低于 60%	—

5. 人纤维蛋白原类制品

检验项目	中国药典（2020年版）	美国药典（USP 42）	欧洲药典（10.0）	日本药局方（17th）
鉴别试验	免疫双扩散法	—	符合效价测定项下规定	—
物理检查	外观、真空度、复溶时间、可见异物、装量差异、渗透压摩尔浓度、稳定性试验	—	外观、复溶时间、渗透压摩尔浓度、稳定性试验	—
化学检定				
水分	应不高于 5.0%	—	半微量测定法、干燥失重法、近红外光谱法	—
pH 值	应为 6.5~7.5	—	6.5~7.5	—
纯度	应不低于 70.0%	—	70%~130%	—
纤维蛋白原总量	根据纯度测得的可凝固蛋白质含量及标示装量计算每瓶纤维蛋白原总量，应不低于标示量	—	溶液中纤维蛋白原含量不低于 10g/L；在添加任何蛋白质稳定剂之前，比活性（纤维蛋白原含量相对于总蛋白质含量）不低于 80%	—
枸橼酸离子含量	比色法、高效液相色谱法	—	—	—

续表

检验项目	中国药典（2020年版）	美国药典（USP 42）	欧洲药典（10.0）	日本药局方（17th）
糖含量	高效液相色谱法，如制品中加葡萄糖或蔗糖，其含量应符合批准的要求	—	—	—
氯离子含量	氯化钠测定法	—	—	—
氨基酸含量	高效液相色谱法，如制品中加氨基酸，其含量应符合批准的要求	—	—	—
凝固活力	两次测定结果平均值应不超过60秒	—	—	—
HBsAg	用经批准的试剂盒检测，应为阴性	—	—	—
无菌检查	无菌检查法	—	无菌检查法	—
异常毒性检查	豚鼠试验法，小鼠试验法，用0.85%~0.90%氯化钠溶液将供试品蛋白质含量稀释成10g/L	—	每毫克纤维蛋白原的内毒素含量低于0.03 IU	—
热原检查	家兔法，注射剂量按家兔体重每1kg注射纤维蛋白原30mg	—	家兔法，注射剂量按家兔体重每1kg注射纤维蛋白原30mg	—
细菌内毒素	—	—	不得过0.03 IU/ml	
病毒灭活剂检查	—	—	—	—
磷酸三丁酯残留量	应不高于10μg/ml	—	—	—
聚山梨酯80残留量	应不高于100μg/ml	—	—	—

6. 人纤维蛋白黏合剂制品

检验项目	中国药典（2020年版）	美国药典（USP 42）	欧洲药典（10.0）	日本药局方（17th）
鉴别试验	免疫双扩散法	—	—	—

续表

检验项目	中国药典（2020年版）	美国药典（USP 42）	欧洲药典（10.0）	日本药局方（17th）
物理检查	外观、真空度、复溶时间、装量差异、稳定性试验	—	外观、复溶时间、稳定性试验	外观、复溶时间
水分	应不高于5.0%	—	半微量测定法、干燥失重法、近红外光谱法	干燥失重法（应不高于3.0%）
pH值	应为6.5~7.5	—	6.5~8.0（凝血酶5.0~8.0）	—
纯度	应不低于70.0%	—	70%~130%	80%~150%
纤维蛋白原总量	根据纯度测得的可凝固蛋白质含量及标示装量计算每瓶纤维蛋白原总量，应不低于标示量	—	—	—
枸橼酸离子含量	比色法、高效液相色谱法	—	—	—
糖含量	高效液相色谱法，如制品中加葡萄糖或蔗糖，其含量应符合批准的要求	—	—	—
氯离子含量	氯化钠测定法	—	—	—
氨基酸含量	高效液相色谱法，如制品中加氨基酸，其含量应符合批准的要求	—	—	—
凝固活力	两次测定结果平均值应不超过60秒	—	—	—
人凝血因子Ⅷ效价	应不低于1.0U/ml	—	规定效价的80%~125%	—
人凝血酶效价	凝血酶检测此项，应为标示量的80%~140%	—	规定效价的80%~125%；凝血酶浓度低（约为4 IU/ml）的成分，可按规定效价的50%~150%	不低于10 IU/mg
HBsAg	用经批准的试剂盒检测，应为阴性	—	—	—
无菌检查	无菌检查法	—	无菌检查法	无菌检查法

续表

检验项目	中国药典（2020年版）	美国药典（USP 42）	欧洲药典（10.0）	日本药局方（17th）
异常毒性检查	豚鼠试验法，小鼠试验法，用0.85%~0.90%氯化钠溶液将供试品蛋白质含量稀释成10g/L	—	—	—
热原检查	家兔法，注射剂量按家兔体重每1kg注射纤维蛋白原30mg	—	—	—
磷酸三丁酯残留量	应不高于10μg/ml	—	—	—
聚山梨酯80残留量	应不高于100μg/ml	—	—	—

参考资料

[1] 国家药典委员会. 中华人民共和国药典（2020年版）[M]. 北京：中国医药科技出版社，2020.

[2] The United States Pharmacopeia Convention.USA：United Stated Pharmacopeia Convention [M]. 2019：USP42-NF37.

[3] Council of Europe.European Pharmacopoeia（Edition 10）[M]. Strasbourg：European Directorate for the Quality of Medicines & HealthCare，2019.

[4] The Ministry of Health，Labour and Welfare. The Japanese Pharmacopoeia 17th edition [M]. 2016.

第八节　血液制品病毒检测试剂的筛选与使用

一、血液制品中病毒的检测要求

1. 血液制品病毒的安全性控制

《中国药典》2020年版三部生物制品通则“生物制品病毒安全性控制”，其中规定，对包括血液制品在内的生物制品病毒安全性控制，要遵循风险评估、全过程控制及全生命周期管理等原则，人血液制品起始原材料为健康人血浆，存在经血传播病毒的安全性风险，因此人血液制品的病毒安全性控制应包含生物制品病毒安全性控制的所有要素，重点应考虑人血浆来源的病毒风险控制和生产工艺过程的病毒清除能力，必要时应实施对上市产品病毒安全性的追溯。

对病毒污染检测方法的选择，应结合品种特点和具体生产情况的综合分析，设计并选择适宜的方法对潜在污染病毒进行检测，如细胞培养法、核酸扩增技术等。为提高病毒检出率，应尽可能采用先进的技术和方法用于病毒污染的检测。病毒检测阴性不能完全证明无病毒污染存在，应排除因取样量不足、病毒含量低于检测方法的灵敏度，或检测方法不适用等导致病毒检测结果阴性的情况。

2. 不同血液制品病毒检测项目的规定

《中国药典》2020年版三部通则“血液制品生产用人血浆”和血液制品相关各论中对血浆及血液制品的检测进行了详细规定，其中“血液制品生产用人血浆”通则中分别规定了单人份血浆、小样混合血浆和合并血浆中需要对乙型肝炎病毒表面抗原（HBsAg）、人类免疫缺陷病毒（HIV-1 和 HIV-2 抗体）、丙型肝炎病毒抗体（HCV 抗体）或者乙型肝炎病毒（HBV-DNA）、丙型肝炎病毒（HCV-RNA）和Ⅰ型人类免疫缺陷病毒（HIV-1-RNA）的核酸进行检测，并对病毒检测方法进行了规定；对于人血白蛋白、人凝血因子Ⅷ、人纤维蛋白原、人纤维蛋白黏合剂、人凝血酶、人凝血酶原复合物等血液制品的成品要求进行 HBsAg 的检测，详见表 3-7。

表3-7　不同样本中病毒检测项目及方法

检测样本	检测项目	检测方法
单人份血浆	HBsAg HIV-1 和 HIV-2 抗体 HCV 抗体	酶联免疫吸附试验
小样混合血浆	HBV-DNA HCV-RNA HIV-1-RNA	核酸检测技术
合并血浆	HBsAg/HBV-DNA HIV-1 和 HIV-2 抗体 /HIV-1-RNA HCV 抗体 /HCV-RNA	酶联免疫吸附试验 / 核酸检测技术
（冻干）人血白蛋白	HBsAg	酶联免疫吸附试验
人凝血因子Ⅷ	HBsAg	酶联免疫吸附试验
人纤维蛋白原	HBsAg	酶联免疫吸附试验

续表

检测样本	检测项目	检测方法
人纤维蛋白黏合剂	HBsAg	酶联免疫吸附试验
人凝血酶	HBsAg	酶联免疫吸附试验
人凝血酶原复合物	HBsAg	酶联免疫吸附试验

二、血液制品病毒检测试剂的种类

《中国药典》2020 年版三部规定血液制品需要检测的病毒主要为乙型肝炎病毒、人类免疫缺陷病毒及丙型肝炎病毒，所采用的检测方法主要包括：双抗体夹心酶联免疫法检测 HBsAg，间接酶联免疫法或双抗原夹心酶联免疫法检测 HCV 抗体，双抗原夹心酶联免疫法检测 HIV-1 和 HIV-2 抗体，双抗体夹心酶联免疫法检测 HIV-1 p24 抗原，核酸检测技术主要包括实时荧光 -PCR 法、转录介导的扩增（TMA）- 化学发光法等，用于检测 HBV-DNA、HCV-RNA 和 HIV-1-RNA；所对应的检测试剂主要有乙型肝炎病毒表面抗原诊断试剂盒（酶联免疫法）、丙型肝炎病毒抗体诊断试剂盒（酶联免疫法）、人类免疫缺陷病毒抗体诊断试剂盒（酶联免疫法）、人类免疫缺陷病毒抗原抗体诊断试剂盒（酶联免疫法）及乙型肝炎病毒、丙型肝炎病毒、人类免疫缺陷病毒 1 型核酸检测试剂盒。

三、血液制品病毒检测试剂的要求

《中国药典》2020 年版三部通则 3306“血液制品生产用人血浆病毒核酸检测技术要求”明确规定：检测试剂应为经批准的用于混合血浆核酸检测用试剂。检测试剂的贮存、运输及使用应按试剂盒说明书进行。在体外诊断试剂各论中，对不同的血液制品病毒检测试剂盒的制造及检定进行了详细规定：规定生产和检定用设施、原材料及辅料、水、器具、动物等应符合有关要求，对包被用抗原或抗体、辣根过氧化物酶、微孔板、引物、探针、扩增用酶、脱氧三磷酸核苷 dNTPs 或三磷酸核苷 NTPs、阳性对照、阴性对照、磁珠等原材料均有严格要求，同时对试剂盒的制备程序均有详细说明，对试剂盒半成品及成品的检定，内容主要包括阴性参考品符合率、阳性参考品符合率、最低检出限、精密性、微生物限度检查、稳定性试验等，对核酸检测试剂盒半成品和成品检定中，检定程序还包括混样检测、拆分检测和鉴别检测三种程序，并规定了半成品和成品检测过程需具体采用哪种程序。

四、血液制品中人细小病毒监测的问题

人细小病毒 B19（human parvovirus B19，以下简称 B19 病毒）正在成为关注的热点之一。目前，已经发现可以感染人的细小病毒有 4 种，只有 B19 病毒被确认能使人类致病，许多发达国家及国际组织对血液或血液制品生产用原料血浆中的 B19 病毒采取了监控措施。献血献浆人群中 B19 病毒感染普遍存在，国内外检测结果表明，献血者中 B19 病毒的抗体阳性率最高可达 79.1%。在不进行 B19 病毒核酸检测（nucleic acid testing, NAT）情况下，混合原料血浆及血液制品中 B19 病毒的污染情况较严重，最高污染率可达 100%。造成上述数据巨大差异的原因是，血液制品生产用混合原料血浆由数千至上万份单人份血浆混合而成，处于 B19 病毒血症期的献浆者血浆中病毒含量可高达 10^{11}~10^{14} copies/ml，这样一份含高滴度 B19 病毒的血浆就足以使该批次混合原料血浆高度污染[5]。

血液制品的 B19 病毒安全性受到国外广泛关注。为降低经输注血液制品传播 B19 病毒的风险，很多发达国家及国际组织针对原料血浆及血液制品中 B19 病毒污染情况相继制定了监控标准。美国食品药品管理局（FDA）自 1999 年就推荐将 NAT 方法作为在线控制措施，并于 2009 年提出建议对所有类型血液制品生产用的混合血浆进行 B19 病毒的 minipool NAT 检测，弃掉 B19 病毒高滴度的血浆，将混合原料血浆中 B19 病毒的含量控制在＜ 10^4 IU/ml 水平。设定此阈值，在保障血液制品安全性的同时避免了大量血浆的浪费。欧洲药典自 2004 年起要求对用于生产抗 D 免疫球蛋白以及 S/D 灭活血浆等产品的混合血浆进行 B19 病毒 DNA 检测，控制 B19 病毒 DNA 含量低于 10^4 IU/ml。2003 年，国际血浆蛋白治疗协会（PPTA）也提出将 NAT 作为检测 B19 病毒载量的一种在线控制措施执行，混合血浆中 B19 病毒 DNA 含量不能超过 10^5 IU/ml，并在 2013 年将此标准调整为 10^4 IU/ml。研究证明，经 B19 病毒 NAT 筛查后，原料血浆及血液制品中 B19 病毒的阳性率和病毒载量均显著下降。

我国目前对于血液/血液制品中细小病毒的监控尚无任何相关文件和技术指导原则，血液制品生产企业也未对混合原料血浆和血液制品进行 B19 病毒 NAT 筛查。但是目前调查结果显示，我国混合原料血浆与血液制品中 B19 病毒污染情况严重。为了保障我国血液/血液制品安全性，需要输血与血液制品领域同行共同努力，首先对我国献血/浆人群及血液/血液制品受者的 B19 病毒感染情况进行动态研究和大规模调查，形成系统完整的风险评估报告，为今后相关标准的制定提供本底数据和理论依据。

参考文献

[1] 黎添华，邢启明，彭永辉. 医院用血液制品 HCV 污染情况分析 [J]. 当代医药论丛，2011,09(12):165-165.

[2] 国家药典委员会. 中华人民共和国药典：2020 年版 [M]. 北京：中国医药科技出版社，2020.

[3] 陈前进，俞新莲，张月花，等. 血液及血制品感染因子检测 [J]. 中华医院感染学杂志，2002,12(4):3.

[4] 付瑞，岳秉飞. 血液制品中病毒检测控制与风险管理 [J]. 临床药物治疗杂志，2020,18(1):4.

[5] 马玉媛，贾俊婷，章金刚. 血液及血液制品中人细小病毒 B19 的检测及其意义 [J]. 临床输血与检验，2016,18(3):4.

第九节　血液制品上市后药物警戒概况

一、药物警戒的意义

20 世纪 60 年代发生的沙利度胺（反应停）药害事件是通过流行病学方法确定的，事件之后，欧美各国相继开展了药物不良反应监测。而法国则在 1974 年推行了全新的“药物警戒”（pharmacovigilance）系统工作。1992 年，法国药物流行病学家 Begaudg 对此工作进行了比较明确的释意。此后，药物警戒这一提法逐渐被健康工作者所接受。

药物警戒是与发现、评价、理解和预防不良反应或其他任何可能与药物有关问题的科学研究与活动。药物警戒不仅涉及药物的不良反应监测评价与报告，还涉及其他与药物相关的安全问题的监测与报告，譬如伪劣药品流通、临床药物治疗错误、药物的滥用与错用、没有充分科学根据的超适应证用药、临床药物急慢性中毒的病例报告、药物相关致病率病死率评估以及药物与药物之间、药物与食品及其他传统之间的不良相互作用等相关研究。

药物警戒从用药者安全全程着眼，发现、评估、通报、预防药品不良反应。要求可以即报，不论药品的质量、用法、用量正常与否，更多的重视以综合分析方法探讨因果关系，容易被广大报告者接受。药物警戒的主要工作内容包括：①早期发现未知药品的不良反应及其相互作用；②发现已知药品的不良反应的变化趋势；③分析药品不良反应的风险因素和可能的机制；④对风险/效益评价进行定量分析，发布相关信息，促进药品监督管理和指导临床用药。

药物警戒的目的包括：①评估药物的效益、危害、有效及风险，以促进其安全、合理及有效地应用；②防范与用药相关的安全问题，提高患者在用药、治疗及辅助医疗方面的安全性；③教育、告知病人药物相关的安全问题，增进涉及用药的公众健康与安全。药物警戒的最终目标为合理、安全地使用药品；对已上市药品进行风险/效益评价和交流；对患者进行培训、教育，并及时反馈相关信息。

药物警戒领域中，国际合作的主要基础是世界卫生组织国际药物监测计划（WHO International Drug Monitoring Programme），对此有 80 多个成员国通过并形成系统，鼓励医疗保健人员记录和报告发生在他们患者中的药物不良反应。这些报告在当地被评价并可能引起国内关注。成员国将他们的报告发送给 WHO 乌普萨拉监测中心（Uppsala Monitoring Centre），经该中心处理，评估后输入 WHO 国际数据库。通过 WHO 计划会员资格，一个国家就可以了解是否别处也有类似的报告。

中国作为国际药物监测合作计划的成员国也在不断加强国际交流，2004 年《药品不良反应监测管理办法》法规文件正式颁布，同年 7 月《中国药物警戒》杂志（Chinese Journal of Pharmacovigilance）创刊。标志着现有药品不良反应监测体系基础上，进一步建立了药物警戒制度。对于提高广大医药工作者对药物警戒的理解和认识，增强开展药物警戒的积极、主动性具有重要意义，对于促进我国药品风险管理体系的逐步形成，从而确保公众用药安全、有效具有积极意义。国家药品监督管理局于 2021 年 5 月颁布了《药物警戒质量管理规范》，自 2021 年 12 月 1 日起实施，该规范是首个出台的与药物警戒相关的配套文件，体现了药品生命周期管理的理念，坚持了药品风险管理的原则，明确了持有人和申办者的药物警戒主体责任，并与轨迹药物警戒的最新发展接轨。

从《药物警戒质量管理规范》的主体精神也可以看出，药物警戒是贯穿于药物发展的始终的，即从药物的研究设计就开始着手考虑其安全问题。由于上市前获得的数据有限，所以药物上市后监测工作就显得非常重要了。但是上市后监测工作的研究方法是观察性的，在临床治疗条件下而不是在严格的试验条件下观察研究对象，难以控制混杂因素。因此，通常认为观察性数据往往比试验性数据质量差。在上市后监测阶段，药物警戒一个重要的挑战就在于如何收集、分析上市后的药物的观察性数据，并得出具有较强说服力的结论，这也是药品不良反应监测的主要内容。这就需要药品上市许可持有人根据《药物警戒质量管理规范》要求建立健全药物警戒体系和开展药物警戒活动。随着药物流行病学统计分析方法的进步，基于临床大数据的真实世界数据研究可以获得诸多高质量的证据。根据

WHO 的指南性文件，药物警戒涉及的范围已经扩展到草药、传统药物和辅助用药、血液制品、生物制品、医疗器械以及疫苗等。

二、血液制品药物警戒的国内现状

血液经分离后的制品包括红细胞、白细胞、血小板及血浆等，血浆经进一步分离纯化可以得到更多的单一有效组分，如白蛋白、各种凝血因子、多价或高价免疫球蛋白、各种蛋白酶抑制剂、抗凝血酶原及纤维蛋白原等。输血与使用血液制品的安全性相关不良事件主要涉及两个方面，即由输血和使用血液制品而引起的不良免疫反应及血源性传染性因子的存在。

1. 由输血引起的免疫反应及防范措施

输血后的急性和严重的免疫反应主要由输入血液的有形成分所携带的同种异型抗原所引起。除了主要组织相容性复合物（MHC）抗原之外，来自供体的同种异型抗原，必须在受体抗原呈递细胞（APCs）内进行加工处理后，才能进一步作用于免疫反应细胞，而 MHC 抗原则可直接刺激机体的免疫细胞而引起一系列的免疫反应。应指出的是受体的生理状态、受体所患疾病的类型及接受的治疗方案等，都可对输血后引起的免疫反应产生影响。一般情况下由输血而引起的免疫反应并不出现明显的临床症状，只有重复接受治疗的受体，才有较多的机会引起免疫反应，症状也比较严重。经受严重外伤或接受外科手术的病人以及患有严重疾病的患者，细胞免疫功能往往明显低下，自然杀伤细胞功能降低，迟发性超敏反应降低，各种细胞因子反应系统紊乱，从而大大降低了机体对感染因子的抵抗力。因此深入研究血液制品中各种成分与受体相关感应系统之间的相互作用是保证血液制品安全性的重要方面。

2. 血液和血液制品中的感染性因子

人血液中可潜存有各种感染性因子，包括病毒、细菌和原虫等。如人免疫缺陷病毒（HIV），甲、乙、丙型肝炎病毒（HAV、HBV、HCV），人巨细胞病毒（CMV），人类嗜 T 淋巴细胞 Ⅰ 型，Ⅱ 型病毒（HTLV-1、HILV-Ⅱ），Epstein-Bam 病毒（EBV）以及乳突状瘤病毒 B19（parvovirus B19）等。丁型肝炎病毒（HDV）是一种缺陷病毒，只有在 HBV 存在的条件下才表现为感染性。而 CMV、HILV 和 EBV 只是经血液中的有形成分，特别是经各种白细胞的输入传播，因此去除了这些有形成分的血浆制品，则很少会再传播由这类病毒引起的疾病。除了以上列举的病毒以外，人们对某些原虫和细菌引起的输血后疾病亦越来越重视，如疟疾，锥虫病，利什曼原虫病，梅毒螺旋体感染、布氏杆菌感染以及某些立克次体感染等，均可由血液供体直接传播。一些种类的细菌可由供体直接传染给受体，亦可在加工与储存的过程中由外环境中污染，如耶尔森菌属、假单胞菌属、金黄色葡萄球菌及沙门氏菌属等。输入污染细菌的血液常导致较严重的菌血症或败血症反应，并出现较高的死亡率，因此一些国家的药管部门正在制定有关防止细菌性污染的对策。

由于可经血液传播的乙型肝炎病毒（HBV）、丙型肝炎病毒（HCV）、人类免疫缺陷病毒（HIV）等致病病毒对人类健康的巨大威胁，且在20世纪80年代，临床输用未经病毒灭活处理的F Ⅷ制剂的血友病患者中，证实有人类免疫缺陷病毒（HIV）的感染。随即科研人员展开了对血浆的病毒检测方法和制剂的病毒灭活方法的研究，各国政府也加强了对原料血浆的检疫期（“窗口期”）管理。同时采取效果可靠的病毒灭活/去除技术对可能污染的致病病毒作灭杀和去除处理，这使血液制品的病毒安全性有了质的提高，并取得辉煌成果。因此，只要按照现代生物技术的要求，严格管理，切实实施，血液制品可能引起的病毒污染危险，是可以充分避免的。

为了加强血液制品质量管理，降低病毒传播的风险，提高其病毒安全性，国家出台了一系列重要措施，以保证上市的血液制品质量安全、有效。这一系列重要措施囊括了血液制品生产全过程，从原料血浆开始直到上市后不良反应监测等。

（1）血浆管理　血液制品的质量与安全性问题，尤其是血液制品病毒安全性问题是广为关注的问题，必须采取多种措施降低传染性疾病经血液制品传播的风险。在血液制品生产过程中和最终的除菌过滤处理，可除去细菌和寄生虫传染因子。其主要污染的传染因子是病毒，即经血传染的病毒。已证明低温乙醇生产工艺及病毒灭活和去除步骤在确保血液制品安全性上，特别是对来自HIV、HBV和HCV的风险起着很重要作用。最近也证明，这些步骤对于新出现的脂包膜病毒，如西尼罗病毒（WNV），提供了足够的安全范围，但仅此不足以保证制品的安全性。用于制备血液制品的原料血浆质量直接关系到成品的安全和有效性，只有用质量上有保障的血浆，生产出的血液制品的质量才有保证。生产用的血浆安全性和质量是几个累加的预防措施协同作用的结果，这包括审慎选择健康供血浆者，对采集的血液/血浆进行筛查，对合并血浆进行检测，血浆采集实行全面的质量管理规范，尽可能快速低温冻存、运输、保存所采集的血浆，执行血浆检疫期等措施。

血液制品生产用原料血浆为健康人血浆，系以单采血浆术采集的专供生产血液制品。单采血浆站必须按照《中国药典》“血液制品生产用人血浆”规定的标准，选择合格的供血浆者，由县级人民政府卫生行政部门核发《供血浆证》。为确保血液制品生产用人血浆的质量，供血浆者的确定应通过询问健康状况、体格检查和血液检验，由有经验的或经过专门培训的医师作出能否供血浆的决定，并对之负责。体检和血液检验结果符合要求者方可供血浆。具体措施包括规避高风险献血者献血，主动将病毒感染的风险（性行为、在病区滞留等）告知献血者，献血者应阅读并填写关于其个人健康状况和行为的调查表，接着进行问诊，在此阶段将对献血者的医疗记录进行审核以确定其可献血量。此外，对人群进行流行病学检测有助于检出传染性疾病（包括新病原体）的传播趋势。

然后是开展对血液/血浆中的病毒标志物的系统检测。每人份血液/血浆都应进行检测，确保血液无 HIV-1 和 HIV-2 抗体、HCV 抗体和 HBs 抗原（HBsAg）的阳性反应。监管机构还可能要求附加检测，例如根据当地流行病情况确定进行 HTLV I& Ⅱ检测或使用核酸扩增技术（NAT）检测某些病毒。用于分离的多人份混合血浆，应逐步完善条件进行附加 NAT 检测，包括对 HCV、HIV、HBV、HAV 和人细小病毒 B1，进行 NAT 检测。目前主要是对血液制品生产用原料血浆实施检疫期制度，即将采集并检测合格的原料血浆放置 90 天（采用血清学方法，如酶联免疫法），90 天后经对献浆员的再次进行病毒筛查并检测合格，方可将原料血浆投入生产。同时，血液制品生产企业还要适时对原料血浆开展艾滋病病毒核酸 PCR 以及乙型、丙型肝炎病毒核酸 PCR 的检测工作。对原料血浆进行病毒核酸检测，其检疫期可由 90 天缩短至 60 天。血液制品生产企业申请血液制品批签发时，应在批记录摘要中增加原料血浆实施检疫期的相关信息，未提供相关信息的，其产品不予批签发。

（2）药品生产质量管理规范（GMP） GMP 是药品生产质量管理的基本准则，适用于药品生产的全过程。自 1988 年原卫生部颁布了《药品生产质量管理规范》后，明确药品的生产要把质量放在首位，血液制品也不例外。用人血浆生产的血液制品一般应考虑：检测方法的局限性或操作可能出现的差错，均可能造成已知的和尚未认知的经血传染的病毒污染；可能发生微生物污染，从而导致热原累积；由于生产中加入的辅料、试剂（如从组织中抽提的酶或亲和层析所用的单克隆抗体）造成的病毒污染；生产工艺，如采用有机溶剂和去污剂灭活病毒（S/D）法可能导致的化学污染，层析法的抗体或其他配基的污染；生产工艺变更后生产的制品可能会给患者带来不良反应，如产生新抗原或使凝血因子活化，从而导致血栓，特别是所用的病毒去除和灭活方法可能影响制品的质量和产量。因此按照全面质量管理的原则，在确保符合质量保证的目标中，血液制品生产的每一步必须严格按《药品生产质量管理规范》要求进行；必须严格控制生产各个步骤，如选用合格的原料血浆、优质的辅料和包装材料，合理的生产工艺，包括病毒灭活和去除处理；生产工艺验证；生产关键步骤质量监控。《中国药典》2020年版三部凡例总则中，明确规定药典正文所设各项规定是针对符合《药品生产质量管理规范》的产品而言，任何违反GMP或有未经批准添加物质所生产的药品，即使符合《中国药典》或按照《中国药典》没有检出其添加物质或相关杂质，亦不能认为其符合规定。

如前所述，由于使用血液制品导致的HIV、HBV和HCV感染会给患者造成巨大风险，所以去除/灭活病毒是重中之重，而不同类血液制品潜在的污染病毒的可能性不同，为此选择病毒去除/灭活方法的侧重点也应有所不同。《血液制品去除/灭活病毒技术方法及验证指导原则》国药监注［2002］160号也对这三类血液制品的病毒去除/灭活方式做了如下规定：凝血因子类制品生产过程中应有特定的能去除/灭活脂包膜和非脂包膜病毒的方法，可采用一种或多种方法联合去除/灭活病毒；免疫球蛋白类制品（包括静脉注射用人免疫球蛋白、人免疫球蛋白和特异性人免疫球蛋白）生产过程中应有特定的灭活脂包膜病毒方法，但从进一步提高这类制品安全性考虑，提倡生产过程中加入特定的针对非脂包膜病毒的去除/灭活方法；白蛋白采用低温乙醇生产工艺和特定的去除/灭活病毒方法，如巴斯德消毒法等。该指导原则除了提出“去除/灭活病毒方法的选择”的指导意见外，还对常用的去除/灭活病毒方法评价、特定的去除/灭活病毒方法验证、效果的判定、去除/灭活病毒方法的再验证也提出了相应的指导意见。

（3）生物制品批签发制度　生物制品批签发（以下简称批签发），是指国家对疫苗类制品、血液制品、用于血源筛查的体外生物诊断试剂以及国家食品药品监督管理局规定的其他生物制品，每批制品出厂上市或者进口时进行强制性检验、审核的制度。批签发制度源于世界卫生组织要求生物制品生产国管理当局，对疫苗类和其他生物制品出厂上市前实行国家批签发制度，这是一项保证上市的生物制品安全、有效的强有力措施。我国于2001年12月31日开始试行生物制品批签发工作，2003年1月15日正式实施。国家于2003年颁布《生物制品批签发管理办法（试行）》，在试运行的基础上，于2004年正式颁布《生物制品批签发管理办法》。目前实施的《生物制品批签发管理办法》是2021年3月1日起施行的；自第1版《办法》施行起，国家药监局确定了8个批签发机构，即中国食品药品检定研究院（以下简称中检院）以及北京、吉林、上海、湖北、广东、四川、甘肃省级药品检验机构，直到2020年4月和6月相继授权山东和重庆两省级药品检验机构承担血液制品批签发，目前共有批签发机构10个。中检院负责疫苗批签发，其他生物制品批签发由中检院和其他批签发机构分别负责。批签发品种最开始有6个（人血白蛋白和5个疫苗品种），2006年1月1日起扩大到所有预防用疫苗类制品，到2007年11月15日共有62个品种纳入批签发管理。之后，2008年1月1日起又扩大到所有上市销售的血液制品。详见表3-8。

表3-8　实施批签发的生物制品品种范围变化情况

开始实施日期	依据政策文件的文号	品种范围
2003年1月29日	国药监注（2003）37号	人血白蛋白，重组乙型肝炎疫苗（酵母及CHO细胞的）、麻疹减毒活疫苗，口服脊髓灰质炎减毒活疫苗、卡介苗、吸附百白破联合疫苗
2005年1月1日	国食药监注（2004）509号	人血白蛋白，重组乙型肝炎疫苗（酵母及CHO细胞的）、麻疹减毒活疫苗，口服脊髓灰质炎减毒活疫苗、卡介苗、吸附百白破联合疫苗
2005年8月1日	国食药监注（2005）327号	人用狂犬病疫苗
2005年10月1日	国食药监注（2005）424号	乙型脑炎减毒活疫苗、乙型脑炎灭活疫苗、A群脑膜炎球菌多糖疫苗、A+C群脑膜炎球菌多糖疫苗
2006年1月1日	国食药监注（2005）424号	所有预防用疫苗类制品
2007年6月1日	国食药监注（2007）284号	人免疫球蛋白类制品
2008年1月1日	国食药监注（2007）284号	所有上市销售的血液制品

三、血液制品药物警戒的实践探索

2019年“上海新兴血液制品艾滋病病毒抗体阳性”事件的发生轰动全国，在这次事件中，国家卫健委在2019年2月5日接到关于上海新兴医药控股有限公司静注人免疫球蛋白（批号：20180610Z）艾滋病抗体阳性的报告后立即通报了国家药监局，并要求全国各医疗机构暂停使用和封存该公司问题批次药品，做好相关患者的病情观察和监测，配合药品监管部门作好情况调查和药品处置工作。国家卫健委也第一时间派出工作组赴地方指导工作，并召集专家对有关问题进行分析研判。根据相关文献报道，结合该药品灭活病毒的生产工艺特点和产品pH值等因素，专家认为使用该药品的患者感染艾滋病的风险很低。国家卫健委组织制定了使用药品患者的随访监测方案，本着对人民高度负责的精神，指导地方做好相关患者随访观察，配合国家药监局共同做好后续处置工作。各级医疗机构闻令而行，开展使用过该批次药品患者的随访监测工作。2 月 6 日，上海市食药监局披露，已控制企业所有相关生产和检验记录，对产品抽样送检。该部门同时要求企业停产，启动紧急召回。2 月 7 日上海方面就对上海新兴医药股份有限公司生产的涉事批次静注人免疫球蛋白进行的艾滋病、乙肝、丙肝三种病毒核酸进行了检测，结果均为阴性；江西方面对患者的进行了复检，结果也为阴性。

回顾本次事件，复检结果艾滋病病毒核酸全部为阴性，在初发医疗机构内未有其他疑似或确认的阳性病例情况，其他有使用本批次血液制品的医疗机构与检测机构也均发现存在血液制品或使用者血样艾滋病病毒核酸检测阳性的情况。本次事件说明药物警戒意识和思维已经深入到卫生健康系统中，也证明了国家各级药物警戒系统运行的高效率。提醒所有健康相关工作者，按照规章、按流程开展相关工作的重要性。

鉴于血液制品存在经血液途径传播疾病的风险，一旦发生血液制品用药风险，需立即召回药品和患者，开展进一步检测，必要时行干预治疗。因此，对血液制品实行追溯管理，是应对血液制品风险的主要措施。国务院药品监督管理部门应当制定统一的药品追溯标准和规范，推进药品追溯信息互通互享，实现药品可追溯。国家建立药物警戒制度，对药品不良反应及其他与用药有关的有害反应进行监测、识别、评估和控制。为实现医院内血液制品应用全过程追溯管理，已有医疗机构利用药品条码信息技术，建立药品闭环管理流程，实现了血液制品与患者的双向追溯。在该示范案例中，由于考虑药品追溯码存在同时关联药品通用名、剂型、制剂规格、包装规格、药品批准文号、药品生产企业名称、生产日期、批次、有效期等数据的特点，“唯一性”是其编码原则之一。因此药品追溯码是单包装药品的唯一身份码，只有建立药品追溯码，才能实现“一件一码”的管理目标。该案例的具体操作如下：血液制品进入药房后，逐一扫描电子监管码，读取药品名称、规格、生产厂家信息，补录批号、效期等信息，形成由“电子监管码 + 药品名称 + 规格 + 生产厂家 + 批号 + 效期”组成的药品身份码，即院内药品追溯码，从而建立血液制品单包装追溯码数据库，之后不管是从调剂还是到用药的整个流程都会与这个唯一码相关联，实现了单剂血液制品的全程追溯；批次血液制品的追溯召回；“血液制品 - 患者”和“患者 - 血液制品”的双向关联追溯。

上述血液制品追溯管理案例的关键是基于药品追溯码的闭环流程，对药品追溯的最基础工作是对单剂药品采用统一标准且规范的条形码，其条形码又具有唯一性。对药品实行信息化闭环管理，使用环节要环环相扣，且每一步均需扫码记录或核对，通过扫描，才能记录其使用的各环节信息，同时这个工作也是需要完善的医院信息系统支持才能实现。

血液制品药物警戒的探索提醒我们，对血液制品使用风险的关注不应只停留在安全使用这个点上，而是要实现血液制品的质量可控、可追溯，寻找引起血液制品不良事件的成因和解决措施，激励原料血浆采集机构、血液制品生产企业和医疗机构建立并完善持续改进的措施，从根本上预防不良事件的再次发生；二是有助于卫生行政部门对血液制品不良事件的纠纷及处理情况形成统一的可复制的模式与流程，使血液制品更好地服务于临床，使血液制品的安全纠纷及其处理结果的报告更加科学规范。

附　血液制品药物警戒的国外状况

近些年来，随着我国《血液制品管理条例》《生物制品批签发管理办法》《单采血浆站管理办法》《药品生产质量管理规范》等的逐步完善，这些法规条例也对原料血浆的采集、检测、使用等各环节均有明确的规定；但是对于原料血浆的监管模式，国外的法规与企业实际执行情况，与国内还有许多不同之处。

在原料血浆来源的管理模式方面，欧洲血液制品生产企业的血浆 70%~80% 来源于临床回收血浆，20%~30% 来源于单采血浆站；而美国的原料血浆 80%~90% 来自于单采血浆站，10%~20% 来自于无偿献血机构。美国开设单采血浆站未设限制，完全基于市场机制的运作，由市场规律调节供需以及价格，FDA 主要负责确保单采血浆站符合认定标准，即企业需符合联邦法律并经 FDA 检查合格，可根据自身的规划进行采浆。所有的血液采集机构均由 FDA 颁发许可证，FDA 每 2 年对采供血机构进行 1 次随机检查，受检方必须向检查方提供需要的所有材料，FDA 检查员有权随时检查并责令受检方停业或整改。血液制品企业对浆站的审计每 3 年进行一次。美国的单采血浆站不进行血浆检测，血浆样本集中检测、存放。合格的供浆者在美国可每周献 2 次，2 次捐献至少间隔 2 天；根据体重决定献浆量，年龄控制在 69 岁以内，当发现有纹身、针灸等情况，如果不能证明使用消毒针，需要 1 年以后献浆。

在原料血浆检疫期管理方面实施 60 天检疫期，欧美在 20 世纪 90 年代初即开始实施原料血浆检疫期管理，执行血浆蛋白治疗协会建立的质量优异、保障和指导标准。欧美多采取酶联免疫吸附法加病毒核酸检测法（NAT）同时对原料血浆进行病毒筛查，如果 60 天后，未收到供浆者的不合格信息，60 天之前采集的血浆即可投料生产。

美国或欧洲的单采血浆站不进行血浆检测，而是集中到血浆检测中心进行检测，目前主要采用的是酶联免疫吸附法和病毒核酸扩增法，即原料血浆运输到企业后不再进行单人份的检测，检疫期结束后（不再对献浆员进行检测）投料生产，在投料生产时，对混合血浆采用病毒核酸扩增法进行检测，同时，混合血浆样送欧洲当地药监部门批签发检验。

在血液制品的生产方面，欧美企业普遍对传统工艺进行了改良，同时引入了层析工艺，使得其相关血液制品的产品质量高、品种多。目前国外已经上市或正在进行临床试验的血浆蛋白产品有近30种。自从1992年美国FDA批准第一代rhFⅧ产品Recombinate，重组血浆蛋白制品已经走过了将近30个年头，随着输注用重组白蛋白的问世，弥补了血浆来源白蛋白的诸如原料血浆价格上涨、病毒灭活过程增加等缺陷。由于重组白蛋白批次之间的产品均一度好、纯度高、生产规模不受限制、无病毒传播风险，从而赋予其巨大的市场前景。

为监控血液制品的安全，世界各国基于专职维护和改善整个输血链的血液安全，纷纷建立了血液预警报告系统。由于各国卫生健康体系不同，其报告制度也各有手段，但均涵盖了临床输血环节中的输血不良反应。其中，法国、英国、加拿大、欧盟等的报告系统比较典型。

欧盟推出的人体血液和血液成分安全快速预警平台（RAB），是由欧盟统一建立的以网络为基础的有关血液和血液成分产品安全性的信息分享和快速预警系统。它可将欧盟及其成员国卫生主管部门的相关信息进行有效统筹和整合，通过快速沟通，采取适当的有效预防和应对措施，从而确保血液及其制品安全。从2014年2月6日起，各成员国国家卫生主管部门均可通过该系统交换信息。

参考文献

[1] 国家食品药品监督管理局办公室.《实施原料血浆检疫期管理技术指导原则》食药监办［2008］144号［S］. 2008.

[2] 卫健委. 国家卫生健康委关于“静注人免疫球蛋白艾滋病抗体阳性”有关问题的回应［EB/OL］.（2019-02-06）［2021-07-20］. http://www.nhc.gov.cn/wjw/xwdt/201902/312169870041448cb34e30a11669a21d.shtml.

[3] 新华社. 国家药监局公布涉事批次静注人免疫球蛋白检测结果［EB/OL］.（2019-02-07）［2021-07-20］. http://www.xinhuanet.com/politics/2019-02/07/c_1124090465.htm.

[4] 刘永斌，孙华君，于广军. 血液制品追溯体系的构建与应用［J］. 中国卫生质量管理，2020，027（003）：108-110.

[5] 张燕，杨汇川. 原料血浆检疫期管理国内外现状［C］//全国血液制品学术交流会. 中国输血协会，2009.

[6] 张淑琴，温涛. 基于美国红会血站采供血情况的启示与思考［J］. 河南医学研究，2010，19（3）：366-369.

第四章

血液制品（含重组）的临床使用现状与趋势分析

第一节　白蛋白临床应用情况及趋势分析

白蛋白（albumin，ALB）在人体内由肝脏合成，是血浆中含量最高的蛋白质，约占血浆蛋白总含量的50%~60%。白蛋白在人体内的生物学功能主要有：①维持血浆胶体渗透压，保持血管内外液体平衡；②运输、结合和转运体内多种离子、脂质及代谢产物；③维持毛细血管通透性、抗炎、抗氧化以及调节凝血功能等[1]。

自白蛋白1941年首次临床应用以来，已经被广泛用于多种疾病的治疗。人血白蛋白制品是无菌的蛋白胶体溶液，它是从健康人混合血浆中分离、纯化制备而来；有5%、20%和25%三种规格，用于补充血管内外白蛋白的缺乏。其中5%白蛋白为等渗溶液，可增加等体积的血容量，而20%和25%白蛋白为高渗溶液，可达到高于输注溶液4~5倍体积的扩容效果，对伴有水肿的患者更为适用[2]。

2012年6月，世界卫生组织（WHO）报道指出：世界各地对血液和血液制品的需求不断上升。人血白蛋白（HSA）因其原料来源的局限性决定其供应量有限，随着临床用量的日益增加出现供应远不能满足需求的现状。此外，该药价格昂贵，临床滥用普遍，因此其用药的合理水平不仅影响患者医疗费用的高低，也在很大程度上决定该有限资源分配的合理性。国内有学者调查发现HSA使用疾病范围十分广泛，几乎涉及全身各个系统的疾病，指南适应证符合率不足50%。HSA用于临床治疗已近70年的时间，但至今仍然没有统一的使用标准。

一、白蛋白的临床应用

临床应用外源性人血白蛋白须以患者的病情、脏器功能和血清蛋白水平为依据，宜以严重低白蛋白血症者为主要对象，应用目的主要为提高胶体渗透压、减轻组织水肿和维持有效血容量。目前国际上一般认为，若血清白蛋白＜20~25g/L，即提示白蛋白水平已不能完成日常的物质代谢交换功能，需要补充外源性白蛋白。国际上对于低蛋白血症的定义尚无统一意见，有的认为，血清总蛋白＜60g/L或白蛋白＜25g/L可称为低蛋白血症，临床上常出现严重水肿及胸、腹水[3]。

（一）用于扩充血容量

1. 脓毒症/脓毒性休克的液体复苏

应用HSA进行液体复苏并不会增加严重脓毒症和脓毒性休克患者28天病死

率。因此，严重脓毒症和脓毒性休克患者进行胶体复苏时可考虑应用 HSA。然而目前的结论显示，液体复苏时使用 HSA 并不能降低患者病死率，且由于其价格较为昂贵，建议医师在治疗时认真考虑患者病情、药品价格及供应情况等社会因素。对于明确低蛋白血症的患者可以选择 HSA。《战胜脓毒症运动：脓毒症和脓毒性休克管理国际指南 2021》建议：脓毒症或脓毒症休克患者液体复苏时首选晶体液，需要输注大量晶体液时，可加用白蛋白[4]。《日本白蛋白使用指南》建议：与晶体液相比，HSA 用于严重脓毒症和脓毒性休克患者并不改善死亡率。严重脓毒症初期治疗中使用 HSA 可稳定血流动力学[5]。

2. 感染性休克的液体复苏

感染性休克早期，根据血细胞比容、中心静脉压和血流动力学监测选用补液的种类，掌握输液的速度。推荐晶体为主，有利于防止胶体从血管渗漏导致肺水肿和心力衰竭的发生。低蛋白血症患者推荐 HSA；心脏顺应性差时，输液速度不宜太快；监测容量反应并调节容量复苏的速度。《日本白蛋白使用指南》建议：急性胰腺炎、肠梗阻等引起明显的血容量下降，在休克患者中推荐 HSA 治疗[5]。

3. 出血性休克（低血容量）的容量复苏

对于白蛋白用于失血性休克患者的血容量复苏，目前尚存在争议。美国《白蛋白应用指南（2010）》建议：在出现严重的失血性休克时，首选晶体液进行血容量复苏，如果伴有严重贫血或者持续出血，应在补液同时输注红细胞[6]。仅在成人患者输入晶体液和血液治疗效果不佳后，可考虑使用 5% 白蛋白 250ml[7]。

4. 脑缺血或出血

有研究显示白蛋白进行扩容治疗，有助于使全血容量增加，增加心排出量，增加缺血区域脑血流量，从而改善脑血管痉挛症状[8]。美国《白蛋白应用指南（2010）》建议：在治疗动脉瘤性蛛网膜下腔出血中，白蛋白扩容必须监测中心静脉压，须维持在 8~10mmHg；治疗急性缺血性脑卒中或短暂性脑缺血发作时，每 2~4 小时输注 250ml 5% 白蛋白以达到中心静脉压目标值，如果患者需要频繁使用白蛋白，则可减少 25% 的晶体液使用[6]。

5. 大手术

《意大利白蛋白临床应用》建议：不应在术后早期使用 HSA。只有在循环容量正常后 ALB ＜ 20g/L 时才可使用[9]。

6. 器官移植

器官移植术后血容量减少及肝脏合成能力降低，低白蛋白血症是常见的并发症。《Wisconsin 大学医院白蛋白临床实践指南》推荐：当肝移植患者术后 ALB ＜ 25g/L 时，可以应用白蛋白；用于术后腹水和周围水肿的控制时，使用

50~100ml 25% 白蛋白，根据需要重复使用[7]。美国《白蛋白应用指南（2010）》建议：在肾移植期间和/或肾移植手术后 HSA 和/或非蛋白胶体的使用尚未最后证明有效。对肝移植患者术后使用 HSA 可有效控制腹水和外周水肿，同时符合下列条件：①血清白蛋白＜ 25g/L；②肺毛细血管楔压＜ 12mmHg；③红细胞压积＞ 30%[6]。

7. 心脏手术

体外循环术后患者因毛细血管通透性增加引起液体向组织间隙转移，可导致血容量不足和血浆胶体渗透压降低。在这种情况下，人血白蛋白应在需要时立刻给药。美国《白蛋白应用指南（2010）》建议应在体外循环术后早期 3 小时内使用白蛋白进行补液。如果需要大量补液，则在输注 1500ml HSA 后改换生理盐水[6]。

8. 围术期血流动力学稳定的低蛋白血症

《日本白蛋白使用指南》指出围术期血流动力学稳定的低蛋白血症患者使用 HSA 无效[5]。德国也不推荐 HSA 作为低血容量或增加成人患者围术期的血动力学稳定性的替代品，除非其他手段已用尽[10]。

9. 烧伤（低血容量）

《中国烧伤患者白蛋白使用专家共识》建议：① 烧伤休克期复苏：严重烧伤患者应早期联合使用晶体溶液与胶体溶液。胶体溶液应首选血浆；如血浆来源不足，可用 HSA 代替（推荐使用 5% 等渗 HSA，也可使用 10% 以上高渗 HSA，老年和小儿烧伤患者慎用高渗 HSA）；如血浆和 HSA 来源不足或存在应用禁忌，可适量选用非蛋白胶体溶液。② 纠正烧伤后低蛋白血症：对需要营养支持的烧伤患者，HSA 不应作为能量底物补充；对已经补充足够能量和营养底物但仍出现低蛋白血症者，可使用 HSA。血清白蛋白浓度低于 30g/L 应补充 HSA，建议使用 10% 以上高渗 HSA；当血清白蛋白浓度达到 35g/L 以上时，应停止补充 HSA[11]。

《美国烧伤学会烧伤休克复苏指南概要》晶体的方案应该用于初始液体复苏（24 小时内）；胶体应结合晶体使用，需同时具备以下条件：①烧伤面积＞ 50% 体表面积；②烧伤后至少 24 小时；③晶体治疗不能纠正低血容量[12]。

10. 肾病综合征（伴难治性水肿或肺水肿）

成人肾病综合征的特征是蛋白尿、低蛋白血症、水肿和高脂血症。白蛋白的使用有助于改善血管内容量、利尿以及减少水肿，尤其是对于低蛋白血症患者。美国《白蛋白应用指南（2010）》建议急性严重性外周水肿或肺水肿的患者利尿治疗失败时，可短期使用 HSA 联和利尿剂治疗。临床研究表明，如果低白蛋白血症是由于产生不足，过度分解代谢或蛋白尿引起则使用 HSA 无效[6]。《日本白蛋白使用指南》指出虽然 HSA 是作为使用利尿剂的一种必要组合，但其疗效是暂时的[5]。对于肾综合征患者，由于白蛋白可从尿液中排出，白蛋白并无治疗获益，并且静脉使用白蛋白可增加肾小球高滤过和肾小管上皮细胞损害，因此不推荐肾病综合征患者使用白蛋白进行治疗[13]。

11. 肝硬化伴腹水

腹水是失代偿期肝硬化患者的严重并发症，也是肝硬化病程进展的重要标志。利尿剂是肝硬化伴腹水的常用治疗药物。白蛋白可与利尿剂联合治疗 2~3 级腹水且白蛋白＜ 30g/L 的肝硬化患者，推荐剂量为 10~40g/d。长期治疗应该按需使用，推荐剂量为每 1~2 周 25~100g[14]。

12. 腹水穿刺术

腹腔穿刺大量放出腹水是治疗 3 级腹水或顽固性腹水的有效方法，可以快速有效改善患者症状，主要的并发症包括低血容量、肾损伤以及穿刺后循环功能障碍。《中国肝硬化腹水及相关并发症的管理指南》推荐大量穿刺放出腹水的同时加用人血白蛋白，可以显著提高治疗有效率，减少并发症的发生[15]。《人血白蛋白用于肝硬化治疗的快速建议指南》建议对于大量放出腹水的患者（腹水量＞ 5L）推荐给予白蛋白，剂量为每放出 1L 腹水应用 6~8g 人血白蛋白[14]。

13. 自发性细菌性腹膜炎（SBP）

SBP 是在没有腹腔内感染或恶性肿瘤的情况下所发生的腹膜炎，常见于肝硬化或肾病综合征合并腹水的患者。《人血白蛋白用于肝硬化治疗的快速建议指南》建议可在抗菌药物的治疗基础上加用白蛋白治疗 SBP[14]。

14. 肝肾综合征（HRS）

Ⅰ型肝肾综合征指在严重肝病基础上所并发的急性功能性肾衰竭。《欧洲肝病协会失代偿期肝硬化临床管理指南》推荐白蛋白联合血管收缩剂作为Ⅰ型肝肾综合征患者的治疗用药，白蛋白的建议用量为 20% 白蛋白 20~40g/d[16]。

15. 急性呼吸窘迫综合征（ARDS）

低蛋白血症时严重感染患者发生 ARDS 的独立危险因素，会使机械通气时间延长，病死率明显增加。美国《白蛋白应用指南（2010）》推荐使用人血白蛋白的用法为 25% 白蛋白静脉给药每 6~12 小时/次，持续用药时间为 24~72 小时[6]。

（二）用于转运和解毒

1. 血浆置换

白蛋白溶液可作为血浆置换的置换液，尤其对于治疗吉兰 – 巴雷综合征、急性重症肌无力等自身免疫性神经疾病具有重要意义。

2. 新生儿高胆红素血症

白蛋白的使用减少了间接胆红素的组织毒性，而晶体液和其他胶体液无法与胆红素结合，因此不能替代白蛋白的使用。新生儿高胆红素血症为 FDA 批准的人血白蛋白适应证。中国《新生儿高胆红素血症诊断和治疗专家共识》建议当血清胆红素水平接近换血值，且白蛋白水平＜ 25g/L 的新生儿，可补充白蛋白 1g/kg，若白蛋白水平正常，则没有必要额外补充白蛋白[17]。

（三）其他适应证

白蛋白在临床中还会用于治疗血流动力学稳定的低蛋白血症、创伤性脑损伤以及用于营养支持等治疗。肝脏本身具有合成白蛋白的功能，通常对原发病进行治疗后，血白蛋白水平可自行得到恢复，因此对血流动力学稳定或不伴有水肿的低白蛋白血症患者，不推荐常规应用人血白蛋白[13]。有明确证据指示创伤性脑损伤患者应该禁用白蛋白，不推荐白蛋白用于创伤性脑损伤的治疗[6]。人血白蛋白半衰期约为 21 天，输入后不能立即分解为氨基酸以供人体合成蛋白质[13]。故对于这些目前医学证据认为不适宜使用的适应证，在临床使用中应进行控制。

二、白蛋白临床应用情况分析

为了研究人血白蛋白在临床的应用情况，项目组对北京、上海、广州、杭州、成都、天津、郑州、沈阳和哈尔滨 9 个地区共 120 家医院的人血白蛋白使用情况进行调查。数据调研时间段为 2015 年第一季度至 2020 年第四季度，每季度随机抽取 10 天人血白蛋白数据，包括门诊和病区，现对所收集人血白蛋白使用情况进行汇总分析。

（一）人血白蛋白使用总量及趋势分析

经调查分析，人血白蛋白无论在处方张数、用药数量还是金额上都占据了绝对优势（图 4–1）。在处方张数上，从 2015 年至 2020 年人血白蛋白的处方张数变化不大，其占血液制品的比例在 75.0%~80.9% 之间。同样，在使用金额上，2015 年至 2020 年所占血液制品金额的比例变化不大，在 57.5%~64.0% 之间。在用药数量上，2015 年至 2020 年总体数量变化不大，但总体有一个稳步上升的趋势，到 2020 年占据了血液制品的 71.4%，前四年使用占比均在 65% 左右，可见人血白蛋白的使用量有上升的趋势。

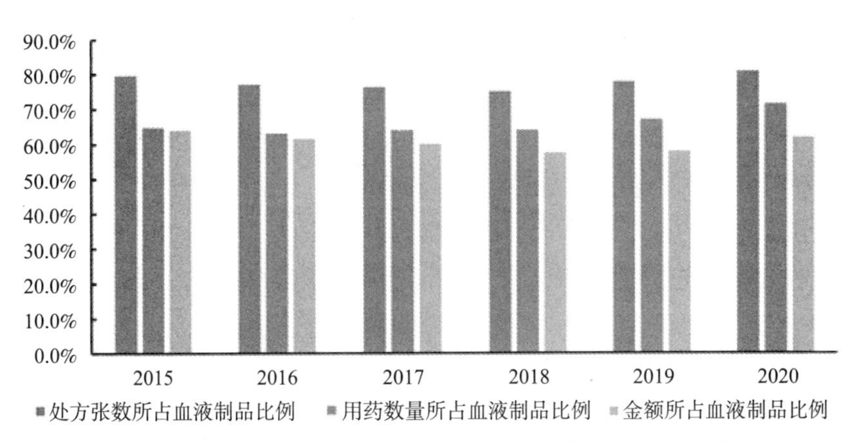

图 4-1　处方张数、用药数量及金额所占血液制品比例

（二）各科室使用人血白蛋白情况分析

人血白蛋白使用量前 10 的科室分别 ICU、心胸外科、普通外科、肝胆外科、消化内科、骨科、感染科、神经外科、血液内科和呼吸内科，如图 4-2 所示。其中 ICU 使用人血白蛋白的量最多，达到 18.0%，心胸外科和普通外科次之，分别为 10.8% 和 10.1%。其他科室使用量均在 10% 以下。

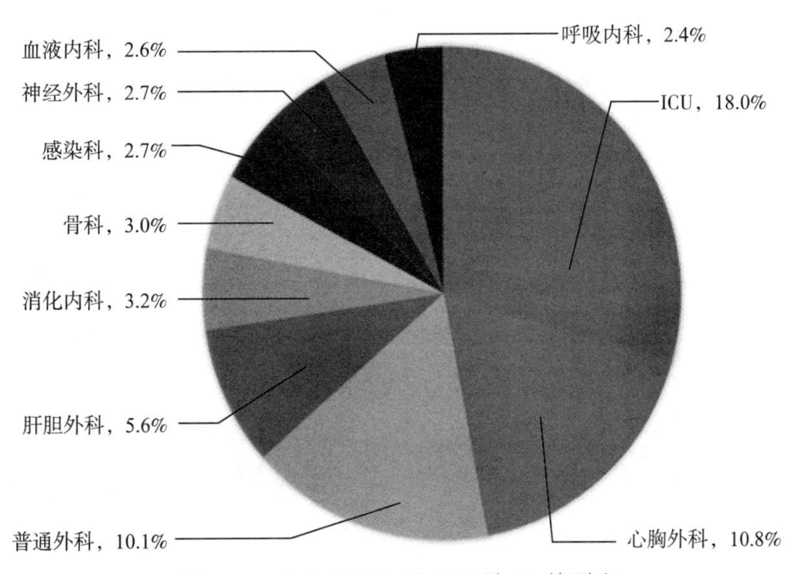

图 4-2　人血白蛋白使用量前 10 的科室

（三）各疾病使用人血白蛋白情况分析

人血白蛋白使用量前 10 的疾病分别为肿瘤、肺部感染、肝硬化、脑血管病、心脏瓣膜病、冠心病、低蛋白血症、骨折、肾衰和先天性心脏病。其中肿瘤占据了使用人血白蛋白的主要原因，使用人血白蛋白的比例达到了 38.2%，而其他疾病使用人血白蛋白的比例均在 5% 以下，肺部感染使用人血白蛋白的量为第二，其比例仅 4.5%（图 4–3）。

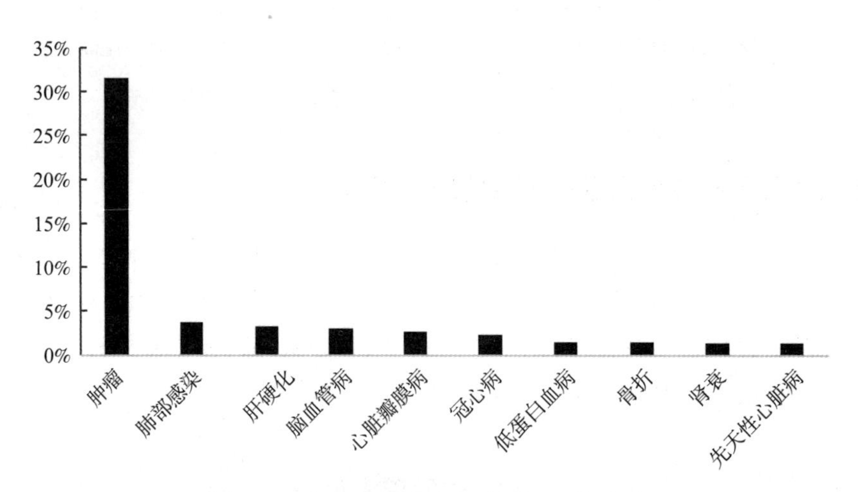

图 4–3　人血白蛋白使用量前 10 的疾病

三、小结

虽然国家相关部门已发布《血液制品处方点评指南》《血液制品临床应用指导原则》等文件，2021 年也于 Chinese Medical Journal 上发表了《人血白蛋白在危重症患者应用专家共识》，但目前在我国尚无人血白蛋白的使用指南或规范，且临床上白蛋白的使用仍存在较大的争议，再加上白蛋白来源稀缺，价格昂贵。此时规范白蛋白的使用显得尤为重要，以促进白蛋白的合理使用，节省卫生资源和经济效益。

参考文献

[1] Rabbani, Gulam, Nate S.Structure, enzymatic activities, glycation and therapeutic potential of human serum albumin: A natural cargo [J]. International Journal of Biological Macromolecules，2019, 123：979–990.

[2] Gwen Clarke.Matthew Yan.Canadian blood services professional education [EB/OL]. 2018.https: //professionaleducation.blood, ca/en transfusion/guide–clinique/albumin

[3] 万学红，卢雪峰．诊断学．第 8 版 [M]．北京：人民卫生出版社，2013.

[4] Evans, L., Rhodes, A., Alhazzani, W.et al.Surviving sepsis campaign: international guidelines for management of sepsis and septic shock 2021.Intensive Care Med, 2021, 47: 1181 - 1247.

[5] Yasumura, S., S.Makino, M.Matsumoto, et al.Evidence–based Guidelines for the Use of Albumin Products [J]. Japanese Journal of Transfusion and Cell Therapy, 2017, 63(5): 641–663.

[6] University Hospital Consortium.GUIDELINES FOR USE OF ALBUMIN (Rcvised–2005 & 2010) [EB/OL]. https: //www.universityhealthsystem.com/~/media/files/clinical–pathways/albumin–guidelines–0410.pdf

[7] University of WisconsinHospitals.Albumin–Adult–Inpatient Clinical Practice Guideline [EB/OL]. 2017. [2018–04]. https: //www.uwhealth.org/cckm/cpg/medications/Albumin–Adult–Inpatient–Clinical–Practice–Guideline–20180419.pdf?download=true

[8] Ginsberg, D Myron.The cerebral collateral circulation: Relevance to pathophysiology and treatment of stroke [J]. Neuropharmacology, 2018: 280–292.

[9] Liumbruno, G.M., Bennardello, F., Lattanzio, A., et al.Recommendations for the use of albumin and immunoglobulins [J]. Blood Transfus, 2009, 7 (3): 216–234.

[10] Board, E.C.o.t.G.M.A.o.t.R.o.t.S.A.Cross–Sectional Guidelines for Therapy with Blood Components and Plasma Derivatives: Chapter 5 Human Albumin – Revised [J]. Transfus Med Hemother, 2016, 43(3): 223–232.

[11] 柴家科，夏照帆，胡大海，等．烧伤患者白蛋白使用专家共识 [J]．解放军医学杂志，2012, 37(10): 925.

[12] 姚咏明，王大伟，林洪远．美国烧伤学会烧伤休克复苏指南概要 [J]．中国危重病急救医学，2009, 21(5): 259–262.

[13] Satoshi Yasumura, Shigeyoshi Makino, Masanori Matsumoto, et al.Evidence–based Guidelines for the Use of Albumin Products [EB/OL]. 2017.https: //www.stage.jst.go.jp/article/jjtc/63/5/63_641/_pdf/–char/ja

[14] 李慧博，门鹏，王宇，等．《人血白蛋白用于肝硬化治疗的快速建议指南》解读 [J]．临床药物治疗杂志，2018, 16(12): 10–16.

[15] 中华医学会肝病学分会．肝硬化腹水及相关并发症的诊疗指南 [J]．临床肝胆病杂志，2017, 33(10): 158–174.

[16] European Association for the Study of the Liver.EASL Clinical Practice Guidelines for the management of patients with decompensated cirrhosis.J Hepatol.2018 Aug; 69(2):406-460
[17] 中华医学会儿科学分会新生儿学组. 新生儿高胆红素血症诊断和治疗专家共识[J]. 中华儿科杂志，2014,52(10):745-748.

第二节　免疫球蛋白类临床应用情况及趋势分析

免疫球蛋白（Ig）是人血浆中的正常成分，从血浆中分离提纯得到，含有多种人体所需要的自然抗体，通过抗原抗体特异性结合表现出对特定病原体导致的疾病的预防和治疗作用。根据结构的不同可将免疫球蛋白分为5个大类，分别用希腊字母γ、α、μ、δ和ε表示，相应的命名为IgG、IgA、IgM、IgD和IgE。其中IgG含量最高，约占血清免疫球蛋白总量的70%~80%，是重要的血浆蛋白之一。IgG主要由脾脏和淋巴结中的浆细胞合成，相对分子质量150~165kD，是再次抗体应答中所产生的主要免疫球蛋白，IgG是人体抗菌、中和毒素的主要抗体，目前作为血液制剂生产和应用的免疫球蛋白主要成分是IgG。

目前全球上市的免疫球蛋白制品有20余种，根据血浆特性和制品功能可分为正常人免疫球蛋白和特异性免疫球蛋白。正常人免疫球蛋白是从一般人群（通常已经过多重抗原自然免疫）献血者的混合血浆为原料制备的，临床主要用于免疫替代治疗以及预防和治疗感染性疾病。人特异性免疫球蛋白是从已知对某一特定抗原免疫产生具有高低度抗体血浆中制备的特异性被动免疫制品，在预防和治疗发病率高、感染后果严重、无特效治疗方法的感染性疾病中发挥着不可替代的作用。随着免疫球蛋白临床应用经验的不断丰富，对其作用机制的认识逐渐深入，免疫球蛋白已成为临床治疗的重要手段。

一、人特异性免疫球蛋白（HIG）的临床应用情况

人特异性免疫球蛋白（HIG）按其针对的抗原可将特异性人免疫球蛋白分为以下4类：抗病毒类特异性免疫球蛋白、抗细菌类的特异性免疫球蛋白、抗毒素类特异性免疫球蛋白、抗Rh（D）免疫球蛋白等。目前特异性人免疫球

蛋白我国仅有乙肝、破伤风、狂犬病、组织胺人免疫球蛋白四种类型的产品上市。在美国这些产品都已经上市，除此之外美国食品药品管理局（Food and Drug Administration, FDA）已经注册上市的产品还包括：抗肉毒素人免疫球蛋白（Baby BIG）、抗 Rho（D）人免疫球蛋白、水痘 – 带状疱疹人免疫球蛋白（VZV）、天花（牛痘）人免疫球蛋白（用于战略储备应急）、呼吸道合胞病毒（RSV）人免疫球蛋白等[1]。特异性免疫球蛋白常用于严重感染或无其他特效治疗药物的情况，其对于传染性疾病的防治有着其他药物不可替代的重要作用。HIG 目前在我国品种少，而且产量小，临床应用尚待进一步推广。常用 HIG 的制品和临床应用如表 4–1。

表4–1　常用人特异性免疫球蛋白制品及其临床应用

制品	缩写名称	主要临床应用
乙型肝炎人免疫球蛋白	HBIG	主要用于预防乙型肝炎。适用于：1. 乙型肝炎表面抗原（HBsAg）阳性母亲所生的婴儿；2. 与乙型肝炎患者或乙型肝炎病毒携带者密切接触者；3. 意外感染的人群
冻干静注乙型肝炎人免疫球蛋白（pH4）	HBIG（pH4）	与拉米夫定联合，用于预防乙型肝炎病毒（HBV）相关疾病肝移植患者术后 HBV 再感染
狂犬病人免疫球蛋白	HRIG	主要用于被狂犬或其他携带狂犬病毒动物咬伤、抓伤患者的被动免疫
破伤风人免疫球蛋白	HTIG	主要用于预防和治疗破伤风，尤其适用于对破伤风抗毒素（TAT）有过敏反应者
抗肉毒素人免疫球蛋白	BabyBIG	＜1 岁婴儿 A 型或 B 型肉毒毒素中毒治疗
组织胺人免疫球蛋白	Human Histaglobulin	主要用于预防和治疗支气管哮喘、过敏性皮肤病、荨麻疹等过敏性疾病
巨细胞病毒人免疫球蛋白	HCMV–IG	胎儿及新生儿先天性人巨细胞病毒（HCMV）感染的预防；孕妇原发或继发 HCMV 感染的预防；免疫抑制 / 缺陷患者尤其是移植受者、艾滋病患者等 HCMV 巨细胞病毒感染的临床预防与治疗

续表

制品	缩写名称	主要临床应用
抗 Rho（D）人免疫球蛋白	RhIG	预防 Rh 溶血病
水痘 – 带状疱疹人免疫球蛋白	VZIG	预防或减轻水痘病毒感染
呼吸道合胞病毒人免疫球蛋白	RSV	预防或治疗因呼吸道合胞病毒引发的婴幼儿呼吸道感染
天花（牛痘）人免疫球蛋白	VIG	治疗或改善牛痘湿疹、进行性牛痘等天花疫苗免疫引起的牛痘感染或并发症
百日咳人免疫球蛋白	PIG	预防或治疗百日咳
乙型脑炎人免疫球蛋白	HEIG	预防或治疗乙脑

二、正常人免疫球蛋白的临床应用情况

正常人免疫球蛋白按照给药途径主要分为静脉注射用免疫球蛋白（intravenous immunoglobulins，IVIG）、皮下注射用免疫球蛋白（subcutaneous immune globulin，SCIG）和肌内注射用免疫球蛋白（intramuscular immunoglobulins，IMIG），其主要成分为 IgG，此外还包含少量的 IgA、IgM 等。

IVIG 国内早期亦称为丙种球蛋白。它是从上千人份混合血浆中提纯制得的，含有多种抗体，针对常见的抗原，包括巨细胞病毒、甲型肝炎病毒、乙型肝炎病毒、麻疹病毒、百日咳病毒、白喉毒素、破伤风毒素等。而不同抗体的含量则因不同批号而异。国内一般应用 10g/dl 免疫球蛋白。至今，这种制品主要含有 IgG，具有抗病毒、抗细菌和抗毒素的抗体，而 IgA 和 IgM 的含量甚微，正常 IMIG 只能提供肌内注射，禁止静脉注射。

IVIG 是从一个 3000~10000 份混合的健康人血浆中分离纯化的免疫球蛋白，含有大于 95% 的天然 IgG，仅有微量的 IgA。1981 年 Imbach 等首次用大剂量的 IVIG 治疗儿童免疫性血小板减少症，使血小板数目恢复到正常范围。自此，IVIG 逐渐用于各种自身免疫性疾病和炎症疾病，其适应证也越来越广泛。随着临床经验的不断丰富，对其作用机制的认识逐渐深入，IVIG 已成为临床治疗的重要手段。IVIG 中含有广谱抗病毒、细菌或其他病原体的 IgG 抗体，具有免疫替代和免疫调节的双重治疗作用。经静脉输注后，能迅速提高受者血液中的 IgG 水平，增强机体的

抗感染能力和免疫调节功能。

皮下注射免疫球蛋白（SCIG）是由成千上万名健康献血者的混合血浆制备而成的免疫球蛋白类血液制品药物，其主要成分是免疫球蛋白 G（IgG）。2002 年 12 月，CSL 公司的 Vivaglobin® 首先在德国获批，成为第一个专供于皮下注射用的免疫球蛋白，2006 年 1 月获得 FDA 的认证许可。此后不同浓度、不同规格的 SCIG 陆续出现，如 CSL 公司的 Hizentra®、Shire 公司的 CuvitAK`ru 等。与此同时，添加了不同辅助成分的 SCIG 药物也迅速发展，如促进型皮下注射免疫球蛋白（fSCIG）便是其中之一。SCIG 的主要优势是利用透明质酸酶可以暂时或局部地分解透明质酸的作用，加快药物通过皮肤细胞外基质，并帮助药物进入淋巴管，有利于大分子物质，主要是免疫球蛋白的吸收，可延长免疫球蛋白的输注间隔并提高耐受性，为免疫球蛋白的治疗方案提供更加广泛的选择。

由于 IVIG 是目前临床应用最广泛的正常人免疫球蛋白，因此正常人免疫球蛋白的临床应用情况主要以 IVIG 为主介绍。

（一）IVIG 在神经内科的临床应用

吉兰 – 巴雷综合征（Guillain–Barré syndrome，GBS）是一种免疫介导的急性多发性神经病。通常情况下，GBS 表现为一种由前驱感染诱发的急性单相性瘫痪疾病。GBS 的主要治疗方法是 IVIG 和血浆置换，能加快恢复，使病情开始恢复的时间缩短约 40%~50%。目前 IVIG 的机制尚不明确，但研究认为其与炎症过程和免疫介导过程的抑制相关。最近的中国吉兰 – 巴雷综合征诊治指南（2019）推荐意见：GBS 发病后尽早采用免疫治疗，可有助于控制疾病进展，减少残疾。

慢性炎症性脱髓鞘性多发性神经病（chronic inflammatory demyelinating polyneuropathy，CIDP）也称为慢性炎症性脱髓鞘性多发性神经根神经病，是指一组相关的神经病，均有慢性、脱髓鞘、炎症及免疫介导的共同点。治疗方法包括糖皮质激素、IVIG 或血浆置换等。在优先考虑快速缓解时，可以选择 IVIG 治疗。IVIG 通常比血浆置换更易实施，而且比糖皮质激素能更快改善残疾。

多灶性运动神经病（multifocal motor neuropathy，MMN）是一种自身免疫相关的多发单神经病变。临床特征为隐袭起病，阶段性加重或逐渐进展，也可有长时间的稳定。早期上肢神经受累多见，表现为不对称性肢体远端为主的无力、萎缩，无客观感觉障碍。该病通常发展较慢，但随着病情的进展，最终可导致肌肉无力萎缩而致残。目前国际多项临床研究证实，IVIG 治疗可以改善患者临床无力和生活质量，有可能延缓周围神经轴索变性的发生。

重症肌无力（myasthenia gravis，MG）是一种肌肉无力和易疲劳为特征的神经肌肉接头疾病，是细胞免疫依赖、抗体介导、补体参与的，以突触后膜的乙酰胆碱受体（AchR）及相关蛋白为靶点的自身免疫性疾病。IVIG 适用于以下情况：MG 危及生命情况的短期治疗，如呼吸肌无力或吞咽困难；有严重延髓麻痹症状的术前准备；当需要快速改善症状时；当其他治疗方法疗效欠佳时；当有必要预防或尽可能减少激素可能带来的病情加重时，在激素治疗前使用。对于难治性 MG 或者对于免疫抑制剂相对禁忌者，可长期使用 IVIG 作为维持治疗。但是 IVIG 禁用于高凝状态、肾衰竭和免疫球蛋白过敏患者。

自身免疫性脑炎（autoimmune encephalitis, AE）泛指一类由自身免疫机制介导的脑炎，但一般特指抗神经抗体相关的脑炎，例如抗 NMDA 受体脑炎等，主要通过体液或者细胞免疫反应介导中枢神经系统损伤。免疫治疗是主要的治疗方法，分为一线免疫治疗、二线免疫治疗和长程免疫治疗。IVIG 是一线免疫治疗方案，一般根据患者体重按总量 2g/kg，分 3~5 天静脉滴注。对于重症患者，建议与激素联合使用，可每 2~4 周重复应用 IVIG。重复或者多轮 IVIG 适用于重症 AE 患者和复发性 AE 患者[2]。

（二）IVIG 在儿科的临床应用

新生儿尤其是早产儿缺乏 IgG，当严重感染时，新生儿体内的 IgG 可被大量消耗，体内产生 IgG 及其亚类水平下降。已发现 IVIG 中含有抗 β 溶血性链球菌、大肠埃希菌及金黄色葡萄球菌等引起新生儿败血症的几种常见病原菌的抗体，这是 IVIG 治疗与预防新生儿败血症的重要前提。

川崎病（Kawasaki disease, KD）又称皮肤黏膜淋巴结综合征，是儿童期最常见的血管炎之一。该病常为自限性，有发热和急性炎症表现，若不治疗则平均持续 12 天。不过，川崎病也可引起心血管并发症，尤其是冠状动脉瘤。而这些并发症又可导致冠状动脉闭塞和心肌缺血，造成严重并发症甚至死亡。自 1983 年首次报道川崎病患者应用 IVIG 治疗后，随机对照研究及 Meta 分析已证实，在发热后 10 天内开始使用 IVIG 可将发生冠状动脉瘤的风险从约 25% 降至 5% 以下。IVIG 对川崎病还有额外益处，例如快速缓解此类患者几乎都有的淋巴细胞性心肌炎。同时成本效益分析表明，IVIG 治疗川崎病是目前最符合成本效果的内科疗法之一，其能显著节省短期及长期花费。IVIG 改善川崎病结局的机制可能包括：调节细胞因子的水平和生成、增加 T 细胞抑制因子活性、下调抗体合成以及提供抗独特型抗体。2021 最新的静脉输注免疫球蛋白在儿童川崎病中应用的专家共识推荐意见，见表 4-2。

表4-2 IVIG在川崎病中应用的专家共识推荐意见汇总

项目	推荐意见	推荐强度及证据等级
IVIG 应用时机	① 最佳时机为发病后 5~10 天，7 天内最佳 ② 发病后 5 天内使用，可能导致 IVIG 抵抗发生率增高（1B）；病情严重者，如合并低血压、休克、血流动力学不稳定的心肌炎、麻痹性肠梗阻等仍应及时使用（1A） ③ 发病超过 10 天的患儿，排除其他原因引起的持续发热并伴有 ESR 或 CRP 升高，或炎症指标升高合并 CAL 者，仍需给予 IVIG 治疗	1A 1B；1A 2B
IVIG 应用剂量	单剂量 IVIG（2g/kg）通常在 12~24 小时内静脉滴注给药。推荐初始输注速率为 0.01ml/(kg·min)［5% IVIG30mg/(kg·h)］维持 15~30 分钟，然后增加至 0.02ml/(kg·min)，若耐受性良好，可调整至 0.04ml/(kg·min)，最后调整至最大速度 0.08ml/(kg·min)	1B
IVIG 应用方案	① 完全性川崎病：IVIG 剂量为 2g/kg，12~24 小时内单次静脉输注，并配合阿司匹林口服 ② 不完全性川崎病：IVIG 剂量为 2g/kg，12~24 小时内单次静脉输注，并配合阿司匹林口服 ③ 复发性川崎病：IVIG 剂量为 2g/kg，12~24 小时内单次静脉输注，并配合阿司匹林口服 ④ 无反应型川崎病（IVIG 抵抗型川崎病）：建议尽早再次应用 IVIG，剂量仍为 2g/kg，12~24 小时内单次静脉输注。仍有发热者，可以在 IVIG 使用基础上联合使用糖皮质激素	1A 1A 1A 1B
IVIG 应用安全性	① 婴儿和限液患者需避免低浓度制剂 ② 婴儿和心血管疾病患者应注意避免使用高钠含量的 IVIG ③ 使用麦芽糖或葡萄糖作为稳定剂的制剂不推荐用于糖尿病及肾损伤风险患者 ④ 含氨基酸的制剂在特定遗传代谢异常患者中需谨慎应用	1A 1B 1B 2A
IVIG 不良反应处置	① 头痛是常见的不良反应，通常在输注过程中或输注后 2~3 天发生，轻者可予非甾体抗炎药止痛 ② IVIG 治疗后出现的一过性无症状中性粒细胞减少，通常在输注后 2~4 天发生，2 周内恢复，一般无需治疗，但也有学者认为可通过糖皮质激素预防 ③ IgG 亚类缺陷和高 IgM 综合征不是 IVIG 禁忌证，对曾经发生严重过敏反应的患者，可检测抗 IgA 抗体，若抗 IgA 抗体滴度高（>1/1000），IgG 替代治疗需谨慎应用 ④肾功能损害首先表现为血尿素氮或肌酐升高，其次为少尿和肾功能衰竭，在大剂量输注后 5~7 天达到高峰。已有肾功能损害患者，应缓慢输注 IVIG，适当水化，避免使用含蔗糖的 IVIG 产品 ⑤血栓事件估计发生率为 1%~16.9%，危险因素包括首次大剂量使用 IVIG、既往/目前血栓形成、既往有动脉粥样硬化疾病、高黏滞综合征、遗传性高凝状态、输注速度快，可采用预水化、速度低于 50mg/(kg·h)、低渗 IVIG 产品（3%~6%）及预防性使用阿司匹林或低分子量肝素等措施降低高危患者的血栓发生率，已出现血栓并发症患者需接受抗血栓治疗	1A 2B 2A 1B 2B

手足口病是小儿传染病中发病率较高的一种，临床症状主要有手、足、口位置出现疱疹或者斑丘疹，同时伴有发热情况，如不及时治疗会影响患儿中枢神经系统，甚至危害患儿生命健康。众多临床治疗表明，皮肤护理以及口腔护理均是手足口病患儿治疗的主要措施，另外需要根据患儿的实际情况进行退热、降低颅内压、抗病毒、调节酸碱平衡以及免疫治疗等，其中静脉注射人免疫球蛋白是治疗手足口病的有效有段之一。

在高效抗逆转录病毒治疗之前，对 CD4 T 细胞＞200/ml 的 HIV 感染儿童和有症状的儿童（CD4 T 细胞＜200/ml 和艾滋病典型病史）给予 Ig 替代治疗以预防细菌感染（尤其是肺炎球菌），仅在 CD4 T 细胞＞200/ml 的患儿中观察到了改善。HIV 可以导致特异性抗体的产生受损，尽管很少出现低丙种球蛋白血症（有症状的高丙种球蛋白血症更常见，无需治疗）。安慰剂对照试验表明 IVIG 的治疗（400mg/kg，28 天/次）可以减少严重和轻症细菌感染从而降低 HIV 感染儿童急性疾病的住院率[3-4]。

（三）IVIG 在血液内科的临床应用

免疫性血小板减少症（ITP）是一种获得性血小板减少，主要原因是自身抗体介导的血小板破坏。自身抗体也会影响巨核细胞，并减少血小板生成。IVIG 可干扰巨噬细胞吞噬自身抗体包被的血小板，从而升高血小板计数，是 ITP 的一线治疗方案。大多数 ITP 患者在使用 IVIG 后 24~48 小时内可出现血小板计数升高。IVIG 的效果通常可以持续 2~6 周[5]。IVIG 在 ITP 治疗中的主要应用如下：①ITP 的紧急治疗；② 不能耐受肾上腺糖皮质激素的患者；③ 脾切除术前准备；④ 妊娠或分娩前；⑤ 部分慢作用药物发挥疗效之前。常用剂量 400mg/(kg·d)×5d 或 1000mg/kg 给药 1 次（严重者每天 1 次、连用 2 天）。必要时可以重复（证据等级 2c）。IVIG 慎用于 IgA 缺乏、糖尿病和肾功能不全的患者[6]。

低丙球蛋白血症是慢性淋巴细胞白血病（chronic lymphocytic leukemia, CLL）的常见并发症。伴有 CLL，低丙球蛋白血症和反复性细菌感染的患者应考虑 Ig 替代治疗。低丙球蛋白血症和（或）晚期疾病引起的感染是 CLL 最常见的并发症和死因，Ig 可有效减少细菌感染的次数和严重程度。目前 FDA 已经批准了此适应证。对于接受白喉、破伤风或肺炎球菌疫苗后抗体水平在保护水平以下的 CLL 伴复发性严重细菌感染患者，临床上可考虑启动替代 Ig 治疗。对于反复感染且 IgG＜5g/L 的 CLL 患者，需进行静脉注射丙种球蛋白（IVIG）使 IgG ≥ 5g/L[7]。

几十年前，IVIG 作为同种异体移植的常规治疗预防感染和移植物抗宿主病（GVHD）的免疫调节是 FDA 批准的适应证。但是目前，IVIG 不只是作为移植期预防感染或骨髓、造血干细胞移植术后GVHD的常规治疗。伴有慢性GVHD和反复严重细菌感染且证实有抗体产生能力缺陷的患者应用IVIG可以获益。糖皮质激素难治性细胞减少症的一些患者可以使用有限疗程的IVIG。IVIG禁用于肝窦梗阻综合征患者移植后的早期。对于选择造血干细胞移植的血液科恶性肿瘤患者，目前多数研究中心更倾向于移植后用Ig可在感染方面获益。在预防感染、间质性肺炎等方面各剂量未见明显差异[8]。

多发性骨髓瘤（multiple myeloma，MM）是一种克隆性浆细胞异常增殖的恶性疾病。感染是MM患者死亡的主要因素，45%的早期死亡（6个月内）由感染引起。一项对9253例患者的研究[9]发现，MM患者发生任何感染的风险是对照组的7倍。一项早期RCT试验表明IVIG可以减少MM患者感染的发生，且没有发生脓毒血症和肺部感染。最近的一个系统评价和Meta分析显示IVIG相对于安慰剂组，没有明显的生存获益，但是能显著降低感染的发生。基于目前证据，建议对于接受白喉、破伤风或肺炎球菌疫苗后抗体水平在保护水平以下的MM伴复发性严重细菌感染患者，临床上可考虑启动免疫替代治疗，同CLL。

（四）IVIG在器官移植中的临床应用

IVIG在器官移植中的应用已取得了一定效果。IVIG可以改善移植患者的免疫高敏状态、逆转治疗移植术后排斥反应和治疗继发性低丙球蛋白血症。需要注意的是，对于移植后患者不要给予高渗性冻干制品的免疫球蛋白，可能导致渗透性肾病和肾衰竭。患者透析时输注大剂量的IVIG（2g/kg）会增加溶血的风险，A、B和AB血型患者尤其要注意。实体器官移植术后感染诊疗技术规范（2019版）关于IVIG推荐意见：重症SOT（solid organ transplantation）受者在抗感染治疗的基础上，可以应用免疫球蛋白治疗，有助于控制炎症反应[10]。

（五）IVIG在感染性疾病中的临床应用

人细小病毒B19感染很常见，通常引起轻微感染或无症状感染，不需要治疗。然而，某些情况下，B19感染会导致严重的并发症，需要及时治疗。伴有贫血的慢性细小病毒B19感染患者大多接受过癌症、白血病或组织移植的免疫抑制治疗、有先天性免疫缺陷或存在HIV相关免疫缺陷。美国移植学会针对实体器官移植受者症状性细小病毒B19感染的治疗指南[11]中指出，对于发生慢性感染伴贫血的免疫抑制患者（包括HIV感染者），建议使用IVIG并尽量减少免疫抑制。

Meta分析结果显示使用IVIG作为辅助治疗可减少脓毒血症和脓毒血症休克

患者的死亡率。①脓毒症发生与IVIG使用之间的时间间隔，每延迟一天，死亡风险将增加约3%。若在脓毒性休克出现后24小时内予以IVIGGM制剂辅助治疗可降低死亡率，相比后接受IVIG治疗的患者，有更好的预后；脓毒性休克出现后24小时内予以IVIGGM辅助治疗死亡率可降低21.1%[12]。IVIG可能的作用机制包括通过IgM、IgG抗体的中和以及调理素作用提高血清杀菌活性，以及吞噬作用的刺激和细菌毒素的中和。但是目前指南不推荐其常规用于脓毒血症休克的治疗，但是对于难治性脓毒血症休克患者则推荐使用，因为早期使用似乎可以获益。②2019年香港大学深圳医院研究人员观察人免疫球蛋白在感染性休克早期治疗中的临床效果发现，IVIG在感染性休克的早期治疗中临床应用效果显著，可有效改善患者预后，降低死亡率，值得临床推广[13]。

新型冠状病毒肺炎（COVID-19）的相关诊疗方案和专家共识明确IVIG可用于治疗COVID-19，特别是重型和危重型患者，或伴随有严重全身炎症反应综合征、呼吸困难加重、体温升高或持续不退、合并感染的患者。此外，新生儿、儿童、孕妇、老人、器官移植受者、病情进展迅速的患者也可考虑选用IVIG辅助治疗。IVIG治疗COVID-19的主要作用机制包括免疫调节、抗细胞因子、抗感染等。虽然现有的COVID-19诊疗方案、专家共识以及不少相关的文献都提出IVIG可用于治疗COVID-19，但尚缺乏独立、直接的药物有效性研究证据，故暂不宜将其作为COVID-19治疗的常规药物。此外，IVIG的使用时间也很关键，应尽量在疾病发展为重症前，即在疾病早期用药，方能有效抑制炎症级联反应，使患者免于过度免疫介导的免疫损伤[14]。

（六）IVIG在风湿免疫科的临床应用

系统性红斑狼疮（systemic lupus erythematosus，SLE）是一种表现有多系统损害的慢性系统性自身免疫病，其血清具有以抗核抗体为代表的多种自身抗体。大剂量IVIG可缓解SLE累及器官的相关疾病，如狼疮性肾炎、狼疮性心肌炎、多发性神经根病、狼疮导致的骨髓抑制和多器官功能综合征。2020最新版SLE诊疗指南提出对于重度或难治性SLE患者以及血液系统受累的患者，建议在原有治疗的基础上加用静注人免疫球蛋白[15]。

抗磷脂综合征（anti-phospholipid syndrome，APS）是一种非炎症性自身免疫疾病，临床上以动脉、静脉血栓形成、习惯性流产和血小板减少等症状为表现，血清中存在抗磷脂抗体（aPL），上述症状可以单独或多个共同存在。很多研究证实了IVIG在治疗APS中的有效性，尤其是在产科并发症方面，如复发性流产等[16-19]。因此目前APS治疗证据不足。指南建议对于恶性抗磷脂抗体综合征，必要时可大剂量激素联合血浆置换和 IVIG 治疗。

（七）IVIG 在皮肤科的临床应用

药物尤其是抗癫痫药最常见的不良反应表现为从轻度斑丘疹到超敏反应综合征（hypersensitivity syndrome, HSS）、Steven-Johnson 综合征（Steven-Johnson syndrome, SJS）和中毒性表皮坏死松懈症（toxic epidermal necrolysis, TEN）等致死性皮肤不良反应。研究表明，给 TEN 患者注射 IVIG 能够显著增加其血清、组织液和表皮中 IgG 浓度，而在表皮中 IgA 和 IgM 并没有变化，这表明 IgG 能够直接作用在病灶部位。由于 SJS 和 TEN 的发病临床影响不同，对糖皮质激素和 IVIG 治疗的反应不同，因此用 IVIG 对 SJS 和 TEN 的治疗效果并不一致。

天疱疮是一种慢性、复发性的表皮棘层细胞松懈所致自身免疫性大疱皮肤病。患者体内存在针对 Ca^{2+} 依赖的细胞间黏连分子——钙黏蛋白的抗体。在寻常型天疱疮中，自身抗体直接攻击桥粒芯糖蛋白 -3 和桥粒芯糖蛋白 -1。在落叶性天疱疮中，自身抗体仅攻击桥粒芯糖蛋白 -1。自身免疫性大疱病需要长期使用糖皮质激素或免疫抑制剂治疗，该两类药物不良反应均较大，长期使用会给患者带来其他的疾病，因此使用 IVIG 治疗大疱性皮肤病是许多学者的选择。研究表明，IVIG 通过调控机体独特型网络免疫系统增加天疱疮抗体的分解，从而降低血清中自身抗体的浓度。另一项体内体外试验表明，IVIG 可抑制自身抗体与桥粒芯糖蛋白 -3 的结合，从而降低该蛋白被自身抗体降解。

皮肌炎是一种补体依赖性微血管病，为自身免疫性疾病，伴 C3 激活和膜攻击复合物（membrane attack complex，MAC）在毛细血管沉积。通常治疗皮肌炎选择的是类固醇类药物或类固醇联合免疫抑制剂（硫唑嘌呤、甲氨蝶呤和环孢菌素），但会产生较大的副作用。研究表明，IVIG 可抑制活化的 T 细胞从毛细血管向肌肉纤维迁移。IVIG 还可以治疗皮肌炎相关并发症，如溃疡性皮肤病变和皮肤钙质沉着症。

系统性硬化症（systemic sclerosis, SSc）也称为硬皮病，是一种以局限性或弥漫性皮肤增厚和纤维化为特征的全身性自身免疫病。作为一种自身免疫病，往往伴抗核抗体、抗着丝点抗体、抗 Scl-70 等自身抗体。采用 IVIG 2g/kg，每个月连续治疗 5 天，连续治疗 6 个月，发现 SSc 显著得到改善，证明 IVIG 可作为治疗 SSc 的有效药物。还有研究表明，IVIG 对混合性结缔组织病也有很好的治疗作用。

坏疽性脓皮病（pyoderma gangrenosum, PG）是一种慢性、坏死性、溃疡性、瘢痕性、疼痛性皮肤病。目前认为该病为自身免疫性疾病，易发于 30~40 岁男性，面部、肩部、背部为常见部位。初起的皮损是丘疹、水疱、血疱、脓疱及结节、相互融合形成浸润性的紫红色硬块，短期内出现坏死、溃疡，边缘仍然为紫红色，溃疡的形状不规则，其上方附有恶臭的黄绿色的脓液和结痂。一直以来免疫抑制剂被用作治疗该病的一线药物，但治疗效果不稳定。临床研究表明，给重症 PG 患者周期性注射 2g/kg 的 IVIG 可以达到完全治愈的效果。因此，IVIG 可被作为治疗 PG 的一线药物。

除此之外，研究还表明，对于硬化性黏液水肿、胫前黏液水肿、慢性荨麻疹和遗传过敏性皮炎，IVIG 可以改善患者的病情。

三、免疫球蛋白类临床应用情况分析

为了研究免疫球蛋白类在临床的应用情况，项目组对北京、上海、广州、杭州、成都、天津、郑州、沈阳和哈尔滨 9 个地区共 120 家医院的免疫球蛋白类使用情况进行调查。数据调研时间段为 2015 年第一季度至 2020 年第四季度，每季度随机抽取 10 天免疫球蛋白类数据，包括门诊和病区，现对所收集免疫球蛋白类使用情况进行汇总分析。

（一）免疫球蛋白类使用总量及趋势分析

经调查分析，免疫球蛋白类在处方张数、用药数量和金额上所占比例均在 25% 以内。从处方张数上来看，从 2015 年至 2020 年免疫球蛋白类的处方张数变化不大，其占血液制品总处方的比例在 6.9%~8.1% 之间。在用药数量上，2015 年至 2020 年总体数量变化也不大，其占血液制品总用量的比例在 13.1%~15.0% 之间。同样，在使用金额上，2015 年至 2020 年所占血液制品金额的比例变化也保持稳定，均在 18.8%~22.7% 之间。

从免疫球蛋白种类上看，人免疫球蛋白、乙型肝炎人免疫球蛋白和破伤风人免疫球蛋白是主要应用品种。其中，人免疫球蛋白无论在处方张数、用药数量还是金额上都占据了绝对优势。在处方张数上，从 2015 年至 2020 年人免疫球蛋白的处方张数变化不大，其占血液制品的比例在 84.6%~88.9% 之间。在用药数量上，2015 年至 2020 年总体数量变化不大，其占血液制品的比例在 94.0%~96.0% 之间。同样，在使用金额上，2015 年至 2020 年所占血液制品金额的比例变化也不大，在 91.74%~92.9% 之间。其次为乙型肝炎人免疫球蛋白（图 4–4，图 4–5）。

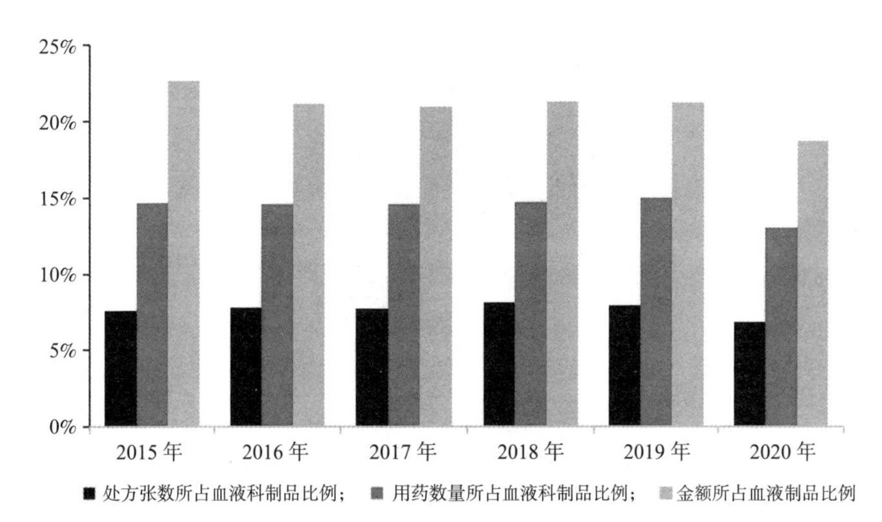

图 4-4　2015-2020 年免疫球蛋白类处方张数、用药数量及金额所占血液制品比例

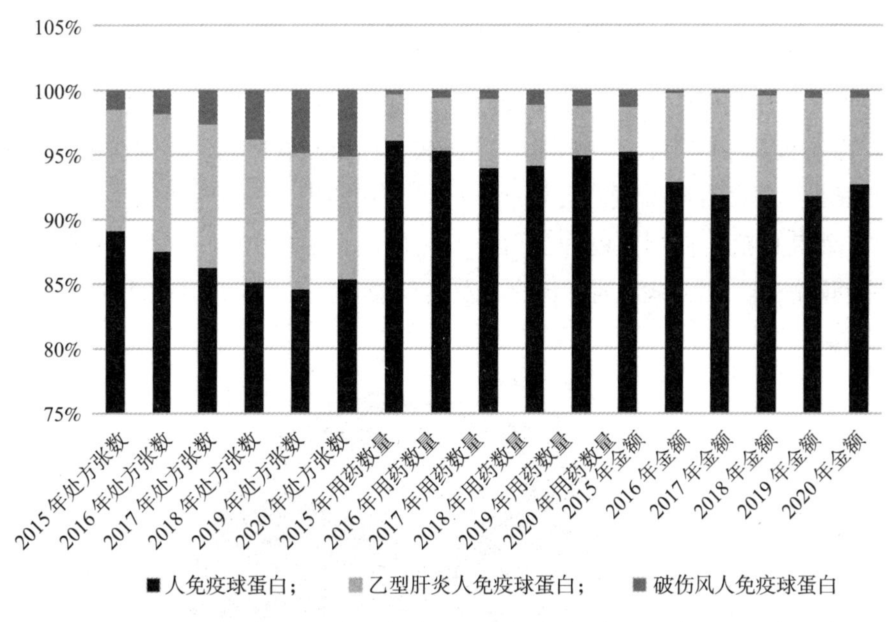

图 4-5　2015-2020 年不同种类免疫球蛋白处方张数、用药数量及金额占比

（二）各科室使用免疫球蛋白类情况分析

免疫球蛋白类使用量前 10 的科室分别是血液内科、神经内科、ICU、儿科、风湿免疫科、呼吸内科、血液肿瘤科、肾内科、心胸外科和肿瘤内科，如图 4-6 所示。其中血液内科免疫球蛋白类的使用量最多，达到 22.2%，神经内科和 ICU 次之，分别为 13.1% 和 10.9%。其他科室使用量均在 10% 以下。

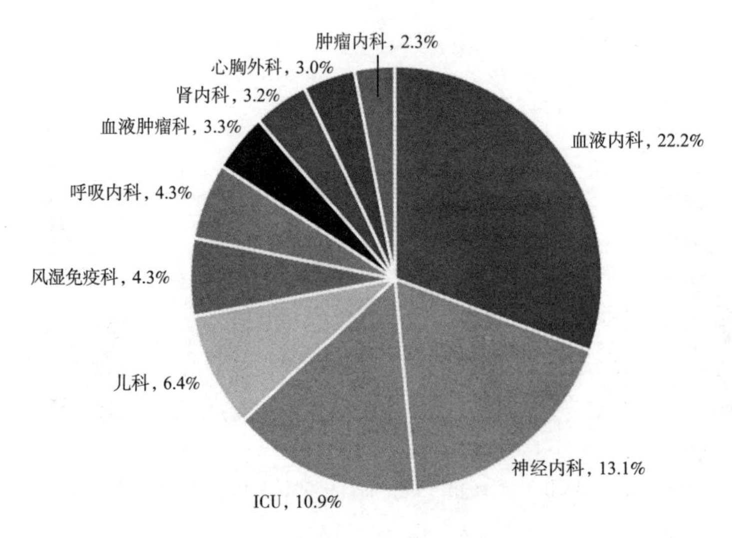

图 4–6　免疫球蛋白类使用量前 10 的科室

（三）各疾病使用免疫球蛋白类情况分析

免疫球蛋白类使用量前 10 的疾病（图 4–7）分别为肌无力、肿瘤、肺部感染、心衰、血小板减少症、心脏瓣膜病、心肌病、移植和糖尿病。其中肌无力、肿瘤和肺部感染占据了免疫球蛋白类超过 50% 的使用原因，分别为 14.6%、12.47% 和 7.02%，而其他疾病使用免疫球蛋白类的比例均在 5% 以下。归类为其他的诊断中，室间隔缺损、白血病、对症治疗、发热和尿毒症是主要的用药原因。

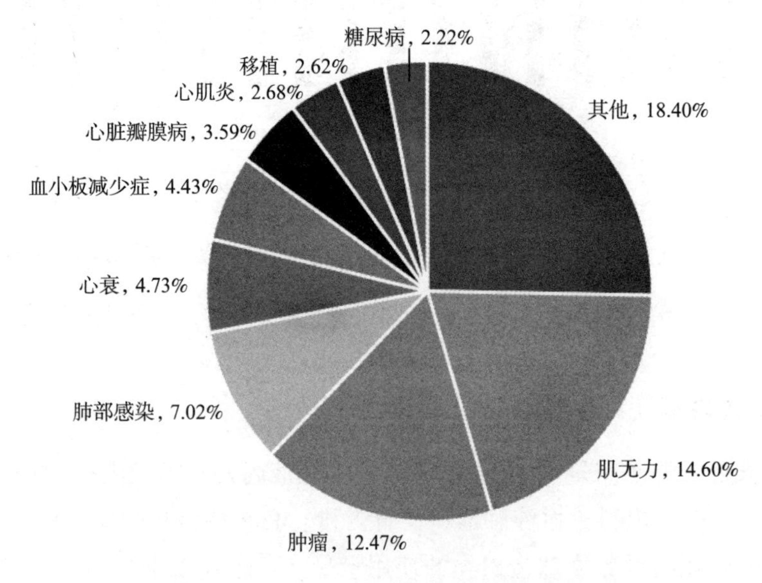

图 4–7　免疫球蛋白类使用量前 10 的疾病

四、小结

人免疫球蛋白主要通过抗体补充和免疫调节对多种疾病起到治疗作用，临床应用相当广泛。目前，人免疫球蛋白尤其是IVIG已接替凝血因子成为全球血浆市场驱动力。中国人免疫球蛋白的使用数量总体上始终保持着稳步增长的态势。

但与国外相比，目前国内IVIG获批适应证较少，美国FDA批准IVIG 9大类适应证，包括免疫类、抗感染和神经性自身免疫疾病等，而我国适应证获批则仅有6个，主要集中在免疫疾病和抗感染类领域。总体来看IVIG的适应证范围有较大的提升空间，且国内对IVIG的认知度有提升潜力，发展空间广阔。近十年以来，IVIG的临床应用已远远超出说明书所规定的适应证范围，国外IVIG用量每年以3%~5%比率递增，国内IVIG的需求量近几年增加较快，这是因为IVIG不断有新的适应证、临床实践的变化或新的市场需求的结果。目前，中国IVIG的质量也已接近或达到国外先进水平，在多年前已出口国产IVIG到一些国家。未来很长一段时间，世界血液制品行业的驱动力仍是IVIG，IVIG将成为未来很重要的血液制品，我国血液制品行业应抓住机遇，大力研发新一代IVIG。

参考文献

[1] 马玉媛，向思龙，王卓，等. 特异性人免疫球蛋白与传染性疾病的防治[J]. 军事医学，2015，39(3)：220-224.

[2] 中华医学会神经病学分会. 中国自身免疫性脑炎诊治专家共识[J]. 中华神经科杂志，2017，50：91-98.

[3] Mofenson LM, Moye J Jr, Korelitz J, et al. Crossover of placebo patients to intravenous immunoglobulin confirms efficacy for prophylaxis of bacterial infections and reduction of hospitalizations in human immunodeficiency virus-infected children. The National Institute of Child Health and Human Development Intravenous Immunoglobulin Clinical Trial Study Group [J]. Pediatr Infect Dis J，1994，(13)：477-484.

[4] Spector SA, Gelber RD, McGrath N, et al. A controlled trial of intravenous immune globulin for the prevention of serious bacterial infections in children receiving zidovudine for advanced human immunodeficiency virus infection. Pediatric AIDS Clinical Trials Group [J]. N Engl J Med，1994，(331)：1181-1187.

[5] 李光耀，徐姗姗，张弨. 基于循证证据的静脉注射用免疫球蛋白合理应用与药学监护[J]. 临床药物治疗杂志，2020，18(1)：31-35.

[6] 中华医学会血液学分会止血与血栓学组. 成人原发免疫性血小板减少症诊断与治疗中国专家共识（2016年版）[J]. 中华血液学杂志，2016，37(2)：89-93.

[7] 中华医学会血液学分会白血病淋巴瘤学组，中国抗癌协会血液肿瘤专业委员会，中国慢性淋巴细胞白血病工作组. 中国慢性淋巴细胞白血病/小淋巴细胞淋巴瘤的诊断与治疗指南（2018年版）[J]. 中华血液学杂志，2018，39(5)：353-358.

[8] 彭丰玲，陈林. 人免疫球蛋白在造血干细胞移植中的应用研究进展[J]. 现代医药卫生，2020，36(14)：2195-2198.

[9] Ducruet T, Levasseur M-C, Des Roches A, Kafal A, Dicaire R, Haddad E. Pharmacoeconomic advantages of subcutaneous versus intravenous immunoglobulin treatment in a Canadian pediatric center [J]. J Allergy Clin Immunol，2013，131(2)：585-587. e583.

[10] 中华医学会器官移植学分会. 实体器官移植术后感染诊疗技术规范（2019版）——总论与细菌性肺炎[J]. 器官移植，2019，10(4)：343-351.

[11] Eid AJ, Ardura MI, AST Infectious Diseases Community of Practice. Human parvovirus B19 in solid organ transplantation：Guidelines from the American society of transplantation infectious diseases community of practice [J]. Clin Transplant，2019，33(9)：e13535.

[12] 石安琪，王俊，程绪梅等. 静脉注射免疫球蛋白辅助治疗脓毒症研究进展[J]. 临床肺科杂志，2021，03：457-459.

[13] 金珺. 人免疫球蛋白在感染性休克早期治疗中的临床应用效果观察[J]. 临床合理用药杂志，2019，(23)：53-54.

[14] 张巍，徐继轩，王宗奎等. 静注人免疫球蛋白在新型冠状病毒肺炎治疗中的应用[J]. 中国输血杂志，2021，34(5)：547-556.

[15] 中华医学会风湿病学分会，国家皮肤与免疫疾病临床医学研究中心，中国系统性红斑狼疮研究协作组. 2020中国系统性红斑狼疮诊疗指南[J]. 中华内科杂志，2020，59(3)：172-185.

[16] Bakimer R, Guilburd B, Zurgil N, et al. The effect of intravenous gammaglobulin on the induction of experimental antiphospholipid syndrome [J]. Clin Immunol Immunopathol，1993，69：97-102.

[17] Branch DW, Peaceman AM, Druzin M, et al. A multicenter, placebo-controlled pilot study of intravenous immune globulin treatment of antiphospholipid syndrome during pregnancy. The Pregnancy Loss Study Group [J]. Am J Obstet Gynecol，2000，182：122-127.

[18] Christiansen OB, Pedersen B, Rosgaard A, et al. A randomized, double-blind, placebo-

controlled trial of intravenous immunoglobulin in the prevention of recurrent miscarriage: evidence for a therapeutic effect in women with secondary recurrent miscarriage [J]. Hum Reprod, 2002, 17: 809-816.
[19] Hsiao GR, Wolf RE, Kimpel DL. Intravenous immunoglobulin to prevent recurrent thrombosis in the antiphospholipid syndrome [J]. J Clin Rheumatol, 2001, 7: 336-339.

第三节　凝血因子与重组凝血因子临床应用情况及趋势分析

一、重组活化凝血因子Ⅶ(rFⅦa)的临床应用

凝血因子Ⅶ(FⅦ)是肝脏中产生的一种丝氨酸蛋白酶，具有维生素K依赖性，属于血浆糖蛋白家族[1]。在启动凝血过程中，FⅦ作为外源性凝血途径的启动子发挥着关键作用。当血管损伤时，FⅦ被转化为其活性形式——活化凝血因子Ⅶ(FⅦa)，与暴露在血管壁上的组织因子（tissue factor, TF）相互作用形成TF-FⅦa复合物，从而启动外源性凝血途径，进而激活FⅩ成为FⅩa使凝血酶原转化成凝血酶，促进纤维蛋白原转化成纤维蛋白形成止血栓达到止血的效果。FⅦ对内源性凝血途径的启动也具有特殊的调控作用，发挥止血作用[2]。FⅦ的主要来源是血浆提取和重组表达，由于血浆提取来源有限及血源易受传染疾病污染，故供应相对紧张且安全性不高，利用基因技术大量生产重组人凝血因子Ⅶ(rFⅦ)方法逐渐成为更加可靠的选择[1]。目前已上市的唯一的rFⅦa制品是丹麦诺和诺德（Novo Nordisk）公司于1996年2月研发的名为“诺其”的rFⅦa（Novo Seven®）。

rFⅦa主要临床适应证为存在Ⅷ因子（FⅧ）或Ⅸ因子（FⅨ）中和抗体的先天性血友病、获得性血友病的治疗、格兰茨曼（Glanzmann）血小板减少症、先天性FⅦ缺乏症。此外，还可用于外科手术或严重创伤引发的大出血及其他出血性疾病。

1. 在伴发抑制物的血友病患者中的应用

FⅧ或FⅨ抑制物的产生是血友病患者治疗过程的常见并发症，抑制物的存在使出血事件难以控制，治疗难度加大，同时可选择药物的种类也极大减少。

对于此类患者，rF Ⅶa 可以进行旁路治疗，是有效止血的一线选择，有效率达80%~90%[3, 4]。临床研究表明，rF Ⅶa 对带有抑制剂的血友病患者的止血作用持续时间较长[5, 6]。

2. 在获得性血友病中的应用

获得性血友病是一种罕见且严重的非先天性的出血性疾病，主要是由 FⅧ或 FⅨ自身抗体引起的。FⅧ自身抗体会抑制 FⅧ的促凝活性，导致 FⅧ活性显著降低，造成中、重度出血。与先天性血友病患者经常出现的关节内出血相比，获得性血友病患者更多的是皮肤、黏膜、肌肉和软组织出血，严重者会出现消化道出血、腹膜后出血和颅内出血等致命性出血[7]。对于获得性血友病，其治疗的目标是控制急性和外科出血并消除自身抗体。采用 rF Ⅶa 可有效治疗 HA 患者出血[8]，是 HA 指南、共识推荐的 HA 一线止血药物。

3. 格兰茨曼血小板减少症

血小板减少症是的发病机制为血小板膜糖蛋白Ⅱb/Ⅲa（GPⅡb/Ⅲa）基因缺陷使 GPⅡb/Ⅲa 表达量减少或质量异常，导致血小板对多种生理性诱聚剂反应低下或缺失，发病率约为 0.01/ 万[9]。目前主要的治疗方案为输注血小板，但长期反复的输注血小板可能导致患者体内形成抗体而使输注无效。对于输注血小板治疗无效的患者，rhF Ⅶa 是一种有效的替代治疗药物。rhF Ⅶa 能够在血小板表面直接激活 FⅩ增加凝血酶产生，促进纤维蛋白原的激活，提高血小板与内皮细胞外间质和胶原蛋白的黏附，增强局部纤维蛋白的沉积并部分恢复血小板聚集，有效抑制出血[10]。

4. 先天性 FⅦ缺乏症

先天性 FⅦ缺乏症是一种十分罕见的常染色体隐性遗传出血性疾病，由 FⅦ基因突变所致，发病率约为 1/50 万[11]。先天性 FⅦ缺乏症表现出不同程度的自发性出血如皮肤黏膜、鼻出血等症状，治疗难点在于对出血风险的评估比较困难。对于先天性 FⅦ缺乏症，rFⅦa 的主要作用是对缺失的 FⅦ进行“替代治疗”[12]。因其疗效好，且无血源性疾病感染的危险，已逐渐成为治疗此类疾病的首选药物，且小剂量 rFⅦa 即可满足治疗的需求[13]。

5. 非凝血性疾病中的应用

对外科手术或严重创伤导致的出血，rF Ⅶa 能够迅速激活人体凝血系统，快速止血以满足临床需要。对于多种出血性疾病，如脑出血[14]、胃肠道出血[15]、抗凝剂如华法林导致的出血[16]、弥漫性肺泡出血[17]等都有应用。此外，rF Ⅶa 还被应用于防治新生儿肺出血、大面积烧伤等疾病的治疗[18, 19]。

二、凝血因子Ⅷ的临床应用

凝血因子Ⅷ(FⅧ)产品包括病毒灭活的血浆衍生凝血因子Ⅷ(PdFⅧ)以及通过基因技术获得的重组人凝血因子Ⅷ(rFⅧ)。主要临床应用为防治血友病A、获得性FⅧ缺乏而致的出血症状及这类病人的手术出血治疗。目前国内已上市的FⅧ产品包括：第一代人血源FⅧ，如国产品牌包括上海莱士、华兰生物、绿十字、山东泰邦、上海新兴医药，第二代rFⅧ，主要为进口产品包括百特的百因止®、拜耳的拜科奇®、辉瑞的任捷®等；第三代rFⅧ产品，包括诺和诺德公司的诺易®及首个国产重组人凝血因子Ⅷ（安佳因®）[20]。表4-3列举了国内上市FⅧ药品的基本信息及临床应用。

从各FⅧ制剂药品说明书可查到各药品的适应证及禁忌证，目前，拜耳公司生产的拜科奇®和诺和诺德公司研发生产的诺易®适用于用于所有年龄组血友病A患者的预防和治疗[21, 22]。首个国产rFⅧ（安佳因®）可用于12岁以上青少年血友病A患者的治疗。安佳因®填补了国产rFⅧ的空白，因其显著的成本优势，降低患者支付负担，极大提高FⅧ的可及性。安佳因®从药代动力学特点，疗效和安全性与同类品种相似[23]。其他药品尚未累积在中国儿童使用的临床研究数据或儿童慎用。血源性FⅧ由于含有免疫调节蛋白和血管性血友病因子1（von Willebrand Factor，vWF更能减少抑制物的产生，2016年发表于《新英格兰杂志》上的一项研究，旨在评估血友病A患者接受血管性血友病因子/凝血因子Ⅷ复合物或重组凝血因子Ⅷ治疗后Ⅷ因子抑制物的获得率。结果显示，血源性凝血因子Ⅷ组和重组因子Ⅷ组两组的抑制物累积获得率分别为26.8% vs 44.5%；高滴度抑制物获得率分别为18.6% vs 28.4%。该研究表明，与重组因子Ⅷ相比，血友病A患者接受血管性血友病因子/凝血因子Ⅷ复合物治疗，将会有一个更低的抑制物获得率[23]。

表4-3　凝血因子Ⅷ药品基本情况表

	第三代重组人凝血因子Ⅷ		第二代重组人凝血因子Ⅷ				第一代人凝血因子Ⅷ								
生产商	诺和诺德	北京神舟	辉瑞制药	百特	拜耳		上海莱士	华兰生物	绿十字生物	山东泰邦	上海新兴医药	同路生物	成都蓉生	南岳生物	山西康宝
通用名	重组人凝血因子Ⅷ注射剂						人凝血因子Ⅷ注射剂								
商品名	诺易（novoeight）	安佳因（SCT8000）	任捷（Xyntha）	百因止（ADVATE）	拜科奇（KogenateFS）	科跃奇（Kovaltry）	海莫莱士	康司平	绿十字	泰邦	上海新兴	同路生物	成都蓉生	南岳生物	山西康宝
剂型	注射剂														
上市时间	2013 年美国 2021 年中国	2021 年中国	2008 年美国 2019 年中国	2003 年美国 2012 年中国	1993 年美国 2007 年中国	2018 年中国	1995 年	2000 年	2000 年	2012 年	2015 年	2018 年	2019 年	2020 年	2020 年
批准适应证	对于成人、青少年和患有A型血友病的儿童：（1）出血发作的控制和预防；（2）围手术期管理；（3）常规预防以预防或减少出血发作的频率。 不适用于血管性血友病治疗	适用于成人及青少年（≥12岁）血友病A（先天性凝血因子Ⅷ缺乏症）患者出血的控制和预防。 不适用于治疗血管性血友病	甲型血友病（先天性凝血因子Ⅷ缺乏）患者出血的控制和预防。本品不含血管假性血友病因子。 不适用于血管性血友病治疗	本品适用于甲型血友病（先天性凝血因子Ⅷ缺乏）患者出血的治疗和预防。 不适用于血管性血友病	1. 出血的控制和预防：A型血友病的成年人和儿童患者（0~16岁）。 2. 围手术期应用（成年和儿童） 3. A型血友病儿童患者的常规预防	本品适用于成人和儿童A型血友病（先天性凝血因子Ⅷ缺乏）患者治疗 不适用于治疗血管性血友病	用于防治甲型血友病和获得性凝血因子Ⅷ缺乏而致的出血症状及这类病人的手术出血治疗								
儿童用药	适用	适用于≥12岁的儿童及青少年	目前尚未获得本品在中国儿童中使用的临床研究数据	儿童患者给药剂量依据国外临床试验结果，本品尚未积累中国儿童的临床数据	A型血友病儿童患者的常规预防该适应证的依据为国外临床试验结果，尚未积累中国儿童的临床数据	本品儿童患者（＜12岁）使用剂量均依据国外临床试验结果而定，尚未积累中国儿童（＜12岁）的临床数据	本品尚未积累中国儿童的临床数据								

三、重组人凝血因子Ⅸ的临床应用

人凝血因子Ⅸ（hFⅨ）是一种血浆糖蛋白，属于维生素K依赖的凝血因子，在血液中以无活性的酶原形式存在，经FⅦa或FⅪa激活参与凝血途径，在凝血级联反应中起重要作用。hFⅨ缺失或功能丧失会导致一种严重的出血性疾病（血友病B），临床症状主要表现为自发性和轻微外伤后关节、肌肉和内脏出血难止，或创伤和手术后严重出血等，目前临床上只能通过输入FⅨ制剂进行治疗。血浆来源的hFⅨ存在病毒传染的可能性，因子通过基因技术制备的hFⅨ在临床应用中的优势更明显。重组人凝血因子Ⅸ（rFⅨ）在临床主要用于控制和预防血友病B成人及儿童患者出血以及血友病B患者的围手术期处理等[24]。

四、凝血酶的临床应用

凝血酶为经牛血或猪血中提取的凝血酶原，经激活而得的供口服或局部止血用的无菌冻干品。凝血酶是局部止血的首选药物，主要用于手术中难以结扎的小血管、毛细血管以及实质性脏器例如肝肾等的出血，对于凝血功能异常者尤其适用。凝血酶主要通过使可溶性纤维蛋白原快速生成不溶性的纤维蛋白，网住外渗的血细胞最终形成血液凝块而完成止血。凝血酶以其具有止血迅速、有效、安全、使用方便、适应证广泛等特点，在内科，外科，耳鼻喉科，妇产科，烧伤科等出血性疾病中发挥重要作用[25-27]。

（1）消化道出血　凝血酶在治疗消化道出血中止血效果有十分明显。例如十二指肠溃疡、胃溃疡所合并的大出血，肝硬化晚期的食道静脉曲张破裂。还有胃癌、贲门黏膜撕裂、出血性胃炎所导致的出血等。患者可口服凝血酶使出血部位迅速止血。

（2）妇产科出血　如子宫切除手术后，阴道残端的出血，子宫肌瘤，宫颈息肉，宫颈糜烂，产后的大出血等。尤其适用于妇产科中常见的难以结扎的毛细血管、小血管的止血。

（3）体表毛细血管渗血　例如耳鼻喉科中扁桃体剥除术[28]、口腔科拔牙时的出血，鼻内镜手术中的出血，鼻出血的治疗，均可以用明胶海绵配合凝血酶填压于渗血创面，可以在5分钟内达到止血效果，而且患者能够保留鼻呼吸，很大程度上减轻了患者的痛苦。

（4）手术抢救止血　如脑膜瘤切除、肝脾破裂、脑出血、甲状腺切除术、胆囊切除术、乳腺癌根治术、肝脾胰腺、胸腔、膀胱前列腺等大手术等，可以将凝血酶以干粉或溶液涂抹于手术处或渗血面，或与明胶海绵共同填压于出血处，起到迅速有效的止血效果。

五、人凝血酶原复合物（PCCs）

PCCs也称为因子Ⅸ复合物，是由健康人新鲜血浆分离提取取物，最初被用于治疗FⅨ缺乏，因为PCC还含有凝血因子Ⅱ，Ⅶ和Ⅹ，因此PCCs被推荐用于纠正华法林引起的凝血异常[29]。PCC还用于治疗先天性和获得性凝血因子Ⅱ、Ⅶ、Ⅸ、Ⅹ缺乏症（单独或联合缺乏）。除此以外，PCCs还用于与凝血功能障碍无关的出血患者治疗，如在心脏手术[30]和创伤[31]。最新研究表明，PCCs对FⅩa抑制剂导致的颅内出血也表现出良好的治疗的治疗效果[32]。PCCs的临床应用如下。

（1）FⅨ缺乏症（血友病B）以及Ⅱ、Ⅶ、Ⅹ凝血因子缺乏症　血友病B是X染色体连锁隐性遗传出血性疾病，主要病因在于患者血浆中凝血因子Ⅸ（FⅨ）的缺乏或其功能缺陷，从而导致临床出血症状。在rFⅨ广泛应用前，PCCs是防治血友病B合并出血的首选药物。

（2）抗凝剂过量、维生素K缺乏症　凝血因子Ⅱ、Ⅶ、Ⅸ、Ⅹ在肝中合成为无生物活性的前体，经羧基化才具有生物活性。羧基化需维生素K（vitamin K，VK），故称VK依赖性凝血因子。因此，PCCs对使用抗凝剂过量和维生素K缺乏症所致的凝血因子合成障碍导致的出血患者也适用。

（3）肝病导致的出血患者需要纠正凝血功能障碍时　肝脏为合成凝血因子的场所，肝硬化患者由于肝细胞功能受损和/或胆道阻塞，导致维生素K利用与吸收障碍，故维生素K依赖性凝血因子（FⅡ，FⅦ，FⅨ，FⅩ）明显减少。

（4）各种原因所致的凝血酶原时间延长而拟做外科手术患者，但对凝血因子Ⅴ缺乏者可能无效　因血小板或凝血因子减少而导致出血或极高的出血风险时（显性DIC），可采用PCCs进行替代治疗。在没有出血或侵入性操作计划时，不建议使用新鲜冰冻血浆纠正凝血功能异常。伴有凝血酶原时间（prothrombin time，PT）或活化部分凝血活酶时间（activated partial thromboplastin time，APTT）延长＞1.5倍，或纤维蛋白原（fibrinogen，FIB）＜1.5g/L，静脉输注新鲜冰冻血浆15~30ml/kg可能有益。因液体负荷过多导致DIC患者出血时，可使用浓缩凝血因子，如浓缩PCCs。围手术期若出现出血倾向增加和凝血时间延长的情况，建议使用PCCs 20~30U/kg，如曾接受口服抗凝药物治疗，在运用其他凝血药品处理围手术期严重出血前，应给予PCCs和维生素K治疗。

（5）治疗产生FⅧ抑制物的血友病A患者的出血症状　血友病A患者使用F

Ⅷ产品（无论血源还是重组）后，部分会产生 FⅧ抑制物，尤其是重度甲型血友病患者，产生抑制物的概率会更高。此类患者输注 FⅧ制剂效果会减弱甚至无效，可以使用 PCCs 产品（主要是其中的 FⅦ发挥作用）改善患者的症状。但是随着重组 FⅦ产品的上市，目前 PCCs 在此类患者中应用逐渐减少。

（6）逆转香豆素类抗凝剂诱导的出血　维生素 K 依赖凝血因子缺陷导致严重出血，如毒鼠药和华法林中毒，使用 PCCs 可以快速逆转，使用剂量 20~30U/kg，必要时可以重复用药。PCCs 常在给药后 10 分钟内使 INR 正常化，这比单纯输注 FFP 或维生素 K 更迅速。

六、凝血因子临床应用趋势分析

项目组抽取 2015 年第一季度至 2020 年第四季度凝血因子临床使用数据进行分析。处方分析数据来源于北京、上海、广州、杭州、成都、天津、郑州、沈阳、哈尔滨九个地区的样本医院，包括门诊和病房，每季度抽取 10 天数据。

1. 各凝血因子应用总量趋势分析

将抽取的数据按照取药剂量换算后进行分析。rFⅦa 2015 年至 2018 年的使用量维持较稳定，使用平均量为 478.75mg。从 2019 年开始，rFⅦa 使用量逐渐增加，2020 年使用量为 829mg。人凝血因子Ⅷ（pdFⅧ）从 2015 年（274100IU）到 2020 年（491700IU），使用量总体保持增长趋势，受 COVID-19 的疫情影响 2020 年使用量较 2019 年有所下降幅度达 29.99%（2019 年 702300 IU）。重组人凝血因子Ⅷ（rFⅧ）从 2015 年（246000IU）到 2020 年（459000IU）使用量总体保持增长趋势，但在 2017 年使用量所有回落，仅为 132750IU。重组人凝血因子Ⅸ（rFⅨ）2015 年抽取数据使用量仅为 500IU，到 2020 年 rFⅨ的使用量达到 33000IU，增长幅度达到 6500%。凝血酶 2015 年抽取数据使用量为 44264600IU，到 2020 年（66261500IU）呈现较平稳的增长趋势。人凝血酶原复合物（PCCs）从 2015 年（1928100IU）到 2020 年（3317000IU）使用量成增长趋势。数据见表 4-4 和图 4-8。

表4-4　2015-2020年凝血因子使用量（剂量）

	2015年	2016年	2017年	2018年	2019年	2020年	总计
重组人凝血因子Ⅶa	474	478	498	465	593	829	3337
人凝血因子Ⅷ	274100	405100	406850	544700	702300	491700	2824750

续表

	2015年	2016年	2017年	2018年	2019年	2020年	总计
重组人凝血因子Ⅷ	246000	347250	132750	336000	530250	459000	2051250
重组人凝血因子Ⅸ	500	1500	750	28250	79000	33000	143000
凝血酶	44264600	74452600	70467600	73465400	67761400	66261500	396673100
人凝血酶原复合物	1928100	2159700	2602400	2910800	3064500	3317000	15982500

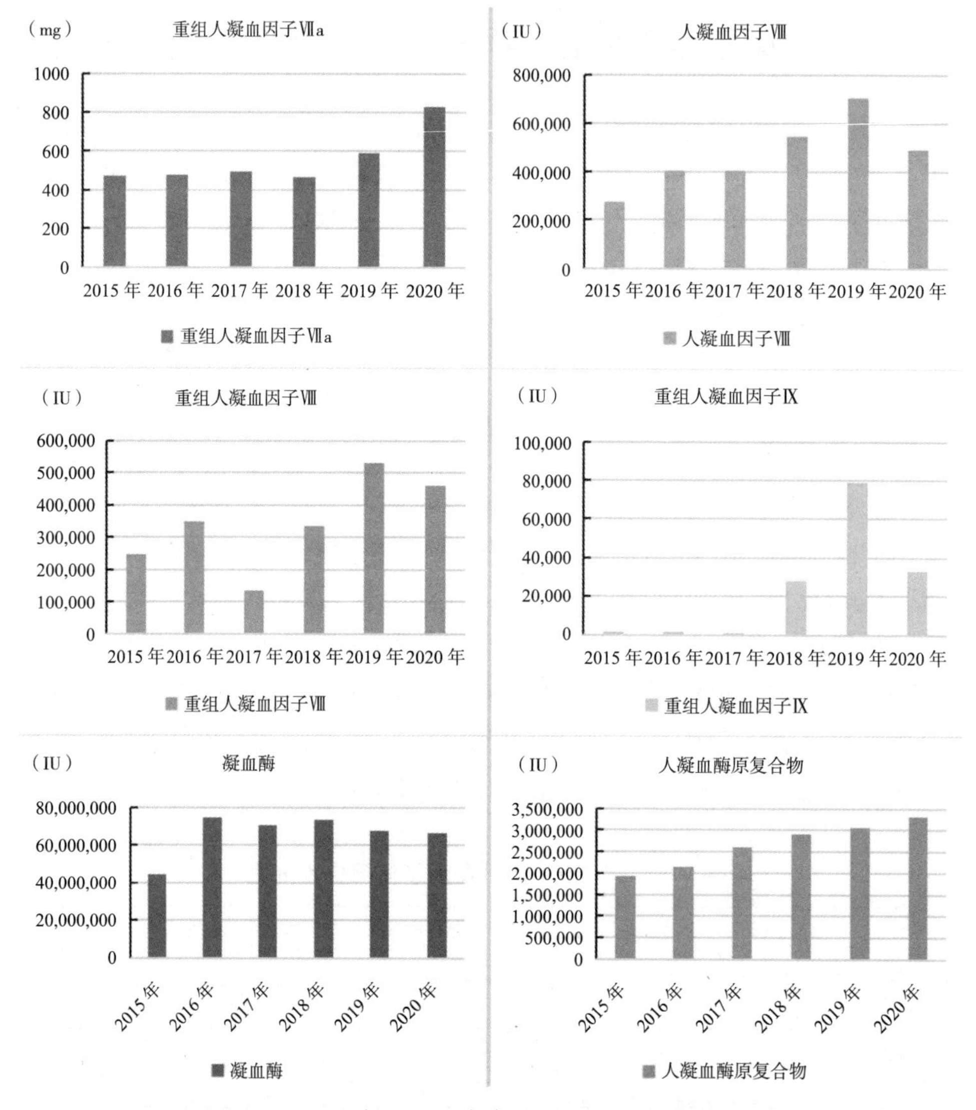

图 4-8　2015 年 -2020 年凝血因子应用量趋势分析

2. 凝血因子在各科室应用趋势分析

从 2015 年第一季度 -2020 年第四季度抽取的数据表明，按照每种产品各自使用的总量计算，rF Ⅶa 使用量排名前三位的科室分别为心胸外科（37.9%）、ICU（31.9%）、血液内科（13.2%）；pdF Ⅷ使用量排名前三位的科室分别为血液内科（29.3%），骨科（15.1%），ICU（14.2%）；rF Ⅷ使用量排名前三位的科室分别为血液内科（45.1%），骨科（40.0%），儿科（8.2%），rF Ⅸ在 2015 年主要使用的科室为血液内科（50%）和介入治疗科（50%），2016 年只有心内科在使用，占比为 100%，2017 年仅甲状腺血管外科使用，占比为 100%，2018 年 -2020 年，rF Ⅸ主要在骨科中普及使用，占比高达 80% 以上，其次为普通外科；凝血酶使用量排名前三的分别为消化内科（27.9%），ICU（10.3%）和普通外科（7.7%）；PCCs 使用量排名前三的分别为消化内科（21.6%），ICU（16.7%），肝胆外科（12.9%）。数据分析见彩图 4。

3. 各科室使用凝血因子使用情况分析

选取使用凝血因子排名前 10 的科室进行分析。消化内科为使用凝血因子做多的科室，占总计凝血因子使用量的 26.6%，其中凝血酶的使用最多（27.9%），其次为 PCCs（2.2%），pdF Ⅷ（0.9%）和 rF Ⅷ（0.3%）也有少量的应用。ICU 凝血因子的使用量排名第二，占总计凝血因子使用量的 10.6%，其中 rF Ⅶa（31.9%）使用最多，其次为 PCCs（16.7%），pdF Ⅷ（14.2%），凝血酶（10.3%），rF Ⅷ（1.0%）。第三名为普通外科，占总计凝血因子使用量的 7.7%，使用占比为 rF Ⅸ（8.7%），PCCs（8.5%），凝血酶（7.7%）。其次，急诊科主要使用的凝血因子为凝血酶（6.3%），心胸外科主要使用 rF Ⅶa（37.9%），PCCS（21.6%），pdF Ⅷ（7.2%）。各科室使用凝血因子具体情况见表 4-5 和彩图 5。

表4-5　各科室使用凝血因子使用情况分析

科室分布	凝血酶	人凝血酶原复合物	人凝血因子Ⅷ	重组人凝血因子Ⅷ	重组人凝血因子Ⅸ	重组人凝血因子Ⅶa	总计
消化内科	27.9%	2.2%	0.9%	0.3%	0.0%	0.1%	26.6%
ICU	10.3%	16.7%	14.2%	1.0%	0.0%	31.9%	10.6%
普通外科	7.7%	8.5%	2.5%	1.4%	8.7%	3.2%	7.7%
急诊科	6.3%	0.6%	0.2%	0.0%	0.0%	0.2%	6.0%
心胸外科	5.0%	21.6%	7.2%	0.1%	0.7%	37.9%	5.6%
骨科	5.3%	1.0%	15.1%	40.0%	87.9%	0.7%	5.4%

续表

科室分布	凝血酶	人凝血酶原复合物	人凝血因子Ⅷ	重组人凝血因子Ⅷ	重组人凝血因子Ⅸ	重组人凝血因子Ⅶa	总计
血液内科	3.9%	6.9%	29.3%	45.1%	0.2%	13.2%	4.3%
心内科	3.7%	1.1%	0.2%	0.0%	1.7%	0.6%	3.5%
神经内科	2.8%	0.1%	0.7%	0.0%	0.0%	0.0%	2.7%
老干科	2.6%	0.2%	0.5%	0.1%	0.0%	0.0%	2.5%

4. 凝血因子适应证趋势分析

本项分析数据来自于2015年-2020年住院病房。rF Ⅶa主要适应证为夹层（20.20%），其次为心脏瓣膜病（16.58%），肿瘤（7.00%）。从2015年到2020年rF Ⅶa在夹层中的使用量有下降趋势。pdF Ⅷ在血友病治疗中使用量占比达52.54%，且从2015年到2020年呈现增长趋势。其次，pdF Ⅷ在心脏瓣膜病中的使用量为5.95%，主动脉疾病中的使用量为5.81%，且使用量均呈显下降趋势。rF Ⅷ主要适应证为血友病（87.05%），其次为关节病（8.08%），在骨折（0.67%）、术后（0.64%）、肿瘤（0.21%）中均有使用。2015年和2017年rF Ⅸ主要在动脉瘤中使用，2018年rF Ⅸ在冠心病和动脉瘤中均有使用。从2018年开始，rF Ⅸ主要适用证为血友病（77.02%），在关节病中也有所应用（5.61%）。凝血酶的主要适应证为肿瘤（20.05%），出血治疗（15.03%），息肉治疗（5.27%），并且在冠心病（4.61%）和脑血管疾病中（3.43%）也有所应用。PCCs主要适应证为肿瘤（25.56%），肝硬化（10.60%），心脏瓣膜病（9.85%），其次在夹层（6.23%）和先天性心脏病（3.88%）中也有一定的使用比例。具体结果见彩图6。

参考文献

[1] 王惠临，等. 凝血因子Ⅷ及其重组表达新进展[J]. 中国生物工程杂志，2021，41（Z1）：129-137.

[2] 刘雨璐，等. 重组活化凝血因子Ⅶ药物的临床应用和研发现状[J]. 军事医学，2021，45（02）：151-155.

[3] Franchini, M., et al. Recombinant activated factor Ⅶ in clinical practice：a 2014 update [J]. J Thromb Thrombolysis, 2015，39（2）：235-240.

[4] Abshire, T.and G.Kenet. Recombinant factor Ⅶ a：review of efficacy, dosing regimens and safety in patients with congenital and acquired factor Ⅷ or Ⅸ inhibitors [J]. J Thromb Haemost, 2004，2（6）：899-909.

[5] Santagostino, E., et al. Recombinant activated factor Ⅶ in the treatment of bleeds and for the prevention of surgery-related bleeding in congenital haemophilia with inhibitors [J]. Blood Rev, 2015, 29 Suppl 1: S9–18.

[6] Kessler, C.M., S.Benchikh El Fegoun, and A.Worster. Methodologies for data collection in congenital haemophilia with inhibitors (CHwI): critical assessment of the literature and lessons learned from recombinant factor Ⅶa [J]. Haemophilia, 2018, 24 (4): 536–547.

[7] Tiede, A., et al. The use of recombinant activated factor Ⅶ in patients with acquired haemophilia [J]. Blood Rev, 2015, 29 Suppl 1: S19–25.

[8] Poon, M.C., et al. Prophylactic and therapeutic recombinant factor Ⅶa administration to patients with Glanzmann' s thrombasthenia: results of an international survey [J]. J Thromb Haemost, 2004, 2 (7): 1096–103.

[9] Doherty D. et al. Missed at first Glanz: Glanzmann thrombasthenia initially misdiagnosed as Von Willebrand Disease [J]. Transfus Apher Sci, 2019, 58 (1): 58–60.

[10] Kjalke, M., S.Kjellev, and R.Rojkjaer. Preferential localization of recombinant factor Ⅶa to platelets activated with a combination of thrombin and a glycoprotein Ⅵ receptor agonist [J]. J Thromb Haemost, 2007, 5 (4): 774–780.

[11] Shams, M., et al. Inhibitor development in patients with congenital factor Ⅶ deficiency, a study on 50 Iranian patients [J]. Blood Coagul Fibrinolysis, 2019, 30 (1): 24–28.

[12] Szczepanik, A., et al. Surgery in patients with congenital factor Ⅶ deficiency – a single center study [J]. Pol Przegl Chir, 2018, 90 (5): 1–5.

[13] Shahbazi, S.and R.Mahdian. Factor Ⅶ Gene Defects: Review of Functional Studies and Their Clinical Implications [J]. Iran Biomed J, 2019, 23 (3): 165–174.

[14] Mayer, S.A., et al. Efficacy and safety of recombinant activated factor Ⅶ for acute intracerebral hemorrhage [J]. N Engl J Med, 2008, 358 (20): 2127–2137.

[15] Atas E., V.Kesik, and O.Gursel. Treatment of massive gastrointestinal bleeding occurred during autologous stem cell transplantation with recombinant activated factor Ⅶ and octreotide [J]. J Cancer Res Ther, 2015, 11 (3): 667.

[16] Singer, D.E., et al. Reversal strategies and outcomes in patients with atrial fibrillation and warfarin-associated intracranial hemorrhage [J]. J Stroke Cerebrovasc Dis, 2020, 29 (8): 104903.

[17] Shimizu, Y., K.Tsuchiya, N.Fujisawa. Risk factors of diffuse alveolar hemorrhage after acute ischemic stroke treated with tissue-type plasminogen activator.The effectiveness of activated

recombinant factor Ⅶ treatment [J]. Surg Neurol Int, 2020, 11: 129.

[18] Cosar, H., et al. Recombinant Activated Factor Ⅶa (rFⅦa) Treatment in Very-Low-Birth-Weight (VLBW) Premature Infants with Acute Pulmonary Hemorrhage: A Single-Center, Retrospective Study [J]. Paediatr Drugs, 2017, 19 (1): 53-58.

[19] Johansson, P.I., et al. Recombinant FⅦa decreases perioperative blood transfusion requirement in burn patients undergoing excision and skin grafting-results of a single centre pilot study [J]. Burns, 2007, 33 (4): 435-440.

[20] 霍记平，赵志刚. 凝血因子Ⅷ药品综合评价 [J]. 药品评价，2018，15(20): 14-19.

[21] Lentz, S.R., et al. Results from a large multinational clinical trial (guardian1) using prophylactic treatment with turoctocog alfa in adolescent and adult patients with severe haemophilia A: safety and efficacy [J]. Haemophilia, 2013, 19 (5): 691-697.

[22] Kulkarni, R., et al. Results from a large multinational clinical trial (guardian3) using prophylactic treatment with turoctocog alfa in paediatric patients with severe haemophilia A: safety, efficacy and pharmacokinetics [J]. Haemophilia, 2013, 19 (5): 698-705.

[23] Xue, F., et al. Pharmacokinetic, efficacy and safety evaluation of B-domain-deleted recombinant FⅧ (SCT800) for prophylactic treatment in adolescent and adult patients with severe haemophilia A [J]. Haemophilia, 2021, 27(5): 814-822.

[24] White, G.C., A.Beebe, and B.Nielsen. Recombinant factor Ⅸ [J]. Thromb Haemost, 1997, 78(1): 261-265.

[25] 任平. 凝血酶在临床中的应用 [J]. 临床合理用药杂志，2014，7(26): 72.

[26] 吴大春. 慢性胃炎并消化性溃疡出血应用凝血酶联合奥美拉唑治疗的效果观察 [J]. 中外医学研究，2018，16(10): 16-17.

[27] 齐红敏. 凝血酶冻干粉内镜下喷洒在内镜下治疗消化道出血中的应用 [J]. 中国实用医药，2017，12(11): 118-119.

[28] 李会英，等. 凝血酶在扁桃体切除术中的局部应用 [J]. 河北医药，2010，32(09): 1126.

[29] Tornkvist, M., J.G.Smith, and A.Labaf. Current evidence of oral anticoagulant reversal: A systematic review [J]. Thromb Res, 2018, 162: 22-31.

[30] Tang, M., et al. Rational and timely haemostatic interventions following cardiac surgery-coagulation factor concentrates or blood bank products [J]. Thromb Res, 2017, 154: 73-79.

[31] Schochl, H. et al. Goal-directed coagulation management of major trauma patients using thromboelastometry (ROTEM)-guided administration of fibrinogen concentrate and prothrombin complex concentrate [J]. Crit Care, 2010, 14(2): R55.
[32] Panos, N.G., et al. Factor Xa Inhibitor-Related Intracranial Hemorrhage: Results From a Multicenter, Observational Cohort Receiving Prothrombin Complex Concentrates [J]. Circulation, 2020, 141(21): 1681-1689.

第四节　人纤维蛋白原临床应用情况及趋势分析

一、人纤维蛋白原的临床应用

（一）纤维蛋白原临床适应证

纤维蛋白原（Fg）是机体重要的凝血因子，主要用于先天性纤维蛋白原疾病和各种获得性纤维蛋白原减少，为纤维蛋白原缺乏性凝血功能障碍提供支持和补充治疗。

1. 先天性纤维蛋白原疾病

先天性纤维蛋白原疾病是一组罕见的、表型多样性的遗传性凝血异常性疾病，约占罕见出血性疾病的 8%[1]。根据纤维蛋白原的活性和相关抗原水平不同分为无纤维蛋白原血症、低纤维蛋白原血症、异常纤维蛋白原血症、异常低纤维蛋白原血症[2]。先天性纤维蛋白原疾病尚无标准治疗，有研究认为在先天性无纤维蛋白原或低纤维蛋白原中，纤维蛋白原＜ 1g/L 时，一般首次给药 1~2g[3]，如有需要可根据药物半衰期继续给药。

2. 获得性纤维蛋白原减少

（1）严重肝脏损伤、肝硬化　肝脏在机体凝血功能中发挥重要作用，维持着凝血与抗凝血、纤溶与抗纤溶平衡[4]。Fg 主要由肝脏实质细胞合成，当发生严重肝脏损伤时，血浆中纤维蛋白原含量下降，出血风险增加。晚期肝硬化患者常合并纤溶亢进，其机制可能与组织纤溶酶原激活物水平增加、纤维蛋白溶解抑制物（如 α 抗纤溶酶）和纤溶酶原激活物水平降低有关。我国《肝胆外科患者凝血功能评价与凝血功能障碍干预的专家共识》[5] 建议通过监测凝血酶原时间（PT）、凝血酶时间（TT）、活化部分凝血活酶时间（APTT）以及 Fg 等传统凝血指标可以初步判断肝胆疾病患者凝血异常的原因，在补充输注血小板和血浆同时，有选择地应用纤维蛋白原，有助于恢复凝血功能。该共识指出，在肝胆外科术前改善患者纤维蛋白原水平可以有效地减少术中出血和血制品使用量[5]。纤维蛋白原一般首次给药 1~2g，每 2g 纤维蛋白原可使血浆纤维蛋白原水平提高约 0.5g/L。

肝移植受者为终末期肝病患者，肝移植手术不仅涉及病肝的切除，还存在冷、热缺血再灌注损伤的新肝植入并逐步发挥作用的过程，其围手术期的凝血功能变化有特殊性，不同时段促凝、抗凝及纤溶功能状态不同[6-8]。最新《成人肝移植受者围术期凝血功能管理专家共识（2021 版）》推荐肝移植围术期针对发现的凝血异常的具体环节进行个体化调控，功能性纤维蛋白原缺乏或血浆纤维蛋白原水平≤ 1.5g/L，推荐使用纤维蛋白原浓缩物，一般首次给药 1~2 g，可迅速提高血浆纤维蛋白原浓度。近来研究显示对于慢加急性肝衰竭的肝移植受者，维持纤维蛋白原≥ 1.5g/L 能够显著改善患者预后[9]。

（2）弥散性血管内凝血　弥散性血管内凝血（DIC）是一种临床病理综合征，是许多疾病在进展过程中产生凝血功能障碍的最终共同途径，如严重感染、创伤、大出血、恶性肿瘤、恶性血液病、重度肝衰、羊水栓塞、胎盘早剥等。典型 DIC 病理生理过程经历高凝状态期、消耗性低凝期、继发性纤溶亢进期，实验室检查可见反映凝血因子消耗以及纤溶系统活化的证据[10]。DIC 的治疗原则首先以治疗原发病为主，在高凝期以肝素抗凝为主要治疗，在重症患者中，由于凝血因子水平严重降低，输血是必不可少的，同时应考虑凝血因子替代治疗。凝血因子替代治疗应以凝血功能检查和纤维蛋白原水平为指导，并在治疗中严密监测凝血功能。DIC 患者补充纤维蛋白原首次剂量约为 4~6g，需根据凝血实验指标来决定输注纤维蛋白原的剂量和次数。活动性出血并伴有严重低纤维蛋白血症患者时，应输注纤维蛋白原并维持纤维蛋白原水平在 1.5g/L 以上[11]。需要注意的是，弥散性血管内凝血所致急性低纤维蛋白原血症应配合肝素治疗。

（3）围术期出血及凝血功能异常　外科术中出血所致凝血功能异常主要由两个因素引起：术中出血导致的凝血因子丢失以及术中容量补充导致的凝血因子稀释[12]。纤维蛋白原水平是提示术中出血所致凝血功能异常最敏感的指标。研究显示，进行高危心脏手术的患者在持续失血过程中，血浆纤维蛋白原缺乏比其他凝血因子缺乏发生更早[13]，围术期血清 D- 二聚体和纤维蛋白原水平持续变化能反映患者凝血和纤溶系统活化状态[14]。另一方面，术中血液稀释所造成的凝血功能异常也首先表现为纤维蛋白原水平降低[15]。因此，纤维蛋白原水平常作为提示术中出血或容量补充过量所致凝血功能异常最敏感的指标。有研究证实，纤维蛋白原缺乏所致凝血功能异常会比血小板降低或其他凝血因子缺乏产生的影响更大[16]。

对于复杂心脏手术体外循环的儿童患者，血栓弹力图（thromboela-stogram，TEG）指导下早期预防性补充纤维蛋白原和其他凝血因子可显著减少出血量，改善 TEG 和标准凝血参数，减少围术期出血并发症[17]。然而过度补充纤维蛋白原可能并不能带来更多获益，围手术期严重出血与术前纤维蛋白原水平之间呈 U 型关系：低水平的纤维蛋白原与围术期出血风险升高相关，但是过高的纤维蛋白原水平并不一定能使患者出血风险降低，甚至可能是围手术期出血的危险因素[18]。目前围术期纤维蛋白原的应用越来越受到广泛的关注。美国麻醉协会提出纤维蛋白原能有效减少围手术期失血量和输血患者数量，对于大出血患者，应考虑使用纤维蛋白原浓缩物[19]。英国血液学会推荐对于术中大出血的患者，纤维蛋白原水平＜ 1.5g/L 时，进行血液成分输注直到出血停止[20]。欧洲麻醉协会推荐术前纤维蛋白原水平在 1.5~2.0g/L 时，可预防性输注纤维蛋白原[21]。

（4）急性创伤性凝血功能障碍（acute traumatic coagulopathy，ATC） 现代创伤多是高能量撞击导致器官组织严重损伤及急性大出血，导致凝血因子大量丢失与消耗，尤其以外源性凝血因子（Ⅰ、Ⅱ、Ⅴ、Ⅶ、Ⅹ因子）减少为著。急性失血性休克时，纤溶酶原激活物抑制剂的功能受到阻碍，从而促进了纤维蛋白溶解系统功能亢进。多项研究显示，创伤患者在创伤后早期即可出现 ATC[22-23]。急性创伤患者在接受液体复苏前，约有 1/4~1/3 的患者出现凝血功能障碍，其病死率是未发生凝血功能障碍患者的 4~6 倍[24]，因此在围手术期进行液体复苏时应高度重视消耗性凝血功能障碍的处理。《创伤后大出血与凝血病处理的欧洲指南（2019）》建议，对于血栓弹力图提示功能性纤维蛋白原缺乏或血浆纤维蛋白原水平≤ 1.5g/L 的 ATC 患者，推荐使用纤维蛋白原浓缩物或冷沉淀物进行治疗，建议初始的纤维蛋白原治疗量为 3~4 g 或冷沉淀 50mg/kg，根据血栓弹力图和纤维蛋白原的检测水平指导是否继续输注。我国《急性创伤性凝血功能障碍与凝血病诊断和卫生应急处理专家共识（2016）》[25] 建议，ATC 合并大出血的患者，血浆纤维蛋白原水平低于 1.5~2.0g/L 时，可启动纤维蛋白原浓缩剂和冷沉淀输注。

（5）产后大出血 孕产妇凝血系统活动增强，妊娠晚期纤维蛋白原浓度通常上升至 4~6g/L。不同于创伤出血导致的凝血改变，产后出血导致的消耗性凝血病通常是由于纤维蛋白原沉积在胎盘附着部位以及子宫肌间血栓形成所致。羊水栓塞、严重的子痫前期以及 HELLP 综合征则可能会导致严重的 DIC。产后大出血者在妊娠期间 Fg 水平明显低于正常，且 Fg 下降时间早于其他凝血因子[26]。血浆 Fg 水平与产后出血量及发展进程密切相关，所以维持血浆纤维蛋白原浓度对于减少出血十分重要[27]。英国皇家妇产科医师学会《产后出血管理指南 2016 版》推荐：进行性产后出血患者的纤维蛋白原不应低于2g/L，一次可输入纤维蛋白原4~6g[28-29]，也可根据患者具体情况决定输注剂量。多项研究显示，纤维蛋白原是PPH及严重PPH的重要预测因子，但Collins等[26]对产后大出血患者的研究表明，Fg高于2.0g/L时输注纤维蛋白原无益。

（二）纤维蛋白原临床使用方法及比较

目前临床上补充纤维蛋白原的常用方法主要有三种，即新鲜冰冻血浆（fresh frozen plasma，FFP）、冷沉淀（cryo-precipitate）及纤维蛋白原浓缩物（fibrinogen concentrate，FC）。FFP中含有多种凝血因子，在临床中广泛应用于纠正凝血功能异常。然而，FFP并非补充纤维蛋白原的最佳选择，FFP中纤维蛋白原含量低，大量输注增加容量负荷，同时还存在过敏反应、感染、输血相关肺损伤、使用前需配型等问题[30-31]。冷沉淀是FFP通过离心分离出的大分子（其中包括Ⅷ因子、von Willebrand因子、Fg等）再溶解于少量血浆冷冻储存而成，其Fg浓度约为15g/L[32]。纤维蛋白原浓缩物由健康人血浆经分离、提纯、冻干制成，其Fg浓度高达15~20g/L[33]。FC处理过程经过病毒灭活以及提纯，有效降低潜在感染及过敏风险。腹腔手术中纤维蛋白原浓缩物与冷沉淀物在治疗获得性纤维蛋白原缺乏相关出血中疗效及安全性相当，而纤维蛋白原浓缩物由于无需血型配型，比冷沉淀物提前0.5小时启动输注，使用更便捷[34]。近来一项前瞻性随机对照研究探讨纤维蛋白原浓缩物与冷沉淀在心脏手术出血治疗中的疗效差异，共纳入11个临床中心共计827例样本（均为接受体外循环心脏手术后发生出血和低纤维蛋白原血症的患者），随机接受纤维蛋白原浓缩物或冷沉淀补充治疗，结果显示两者治疗出血效果相当，而冷沉淀组栓塞事件发生率略高于纤维蛋白原组[35]。因此，纤维蛋白原用于外科术后止血及低纤维蛋白原治疗时，与冷沉淀相比，更安全便捷，且效果相当。

二、纤维蛋白原临床应用发展趋势

纤维蛋白原制剂能够迅速提高纤维蛋白原浓度、不增加容量负荷、降低感染及过敏风险以及输注便捷等多种优势，目前已被多个输血指南推荐为补充纤维蛋白原的首选方法，为临床上术后、产后、创伤出血导致的凝血功能障碍提供支持和补充治疗。近年来，纤维蛋白原制剂的需求快速增长，在血液制品日趋紧缺的今天，有效利用血浆冷沉淀和血浆组分制备人纤维蛋白原制剂，有利于改善血制品匮乏的现状。为了研究近年来纤维蛋白原在临床的应用情况及发展趋势，项目组对2011–2021年批签发数据和全国东北、华北、西北、西南、华东、华南六个地区949所医院自2016年第一季度至2021年第一季度纤维蛋白原使用情况进行汇总分析[36]。

1. 2011–2021年人纤维蛋白原批签发情况

人纤维蛋白原批签发从2011年的139,868支增长至2020年的1,386,978支，数据表明人纤维蛋白原的临床使用在逐年扩大（彩图7）。2020年，人纤维蛋白原生产厂家主要有：上海莱士、江西博雅、泰邦生物和派斯菲科等。

2. 调查医院地区分布情况

此次调查共包括22个省、5个自治区、4个直辖市，共计238座城市1018医院。各医院所在地区分布情况如彩图8所示，各省、直辖市、自治区所采集数据的城市及医院数量存在差异。其中北京、上海、广州等经济发达省市的医院较多，而对于二三线省市调查医院分布的相对较少。

3. 纤维蛋白原使用量分析

经调查统计显示，所涉1018所医院自2016年第一季度至2021年第四季度共使用人纤维蛋白原3235256瓶。2016年至2021年，1018所医院纤维蛋白原总使用量呈持续上升趋势，各年度使用情况及趋势见图4–9。2016年全年纤维蛋白原使用量255624瓶，2021年全年使用量886706瓶，较2016年全年使用量增长3.5倍。

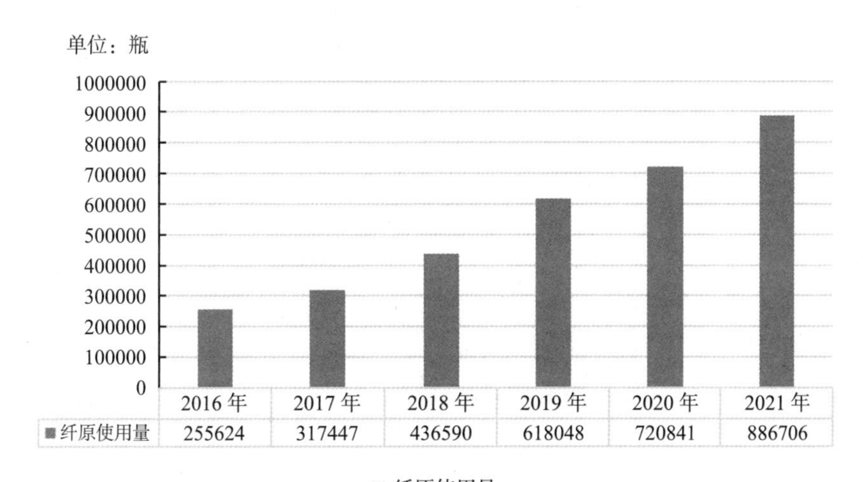

图4–9　2016–2021年纤维蛋白原使用量

2016年至2021年第四季度纤维蛋白原使用量最大的省份为广东省，共计493955瓶，其次为浙江省，共计375863瓶。使用量最少的省份为西藏自治区，共计690瓶。全国各省、市、自治区使用情况见图4–10、彩图9。

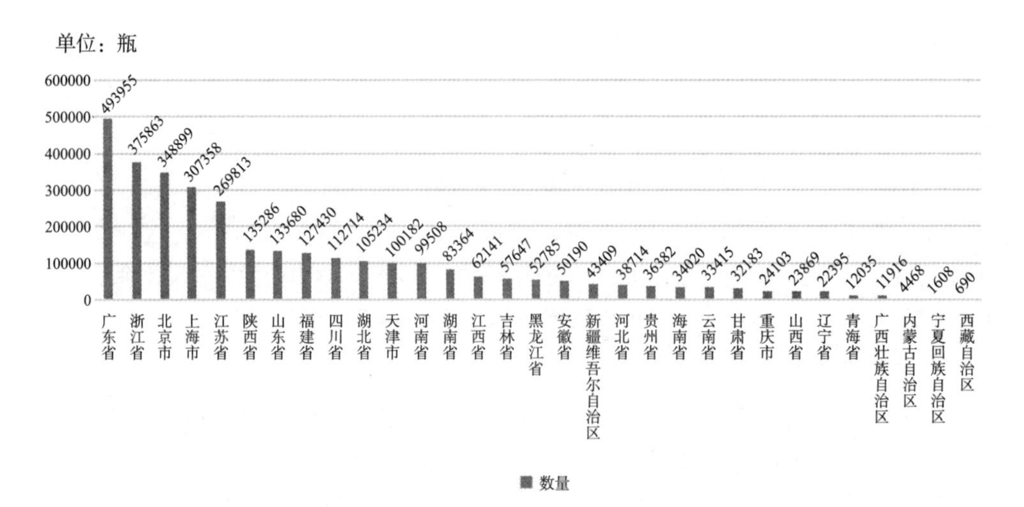

图 4-10　全国各省、市、自治区纤维蛋白原用量（瓶）

2016 年至 2021 年第四季度共有 9 家公司为各地区提供纤维蛋白原，其中提供量最多的是江西博雅公司和上海莱士公司，分别提供纤维蛋白原 1336243 瓶、1139602 瓶，占全国供应量的 41.3%、35.2%（图 4-11）。

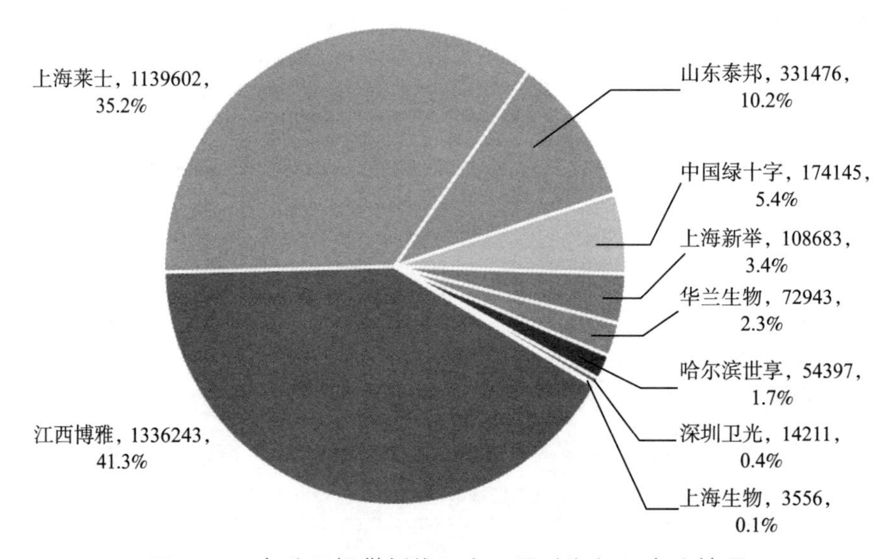

图 4-11　各公司提供纤维蛋白用量（瓶）及占比情况

4. 人纤维蛋白原临床应用情况分析

（1）各科室使用人纤维蛋白原情况分析　人纤维蛋白原使用量前 10 的科室分别为 ICU、心胸外科、血液内科、普通外科、肝胆外科、神经外科、感染科、肾内科、消化内科和器官移植科。其中 ICU 使用人纤维蛋白原量最多，达到 24.4%，心胸外科和血液内科次之，分别为 17% 和 11.9%。其他科室使用量均在 10% 以下（图 4-12）。

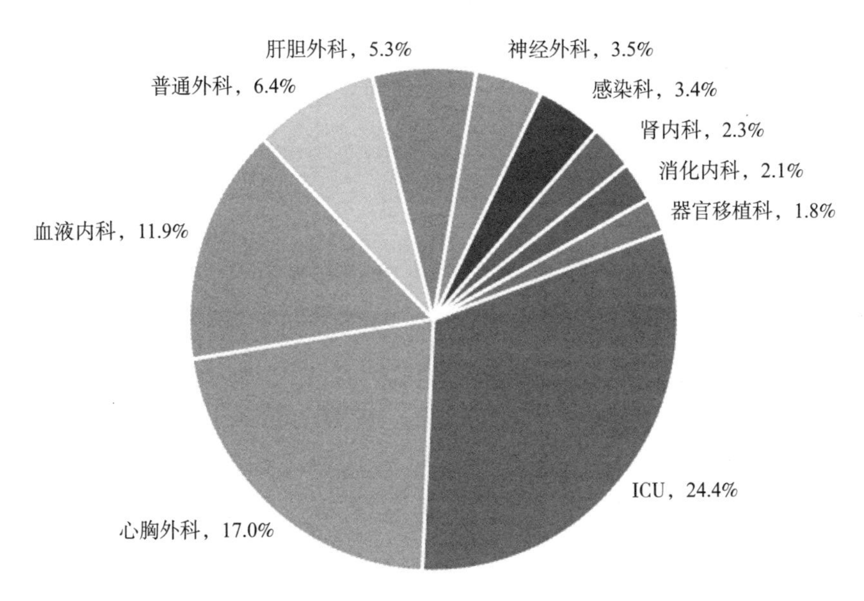

图 4–12　人纤维蛋白原使用量前 10 的科室

（2）各疾病使用人纤维蛋白原情况分析　人纤维蛋白原处方疾病主要分布在心血管系统、消化系统、肿瘤、血液学疾病以及感染性疾病，其中心脏瓣膜疾病 9.8%，肝肿瘤 7%，白血病 6.6%，肝硬化 5.7%、消化道出血 3.3%、淋巴瘤 3.2%（图 4–13）。

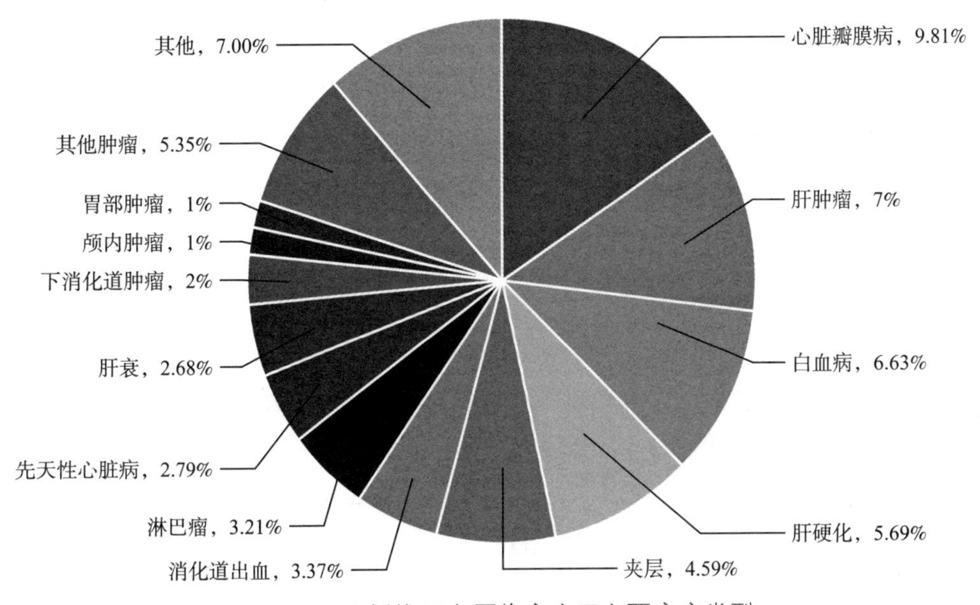

图 4–13　人纤维蛋白原临床应用主要疾病类型

综合上述数据分析，近 10 年来我国人纤维蛋白原的临床应用总量呈持续、稳定增长趋势。全国各区域应用不太均衡，我国南方地区使用量相对较多，而中原及西部地区应用相对较少。目前关于纤维蛋白原的相关研究和临床实践多集中在ICU、心胸外科、血液科的相关领域，其他领域涉及较少，未来有待更多研究拓展纤维蛋白原的临床应用。

参考文献

[1] Peyvandi F, Menegatti, Palla R, et al.Rare Bleeding Disorders: Worldwide Efforts for Classification, Diagnosis, and Management [J]. Semin Thromb Hemost, 2013, 39 (6): 579-584.

[2] Casini A, Undas A, Palla R, et al.Diagnosis and classification of congenital fibrinogen disorders: communication from the SSC of the ISTH [J]. Journal of thrombosis and haemost, 2018, 16 (9): 1887-1890.

[3] Dempfle CE, Kälsch T, Elmas E, et al.Impact of fibrinogen concentration in severely ill patients on mechanical properties of whole blood clots [J]. Blood Coagul Fibrinolysis, 2008, 19 (8): 765-770.

[4] Lisman T, Leebeek FWG.Hemostatic Alterations in Liver Disease: A Review on Pathophysiology, Clinical Consequences, and Treatment [J]. Digestive Surgery, 2007, 24 (4): 250-258.

[5] 肝胆外科患者凝血功能的评价与凝血功能障碍的干预的专家共识 [J]. 中华外科杂志, 2012, 4 (08): 678-683.

[6] 张华鹏, 张嘉凯, 胡博文. 成人肝移植受者围术期凝血功能管理专家共识 (2021版) [J]. 实用器官移植电子杂志, 2021, 9 (02): 89-94.

[7] 王杰, 黄爱杰, 周美玲. 围术期血液管理新进展 [J]. 临床医药文献电子杂志, 2017, 4 (11): 2053-2054.

[8] Thai C, Oben C, Wagener G, et al.coagulation, hemostasis, and transfusion during liver transplantation [J]. Best practice & research.Clinical anaesthesiology, 2020, 34 (1): 79-87.

[9] Chow JH, Lee K, Abuelkasem E, et al.Coagulation Management During Liver Transplantation: Use of Fibrinogen Concentrate, Recombinant Activated Factor Ⅶ, Prothrombin Complex Concentrate, and Antifibrinolytics [J]. Semin Cardiothorac Vasc Anesth, 2018, 22 (2): 164-173.

[10] 胡豫, 梅恒. 弥散性血管内凝血诊断中国专家共识 (2017年版) [J]. 中华血液学杂志, 2017, 38(05): 361-363.

[11] Wada H, Matsumoto T, Yamashita Y, et al.Guidance for diagnosis and treatment of disseminated intravascular coagulation from harmonization of the recommendations from three

guidelines [J]. Journal of Thrombosis and Haemostasis，2013, 11(4): 761–767.

[12] 张雪，黄宇光．围术期纤维蛋白原输注的临床应用进展 [J]. 临床麻醉学杂志，2020, 36(05): 507–509.

[13] Bilecen S, de Groot JA, Kalkman CJ, et al.Effect of Fibrinogen Concentrate on Intraoperative Blood Loss Among Patients With Intraoperative Bleeding During High-Risk Cardiac Surgery: A Randomized Clinical Trial [J]. JAMA，2017, 21; 317(7): 738–747.

[14] 郭大雷，刘岩，苏丕雄，等．肝素残留在非体外循环冠状动脉旁路移植术围手术期的利弊分析 [J]. 中华胸心血管外科杂志，2020, 4 (03): 180–184.

[15] Mittermayr M, Streif W, Haas T, et al.Dietmar Fries, Corinna Velik–Salchner, Anton Klingler, Elgar Oswald, Christian Bach, Mirjam Schnapka–Koepf, Petra Innerhofer. Hemostatic Changes After Crystalloid or Colloid Fluid Administration During Major Orthopedic Surgery: The Role of Fibrinogen Administration [J]. Anesthesia & Analgesia，2007, 105(4): 905–917.

[16] Mittermayr M, Streif W, Haas T, et al.Hemostatic changes after crystalloid or colloid fluid administration during major orthopedic surgery: the role of fibrinogen administration [J]. Anesth Analg，2007, 105(4): 905–917.

[17] Dennhardt N, S ü mpelmann R, Horke A, et al.Prevention of postoperative bleeding after complex pediatric cardiac surgery by early administration of fibrinogen, prothrombin complex and platelets: a prospective observational study [J]. BMC Anesthesiol，2020, (1): 302.

[18] Mion S, Duval B, Besnard T, et al.U–shaped relationship between pre–operative plasma fibrinogen levels and severe peri–operative bleeding in cardiac surgery [J]. Eur J Anaesthesiol，2020, 37(10): 889–897.

[19] Practice guidelines for perioperative blood management: an updated report by the American Society of Anesthesiologists Task Force on Perioperative Blood Management* [J]. Anesthesiology，2015, 122(2): 241–275.

[20] Hunt BJ, Allard S, Keeling D, et al.British Committee for Standards in Haematology.A practical guideline for the haematological management of major haemorrhage [J]. Br J Haematol，2015, 170(6): 788–803.

[21] Kozek–Langenecker SA, Ahmed AB, Afshari A, et al.Management of severe perioperative bleeding: guidelines from the European Society of Anaesthesiology: First update 2016 [J]. Eur J Anaesthesiol，2017, 34(6): 332–395.

[22] Holcomb JB, Jenkins D, Rhee P, et al.Damage control resuscitation: directly addressing the early coagulopathy of trauma [J]. J Trauma, 2007, 62(2): 307–310.

[23] 李百强，孙海晨. 创伤休克性急性凝血功能障碍研究进展 [J]. 中华创伤杂志，2013, 29(07): 671–672.

[24] Brohi K, Cohen MJ, Ganter MT, et al.Acute coagulopathy of trauma: hypoperfusion induces systemic anticoagulation and hyperfibrinolysis [J]. J Trauma, 2008, 64(5): 1211–1217.

[25] 岳茂兴，梁华平，都定元. 急性创伤性凝血功能障碍与凝血病诊断和卫生应急处理专家共识（2016）[J]. 中华卫生应急电子杂志，2016, 2（04）: 197–203.

[26] Collins PW, Cannings–John R, Bruynseels D, et al.Viscoelastometric–guided early fibrinogen concentrate replacement during postpartum haemorrhage: OBS2, a double–blind randomized controlled trial [J]. Br J Anaesth.2017, 1; 119(3): 411–421.

[27] 蒋一逍，李力，刘宿，等. 纤维蛋白原在产后出血中的临床应用研究进展 [J]. 解放军医学杂志，2021, 46(05): 498–503.

[28] 刘兴会. 产后出血预防与处理指南（2014）[J]. 中华妇产科杂志，2014, 49(09): 641–646.

[29] Prevention and management of postpartum haemorrhage: Green–top Guideline No.52 [J]. BJOG, 2017, 124(5): e106–149.

[30] Manco–Johnson MJ, Dimichele D, Castaman G, et al.FIBRINOGEN CONCENTRATE STUDY GROUP.Pharmacokinetics and safety of fibrinogen concentrate [J]. J Thromb Haemost, 2009, 7（12）: 2064–2069.

[31] Holness L, Knippen MA, Simmons L, et al.Fatalities caused by TRALI [J]. Transfus Med Rev, 2004, 18(3): 184–188.

[32] Stinger HK, Spinella PC, Perkins JG, et al.The ratio of fibrinogen to red cells transfused affects survival in casualties receiving massive transfusions at an army combat support hospital [J]. J Trauma, 2008, 64(2 Suppl): S79–85; discussion S85.

[33] Levy JH, Welsby I, Goodnough LT.Fibrinogen as a therapeutic target for bleeding: a review of critical levels and replacement therapy [J]. Transfusion, 2014, 54(5): 1389–1405, quiz 1388.

[34] Roy A, Sargent N, Rangarajan S, et al.Fibrinogen Concentrate vs Cryoprecipitate in Pseudomyxoma Peritonei Surgery: Interim Results from a Prospective, Randomized, Controlled Phase 2 Study [J]. Hämostaseologie, 2019, 39（S01）: 2549.

[35] Callum J, Farkouh ME, Scales DC, et al.Effect of Fibrinogen Concentrate vs

Cryoprecipitate on Blood Component Transfusion After Cardiac Surgery: The FIBRES Randomized Clinical Trial [J]. JAMA, 2019, 322(20): 1966-1976.
[36] 华安证券. 人纤维蛋白原十年回顾 [R]. 医药生物, 2021, 2: 1-18.

第五节　人纤维蛋白黏合剂临床应用情况及趋势分析

一、人纤维蛋白黏合剂临床应用

纤维蛋白黏合剂（fibrin sealant, FS）也称为纤维蛋白胶，主要由已分化、经病毒灭活处理的纤维蛋白原和凝血酶两种组分组成，具有良好的组织相容性、止血和粘合性能。纤维蛋白原在凝血酶的作用下转化为不可溶的纤维蛋白，发挥黏合组织、覆盖创面、填充缺损和空隙等作用。目前临床常用的纤维蛋白黏合剂包括外用冻干人纤维蛋白黏合剂和猪源纤维蛋白黏合剂。对于纤维蛋白黏合剂的研究及应用主要针对局部止血，辅助处理烧伤创面、普通外科腹部切口、肝脏手术创面和血管外科手术创面的渗血、出血，同时也用于创面封闭、减少渗漏、伤口促愈合、手术防粘连等作用。

纤维蛋白黏合剂最早出现在 1909 年, Blumel 最先将纤维蛋白胶用于伤口止血；1940 年 Yong 和 Medawa 将其作为黏合剂[1]；1982 年, Matras 等用高浓度的纤维蛋白原进行神经吻合；1998 年, FDA 批准了纤维蛋白黏合剂的运用。目前，纤维蛋白黏合剂是市场上唯一一种被 FDA 批准可同时作为止血剂、密封剂、黏合剂以及在临床上使用的胶黏剂[2]。在我国，20 世纪 80 年代初上海生物制品研究所研制出医用人纤维蛋白原[3]。1994 年，广州倍绣生物技术有限公司以哺乳类动物血液为原材料，研制出医用生物纤维蛋白胶。华兰生物研制的人纤维蛋白黏合剂（康普欣®）和上海莱士研制的人纤维蛋白黏合剂（护固莱士®）均已被批准上市应用多年。

目前。医用黏合剂可分为皮肤用压敏胶、牙科黏合剂、骨科黏合剂和软组织用黏合剂 4 类。纤维蛋白黏合剂作为高分子生物可降解性材料能有效贴附、黏附于创面，起到良好的止血作用，因此，人纤维蛋白黏合剂在临床应用十分广泛。

1. 纤维蛋白黏合剂在心胸外科和普外科的临床应用

低浓度的纤维蛋白黏合剂可以为骨髓源性心肌干细胞的生长提供良好的微环境，能够保护其免受缺血缺氧损伤，可以促进细胞存活[4, 5]。在心血管手术中，纤维蛋白黏合剂可以控制血管吻合术中的出血，促进凝血障碍患者体内加强凝血（Holm et al.，1986）；研究证实纤维蛋白黏合剂对心脏主动脉切口或插管处和右心室等切口渗血的止血效果良好，喷涂后无渗血，并有良好的安全性。目前，心脏外科手术体外循环大剂量使用肝素，破坏正常凝血机制，术后单纯靠缝合无法达到理想止血效果，并且缝合后常有针眼出血，此时如果用压迫止血，时间长，效果不确定，而纤维蛋白黏合剂含有凝血因子，不依赖患者自身凝血功能，可以直接起到局部止血效果[6]。

纤维蛋白黏合剂可以通过促进支路形成和缝合线以上部位的局部止血作用，减少术后失血，降低出血并发症几率。对于一些导致肺实质弹性差的肺部疾病（如慢性阻塞性肺疾病和支气管胸膜瘘等）以及肺部破裂持续漏气的气胸患者，进行外科手术治疗创面较大，肺部功能性损伤较大，恢复缓慢，使用纤维蛋白黏合剂喷涂创面相较于单纯缝合有损伤较小、住院时间明显缩短、复发率较低，临床疗效明显更好等特点。但是纤维蛋白黏合剂对胸外伤出血量大、结核活动期、肺组织严重或广泛毁损、脓胸的患者禁用，因为纤维蛋白黏合剂不能对出血量大的外伤单独起到止血的作用，不能有效治疗或缓解上述状况[7]。纤维蛋白黏合剂可有效减少胸壁重建术中创面以及肌瓣渗血，可以使肌瓣、皮瓣与创面的固定更稳定，更易对抗呼吸运动的剪切力，同时能够降低创面血肿的发生率，促进创口愈合并改善临床治疗效果[8]。

2. 纤维蛋白黏合剂在脑/神经外科的临床应用

目前，对于转移性脑肿瘤最有效的治疗措施是手术切除。但囊性肿瘤囊肿壁很薄，并具有可塑性，所以难以完全切除，可能会扩散至脑脊液。将液态自体纤维蛋白黏合剂填充于囊肿中，这样可以固定和封闭周围神经末梢，保护暂时失去传导信号的神经纤维，减轻手术对神经纤维的损伤，避免炎症反应，减少切口周围肉芽组织的形成，以便把整块肿瘤切除。但是晚期转移性脑肿瘤患者常伴有慢性贫血症状，抽血量≥ 200ml 会加速机体失血并造成供氧不足。另外，来源于人血清的凝血酶可能会引发病毒感染和过敏反应，只有通过完全凝血酶分离或者使用净化系统能够解决此问题[9]。

术后硬膜下积液（SFC）是外伤后硬膜下腔积聚的脑脊液，是开颅手术后常见的并发症，蛛网膜成形术能够预防 SFC。胶原蛋白具有的天然纤维结构，浸泡于胶原蛋白溶液中可以强化它的纤维结构，增加耐压性和黏附性，但对于最优的混合比例要依据患者的具体病情综合考虑，进行调整研究[10]。术后脑脊液漏内镜在鼻蝶手术（EETS）后可能会增加 SFC 并发症的发病率和死亡率，用自体纤维蛋白黏合剂结合多层重建技术可能是一种安全而有效的方法[11]。纤维蛋白黏合剂还被应用于修复外周神经。最早于 1986 年，Egloff 等人经过研究了 23 例臂神经丛和 17 例主要神经干中应用了纤维蛋白黏合剂作为管套包裹修复的位置，研究发现，轴突穿过相邻的吻合处生长并不会引起损伤；另外，使用纤维蛋白黏合剂进行神经修复相比于常规的缝线修复能够节省 2/3 的时间[12]。

3. 纤维蛋白黏合剂在眼科的临床应用

纤维蛋白黏合剂在翼状胬肉手术中的应用已超过 30 年，翼状胬肉属于纤维血管性结缔组织增生性眼表疾病，角膜受到侵犯，以睑裂部球结膜和其下组织的变性、增生为主要表现，发病率为 3%~23%[13]，手术治疗、激光及辅助治疗是目前采用的常见治疗手段。研究发现，纤维蛋白黏合剂具有抑菌、杀菌作用，能够及时粘连结瓣膜植片，加速植片血管化，阻止成纤维细胞进入角膜，减少肉芽肿的形成，从而降低胬肉复发率，并且手术后无明显瘢痕组织，炎症反应、结瓣膜出血及水肿程度均较轻[14]。临床研究表明用纤维蛋白黏合剂代替缝线固定羊膜或其他结膜移植物能缩短手术时间，减轻术后不适感，并且能有效减少翼状胬肉复发。这可能与纤维蛋白黏合剂可通过调整凝血酶浓度，使纤维蛋白黏合剂在伤口周围快速凝固，从而缩短手术时间，降低术后疼痛，目前，常用作替代斜视手术后的缝线[15]。

眼组织对纤维蛋白黏合剂耐受能力强，更加丰富了纤维蛋白黏合剂在眼科的临床应用。将纤维蛋白黏合剂应用于飞秒激光辅助的准分子激光角膜原位磨镶术，可有效减少角膜上皮向内生长的发生[16]；将纤维蛋白黏合剂应用于白内障手术中封闭巩膜切口，能减少创面渗漏和发生眼内炎的风险[17]。此外，临床研究表明纤维蛋白黏合剂对角膜溃疡及穿孔也有很好的治疗效果。叶青等人研究证实纤维蛋白黏合剂没有体外细胞毒性且与人角膜成纤维细胞有良好的生物相容性，为其广泛应用于角膜溃疡及穿孔的修补提供了实验依据[18]。Sharma 等人研究发现使用纤维蛋白黏合剂在修补角膜穿孔时，术后愈合时间短，且角膜新生血管较少，是一种安全、有效的治疗方式[19]。

4. 纤维蛋白黏合剂在肝胆外科的临床应用

肝脏组织脆弱、血管丰富，受创伤后易出血，肝动脉不易结扎，易发生并发症甚至死亡。纤维蛋白黏合剂已被广泛用于肝脏手术（如异体肝移植），将纤维蛋白黏合剂喷涂于创伤表面，形成薄膜状凝胶或者向肝组织缺损部位的内部和表面注射纤维蛋白黏合剂，发挥促凝、物理性止血和固定创面等作用，同时可以缩短麻醉和手术时间。肝囊肿是因肝内淋巴管与迷走胆管在胚胎时期发育障碍或因肝内炎性上皮增生引起淋巴管局部阻塞，从而导致淋巴管内的分泌物无法排出，以致形成囊肿。腹腔镜肝囊肿开窗术已成为当今肝囊肿的主要治疗方案之一。陈庸等人研究证实纤维蛋白黏合剂应用于腹腔镜肝囊肿开窗引流术，操作简单，可明显减少渗血或胆汁渗出，促进创面愈合的同时，防止残腔与周围组织再次粘连形成假性囊肿复发，无明显不良反应。常规使用的纤维蛋白黏合剂在肝切除范围内可以减少出血，由此降低并发症的发生率。

纤维蛋白黏合剂可用于血管嫁接术吻合口的封闭，以防止渗血。用于胆总管吻合时，可减少肝管、表面和深部肝脏的损伤和出血，脾脏损伤、肠瘘、凝血机制紊乱患者的出血损伤、肾脏损伤和输尿管吻合。弥散性血管内凝血的和输血量需求大可引发严重肝损伤患者的凝血障碍最终导致死亡率上升。血管移植中，应用纤维蛋白黏合剂可控制凝血障碍患者的出血，减少由于瘘管和内部裂隙导致的失血和渗漏。使用纤维蛋白黏合剂还能减少缝线的使用数量、控制失血并促进创伤愈合。另外，纤维蛋白黏合剂已经被用于肝脏和脾脏损伤患者的止血，这些患者的凝血障碍均继发于大量输血、慢性疾病和弥散性血管内凝血[23]。

5. 纤维蛋白黏合剂在骨科的临床应用

骨科手术（如腰椎手术）失败常由于椎管内瘢痕组织增生与粘连形成，纤维蛋白黏合剂是具有多种生物活性的生物蛋白，能够建立起网状结构，起到良好的止血和屏障作用；同时，其快速降解的特性也不易引起细菌感染，使硬膜外瘢痕粘连易于分离，钝性分离时仅有少量出血，且没有硬膜囊撕裂的现象，对预防瘢痕的形成可起到良好效果[24]。硬膜损伤合并脑脊液漏是脊柱外科手术中较常见的并发症，硬膜较薄弱的老年患者、椎管严重狭窄及硬膜周围粘连严重的患者发生率较高。冯哲等人采用自体筋膜封堵硬脊膜破损处联合纤维蛋白黏合剂覆盖治疗腰椎术中硬膜损伤合并脑脊液漏患者，结果发现，采用自体筋膜封堵联合纤维蛋白黏合剂覆盖，术后辅以抗感染、加压包扎、瘘口朝上的体位等措施可有效防止术后脑脊液漏发生，但是该研究由于样本量较少，存在一定的局限性[25]。

全膝关节置换术后可能导致贫血、输血致医疗成本升高，关节周围组织出血可能引起肿胀和股四头肌肌力下降，从而损害早期功能的恢复。纤维蛋白黏合剂能减少全膝关节置换术术中和术后失血总量，减少手术并发症的风险[26]。外伤导致的急性肌腱断裂多采用肌腱重建手术或转位来恢复功能，手术要求能使腱－骨界面牢固固定，采用纤维蛋白黏合剂修复急性的肌腱断裂是一种微创和保守的治疗方法，能形成接近于正常的韧带－骨连接的结构，手术后持续使用纤维蛋白黏合剂的伤口部位可预防持续性疼痛、深部感染的问题，也不会引起疾病传播[27]。

6. 纤维蛋白黏合剂在妇产科和泌尿外科的临床应用

纤维蛋白黏合剂在外生殖器中的应用主要是因其可避免缝线引起肉芽肿的炎性反应、出血和缺血性损伤。目前，已经广泛应用于子宫肌瘤切除、卵巢囊肿的摘除手术、卵巢的楔状切除手术、结肠直肠吻合、根除性膀胱切除术、膀胱穿孔和输尿管吻合等，另外在尿道重建和经前列腺的尿道切除术方面也有应用[28]。纤维蛋白黏合剂在妇产科和泌尿科可用于填补缺损、促进吻合，并可以减少吻合缝线的使用量。2014年南京军区总院应用自体纤维蛋白黏合剂治疗一位卵巢癌多次术后肠瘘合并膀胱瘘患者，应用自体纤维蛋白黏合剂封堵治疗肠瘘，效果良好[29]。妇产科中输卵管吻合术中反向输卵管结扎，过早破裂的胎膜修复也可以应用纤维蛋白黏合剂治疗。反向输卵管结扎术取决于手术切口部位、修复后输卵管的长度和手术的持续时间，使用纤维蛋白黏合剂粘合的输卵管其上皮细胞再生，并且可以缩短手术时间[30]。

纤维蛋白黏合剂的止血、组织黏合作用可促进创面止血、加快伤口愈合、封闭瘘管缺损、封闭泌尿系的尿漏、防止组织粘连，其在泌尿生殖系统的创伤愈合、复杂的泌尿系损伤等方面得到有效及广泛的应用，且无明显副作用。研究发现，纤维蛋白黏合剂是控制肾及输尿管损伤出血的安全、有效方法，而且对浅表和深部损伤均有效。另外，在进行胃部分切除术、肾结石手术或前列腺摘除术时，采用纤维蛋白黏合剂辅助止血措施，可以减轻患者术后疼痛、缩短住院时间，无明显的术后并发症[28]。悬垂部尿道成形术中应用纤维蛋白黏合剂，可以较早拔除尿管，减轻术后局部水肿和淤血，加快伤口愈合。尿道皮肤瘘及皮瓣的裂开是尿道下裂修补术后最常见的并发症，但是应用纤维蛋白黏合剂后，可以显著降低上述并发症发生率[31]。在泌尿外科手术中，无论是开放手术还是腹腔镜手术，纤维蛋白黏合剂在促进局部止血、泌尿道封闭及黏合组织等方面均具有较好的作用。但它不能够取代常规外科技巧和操作，它仅是改善外科治疗效果的一种有效补充和辅助，且纤维蛋白黏合剂属于血液制品，有潜在传播肝炎、艾滋病等病毒的风险，临床使用过程中需要引起注意。

7. 纤维蛋白黏合剂在乳腺外科的临床应用

乳癌根治术具有手术创面大，淋巴结清扫范围广等特点，胸部、腋窝的皮瓣和胸部肌肉、腋窝血管之间存在一个较大的间隙，术后渗出或漏出的血液、组织液会在此间隙积聚，常发生皮下积液、淋巴漏、皮瓣坏死等并发症，如不能及时发现并处理，将导致切口延期愈合。常规的解决方法是彻底止血，结扎血管、淋巴管及术后创面负压吸引及胸部加压包扎等，均取得一定的效果，但是由于淋巴管丰富且不易结扎，难以避免淋巴液渗漏等难题[32]。张丽君等人在行乳腺癌根治术时，使用医用纤维蛋白胶喷涂在创面及缝合口处，发现患者使用纤维蛋白黏合剂后，皮下积液、积血显著减少，皮缘坏死率降低，切口愈合时间缩短，住院天数减少，同时减轻患者的痛苦和经济负担[33]。大量研究证实应用纤维蛋白胶可以明显减少术后皮下引流量，缩短皮下引流管的拔管时间，减少术后皮下积液发生率以及缩短术后住院时间，值得临床推广应用[34, 35]。

8. 纤维蛋白黏合剂在其他科的临床应用

创伤愈合是指机体遭受外力作用，皮肤等组织出现离断或缺损后的修复过程，包括各种组织的再生、肉芽组织增生、瘢痕组织形成等，表现出各种过程的协同作用。纤维蛋白是创伤愈合过程的主要成分，是凝血系统的产物之一。文献报道，在创口愈合过程中纤维蛋白会刺激肉芽组织的形成，促进纤维蛋白原沉淀和成纤维细胞的生长。有实验表明，纤维蛋白黏合剂能显著增加肉芽组织中成纤维细胞数量，较少瘢痕，且在使用纤维蛋白黏合剂处理创口后，其张力强度增加，移植物与创面的黏合强度也得到提高。目前，纤维蛋白黏合剂在整容科或耳鼻喉科应用的比较广泛，主要用于隆鼻、祛斑、皮肤移植、眼睑成形术和乳腺缩小等手术，可减少缝合线的使用量与术后血肿的发生几率。整容和再造手术中缝线用量的减少可以降低瘢痕形成几率，还能在皮肤移植时避免皮肤移植物下的死腔，并通过提高移植物的供血促进愈合[36]。

白癜风是一种常见的后天性局限性或泛发性皮肤色素脱失病，由皮肤的黑色素细胞功能消失引起，特征是皮肤色素脱失病区扩大，逐渐发展新的病灶。负压吸疱表皮移植术能有效治疗白癜风，用纤维蛋白黏合剂固定于患处，有止血、抗感染的作用，同时可提供一个最佳的伤口愈合环境。纤维蛋白黏合剂还可用于重建手术，如用于烧伤创面皮肤移植。纤维蛋白黏合剂也能减轻甲状腺手术切口疼痛，促进伤口愈合，消除切口积液和感染，缩短术后住院时间[37]。

二、人纤维蛋白黏合剂临床应用情况分析

为了研究纤维蛋白黏合剂在临床的应用情况，项目组对全国七大地区，476 所医院进行纤维蛋白黏合剂临床使用情况调查。其中三级甲等医院 362 所，三级乙等医院 19 所，三级医院 48 所，二级甲等医院 41 所，二级乙等医院 2 所与二级医院 3 所，1 所非公立医院，对以上医院进行抽样数据调研，时间段为 2015 年第一季度至 2020 年第四季度，每季度随机抽取 10 天纤维蛋白黏合剂数据，包括门诊和病区，同时对所收集纤维蛋白黏合剂使用情况进行汇总分析。另外项目组对以上医院四年即 2018 年第一季度至 2021 年第四季度纤维蛋白黏合剂使用情况进行汇总分析。

1. 调查医院地区分布情况

此次项目组调查共包括七大地区，22 个省，4 个自治区，4 个直辖市，476 所医院，医院分布地区如图 4–14 所示，华东 174 所医院，华南 95 所，华中 71 所，

华北 54 所。医院所分布城市情况见图 4–15、图 4–16，可见北上广等经济发达城市的医院较多，而对于二三线城市调查医院分布的相对较少。

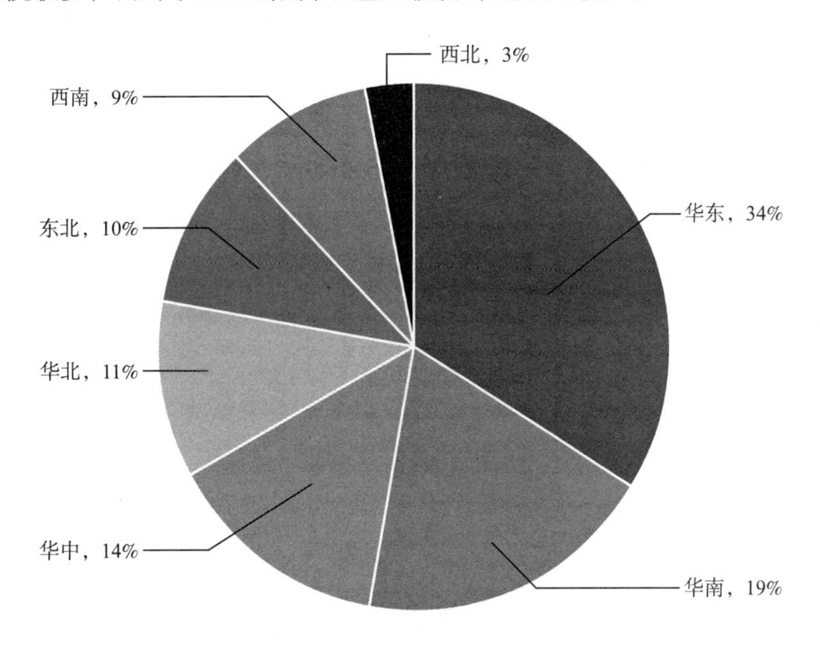

图 4–14　各地区调查医院分布情况

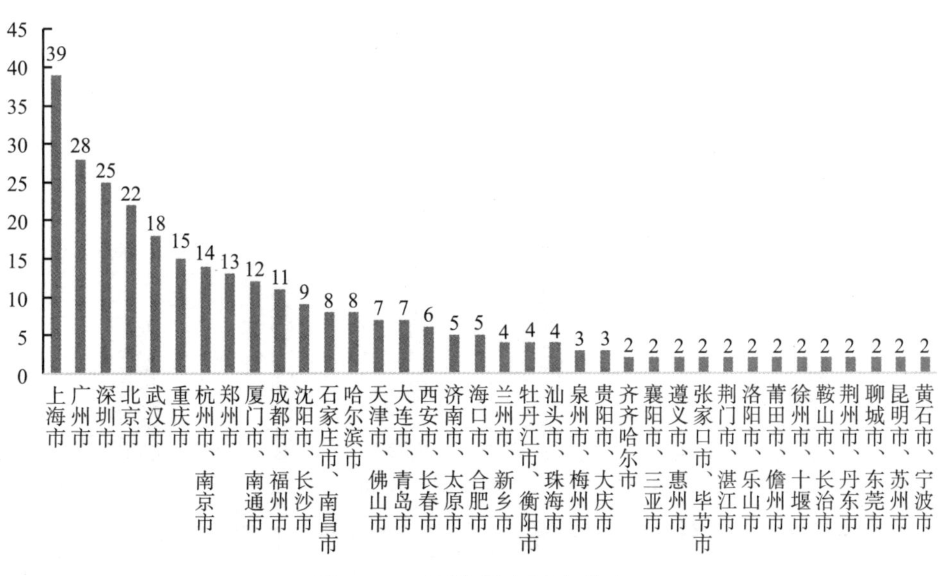

图 4–15　医院所在城市分布

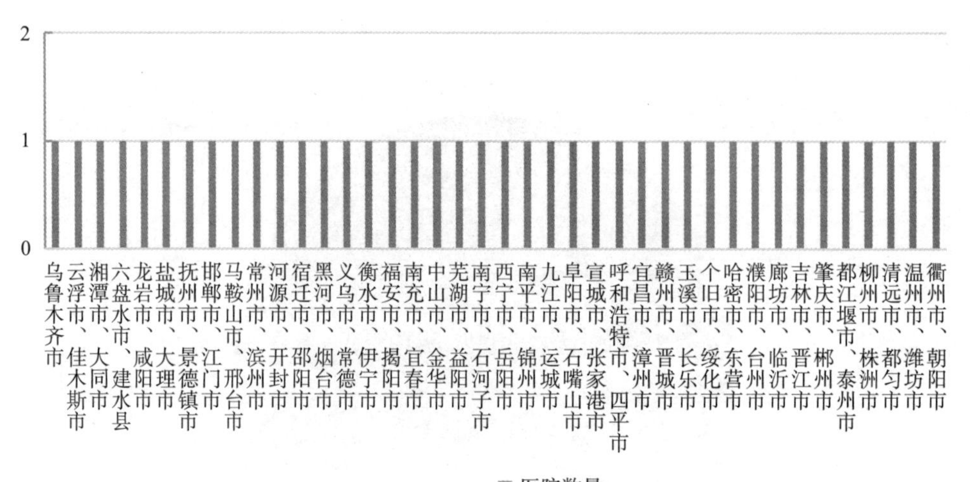

图 4–16　医院所在城市分布

2. 纤维蛋白黏合剂使用整体情况及趋势分析

经调查分析，纤维蛋白黏合剂无论在处方张数、用药数量还是金额上相对其他血液制品均不占优势。在处方张数、使用金额及用药数量上，2015 年至 2020 年纤维蛋白黏合剂的使用情况变化均不大，分别占血液制品的比例在 3.3%~5.8% 之间、4.5%~7.9% 之间及 1.9%~3.5% 之间。但不管是处方张数、使用金额还是用药数量在 2015 年至 2018 年均呈现一个稳步上升的趋势，到 2018 年处方张数占据了血液制品的 5.8%，使用金额占据了血液制品的 7.9%，用药数量占据了血液制品的 3.5%，2018 年至 2020 年均呈现下降趋势（图 4–17）。

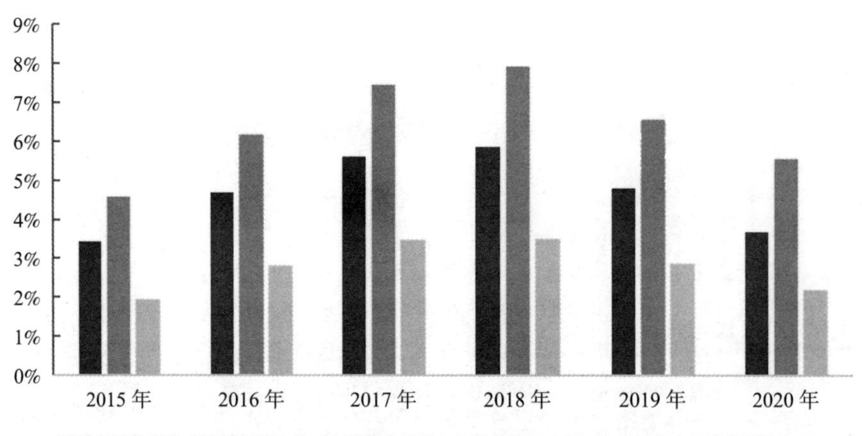

图 4–17　处方张数、用药数量及金额所占血液制品比例

3. 各医院纤维蛋白黏合剂临床使用情况分析

对于纤维蛋白黏合剂使用量排名前 50 家医院进行分析，如图 4–18 所示，北

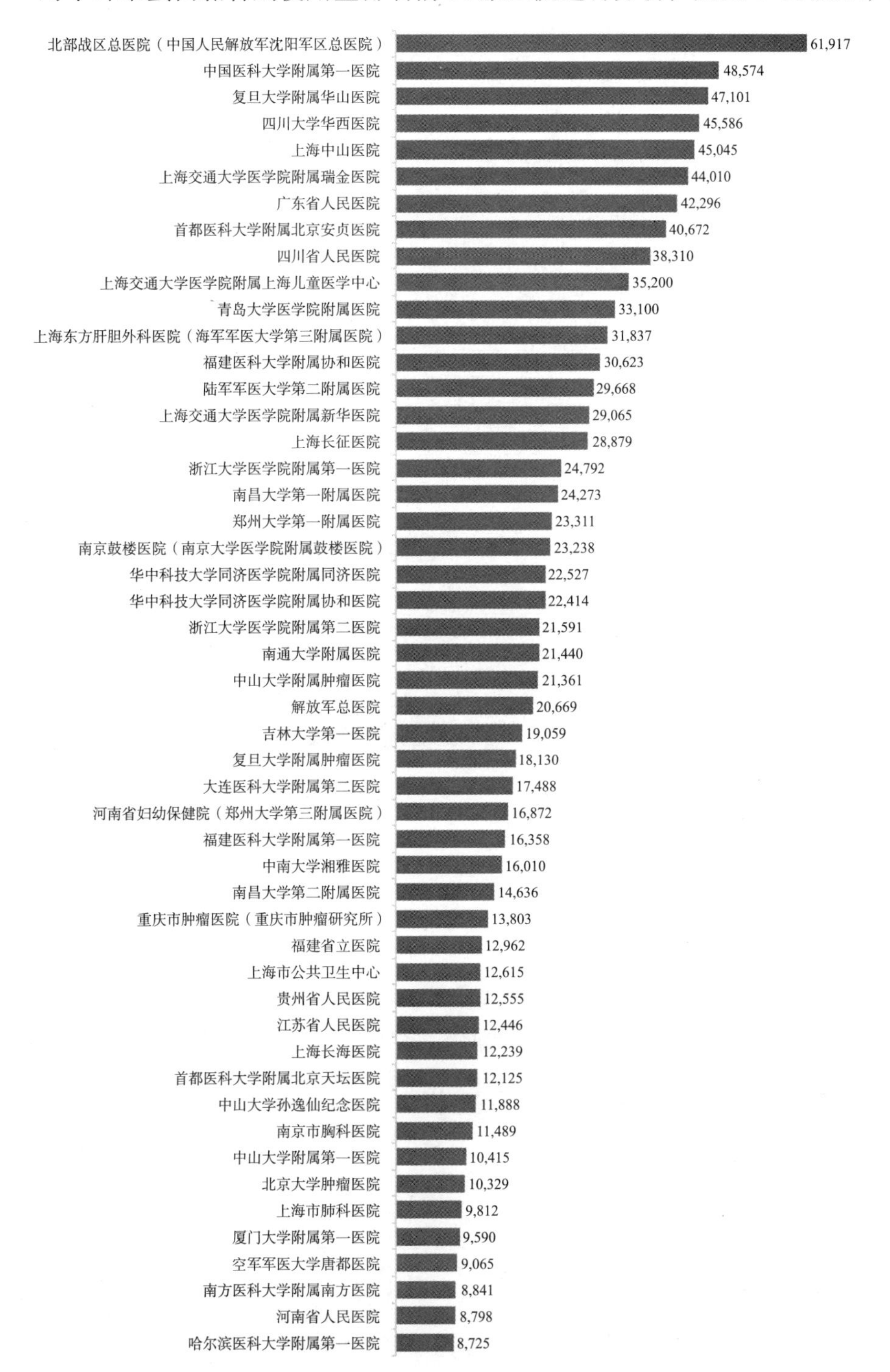

图 4–18 纤维蛋白粘合剂使用量排名前 50 的医院

部战区总医院居于首位，纤维蛋白黏合剂总使用量61917支，占总使用量的3.10%，其中人纤维蛋白黏合剂仅占总量的35.22%（图4–19）；排在第二位的是中国医科大学附属第一医院，使用量为48574支，人纤维蛋白黏合剂占总量的24.47%（图4–19）；第三位是复旦大学附属华山医院，使用量47101支，占总量的2.91%，人纤维蛋白黏合剂使用量占15.73%（图4–19），第四位是四川大学华西医院，纤维蛋白黏合剂使用量为45586支，人纤维蛋白黏合剂占用量100%；第五位是上海中山医院，总使用量45045支，占总量的2.78%，人纤维蛋白黏合剂使用量占12.69%。另外，仅采用人纤维蛋白黏合剂的医院，如使用量居于前三位的四川大学华西医院（45586支）、上海交通大学医学院附属瑞金医院（44010支）和浙江大学医学院附属第二医院（21591支），当然，也有部分医院仅采用猪源纤维蛋白黏合剂，如使用量居于前三位的四川省人民医院（38310支）、青岛大学医学院附属医院（33100支）和陆军军医大学第二附属医院（29668支）。

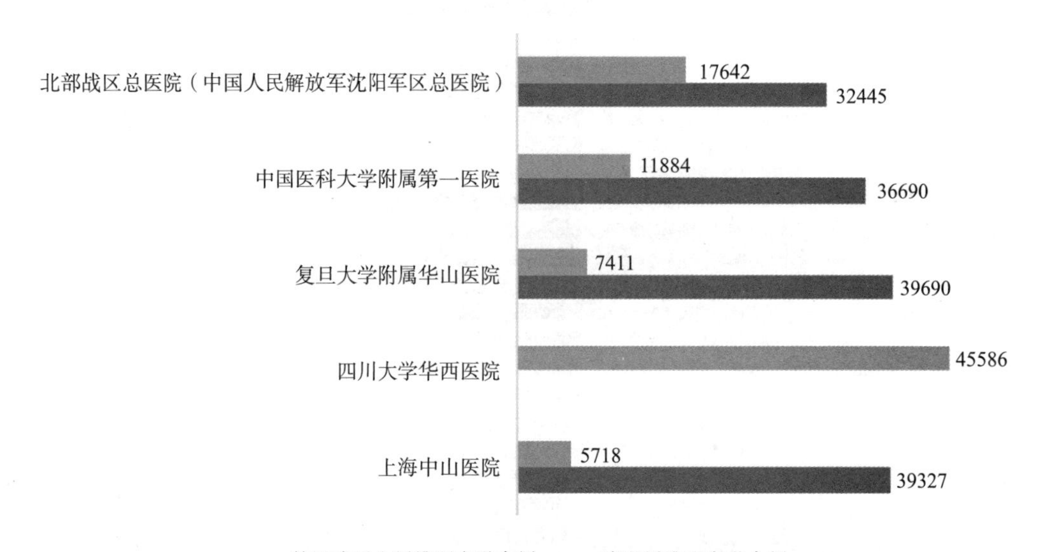

图4–19　纤维蛋白黏合剂使用量排名前5的医院具体使用情况

4. 各科室使用纤维蛋白黏合剂情况分析

纤维蛋白黏合剂使用量前10的科室分别心胸外科、神经外科、肝胆外科、泌尿外科、普通外科、ICU、耳鼻咽喉头颈外科、骨科、胸部肿瘤外科和儿科，如图4–20所示。其中心胸外科使用纤维蛋白黏合剂的量最多，达到33.0%，神经外科次之，占比21.4%。其他科室使用量均在10%以下。

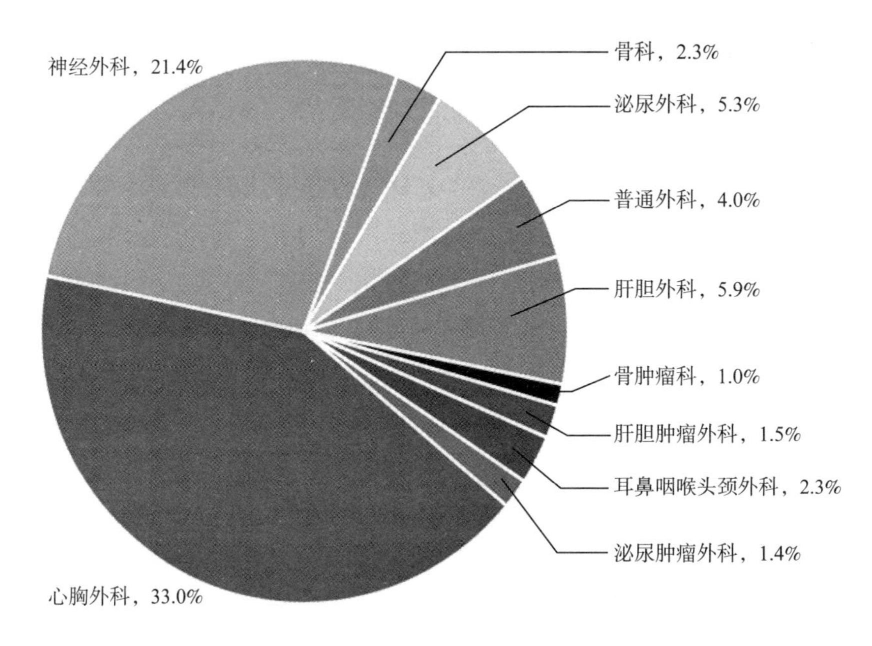

图 4-20 纤维蛋白黏合剂使用量前 10 的科室

5. 各疾病使用纤维蛋白黏合剂情况分析

纤维蛋白黏合剂使用量前 10 的疾病分别为肿瘤、其他、心脏瓣膜病、冠心病、脑血管病、动脉瘤、先天性心脏病、主动脉夹层、胆囊或胆管结石和神经系统疾病。其中肿瘤占据了使用纤维蛋白黏合剂的主要原因，使用纤维蛋白黏合剂的比例达到了 50.8%，而其他疾病使用人血白蛋白的比例均在 15.73% 以下，心脏瓣膜病使用纤维蛋白黏合剂的量为第三，其比例仅 4.6%（图 4-21）。

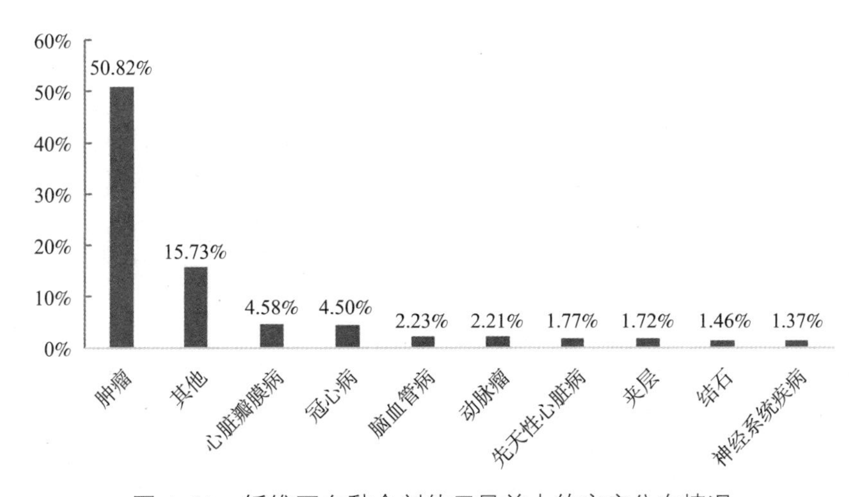

图 4-21 纤维蛋白黏合剂使用量前十的疾病分布情况

6. 纤维蛋白黏合剂使用企业情况分析

经调查分析，476 所医院自 2018 年第一季度至 2021 年第四季度共使用纤维蛋白黏合剂 1617899 支或瓶，品种包括两种：人纤维蛋白黏合剂和猪源纤维蛋白黏合剂，均为国产纤维蛋白黏合剂，其中外用冻干人纤维蛋白黏合剂均由上海莱士血液制品股份有限公司提供，猪源纤维蛋白黏合剂由哈尔滨瀚邦医疗科技有限公司和广州倍绣生物技术有限公司提供，见图 4–22。如图所示，广州倍绣生物技术有限公司的提供量远多于哈尔滨瀚邦医疗科技有限公司，占总量的 56%。

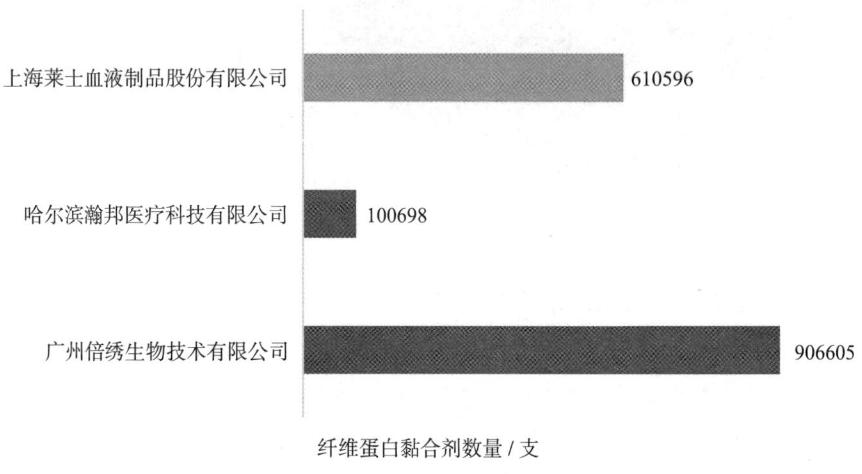

图 4–22　纤维蛋白黏合剂使用数量与企业提供情况

三、人纤维蛋白黏合剂局限性及研究趋势

纤维蛋白黏合剂属于血液制品，国外多采用人纤维蛋白黏合剂，其来源主要是人血。我国的纤维蛋白黏合剂主要利用哺乳动物（如猪）血液进行提取制备，但从哺乳动物的血液提取，可能会因为异种蛋白而诱发过敏反应。另外，纤维蛋白黏合剂存在降解快、强度低的局限性[37]。

纤维蛋白黏合剂作为一种高分子生物可降解材料，生物相容性好，无毒无刺激，临床常用于心胸外科、脑/神经外科、眼科、肝胆外科、骨科等外科手术，将其喷洒创面，可以促使组织黏附并止血，但其存在的问题包括来源污染、变态过敏反应等安全性问题，以及降解快、强度低等局限性，另外其在医学领域新的应用仍有待进一步研究与开发，如是否可以作为生长因子、抑菌剂、抗肿瘤药物等的优良载体来制备各种缓释制剂，作为支架材料应用于组织工程等。因此，对于纤维蛋白黏合剂的未来研究仍需要进一步加强，并且应增加其临床安全性，避免以上缺陷。

参考文献

[1] Saltz R, Dimick A, Harris C, et al. Application of autologous fibrin glue in burn wounds [J]. J Burn Care Rehabil, 1989, 10: 504.

[2] 朱威，应蓓文. 纤维蛋白黏合剂：科学原理和生产方法 [J]. 国外医学：预防、诊断、治疗用生物制品分册，1997, 258.

[3] 陈江. 医用胶粘剂 [J]. 粘接，1996, 28.

[4] 殷香保. 纤维蛋白胶的临床应用进展 [J]. 岭南现代临床外科，2003, 67.

[5] 张丽铃，何淑琴，邓志华. 纤维蛋白胶的临床应用进展 [J]. 实用医药杂志，2014, 31: 451.

[6] 王哲，李健，周光华，等. 纤维蛋白黏合剂在心脏手术止血中应用的初步研究 [J]. 外科理论与实践，2003, 260.

[7] 雷鹏飞，黄坚，陈龙. 电视胸腔镜下纤维蛋白胶粘合奈维网治疗难治性气胸 [J]. 中国当代医药，2013, 20: 51.

[8] 张勇，亓发芝，顾建英，等. 纤维蛋白胶在胸壁重建手术中的临床应用 [J]. 中国临床医学，2010, 17: 39.

[9] Okuda T, Fujita M, Yoshioka H, et al. Novel surgical technique to solidify cyst-type metastatic brain tumors using autologous fibrin glue for complete resection [J]. Surg Neurol Int, 2014, 5: 100.

[10] Abe J, Ichinose T, Terakawa Y, et al. Efficacy of arachnoid plasty with collagen sheets and fibrin glue: An in vitro experiment and a case review [J]. Surg Neurol Int, 2015, 6: 90.

[11] Yildirim AE, Dursun E, Ozdol C, et al. Using an autologous fibrin sealant in the preventing of cerebrospinal fluid leak with large skull base defect following endoscopic endonasal transsphenoidal surgery [J]. Turk Neurosurg, 2013, 23: 736.

[12] Narakas A, Bonnard C, Egloff DV. The cervico-thoracic outlet compression syndrome: Analysis of surgical treatment [J]. Ann Chir Main, 1986, 5: 195.

[13] 胡健，贾亮，王丽强，等. 纤维蛋白胶和缝线在翼状胬肉切除联合自体结膜移植手术中应用的 Meta 分析 [J]. 解放军医学院学报，2015, 36: 923.

[14] 刘慧，魏瑞华，黄悦，等. 表面麻醉下翼状胬肉手术中应用纤维蛋白胶的效果 [J]. 国际眼科杂志，2014, 14: 1527.

[15] Lan A, Xiao F, Wang Y, et al. Efficacy of fibrin glue versus sutures for attaching conjunctival autografts in pterygium surgery: a systematic review with meta-analysis and trial sequential analysis of evidence [J]. Oncotarget, 2017, 8: 41487.

[16] Ting D, Srinivasan S, Danjoux JP.Epithelial ingrowth following laser in situ keratomileusis (LASIK): prevalence, risk factors, management and visual outcomes[J]. BMJ Open Ophthalmol, 2018, 3: e133.

[17] Ambastha A, Kusumesh R, Bhasker G, Sinha BP.Safety and efficacy of fibrin glue versus infinity suture in SICS with extended scleral flap [J]. Indian J Ophthalmol, 2018, 66: 657.

[18] 叶青，蒋林志，陈文琳，等. 纤维蛋白黏合剂与人角膜成纤维细胞的生物相容性[J]. 中华实验眼科杂志，2021, 39: 113.

[19] Sharma A, Mohan K, Sharma R, Nirankari VS.Scleral Patch Graft Augmented Cyanoacrylate Tissue Adhesive for Treatment of Moderate-Sized Noninfectious Corneal Perforations (3.5~4.5 mm) [J]. Cornea, 2013, 32: 1326.

[20] 王平瑜，白雪峰，王保卫，等. 人纤维蛋白胶对人肝损伤的止血护创作用 [J]. 中国医学创新，2011, 8: 9.

[21] 陈庸，郑希彦，黄耀，等. 纤维蛋白黏合剂在腹腔镜肝囊肿开窗引流术中的应用[J]. 中华普通外科学文献（电子版），2019, 13: 184.

[22] Pfab R, Ascherl R, Blumel G, Hartung R.Local hemostasis of nephrostomy tract with fibrin adhesive sealing in percutaneous nephrolithotomy [J]. Eururol, 1987, 13: 118.

[23] Rucker K, Baumann R, Volk M, Taubert HD.Tubal anastomosis using a tissue adhesive [J]. Hum Reprod, 1988, 3: 185.

[24] 周磊，蔡国栋，朱庄臣，等. 局部应用纤维蛋白凝胶和丝裂霉素预防腰椎板切除术后硬膜外瘢痕粘连的比较 [J]. 泰山医学院学报，2013, 34: 641.

[25] 冯哲，杨会峰，项良碧，等. 自体筋膜联合纤维蛋白黏合剂覆盖治疗腰椎术中脑脊液漏疗效研究 [J]. 创伤与急危重病医学，2020, 8: 58.

[26] Skovgaard C, Holm B, Troelsen A, et al. No effect of fibrin sealant on drain output or functional recovery following simultaneous bilateral total knee arthroplasty: a randomized, double-blind, placebo-controlled study [J]. Acta Orthop, 2013, 84: 153.

[27] Thermann H, Frerichs O, Biewener A, et al. Functional treatment of acute rupture of the Achilles tendon.An experimental biomechanical study [J]. Unfallchirurg, 1995, 98: 507.

[28] 李峰，伍松合，唐乾利，等. 医用生物蛋白胶用于前列腺摘除术止血疗效分析[J]. 中国男科学杂志，2003，119.
[29] 袁娟，靳雁，彭南海，等. 1例卵巢癌多次术后肠瘘合并膀胱瘘的护理[J]. 吉林医学，2016,37：1556.
[30] Jessen C, Sharma P.Use of fibrin glue in thoracic surgery [J]. Ann Thorac Surg, 1985,39：521.
[31] 李晶，王志平. 纤维蛋白胶在泌尿外科中的应用进展[J]. 现代泌尿外科杂志，2010,15：158.
[32] 马茂，马振华. 纤维蛋白胶促进乳腺癌术后创面愈合的研究[J]. 中国妇幼健康研究，2007，96.
[33] 张丽君，毕月娥，杨俊山. 纤维蛋白胶对乳腺癌根治术后皮下积液及切口愈合的影响[J]. 山东医药，2008，106.
[34] 庄亚强. 纤维蛋白胶减少乳腺癌改良根治术创面渗漏的效果观察[J]. 右江民族医学院学报，2006，64.
[35] 刘海舟. 纤维蛋白胶和自制负压瓶在乳腺癌手术中的应用[J]. 外科理论与实践，2008，164.
[36] 郭偲，刘宏，周萌萌. 医用纤维蛋白黏合剂的研究进展[J]. 中国药房，2016,27：2439.
[37] 郭琼，程睿，冷芳群，等. 甲状腺切除术后纤维蛋白胶应用效果的系统评价[J]. 中国循证医学杂志，2020,20：789.

第六节　其他血浆蛋白制品临床应用情况及趋势分析

一、人 α_1 抗胰蛋白酶

1. α_1 抗胰蛋白酶的生物活性

α_1 抗胰蛋白酶（α_1-antitrypsin；α_1-AT）亦称 α_1 胰酶抑制物（α_1 trypsin inhibitor）或 α_1 蛋白酶抑制物（α_1 proteinase inhibitor），是血浆中最普遍的蛋白酶抑制物，它属于氨基酸蛋白酶抑制物。

α_1-AT 由肝脏合成，半衰期 4~5 天。正常人血浆中含量约为 250mg/dl，随年龄而异，但性别间的差异较小。在肝脏合成的 α_1-AT 以 8 种多聚体的形式分泌入血

液循环，最少有 30 种已经鉴别的遗传变异性，以常染色体等优势型的方式表达。严重的 α_1-AT 先天性缺乏（ < 15% 的正常水平）和 zz 表现型有关。

2. α_1- 抗胰蛋白酶的功能

α_1-AT 的功能主要在通过形成 1 : 1 的复合物而抑制嗜中性白细胞弹性蛋白酶（neutrophile elastase）的活性，而对凝血因子则仅具次要的抑制作用。嗜中性白细胞弹性蛋白酶是一种作用于结缔组织，特别是肺脏结缔组织的蛋白水解酶，α_1-AT 缺乏患者易患肺部疾病，特别是进行性全腺泡肺气肿（panacinar emphysema）。最少有 50% 的 α_1-AT 缺乏患者有慢性阻塞性肺气肿。α_1-AT 缺乏亦可能是获得性的，如由吸烟所致，这种情况导致的肺气肿病例远多于先天性 α_1-AT 缺乏病例。此外，近来还有报告指出，α_1-AT 缺乏可使肝脏疾病的危险性增加。

3. α_1-AT 的临床应用

目前医学上最常用、最安全的治疗 α_1-AT 缺乏症还是 α_1-AT 补充疗法。它是指给患者输注人 α_1-AT 制品，其目的是通过输注，使得患者血浆中 α_1-AT 的含量达到或超过保护阈值，从而起到治疗的作用。目前国内还没有用于治疗 α_1-AT 缺陷症的 α_1-AT 制品[1]。

从人混合血浆中纯化提取的 α_1-AT 在 20 世纪 80 年代已经被美国 FDA 批准用于对 α_1-AT 严重缺乏患者的替代治疗。理论上需要将患者血清 α_1-AT 的浓度维持在 80mg/dl 以上。用药间隔可采取每周或每月 1 次，α_1-AT 最常用的方法是静脉注射。目前还可采用人 α_1-AT 喷雾吸入治疗，雾化吸入治疗可以直接提高肺部组织间液 α_1-AT 的浓度。100mg 的 α_1-AT 剂量每天两次雾化，持续一周，上皮细胞间液中 α_1-AT 的浓度可达 5.68μM，超过了 1.2μM 的保护性阈值。该种方法目前还停留在临床试验阶段，但是作为一种便携式、直接作用于靶器官的治疗方式，市场开发前景良好。此外，对于 α_1-AT 缺陷患者来说，合理用药只是治疗的一个重要方面，停止吸烟、增加抵抗力、减少对肺部的有害刺激则是预防疾病的另一重要方面。

4. α_1-AT 的不良反应

静脉注射 α_1-AT 制品后未见明显的急性反应，也未见有 α_1-AT 的抗体产生。据美国 500 例治疗的经验介绍，使用 α_1-AT 制品后曾有患者出现短暂的发热、胸背下部疼痛和血小板减少。但这些反应可能与 α_1-AT 制品中的稳定剂蔗糖有关，而与 α_1-AT 本身无关。

二、人抗凝血酶Ⅲ

1. 人抗凝血酶Ⅲ的生物活性

人抗凝血酶Ⅲ（AT-Ⅲ）是血浆中结构相近的精氨酸蛋白酶抑制物的一种，AT-Ⅲ是单链α糖蛋白，主要在肝内合成，正常成人血浆中AT-Ⅲ含量相当高[2]。新生儿的AT-Ⅲ含量仅为成人的50%，6个月后达成人水平，孕妇在孕期的最后3个月和产后AT-Ⅲ水平下降。AT-Ⅲ的生物半衰期约3天，但一旦与凝血酶形成复合物后，则很快从血液循环中被清除，其半衰期仅为9小时左右。

先天性AT-Ⅲ缺陷是一种常染色体显性遗传疾病，发病率约1/5000。经典的AT-Ⅲ缺陷（Ⅰ型）其抗原含量及功能活性两者均低下，另有一些变异型的缺陷（Ⅱ型及Ⅲ型）其抗原含量正常而活性低下[3]。

2. 人抗凝血酶Ⅲ的功能

AT-Ⅲ是体内最重要的抗凝血酶物质，在血浆总抗凝血酶活性中占50%~60%，它不但能与凝血酶以1∶1比例结合成不可逆的复合物从而使后者失活，而且还能以同样方式使凝血因子Ⅹa，Ⅺa及Ⅸa失活，失活的复合物通过分解代谢能较快地自循环清除。

AT-Ⅲ对凝血酶活性的抑制作用可因肝素的存在而大大加速，因为肝素能与AT-Ⅲ及凝血酶双向结合，使它们的分子构象改变，有利于复合物的形成，故可使AT-Ⅲ的抗凝作用增强千倍。AT-Ⅲ对Ⅹa的亲和力实际上大于对凝血酶的亲和力，因而对Xa的抑制作用也大于对凝血酶的作用，一个单位的Ⅹa能生成40个单位的凝血酶，而一个单位的AT-Ⅲ（约相当于1μg）可抑制30单位的Ⅹa。AT-Ⅲ通过这样的机制对整个凝血系统中起调控作用，对保持机体凝血系统与纤溶系统之间的平衡极为重要。

3. 人抗凝血酶Ⅲ的血药浓度及分布代谢

输注后患者体内AT-Ⅲ的活性范围应相当于健康成人体内AT-Ⅲ活性的80%~120%。当血浆中AT-Ⅲ活性低于正常人活性值的70%时，增加血栓形成的几率；当活性达到正常人的150%~200%时，有增加败血症、出血的风险。给药后AT-Ⅲ分布情况是血浆（39%），血管外空间（49%），血管内皮细胞（11%）。AT-Ⅲ的清除主要通过肝脏和尿液排出体外。

4. 人抗凝血酶Ⅲ的临床应用

AT-Ⅲ主要用于预防和治疗由于先天性AT-Ⅲ缺乏所造成的血栓栓塞，特别是用于AT-Ⅲ缺乏患者手术或者产科手术时预防血栓栓塞危险。人AT-Ⅲ制品已被美国 FDA 批准为治疗此类罕见病的孤儿药。因其价格昂贵，可以结合肝素以及法华林等抗凝药做短期的必要补充治疗。此外 AT-Ⅲ还可以用来治疗各种获得性的 AT-Ⅲ缺乏症，如肝功能不全、肾病综合征或 DIC 引起的获得性 AT-Ⅲ缺乏患者，其血浆 AT-Ⅲ活性水平＜ 50% 时，应及时输注 AT-Ⅲ。治疗时，根据检测的患者体内 AT-Ⅲ活性值来确定用量，进行个性化治疗，肝素具有增强抗凝的作用，如在使用肝素时同时输注 AT-Ⅲ，需适量减少肝素的用量。

AT-Ⅲ由人混合血浆中提取纯化得到，国际上许多大的血液制品企业都有 AT-Ⅲ制品，国内尚未有相关产品投入市场。人血浆来源的 AT-Ⅲ因其为血源性衍生物，具有潜在的传播人类病毒性传染病的风险，尽管已经进行了献浆员的筛查及病毒去除和灭活步骤（例如，S/D 灭活、干热灭活，纳米膜过滤，低温乙醇沉淀等），以防止潜在的病毒感染，但是感染病毒的危险仍然存在，输注时需权衡治疗效益和感染病毒的风险。

5. AT-Ⅲ的不良反应

主要有头晕、胸闷、胸痛、恶心、发冷、抽筋、呼吸急促、视物模糊、荨麻疹、发热、渗出、形成血肿等。

6. AT-Ⅲ的注意事项

在治疗出血、急性血栓形成、静脉肝素注射治疗并发症、手术等的患者时应增大监测 AT-Ⅲ活性检测的频率。静脉注射时，不与其他药物或稀释剂混合使用。临床研究表明在怀孕晚期使用 AT-Ⅲ，没有增加胎儿畸形的风险。AT-Ⅲ对 16 岁以下儿童患者的安全性和疗效尚未建立。

三、人蛋白 C

1. 人蛋白 C 的生物活性

1976 年首次在牛血浆中发现一种新的糖蛋白，有抗凝作用。随后 1979 年人血浆中也分离出这种蛋白。分离这种糖蛋白时，用 DEAE- 葡聚糖 A-50 进行柱层析，分出 4 个组分（洗脱峰）：A、B、C、D。A 为凝血因子Ⅸ，B 为凝血因子Ⅱ，D 为因子Ⅹ，C 是这种糖蛋白，故名之为蛋白 C（protein C，PC）。PC 在血浆中以无活性的酶原形式存在，被 α 凝血酶水解后产生活性，成为活化 PC（activated PC，APC）；APC 水解凝血因子Ⅴ及Ⅶ，使之失活，缺乏 PC 的患者常发生血栓，特别是深部静脉栓塞；从理论上推断，补充 PC 应可纠正血栓形成倾向。PC 有潜在的临床应用价值。

2. 人蛋白 C 的功能

PC 在肝细胞中合成，在维生素 K 的参与下，在逸出细胞的过程中羧基化成为具有潜在活性的蛋白水解酶原。血浆正常含量平均 4mg/L。PC 可被 α_1 凝血酶（包括蛇毒）活化，成为 APC，能特异性灭活因子Ⅴ及Ⅶ。但这种作用在体外进行非常缓慢，在体内比体外快 1000~2000 倍。APC 具有下列作用：①抗凝：APC 将凝血因子Ⅴa 裂解为 9 条以上的小肽而失去活性使因子Ⅹa 不能结合于磷脂表面，阻碍凝血酶生成。②促纤溶：动物实验中证明 PC 有活化纤溶Ⅱ原促进纤溶反应的作用，机制尚未明了。

3. 人蛋白 C 的临床应用

人蛋白 C 制品主要用于预防和治疗严重先天性蛋白 C 缺乏症引起的静脉血栓以及相关的成人皮肤坏死。当肝素或维生素 K 拮抗治疗无效时，人蛋白 C（Protexel®）可用于蛋白 C 缺陷的患者在手术过程中预防血栓。另一个蛋白 C 制品（Ceprotin®）被批准用于暴发性紫癜，研究表明对其治愈率达 94%。

灭菌注射用水重溶后静脉输注，最大输注速度在体重小于 10kg 的儿童注射速度不能超过 0.2ml/（kg・min），且必须在有凝血因子/抑制剂使用经验的临床医生指导下使用，因为用药期间需要监测患者体内蛋白 C 的活性变化。人蛋白 C 制品的使用剂量和时间间隔与患者年龄、临床症状以及患者血浆蛋白 C 水平有关，需要根据患者的药物代谢具体情况进行调整。急性发作、短期及长期预防的推荐剂量[1]，见下表。

人蛋白C制品的临床剂量表*

	初次剂量**	2~4次剂量/间隔**	维持剂量/间隔**
急性发作/短期预防	100~120 IU/kg	60~80 IU/kg，每 6 小时	45~60 IU/kg，每 6 或 12 小时
长期预防	不适用	不适用	45~60 IU/kg，每 12 小时

* 用法用量是基于 15 例患者的临床试验数据
** 实际使用剂量要根据患者的实际药物代谢情况进行调整

急性发作与短期预防的首次给药按照 100~120 IU/kg 的剂量进行输注，确定蛋白 C 在患者体内的半衰期之后，接下来的三次输注则调整剂量以维持患者血液中蛋白 C 的水平在正常人的 100%，急性发作期度过之后只需输注维持剂量以确保蛋白 C 水平在正常人 25% 以上即可。预防治疗期间，患者若遇感染、创伤或外科手术介入可加大输注剂量以降低血栓形成风险。另外需要说明的是，在急性治疗期，输注蛋白 C 之后检测到的蛋白 C 水平可能增加并不明显，这时需要同时检测凝血参数，不过临床试验表明检测数据并不足以反映蛋白 C 活性水平和凝血参数之间存在明确的关系。

以上指导方针对新生儿及幼儿也适用，不过目前还没有数据表明蛋白 C 在儿童与成人体内的药物代谢情况是否存在差异，实际给药剂量应根据蛋白 C 水平的个体差异而有所调整。

4. 人蛋白 C 的不良反应

临床试验中常见的不良反应包括皮疹、荨麻疹、皮肤瘙痒、胸闷、呼吸急促、低血压等症状；药物上市之后发现在极少情况下有引起胸腔积血、高烧、轻微头晕、焦躁不安、出汗、多汗、坐立不安等不良反应。

5. 人蛋白 C 的注意事项

药物中含有痕量的肝素，可能导致血小板减少；输注蛋白 C 存在潜在的病毒感染危险；低盐饮食及肾功能不全者须注意，蛋白 C 的日用最大剂量中包含了超过 200mg 的盐。孕妇及哺乳期妇女须在医生的指导下正确用药。

参考文献

[1] 倪道明. 血液制品 [M]. 北京：人民卫生出版社，2013.
[2] 周伟杰，余飞. 抗凝血酶研究进展 [J]. 右江民族医学院学报，2016, 38(5): 3.
[3] 刘隽湘. 输血疗法与血液制剂 [M]. 北京：人民卫生出版社，1996.

第五章

血液制品（含重组）的临床合理应用与循证评价

第一节　白蛋白的临床应用指南/共识与质量评价

一、不同指南/共识及质量评价

1. 纳入与排除标准

纳入标准：①标题中有“指南”“共识”“指引”“意见”“规范”“建议”“推荐”“草案”等字词，正文中推荐意见有白蛋白或人血白蛋白等字词；②在期刊、卫生部门或协会的官方网站上公开发表/发布；③指南或共识由医学专业组织和团体、公共或私人组织、政府机构等主持完成；④发表语种为英文或中文。

排除标准：①非白蛋白相关的指南/共识；②非临床实践相关的指南；③国内外指南的解读版；④国外指南的翻译版；⑤无法获得全文；⑥重复发表的指南；⑦同一机构制定的该疾病指南的旧版本。

2. 文献检索策略

计算机检索 PubMed、EMBase、CNKI、CBM、WanFang Data 数据库，检索时限均为建库至某年某月某日，中文检索词包括：“指南”“指引”“共识”“意见”“规范”“建议”“推荐”“草案”“更新”和“白蛋白”。英文检索词包括：guideline（s）、consensus、recommendation（s）、indication（s）、position paper、update、expert report、statement（s）、standard（s）、practical guide、clinical guide。

同时补充检索中国临床指南文库（China Guideline Clearinghouse，CGC）、医脉通数据库、美国国家临床指南数据库（National Guideline Clearing House，NGC，www.guideline.gov）、国际联盟指南网 Guidelines International Network（www.g-i-n.net）、苏格兰校际间指南网 Scottish Intercollegiate Guidelines Network（www.sign.ac.uk）、英国国家卫生与临床优化研究所 NICE（National Institute for Health and Care Excellence）、新西兰指南协作组（NZGG）等。

3. 文献筛选与资料提取

由 2 位评价员按照事先制订的纳入与排除标准，独立筛选文献并交叉核对，如遇分歧，则咨询第三方协助判断。筛选文献时首先阅读文题和摘要，在排除明显不相关的文献后，进一步阅读全文，以确定最终是否纳入。

4. 资料提取与报告质量评价

由 2 名研究者采用 AGREE Ⅱ对纳入指南/共识进行质量评价，包括 6 个领域 23 个条目和 2 个总体评估条目，每个条目的最低分为 1 分（非常不同意），最高分为 7 分（非常同意）。根据公式计算各领域最终得分：各领域分值 =（实际得分 – 最小可能得分）/（最大可能得分 – 最小可能得分）× 100%。报告的推荐级别分为 3 级：A 级（推荐），6 个领域得分都≥ 60%；B 级（修改完善后推荐），得分≥ 60% 的领域数≥ 3 个，但有＜ 30% 的领域；C 级（不推荐），得分＜ 30% 的领域数≥ 3 个。

正式评价前，先对所有评价者进行 AGREE Ⅱ评分相关培训，然后选取 3 篇指南进行预评分，并计算组内相关系数（intra-class correlation coefficients, ICC）来评价一致性，从而确保每位评价者对每个条目的理解基本一致。对评价差异＞ 2 分（如 1 分和 4 分）的问题，两名评价者通过讨论达成共识，若不能达成共识，则由第三人参与讨论并解决分歧。只有当 ICC 值＞ 0.75 时，才进行正式评价。本研究进行预评分的 ICC 为 0.928［95%CI（0.847，0.961）］，具有较好的一致性。

5. 统计分析

运用 SPSS 25.0 软件进行数据整理与分析，采用均数（范围）和频数对纳入指南的基本信息进行统计描述。2 名研究者的一致性通过计算 ICC 来评价。

6. 结果

（1）文献检索流程及结果　经逐层筛选，最终纳入 43 篇指南。

（2）纳入指南的基本特征　43 篇文献中临床指南 29 篇，专家共识 13 篇，规范 1 篇。这些共识和指南的开发者来自不同国家/地区，包括欧洲（2 篇）、美国（5 篇）、英国（3 篇）、德国（1 篇）、日本（3 篇）、意大利（4）和中国（25 篇）。基本情况如表 5-1。

（3）指南质量评价　一致性检验，2 名研究者的各条目 ICC ≥ 0.75，评分结果的一致性较好。

（4）AGREE Ⅱ评分结果　不同国家地区 AGREE 各领域评价得分情况见表 5-2。

表5-1　各指南、共识的基本情况

序号	类别	指南题目	国家/地区	年份	制定机构或组织	专家人数	发布期刊	参考文献
1	指南	AISF-SIMTI position paper on the appropriate use of albumin in patients with liver cirrhosis: a 2020 update	意大利	2020	AISF-SIMTI（意大利肝脏研究协会和意大利输血医学和免疫血液学学会）	8	Blood Transfus	30

续表

序号	类别	指南题目	国家/地区	年份	制定机构或组织	专家人数	发布期刊	参考文献
2	指南	Evidence-based Guidelines for the Use of Albumin Products	日本	2017	日本输血医学和细胞治疗学会	9	Japanese Journal of Transfusion and Cell Therapy	94
3	指南	AISF-SIMTI position paper: the appropriate use of albumin in patients with liver cirrhosis	意大利	2016	AISF-SIMTI（意大利肝脏研究协会和意大利输血医学和免疫血液学学会）	8	Blood Transfus	97
4	指南	Adapted from UHC Guidelines for the Use of Albumin, Nonprotein Colloid, and Crystalloid Solutions	美国	2000	美国大学联会（UHC）			
5	共识	A paradigm for consensus.The University Hospital Consortium guidelines for the use of albumin, nonprotein colloid, and crystalloid solutions	美国	1995	美国大学联会（UHC）	24	Arch Intern Med	19
6	指南	Chinese guidelines on the management of ascites and its related complications in cirrhosis	中国	2019	中华医学会肝脏病学分会	8	Hepatology International	91
7	指南	EASL Clinical Practice Guidelines for the management of patients with decompensated cirrhosis	欧洲	2018	欧洲肝脏研究协会（European Association for the Study of the Liver）	9	Journal of Hepatology	604

续表

序号	类别	指南题目	国家/地区	年份	制定机构或组织	专家人数	发布期刊	参考文献
8	指南	Guidelines on the management of ascites in cirrhosis	英国	2021	英国胃肠病学协会与英国肝脏研究协会	12	Gut	284
9	指南	Portal Hypertension and Ascites: Patient–and Population–centered Clinical Practice Guidelines by the Italian Association for the Study of the Liver（AISF）	意大利	2021	意大利肝脏研究协会（AISF）	11	Digestive and Liver Disease	291
10	指南	Diagnosis, Evaluation, and Management of Ascites, Spontaneous Bacterial Peritonitis and Hepatorenal Syndrome: 2021 Practice Guidance by the American Association for the Study of Liver Diseases	美国	2021	美国肝病研究协会（AASLD）	8	Hepatology	276
11	指南	肝衰竭诊治指南（2018 年版）	中国	2019	中华医学会感染病学分会肝衰竭与人工肝学组，中华医学会肝病学分会重型肝病与人工肝学组	90	临床肝胆病杂志	61
12	指南	肝硬化腹水及相关并发症的诊疗指南	中国	2017	中华医学会肝病学分会	82	临床肝胆病杂志	87
13	指南	肝硬化诊治指南	中国	2019	中华医学会肝病学分会	95	临床肝胆病杂志	159
14	指南	Evidence–based clinical practice guidelines for Liver Cirrhosis 2020	日本	2020	日本胃肠病学协会（JSGE）和日本肝脏病学协会（JSH）	21	J Gastroenterol	215

续表

序号	类别	指南题目	国家/地区	年份	制定机构或组织	专家人数	发布期刊	参考文献
15	共识	终末期肝病合并感染诊治专家共识	中国	2018	中华医学会感染病学分会	41	中华临床感染病杂志	138
16	指南	Surviving Sepsis Campaign: International Guidelines for Management of Sepsis and Septic Shock 2021	欧洲	2021	重症监护医学协会（SCCM）和欧洲重症监护医学协会（ESICM）	60	Crit Care Med	653
17	共识	脓毒症液体治疗急诊专家共识	中国	2018	中华医学会急诊医学分会，中国医师协会急诊医师分会，中国人民解放军急救医学专业委员会，中国医疗保健国际交流促进会急诊急救专业委员会	25	中华急诊医学杂志	67
18	共识	Expert consensus on the use of human serum albumin in critically ill patients	中国	2021	中国重症医学会	20	Chinese Medical Journal	135
19	指南	Guidelines on the management of acute respiratory distress syndrome	英国	2019	英国重症监护医学会	15	BMJ Open Resp Res	146
20	指南	The Japanese Clinical Practice Guidelines for Management of Sepsis and Septic Shock 2020（J-SSCG 2020）	日本	2021	日本重症监护医学会和日本急诊医学会	218	Journal of Intensive Care	1055
21	共识	肝切除术围手术期管理专家共识	中国	2017	中华医学会外科学分会肝脏外科学组	99	中国实用外科杂志	27
22	共识	肝癌肝切除围手术期管理中国专家共识（2021年版）	中国	2021	海峡两岸医药卫生交流协会肿瘤防治专家委员会	66	中华肿瘤杂志	87

续表

序号	类别	指南题目	国家/地区	年份	制定机构或组织	专家人数	发布期刊	参考文献
23	共识	原发性肝癌诊疗规范（2019年版）	中国	2019	中华人民共和国国家卫生健康委员会医政医管局	93	中华肝脏病杂志	252
24	共识	肝切除术后加速康复中国专家共识（2017版）	中国	2017	中华医学会外科学分会外科手术学学组，中国医疗保健国际交流促进会，加速康复外科学分会肝脏外科学	39	临床肝胆病杂志	53
25	指南	加速康复外科中国专家共识及路径管理指南（2018版）	中国	2018	中华医学会外科学分会，中华医学会麻醉学分会	46	中国实用外科杂志	102
26	共识	烧伤患者白蛋白使用专家共识	中国	2012	全军烧伤专业常务委员会	12	解放军医学杂志	0
27	指南	中国脓毒症/脓毒性休克急诊治疗指南（2018）	中国	2018	中国医师协会急诊医师分会，中国研究型医院学会休克与脓毒症专业委员会	155	临床急诊杂志	249
28	指南	中国严重脓毒症/脓毒性休克治疗指南（2014）	中国	2015	中华医学会重症医学分会	38	中华内科杂志	444
29	指南	Recommendations for the use of albumin and immunoglobulins	意大利	2009	Italian Society of Transfusion Medicine and Immunohematology（SIMTI）Working Party	5	Blood Transfus	114
30	指南	人血白蛋白用于肝硬化治疗的快速建议指南	中国	2018	中国药学会医院药学专业委员会及中华医学会肝病学分会	11	临床药物治疗杂志	30

续表

序号	类别	指南题目	国家/地区	年份	制定机构或组织	专家人数	发布期刊	参考文献
31	指南	Evidence-based guideline update: Plasmapheresis in neurologic disorders: Report of the Therapeutics and Technology Assessment Subcommittee of the American Academy of Neurology	美国	2011	美国神经病学学会	6	Neurology	28
32	指南	人工肝支持系统治疗指征、标准及技术指南	中国	2002	中华医学会传染病与寄生虫病学分会肝衰竭与人工肝学组	11	中华传染病杂志	0
33	指南	非生物型人工肝治疗肝衰竭指南（2016年版）	中国	2016	中华医学会感染病学分会肝衰竭与人工肝学组	42	中华临床感染病杂志	25
34	指南	American Burn Association practice guidelines burn shock resuscitation	美国	2008	美国烧伤学会	3	J Burn Care Res	88
35	共识	外科病人围手术期液体治疗专家共识（2015）	中国	2016	中华医学会外科学分会	25	中国实用外科杂志	20
36	共识	麻醉手术期间液体治疗专家共识（2014版）	中国	2014	中华医学会麻醉学分会	8		0
37	指南	中国颅脑创伤病人脑保护药物治疗指南	中国	2008	中国医师协会神经外科医师分会，中国神经创伤专家委员会	33	中华神经外科杂志	9

续表

序号	类别	指南题目	国家/地区	年份	制定机构或组织	专家人数	发布期刊	参考文献
38	共识	神经系统疾病肠内营养支持中国专家共识（第二版）	中国	2019	中华医学会肠外肠内营养学分会神经疾病营养支持学组，中华医学会神经病学分会神经重症协作组，中国医师协会神经内科医师分会神经重症专业委员会	77	中华临床营养杂志	64
39	指南	Cross-Sectional Guidelines for Therapy with Blood Components and Plasma Derivatives: Chapter 5 Human Albumin-Revised	德国	2016	德国医学协会科学咨询委员会建议执行委员会		Transfus Med Hemother	118
40	指南	Sepsis: recognition, diagnosis and early management	英国	2016	National Institute for Health and Care Excellence			
41	共识	中国成人心脏外科围手术期营养共识	中国	2018	中国医疗保健国际交流促进会心脏重症专业委员会，中国心脏重症营养支持专家委员会	60	中华危重病急救医学	89
42	指南	肝硬化肝性脑病诊疗指南	中国	2018	中华医学会肝病学分会	85	临床肝胆病杂志	90
43	指南	急性肺损伤/急性呼吸窘迫综合征诊断和治疗指南（2006）	中国	2007	中华医学会重症医学分会	8	中国实用外科杂志	97

表5-2 纳入指南/共识的AGREE Ⅱ评价情况

序号	指南题目	范围和目的	参与人员	严谨性	清晰性	应用性	编辑独立性	整体质量	推荐程度
1	AISF-SIMTI position paper on the appropriate use of albumin in patients with liver cirrhosis: a 2020 update	83	17	24	56	44	67	4	B
2	Evidence-based Guidelines for the Use of Albumin Products	100	89	41	56	25	100	6	A
3	AISF-SIMTI position paper: the appropriate use of albumin in patients with liver cirrhosis	83	17	24	69	44	67	4	B
4	Adapted from UHC Guidelines for the Use of Albumin, Nonprotein Colloid, and Crystalloid Solutions	89	36	36	75	54	0	5	B
5	A paradigm for consensus.The University Hospital Consortium guidelines for the use of albumin, nonprotein colloid, and crystalloid solutions	89	36	36	75	54	0	5	B
6	Chinese guidelines on the management of ascites and its related complications in cirrhosis	89	56	20	75	10	79	5	C
7	EASL Clinical Practice Guidelines for the management of patients with decompensated cirrhosis	97	67	74	83	8	83	5	B
8	Guidelines on the management of ascites in cirrhosis	92	67	63	75	10	92	6	B

续表

序号	指南题目	范围和目的	参与人员	严谨性	清晰性	应用性	编辑独立性	整体质量	推荐程度
9	Portal Hypertension and Ascites: Patient-and Population-centered Clinical Practice Guidelines by the Italian Association for the Study of the Liver (AISF)	100	61	43	83	10	0	5	B
10	Diagnosis, Evaluation, and Management of Ascites, Spontaneous Bacterial Peritonitis and Hepatorenal Syndrome: 2021 Practice Guidance by the American Association for the Study of Liver Diseases	92	61	43	83	10	0	5	B
11	肝衰竭诊治指南（2018 年版）	92	64	41	81	8	88	6	B
12	肝硬化腹水及相关并发症的诊疗指南	89	61	52	86	8	0	5	B
13	肝硬化诊治指南	94	64	47	78	8	0	6	B
14	Evidence-based clinical practice guidelines for Liver Cirrhosis 2020	92	89	53	81	17	75	5	B
15	终末期肝病合并感染诊治专家共识	94	61	24	64	8	75	4	C
16	Surviving Sepsis Campaign: International Guidelines for Management of Sepsis and Septic Shock 2021	94	97	97	100	71	88	6	A
17	脓毒症液体治疗急诊专家共识	97	69	13	53	15	0	3	C
18	Expert consensus on the use of human serum albumin in critically ill patients	94	89	50	78	8	75	5	B

续表

序号	指南题目	范围和目的	参与人员	严谨性	清晰性	应用性	编辑独立性	整体质量	推荐程度
19	Guidelines on the management of acute respiratory distress syndrome	94	67	39	69	10	83	5	B
20	The Japanese Clinical Practice Guidelines for Management of Sepsis and Septic Shock 2020（J-SSCG 2020）	94	89	91	97	73	86	6	A
21	肝切除术围手术期管理专家共识	92	58	22	81	10	0	4	C
22	肝癌肝切除围手术期管理中国专家共识（2021 年版）	69	42	16	28	10	50	3	C
23	原发性肝癌诊疗规范（2019 年版）	100	69	40	61	8	0	4	B
24	肝切除术后加速康复中国专家共识（2017 版）	94	61	33	61	15	0	4	B
25	加速康复外科中国专家共识及路径管理指南（2018 版）	100	67	36	67	8	0	4	B
26	烧伤患者白蛋白使用专家共识	22	25	10	64	8	0	3	C
27	中国脓毒症/脓毒性休克急诊治疗指南（2018）	94	75	64	81	8	0	5	B
28	中国严重脓毒症/脓毒性休克治疗指南（2014）	94	69	55	81	10	0	5	B
29	Recommendations for the use of albumin and immunoglobulins	94	69	61	81	19	50	5	B
30	人血白蛋白用于肝硬化治疗的快速建议指南	100	64	85	86	83	88	6	A

续表

序号	指南题目	范围和目的	参与人员	严谨性	清晰性	应用性	编辑独立性	整体质量	推荐程度
31	Evidence-based guideline update：Plasmapheresis in neurologic disorders：report of the Therapeutics and Technology Assessment Subcommittee of the American Academy of Neurology	92	67	61	81	17	79	6	B
32	人工肝支持系统治疗指征、标准及技术指南	14	36	15	58	17	0	4	C
33	非生物型人工肝治疗肝衰竭指南（2016 年版）	92	64	15	58	8	50	4	B
34	American Burn Association practice guidelines burn shock resuscitation	83	50	34	47	10	0	4	B
35	外科病人围手术期液体治疗专家共识（2015）	89	56	16	17	17	0	3	C
36	麻醉手术期间液体治疗专家共识（2014 版）	67	39	17	19	8	0	2	C
37	中国颅脑创伤病人脑保护药物治疗指南	75	39	17	28	8	0	3	C
38	神经系统疾病肠内营养支持中国专家共识（第二版）	86	58	54	83	15	67	5	B
39	Cross-Sectional Guidelines for Therapy with Blood Components and Plasma Derivatives：Chapter 5 Human Albumin-Revised	42	28	23	67	15	0	4	C
40	Sepsis：recognition，diagnosis and early management	100	75	43	69	71	0	5	B
41	中国成人心脏外科围手术期营养共识	92	53	17	69	15	50	3	B
42	肝硬化、肝性脑病诊疗指南	89	50	8	53	0	0	3	C
43	急性肺损伤/急性呼吸窘迫综合征诊断和治疗指南（2006）	75	25	19	44	0	0	4	C

（5）范围和目的　纳入的指南/共识在该领域平均得分86%，分值区间14%~100%，是6个领域中得分较高的领域，其中有2部指南（人工肝标准指南和德国指南）的得分低于50%。纳入的13部共识在该领域的平均得分83%，分值区间22%~100%，是共识中得分最高的领域。

（6）参与人员　纳入的指南/共识在参与人员领域平均得分58%，分值区间17%~97%，指南中有7部指南（意大利2版白蛋白指南，美国UHC更新版指南，中国的人工肝标准指南、脑保护药物指南、德国白蛋白指南、中国ADRS指南）得分低于50%。共识的平均得分为55%。

（7）制定的严谨性　纳入的指南/共识在制定的严谨性领域平均得分为39%，分值区间8%~97%。指南中只有4部指南（欧洲肝病指南，欧洲脓毒症指南，日本脓毒症指南和中国肝硬化快速指南）的得分＞70%。所有共识在该领域的得分均＜60%，平均得分为27%。

（8）清晰性　清晰性在6个领域中得分排第二，平均分为67%，分值区间17%~100%。指南在这个领域的平均得分为72%，分值区间28%~100%。只有2部指南（欧洲脓毒症指南，日本脓毒症指南）在该领域的得分＞90%。共识中平均得分为58%，分值区间17%~83%。

（9）应用性　应用性在6个领域中得分最低，平均分仅为20%，分值区间0%~83%。指南在这个领域的平均得分为23%，分值区间0%~83%。共识中仅有美国UHC1995版共识得分＞50%，其他共识得分均低于20%。

（10）编辑独立性　编辑独立性平均得分为35%，分值区间0%~100%。指南中有15版指南得分为0，提示该指南均未提及指南的赞助情况和指南作者的利益冲突。共识中也有8版得分为0。

（11）总体质量和推荐意见　本研究纳入的指南/共识中，8部指南的得分为6分，12部指南和3部共识得分为5分，8部指南/4部共识得分为4分，5部指南和2部共识得分为3分，1部共识得分为2分。推荐使用的指南为4部，修订后推荐的指南/共识26部，不推荐的指南/共识13部。

（12）指南和共识AGREE Ⅱ评分的对比　从AGREE Ⅱ评分结果来看，本研究纳入的白蛋白相关的临床指南质量高于专家共识（表5-3）。临床指南6个领域的平均得分均高于专家共识，且分值差距较大。其中差距最小的是范围和目的、参与人员领域，指南和共识的平均得分相差4%。差距最大的是独立性领域，指南和共识的平均得分相差15%。

表5-3 指南和共识的AGREE Ⅱ评分比较

形式	范围和目的	参与人员	严谨性	清晰性	应用性	独立性
指南	87	59	44	72	23	39
共识	83	55	27	58	15	24

（13）可能影响指南质量的因素分析　不少指南/共识对于文献检索方法，筛选文献标准、更新方法等无相关描述。此外，利益冲突可能对指南或共识的内容造成较大影响，因此收集利益冲突声明并进行处理是十分必要的。指南制定者最了解应该如何使用指南，若制定者在指南制定过程中考虑到影响指南实施的因素、提供应用指南的建议，则能够使指南最大限度地发挥作用。

（14）指南/共识的数量和质量　本研究纳入的白蛋白相关指南整体质量差距较大，部分指南质量较高，少数指南不够规范，没有证据级别和推荐强度。纳入的白蛋白相关共识质量均不理想，主要是共识的制定方法不规范，推荐意见没有证据支持。制定适合中国人和中国国情的指南是很必要的，而中国的共识和指南在方法学上仍有待提高，因此中国医学组织今后制定指南时应该重视指南的方法学。

二、不同指南/共识推荐的意见与比较

由于人血白蛋白使用广泛，涉及很多系统，临床上也存在着诸多争议，世界各国也发布了各种指南/共识，现按类别比较如下。

1. 脓毒症/脓毒性休克的液体复苏

指南名称	意见对比
中国严重脓毒症/脓毒症休克指南 2014 版[1]	推荐晶体液作为严重脓毒症和脓毒性休克的首选复苏液体（1B）。严重脓毒症和脓毒性休克患者液体复苏时可考虑应用 HSA（2B）
中国脓毒症/脓毒性休克急诊治疗指南（2018）[2]	在早期复苏及随后的容量替代治疗阶段，当需要大量的晶体溶液时，建议可以加用白蛋白（弱推荐，低证据质量）
中国脓毒症液体治疗急诊共识 2018[3]	更多的专家认为晶体液应当作为初始液体治疗首选；在维持治疗且排除临床禁忌的情况下可以选择人工胶体液；对于明确低蛋白血症的患者可以选择白蛋白

续表

指南名称	意见对比
中国重症患者白蛋白使用共识 2021[4]	HSA 溶液作为脓毒症患者的液体复苏液是安全的（低，弱推荐），它用于脓毒症休克患者的液体复苏可降低死亡率（低，弱推荐）。 如果脓毒症休克患者在 30ml/kg 的晶体复苏后血流动力学仍不稳定，应考虑启动输注 HSA（专家意见）。低浓度（4% 或 5%）和高浓度（20% 或 25%）的 HSA 溶液均可用于脓毒症患者的液体复苏（专家意见）。脓毒症患者血清白蛋白水平达到 30g/L 或以上且血流动力学稳定时，可停止输注 HSA（低，弱推荐）。脓毒症患者在使用蛋白结合率高的抗菌药物时，建议补充 HSA 以改善药物的药代动力学和药效学（低，弱推荐）
英国 NICE 指南 2016[5]	仅在脓毒症和休克患者中考虑使用 4%~5% 人血白蛋白溶液进行液体复苏。
国际脓毒症指南 2021[6]	对于患有脓毒症或脓毒性休克的成人患者，我们建议对接受大量晶体液的患者使用白蛋白（弱推荐，中等证据质量）
日本 J–SSCG 指南 2020[7]	建议脓毒症患者在最初液体复苏时不要将白蛋白溶液作为标准治疗（2C：证据级别低）。当脓毒症患者对标准治疗无反应且需要大量晶体液时，可以使用白蛋白溶液（专家共识：证据不足）
日本白蛋白使用指南 2017[8]	与晶体液相比，HSA 并不改善严重脓毒症和脓毒性休克患者的死亡率（1B）。严重脓毒症初期治疗中使用 HSA 可稳定血流动力学（2C）

目前，关于晶体液和胶体液在脓毒症和脓毒性休克液体复苏的使用存在争议，中国严重脓毒症/脓毒症休克 2014 版指南中强调由于胶体液相对晶体液对严重脓毒症和脓毒性休克患者病死率无明显改善，且价格较贵，因此建议医师在治疗时认真考虑患者病情、药品价格及供应情况等社会因素。对于明确低蛋白血症的患者可以选择 HSA。国际脓毒症指南建议使用大量晶体液时可使用白蛋白日本 SSCG 指南则增加了脓毒症对标准治疗无反应这个条件，但证据也不充分。日本白蛋白指南则给出了使用白蛋白的理由是稳定血流动力学。我国最新的重症患者白蛋白使用指南对此也有提及，同时建议血清白蛋白水平达到 30g/L 或以上且血流动力学稳定时可停用，规定了停用时机，这对临床合理使用具有较明确的指导意义。另外还提及白蛋白的运输储备功能，使用高蛋白结合率的抗菌药物时需要补充白蛋白以改善药效，这在既往指南或共识中从未提及。

2. 出血性休克（低血容量）的容量复苏

对于出血性（低血容量）休克，美国、德国、中国等诸多指南均首推晶体液，白蛋白往往是排在二线。我国对白蛋白使用进行了限定，为出血已得到控制的低白蛋白血症。日本指南推荐白蛋白可减少创伤、手术等引起的血容量下降的发病率。

指南名称	意见对比
美国 UHC 指南（2000 版）[9]	晶体液可以作为首选药物用于扩张血容量。成人患者输入 4L 晶体液后 2 小时无效，可考虑非蛋白胶体液。当对非蛋白胶体液有禁忌，可以考虑使用 5% 白蛋白。在进行血液透析过程中出现休克表现，也符合如上处理原则
日本白蛋白使用指南 2017[8]	与晶体液相比，在创伤、手术等引起的血容量下降时的液体复苏中，使用 HSA 并不改善死亡率（1A）。HSA 用于创伤、手术等引起的血容量下降替代治疗时可潜在减少发病率（2C）
中国重症患者白蛋白使用共识 2021[4]	不推荐 HSA 常规用于未控制出血的失血性休克患者的初始液体复苏（低，弱不推荐）。对于出血已得到控制的失血性休克患者，推荐输注 HSA 以纠正低血容量和低白蛋白血症（低，弱推荐）。不推荐创伤患者的初期液体复苏中使用 HSA（低，弱不推荐）。HSA 可用于严重低白蛋白血症、血流动力学不稳定的外伤患者（低，弱推荐）
德国医学会执行委员会白蛋白指南 2016[10]	除非其他治疗方法无效时，不推荐 HSA 作为低蛋白血症或血流动力学稳定的成人非感染性重症患者的替代品（1A）。不推荐 HSA 用于提高创伤患者血流动力学的稳定性（1A）。与早产儿、足月新生儿和大一点的儿童一样，用 HSA 还是其他晶体液、胶体液进行容量治疗尚未得出明确结论，故只有当其他治疗方法无效时才应该用 HSA（2A）

3. 非出血性（分布异常性）休克

对于非出血性（分布异常性）休克，美国也是首推晶体液，白蛋白作为非蛋白胶体液之后的选项，但日本对于急性胰腺炎、肠梗阻等引起明显的血容量下降中则推荐白蛋白。

指南名称	意见对比
美国 UHC 指南（2000 版）[9]	对于非出血性休克，晶体液可作为一线治疗药物。临床研究尚未证实胶体液用于治疗败血症更有效。发生毛细血管渗漏伴肺水肿或严重外周水肿时，使用胶体液之前，成人患者应先给予 4L 晶体溶液。如果非蛋白胶体溶液存在禁忌，则给予白蛋白。对于败血症患者，应慎用非蛋白胶体和白蛋白
日本白蛋白使用指南 2017[8]	在急性胰腺炎、肠梗阻等引起明显的血容量下降的休克患者中推荐 HSA 治疗（2D）

推荐意见（意大利）：使用非蛋白胶体的禁忌证（2C）：①妊娠和哺乳期；②围产期和婴幼儿早期；③急性肝衰竭；④中－重度肾衰竭（特别是少尿或无尿时）；⑤基线 ALB ＜ 20~25g/L 且存在严重止血功能异常的透析治疗；⑥颅内出血；⑦过敏。

4. 颅脑外伤（TBI）患者的液体复苏

对于颅脑外伤患者的液体复苏，中国、日本、美国均指出初始治疗不应选择白蛋白，日本指出在蛛网膜下腔出血后发生血管痉挛的患者中，HSA 可有效的保持循环血量，美国则认为如果存在脑水肿的危险，应使用高浓度白蛋白（25%）胶体液维持 CPP。这方面还需要进一步研究。

指南名称	意见对比
日本白蛋白使用指南 2017[8]	不能认为 HSA 对创伤性颅脑损伤的液体复苏或急性脑卒中的初始治疗有效。创伤性颅脑损伤的不良预后已被关注（1A）。在蛛网膜下腔出血后的血管痉挛中，HSA 可有效地保持循环血量（2C）
中国重症患者白蛋白使用共识 2021[4]	不推荐急性脑损伤患者液体复苏时首选 HSA（低，弱不推荐）。不推荐脑外伤患者降低颅内压时单独使用 HSA（专家意见）
中国颅脑创伤保护药物治疗指南 2008[11]	超大剂量激素、镁制剂和超大剂量白蛋白存在增加急性颅脑创伤病人死亡率的风险，强烈不推荐使用。常规剂量按药典使用
美国 UHC 指南（2000 版）[9]	对于蛛网膜下腔出血、缺血性卒中和头部创伤引起的血管痉挛，应首选晶体液维持脑灌注压（CPP）。红细胞比容偏高的患者应首先用晶体液来扩张血容量。可应用甘露醇降低颅内压。如果存在脑水肿的风险，应使用高浓度白蛋白（25%）胶体液维持 CPP

5. 脑缺血或出血

对于脑出血或者缺血，美国 UHC 和我国共识均指出白蛋白是安全的，但仍缺乏有力证据，我国只提出了专家意见。

指南名称	意见对比
美国 UHC 共识 1995[12]	对神经外科 ICU 患者，晶体液和胶体液（主要是 NS 和 HSA）可以用于维持正常甚至低血容量，作为“3H”疗法的一部分（高血压，高血容量，血液稀释）如下：a. 动脉瘤性蛛网膜下腔出血：总液体量应调整维持目标 CVP 6~8cmH_2O，减少血管痉挛的风险；如果延迟血管痉挛发生，应维持高血容量 CVP8~12cmH_2O 的目标。b. 急性缺血性卒中或 TIA 患者如果有循环衰竭（血流减少）的证据
中国重症患者白蛋白使用共识 2021[4]	HSA 用于脑出血患者是安全的，并可能改善神经预后（专家意见）

6. 外科患者围术期

外科手术患者围术期的液体管理以及并发症处理方面，意大利、美国、日本和德国发布的指南均有涉及。中国外科分学会，麻醉分会以及快速康复协会均发布了各自指南共识，针对特定手术如肝切除等专门进行了阐述。总体来说液体管理仍以晶体液为主，人工胶体液其次，最后是白蛋白。美国对肾移植、肝移植、心脏手术中使用白蛋白进行了严格的规定，肝移植手术白蛋白＜ 25g/L 才可使用，意大利指南对于大手术患者只有在循环容量正常后白蛋白＜ 20g/L 才可使用。对于手术并发症如肝切除后的腹腔积液并发症，腹部手术重症患者的术后感染并发症等，我国仍建议使用白蛋白，但限定维持白蛋白水平在30g/L以上。证据质量较低。

指南名称	意见对比
中国外科病人围手术期液体治疗专家共识2015[13]	当患者存在血容量不足而需大量补液时，建议补充晶体液的同时，适量输注胶体液，以控制输液量，减少组织水肿；如病人无低血容量，仅需补充细胞外液或功能性细胞外液时，建议以晶体液补充生理需要量；对于需大量液体复苏的危重病人，尤其是合并急性肺损伤时，建议选择白蛋白实施目标导向的限制性液体治疗
中国麻醉手术期间液体治疗专家共识2014[14]	非严重脓毒症患者，非严重肾功能不全患者，麻醉期间采用羟乙基淀粉、琥珀明胶等人工胶体是合理/有益的（Ⅱa；B）
意大利SIMTI白蛋白指南2009[15]	不应在大手术后早期使用HSA。只有在循环血容量正常后ALB＜20g/L时才可使用（2C+）
肝切除后加速康复中国专家共识（2017版）[16]	对于具有肝硬化、门静脉高压症等基础病变的患者，肝切除术后合理使用多种方式预防和治疗腹腔积液（证据等级：中；推荐等级：强推荐）。包括控制性补液、输白蛋白提升胶体渗透压、小剂量利尿剂应用以及使用特利加压素
美国UHC指南（2000版）[9]	肾脏移植术中及术后使用白蛋白和非蛋白胶体溶液的有效性尚未证实。肝脏移植患者，由于术中失血过多，术中可能需要使用晶体液、血液制品、非蛋白胶体和白蛋白等扩容剂。 肝脏移植术后患者使用白蛋白和非蛋白胶体，可有效控制腹水、肺水肿和外周水肿。符合下列条件时可使用白蛋白：a.Alb＜25g/L；b.肺毛细血管楔压低于12mmHg；c.红细胞比容＞30%。 心脏手术：体外循环泵首选晶体液。亟须避免发生肺间质积液时，联合使用非蛋白胶体和晶体液效果更好。术后扩充血容量，首选晶体液，其次为非蛋白胶体，最后是白蛋白
中国肝切除围术期专家共识[17, 18]	肝切除手术：肝切除术围手术期合理使用人血白蛋白可有效防治术后低蛋白血症，有利于术后病人的康复（Ⅲ；B）。外源性补充人血白蛋白是公认的纠正肝切除术围手术期低蛋白血症的有效方法。可以采用多种方式预防和治疗肝切除术后腹腔积液，包括控制性补液、输白蛋白提升胶体渗透压、小剂量利尿剂应用以及使用特利加压素
中国加速康复外科中国专家共识及路径管理指南（2018版）[19]	对肝胆外科手术术后并发症腹水的建议：积极病因治疗；通过补充白蛋白，应用利尿剂等维持水电解质平衡；未出现感染症状时，不建议腹水穿刺引流（证据等级：低；推荐强度：弱）

续表

指南名称	意见对比
美国 UHC 共识 1995[12]	在肝切除（＞40%）时推荐晶体液用于维持有效循环血量；根据剩余肝脏功能和血流动力学状态，也可以使用羟乙基淀粉/右旋糖酐和 HSA。 接受心肺分流术（体外循环）的患者术后早期，由于外周血管扩张，这些患者通常需要大量容量替代，这种情况下最好的容量扩张剂是 HSA，在需要的时候立即获得 HSA 至关重要。心肺分流术（体外循环）后 HSA 的使用指南如下：a. 在术后早期（3 小时）用通过液体加热器的 5%HSA 作为临床替代溶液；b. 如果需要大量溶液，1500ml 的 HSA 使用后改为生理盐水
中国重症患者白蛋白使用共识 2021[4]	建议在腹部手术围手术期密切监测重症患者的白蛋白水平，预防低白蛋白血症，降低胃肠道瘘和手术区感染的风险，改善预后（低，弱推荐）。推荐 HSA 用于危重患者腹部手术围术期低白蛋白血症的液体复苏（低，弱推荐）。危重患者腹部手术围术期血清白蛋白＜30g/L 时，建议补充 HSA，且围术期白蛋白水平应维持在 30g/L 以上（低，弱推荐）。 HSA 推荐用于心脏手术围术期休克患者的液体复苏（低，弱推荐）
日本白蛋白使用指南 2017[8]	HSA 用于心肺旁路开心手术时预充溶液的获益未被证实（2D）。 围术期血流动力学稳定的低蛋白血症患者使用 HSA 无效（2C）
德国医学会执行委员会白蛋白指南 2016[10]	HSA（5%）可用于纠正心脏手术中的低血容量和血流动力学的稳定，以及心肺循环泵的启动（2B）。 不推荐 HSA 作为低血容量或增加成人患者围术期的血流动力学稳定性的替代品，除非其他手段均无效（1B）。 不推荐 HSA 用于剖腹产的情况下的容量替换治疗（2C）。 在剖宫产的情况下，不推荐 HSA 用于预防脊柱麻醉期间的低血压（2B）

7. 烧伤（低血容量）

中国、美国、德国、日本对于烧伤患者白蛋白的使用均进行了明确推荐，涉及烧伤时间、烧伤面积等。美国指南认为烧伤 12 小时以后使用可减少补液量，UHC 甚至细化到 18~26 小时内，晶体溶液已超过 4L，烧伤面积大于体表面积的 30% 患者才使用。日本指南则认为白蛋白用于烧伤≥ 50% 的体表面积患者，18 小时内 ALB ＜ 15g/L，也可使用。我国则建议烧伤后血清白蛋白浓度低于 30g/L 应使用高渗白蛋白，目标值为 35g/L。

指南名称	意见对比
美国 UHC 指南（2000 版）[9]	初始扩张血容量可用晶体液。成人患者烧伤后 18~26 小时内使用的晶体液已超过 4L，烧伤面积大于体表面积的 30% 时，可加用非蛋白胶体液。如果非蛋白胶体液存在禁忌，给予白蛋白
美国烧伤协会 2008[20]	烧伤后（尤其在伤后 12~24 小时）添加胶体液可减少补液总量

续表

指南名称	意见对比
中国全军烧伤专业常务委员会指南 2012[21]	（1）烧伤休克期复苏：严重烧伤患者应早期联合使用晶体液与胶体液。a. 胶体液应首选血浆；b. 如血浆来源不足，可用 HSA 代替（推荐使用 5% 等渗 HSA，也可使用 10% 以上的高渗 HSA，老年和小儿烧伤患者慎用高渗 HSA）；c. 如血浆和 HSA 来源不足或存在应用禁忌，可适量选用非蛋白胶体溶液。 （2）纠正烧伤后低蛋白血症：对需要营养支持的烧伤患者，HSA 不应作为能量底物补充；对已经补充足够能量和营养底物但仍出现低蛋白血症者，可使用 HSA。①血清 Alb＜30g/L 应补充 HSA，建议使用 10% 以上高渗 HSA；②当 Alb＞35g/L 时，应停止补充 HSA
中国重症患者白蛋白使用共识 2021[4]	严重烧伤休克期建议联合晶体液和胶体液进行复苏（低，弱推荐）。血浆是首选的胶体液，在血浆供应不足的情况下，5% 人白蛋白溶液是另一种选择（专家意见）。HSA 可用于严重烧伤患者休克期（低，弱推荐）。Alb＜30g/L 的烧伤患者应采用高渗 HSA（浓度高于 10%）治疗（专家意见）
日本白蛋白使用指南 2017[8]	HSA 有指征用于体表面积烧伤≥ 50% 的患者（2C）。对烧伤面积＞ 50% 体表面积的患者，若 18 小时内 ALB＜15g/L，也可使用 HSA（2B）。在严重烧伤、住院时间和死亡率的获益尚未被证实（1B）
德国医学会执行委员会白蛋白指南 2016[10]	不推荐烧伤患者前 24 小时使用 HSA 提高血动力学稳定性（1A）。 在烧伤患者进一步治疗的过程中，可考虑使用 HSA（2B）

8. 营养干预

对于需要营养干预的患者，白蛋白不作为蛋白质的补充来源基本得到各国认可。我国神经系统疾病肠内营养支持和心脏外科围术期营养治疗均认为合并低蛋白血症时可适当使用白蛋白。危重患者 Alb＜25g/L 时，可输注。不推荐使用白蛋白改善终末期肝病患者的营养不良。

指南名称	意见对比
美国 UHC 指南（2000 版）[9]	白蛋白不能作为需要营养干预的患者蛋白质的补充来源。对于不能耐受肠道喂养的患者，如符合下列各条件，使用非蛋白胶体则可能获益：① Alb＜20g/L；②严重腹泻（＞2L/d）；③使用短肽治疗无效
日本白蛋白使用指南 2017[8]	HSA 作为营养支持治疗患者蛋白质的来源价值有限（2C）。对低蛋白血症的全肠外营养患者使用 HSA 不能改善预后（2C）
德国医学会执行委员会白蛋白指南 2016[10]	在营养不足、营养不良、肠病和吸收不良综合征患者中不应给予 HSA（1B）
中国成人心脏外科围手术期营养共识[22]	成人心脏外科围手术期营养支持治疗，肝功能损伤时的营养支持治疗：合并低蛋白血症时可适当静脉输注血制品支持治疗（I，A）。 术后肝功能不全往往可导致低蛋白血症及凝血功能紊乱，适当输注人血白蛋白、冷沉淀、新鲜冰冻血浆，可减少术后出血，纠正低白蛋白血症及预防术后营养不良的发生

续表

指南名称	意见对比
中国神经系统疾病肠内营养共识2019[23]	神经系统疾病肠内营养支持：对危重症患者，Alb < 25g/L 时，可输注人血白蛋白（2 级证据，C 级推荐），其目的不是改善营养，而是提高血清白蛋白水平（专家共识，A 级推荐）
中国人血白蛋白肝硬化快速指南2018[24]	不推荐 HSA 用于改善终末期肝病患者的营养不良（1D）。 ESPEN 关于肝病营养的指南指出，当患者不能通过正常饮食满足能量需求时，应给予肠内营养补充，通常建议经口补充营养；当经口摄入不能满足需要时，应采用管饲（即使存在食管静脉曲张）；中度或重度营养不良的肝病患者经口或肠内营养不能满足能量需求时，应立即开始肠外营养。基本原则为保证能量摄入和碳水化合物、脂肪、蛋白质三大营养物质的补充

9. 新生儿高胆红素血症

美国 UHC 指南[9]中对于新生儿高胆红素血症，指出 HSA 不能与光疗同时使用，也不应该在换血疗法前使用。输血时给予 HSA，可作为换血疗法的辅助治疗，但效果有争议。晶体和非蛋白胶体没有胆红素结合属性，因此不能作为 HSA 的替代品。

10. 肾病综合征（伴难治性水肿或肺水肿）

肾病综合征由于肾脏结构的问题出现白蛋白漏出较多，各国指南均不推荐常规使用白蛋白，只可在短期内配合利尿剂使用。

指南名称	意见对比
美国 UHC 指南（2000 版）[9]	单独应用利尿治疗。急性严重性外周水肿或肺水肿的患者利尿治疗失败时，可短期应用 25% 的白蛋白联合利尿治疗
意大利 SIMTI 白蛋白指南 2009[15]	肾病综合征患者，只有在 ALB < 20g/L 伴低血容量和/或肺水肿时可以使用 HSA（2C）
德国医学会执行委员会白蛋白指南 2016[10]	肾病综合征患者不得使用 HSA（1C+）
日本白蛋白使用指南 2017[8]	虽然 HSA 是作为使用利尿剂的一种必要组合，但其疗效是暂时的（2D）

11. 低蛋白血症引起的肺水肿或明显水肿

日本白蛋白指南[8]推荐 HSA 只对利尿剂抵抗的伴有明显低蛋白血症的肺水肿或明显水肿，但没有证据表明改善预后（2B）。

12. 肝硬化及其并发症[24]

HSA 用于治疗肝硬化及其并发症的总体适应证为：①无腹水患者血浆 ALB 浓

度低于 25g/L，有腹水患者的血浆 ALB 浓度低于 30g/L；②出现了低蛋白血症造成的功能障碍；③出现了相应的病理生理异常。

（1）肝硬化腹水　对于肝硬化腹水患者长期使用白蛋白，各国推荐基本一致，使用白蛋白可以改善预后，有利于腹水的控制。我国指南认为使用白蛋白还可用于顽固（难治）型腹水的诊断。

指南名称	意见对比
美国 UHC 指南（2000 版）[9]	肝硬化腹水的成人患者，首选饮食调节（每日限钠 2g）联合利尿治疗。当上述治疗失败或不能耐受可给予白蛋白或非蛋白胶体液。避免单独使用白蛋白治疗未进行穿刺的肝腹水患者或非肝硬化性窦后性门静脉高压的患者
中国人血白蛋白肝硬化快速指南 2018[24]	推荐 HSA 联合利尿剂用于肝硬化腹水的治疗（1A）。 推荐 HSA 与利尿剂联合治疗白蛋白 < 30g/L 的肝硬化伴有 2~3 级腹水者，推荐剂量为 10~40g/d。长期治疗应该按需使用，推荐剂量为每 1~2 周 25~100g
中国肝硬化诊治指南 2019[25]	顽固型腹水推荐利尿药物、白蛋白和缩血管活性药物三联治疗（B1）。不推荐使用多巴胺等扩血管药物（B1）
日本白蛋白使用指南 2017[8]	在使用利尿剂的肝硬化腹水患者中，使用 HSA 可促进腹水的消退，防止腹水复发，改善生存率（1B）
日本肝硬化指南 2020[26]	在低白蛋白血症患者中，白蛋白联合利尿剂可促进腹水消失，减少腹水复发，降低并发症的发生率，改善预后
意大利 AISF-SIMTI 白蛋白指南 2020[27]	腹水患者的药物治疗选择中应包括长期白蛋白治疗（证据质量：高；推荐级别：强）。对至少 2 级非复杂性腹水中度利尿剂（至少 200mg/d 的螺内酯和 25mg/d 的呋塞米）无反应的患者可以长期使用白蛋白。目前推荐前两周每周 2 次，每次 40g，然后每周一次（证据质量：高；推荐级别：强）。顽固型腹水患者也可长期使用白蛋白（证据质量：中；推荐级别：强）。长期白蛋白治疗的持续时间应根据患者的具体情况而定（证据质量：中；推荐级别：强）
中国肝硬化腹水及相关并发症[28，29]	顽固型腹水的诊断之一：利尿药物（螺内酯 160mg/d、呋塞米 80mg/d）治疗至少 1 周或治疗性间断放腹水（约 4000~5000ml/ 次）联合人血白蛋白每次（20~40g/d）治疗 2 周，腹水治疗无应答反应（B，1）
美国肝病研究协会（AASLD）2021[30]	对于肝硬化和对利尿剂敏感的腹水患者，长期输注人白蛋白的潜在益处仍有争议。目前，对于其常规用于临床没有推荐。 在顽固型腹水的管理中，除 LVP 外长期输注白蛋白的推荐数据仍不足
意大利 AISF-SIMTI 白蛋白指南 2016[31]	a. 在晚期肝硬化患者中，低白蛋白血症并非 HSA 的唯一应用指征（1B）； b. 与其他临床情况相似，晚期肝硬化患者中，低白蛋白血症本身并非是输注 HSA 的指征（1B）

（2）腹水穿刺术　对于肝硬化腹水穿刺术国际指南推荐基本一致。欧洲、美国、英国、德国、意大利等均推荐 LVP 后（> 5L）使用白蛋白，1L 腹水应用

6~8g HSA。我国的用量略小于国外，大量放出腹水每次（4~5L/d）联合 HSA（4g/L 腹水）。

指南名称	意见对比
中国人血白蛋白肝硬化快速指南 2018[24]	a. 推荐 HSA 预防腹腔穿刺大量放出腹水后的循环功能障碍（PPCD）（1A）。循环功能障碍定义为血浆肾素活性水平在腹腔穿刺后升高＞ 50%。大量放出腹水（＞ 5L），推荐给予 HSA，剂量为每放出 1L 腹水应用 6~8g HSA。应在放出腹水的最后阶段或者放出腹水结束，并且放出腹水所致的心输出量增加开始恢复至基线时，开始输注 HSA。宜缓慢输注 HSA 以避免心脏超负荷风险。 b.HSA 可以预防儿童腹腔穿刺大量放出腹水后的循环功能障碍（2D）。 药品说明书中肝硬化相关的适应证及其并发症未限制患者年龄，禁忌和注意事项中均未提及儿童患者的相关事项。临床使用及剂量需结合实际情况
中国重症患者白蛋白使用共识 2021[4]	重症肝硬化引起大量腹水的危重患者，建议在大容量穿刺（LVP）后使用白蛋白（低，弱推荐）
中国肝硬化腹水及相关并发症[28, 29]	HSA（20~40g/d）可改善肝硬化腹水患者的预后，特别是顽固型腹水及 SBP 患者（A，1）。大量放出腹水每次（4~5L/d）联合 HSA（4g/L 腹水）是治疗顽固型腹水有效的方法（B；1）。
欧洲肝病协会肝硬化指南 2018[32]	重复 LVP 加白蛋白（8g/L 腹水）是治疗顽固型腹水的首选方法（I；1）。对于腹腔穿刺腹水量＞ 5L 的患者，血浆体积扩张应该通过输入白蛋白（8g/L 腹水）来进行（I；1）。腹腔穿刺腹水量＜ 5L 的患者中，发生穿刺术后循环功能障碍（PPCD）的风险很低。但普遍认为这些患者仍应使用白蛋白治疗（Ⅲ；1）。 对于有严重腹水的患者，即使少量的腹水被排出，治疗性穿刺也应该与输注白蛋白相结合（Ⅲ；1）
英国胃肠病学协会与英国肝脏研究协会[33]	穿刺术放出腹水（＞ 5L）后，应给予 20% 或 25% 浓度的 HSA（8g/L 腹水）（证据质量：高；推荐级别：强）。 对于慢加急性肝衰竭（ACLF）患者或穿刺后急性肾损伤高危患者，在穿刺术放出腹水量＜ 5L 时可考虑给予 8g/L 白蛋白（20% 或 25% 溶液）。（证据质量：低；推荐级别：弱）
美国 UHC 指南（2000 版）[9]	肝硬化腹水的成人患者，选饮食调节（每日限钠 2g）联合利尿治疗失败或不能耐受，或大量（＞ 5L）腹水需行穿刺术时，可给予白蛋白（25%：每抽取 1L 腹水补充 6~8g 白蛋白）或非蛋白胶体溶液。抽取腹水量＜ 3L 并且需要扩充血容量的肝硬化患者，晶体液可作为联合治疗
美国肝病研究协会（AASLD）2021[30]	在＞ 5L 的 LVP 时推荐输注白蛋白，以降低 PPCD 的风险。1 次 LVP ＞ 8L 的液体时 PPCD 的风险可能会增加。根据专家意见，白蛋白替代的推荐剂量是每升腹水 6~8g。 接受 LVP 的儿童应接受 25% 的白蛋白输注 0.5~1.0g/kg，或每升腹水 6~8g
德国医学会执行委员会白蛋白指南 2016[10]	穿刺术放出腹水（≥ 5L），应给予 HSA（应用 6~8g/L 腹水）（1A）

续表

指南名称	意见对比
意大利 AISF-SIMTI 白蛋白指南 2016[31]	a. 抽放腹水＞5L 的腹腔穿刺术后使用 HSA 可减少 PPCD 的发生率，改善预后，具体应用方案为：每抽放 1L 腹水使用 8gHSA（1A）；b. 抽放腹水＞5L 时，不推荐替代的扩容剂预防 PPCD（1A），也不推荐 HSA 联合其他扩容剂（1D）；c. 抽放腹水＜5L 时，为避免晶体或人造胶体扩容剂造成不良反应（容量负荷过重、肾衰竭、凝血障碍），可使用 HSA（1B）；d. 血管收缩剂替代 HSA 或减少 HSA 剂量仅限于临床研究（1C）；e. 尚无研究对比 HSA 的不同输注方式对疗效的影响。缓慢静脉输注 HSA 可避免肝硬化心肌病导致的心脏负荷过重。应在腹腔穿刺术即将结束或刚刚结束时，根据抽放腹水量输注 HSA，此时输注有助于心输出量恢复至正常（2D）
日本白蛋白使用指南 2017[8]	在预防腹腔穿刺大量放液后的循环衰竭和死亡率方面，HSA 优于其他扩容剂（1A）
日本肝硬化指南 2020[26]	推荐联合白蛋白用于预防腹腔穿刺大量放液后的循环功能障碍（PICD）。在大容量穿刺（LVP）期间给予白蛋白可预防循环功能障碍和改善预后

（3）自发性细菌性腹膜炎（SBP）　在 SBP 患者中，各国指南均一致认为联合白蛋白和抗菌药物可以降低 SBP 病死率。

指南名称	意见对比
中国人血白蛋白肝硬化快速指南 2018[24]	HSA 联合抗菌药物可以减少自发性细菌性腹膜炎之后的肾损伤（2B）。推荐 HSA 联合抗菌药物降低自发性细菌性腹膜炎患者的病死率（1B） 国外研究中 HSA 普遍使用剂量为第 1 天 1.5g/kg，第 3 天剂量为 1g/kg。国内缺乏明确的剂量使用的循证医学证据，需结合临床情况个体化治疗
美国肝病研究协会（AASLD）2021[30]	SBP 患者应在抗生素的基础上静脉滴注白蛋白（第 1 天 1.5g/kg，第 3 天 1g/kg）。在诊断为 SBP 时，有 AKI 和/或黄疸的患者更可能从白蛋白中获益
德国医学会执行委员会白蛋白指南 2016[10]	对肝硬化和 SBP 患者应使用 HSA（第 1 天 1.5g/kg，第 3 天 1g/kg）（1B）
意大利 AISF-SIMTI 白蛋白指南 2016[31]	a.HSA 可降低肝硬化伴 SBP 患者肾衰竭的发生率，改善预后，推荐使用 HSA 联合抗生素治疗［诊断首日剂量为 1.5g/kg（按体重计算），第 3 天为 1kg（按体重计算）］（1A）；b. 若患者血清胆红素＜4mg/dl 且血清肌酐＜1mg/dl，则发生 SBP 风险低。此类患者使用 HSA 是否能获益仍不明确，应依据个体情况使用 HSA（1B）；c. 不推荐晶体或人造胶体扩容剂替代 HSA 或联合 HSA 使用（1C）；d.HSA 减量方案仅限于临床试验（1C）
欧洲肝病协会肝硬化指南 2018[32]	推荐白蛋白用于 SBP 患者（诊断时给予白蛋白 1.5g/kg，第 3 天给予 1g/kg）（I；1）
日本白蛋白使用指南 2017[8]	在 SBP 患者中，HSA 可改善系统血流动力学，预防肝肾综合征的发生（1A）
英国胃肠病学协会与英国肝脏研究协会[33]	对 SBP 合并肌酐升高或正在升高的患者，推荐在诊断 6 小时内输注 1.5g/kg 白蛋白，然后第 3 天以 1g/kg 继续输注。（证据质量：低；推荐级别：弱）

（4）肝肾综合征（HRS） 国际上指南对肝肾综合征患者白蛋白的使用均有推荐，尤其是1型肝肾综合征，白蛋白联合血管活性药物可以提高生存率。还可用于肝肾综合征的诊断。

指南名称	意见对比
中国人血白蛋白肝硬化快速指南2018[24]	HSA联合血管活性药物可以提高1型肝肾综合征患者的生存率（2C）。 对1型肝肾综合征最有效的药物治疗为血管活性药物与HSA联合应用。第1天HSA的起始剂量为1g/kg，此后剂量为20~40g/d，根据肌酐水平直至停用血管活性药物
中国肝硬化腹水及相关并发症[28, 29]	1型或2型HRS可应用特利加压素（1mg/4~6h）联合人血白蛋白（20~40g/d），治疗3天SCr未降低至少25%，可逐步增加至最大剂量2mg/4h。有效，疗程7~14天。无效停用特利加压素。有效复发可重复应用（A，1）
中国重症患者白蛋白使用共识2021[4]	推荐肝肾综合征（HRS）患者联合输注HSA和特利加压素治疗（低，弱推荐）
中国肝硬化诊治指南2019[25]	肝肾综合征可应用特利加压素（1mg/4~6h）联合人血白蛋白（20~40g/d），疗程7~14天，有效复发可重复应用（B1）。 HRS-AKI的诊断标准之一：停用利尿剂并补充白蛋白（20~40g/d）扩充血容量治疗48小时无应答（A1）
中国肝衰竭诊治指南（2018版）[34]	肝肾综合征治疗：a. 可用特利加压素（1mg/4~6h）联合白蛋白（20~40g/d），治疗3天血肌酐下降＜25%，特利加压素可逐步增加至2mg/4h。若有效，疗程7~14天；若无效，停用特利加压素。b. 去甲肾上腺素（0.5~3mg/h）联合白蛋白（10~20g/L）对1型或2型肝肾综合征有与特利加压素类似效果
德国医学会执行委员会白蛋白指南2016[10]	HSA应联合特利加压素用于治疗肝硬化和1型HRS（1B）
美国UHC共识1995[12]	用于1型HRS的治疗：HSA输注＋血管活性药物，如奥曲肽和米多君。国际腹水俱乐部推荐的剂量，起始1g/kg（最大100g）随后是20~40g/d（可用25g/100ml）。 HRS诊断标准之一，停用利尿剂并起始用HSA输注1g/kg（最多100g）每日连续2天用于扩容后，肾功能仍未改善
意大利AISF-SIMTI白蛋白指南2016[31]	a.HSA联合特利加压素用于治疗1型HRS，剂量为：诊断首日1g/kg（按体重计算），后续20~40g/d，直至停止使用特利加压素（1A）。若条件允许，HSA使用剂量应根据中心静脉压调整。若出现肺水肿或容量负荷过重的表现时，则应减量或停用HSA（1A）；b.HSA联合其他血管收缩剂治疗1型HRS时，其剂量与联合特利加压素时相同（1A）；c.若2型HRS患者使用血管收缩剂治疗，应联合HSA，剂量与治疗1型HRS相同（1B）。 HSA可用于扩容以鉴别诊断HRS，剂量为：1g/kg（按体重计算）（1D）
欧洲肝病协会肝硬化指南2018[32]	特利加压素加白蛋白治疗2型HRS也有效。但停止治疗后易复发，而且关于治疗对长期临床结果的影响存在争议，特别是从长期来看，血管收缩剂和白蛋白在这种临床情况下是不推荐的（I；1）。HRS患者应（诊断时应给予白蛋白1.5g/kg，第3天给予1g/kg）使用白蛋白以防止AKI（I；1）

续表

指南名称	意见对比
日本白蛋白使用指南 2017[8]	HSA 与血管活性药合用是有效的肝肾综合征的治疗方案。可改善 65% 的 1 型肝肾综合征的肾功能。在肝移植前，使用 HSA 治疗肝肾综合征可改善预后（1A）
日本肝硬化指南 2020[26]	自发性细菌性腹膜炎（SBP）或 1 型肝肾综合征（HRS-AKI）患者给予白蛋白治疗可有效改善预后。当前建议去甲肾上腺素和白蛋白联合给药（推荐强度：弱；证据级别：B）

（5）肝性脑病　对于肝性脑病，中国的肝性脑病指南和肝硬化快速指南均认为可以使用白蛋白，但意大利 AISF-SIMTI 指南不建议使用白蛋白治疗肝性脑病，仍需要更多研究。

指南名称	意见对比
中国人血白蛋白肝硬化快速指南 2018[24]	HSA 可以作为综合治疗之一用于治疗肝性脑病患者（2D）
意大利 AISF-SIMTI 白蛋白指南 2016[31]	暂不建议使用 HSA 治疗肝性脑病（1B）
中国肝性脑病指南 2018[35]	合理饮食及营养补充（每日进食早餐，给予适量蛋白），有助于提高患者生活质量，避免轻度肝性脑病/肝性脑病复发（B1）。 HE 患者蛋白质补充遵循以下原则：3~4 级 HE 患者应禁止从肠道补充蛋白质，MHE、1~2 级 HE 患者开始数日应限制蛋白质，控制在 20g/d，随着症状的改善，每 2~3 天可增加 10~20g 蛋白；植物蛋白优于动物蛋白；静脉补充白蛋白安全；慢性 HE 患者，鼓励少食多餐，掺入蛋白宜个体化，逐渐增加蛋白总量

（6）合并重症感染　肝硬化合并重症感染患者国内推荐意见不一致，中国肝硬化快速推荐指南[24]推荐 HSA 用于降低肝硬化合并重症感染患者的死亡率（1B），中国肝硬化诊治指南 2019[25]推荐对脓毒症及严重感染或休克时，推荐抗菌药物、白蛋白和血管活性药物三联治疗（B1）。意大利 AISF-SIMTI 指南[31]指出目前肝硬化合并非 SBP 细菌感染，并非 HSA 联合抗生素的使用指征（1B）。HSA 治疗肝硬化感染性休克是安全有效的（1C）。

我国终末期肝病合并感染专家共识[36]指出对于终末期肝病（ESLD）合并感染患者可酌情使用白蛋白、丙种球蛋白、胸腺肽 α_1。

（7）低钠血症　对肝硬化患者的低钠血症，中国、美国、欧洲和意大利指南均认为可以使用白蛋白。

指南名称	意见对比
中国人血白蛋白肝硬化治疗的快速建议指南 2018[24]	HSA 可以预防肝硬化患者低钠血症（2C）。 与其他血浆扩容剂或血管加压素联合放腹水治疗相比，输注 HSA 与放腹水联合治疗的低钠血症发生率更低。基于病理生理学背景，对于标准措施无应答的重度低钠血症，特别是对于有低钠血症相关症状或等待肝移植的患者，HSA 可以作为药物选择之一
意大利 AISF-SIMTI 白蛋白指南 2016[31]	依据病理生理学机理，HSA 可用于治疗对常规疗法无效的低钠血症，尤其是有低钠血症相关临床表现和等待肝移植的患者（1D）
欧洲肝病协会肝硬化指南 2018[32]	建议高血容量低钠血症患者使用白蛋白，但数据非常有限（Ⅱ -3；2）
美国肝病研究协会（AASLD）2021[30]	对于中度低钠血症（120~125mmol/L），推荐限制饮水 1000ml/d 并停止使用利尿剂，对于重度低钠血症（＜ 120mmol/L），建议更严格地限制饮水并输注白蛋白

（8）肌肉痉挛　对于肝硬化患者肌肉痉挛的情况，美国、欧洲和意大利指南均建议可以考虑白蛋白。

指南名称	意见对比
欧洲肝病协会肝硬化指南 2018[32]	肌肉痉挛患者建议输注白蛋白或巴氯芬（10mg/d，每周增加 10mg/d 直至 30mg/d）（I；1）
意大利 AISF-SIMTI 白蛋白指南 2016[31]	依据病理生理学机理，HSA 可用于治疗对常规疗法无应答的低钠血症，尤其是有低钠血症相关临床表现和等待肝移植的患者（1D）
意大利 AISF 门脉高压和腹水指南 2021[37]	使用利尿剂治疗肝硬化患者腹水时，可以使用白蛋白（40g）治疗严重的肌肉痉挛（证据质量：中；推荐级别：中）
美国肝病研究协会（AASLD）2021[30]	严重肌肉痉挛患者可以考虑使用白蛋白（20~40g/ 周）或巴氯芬（10mg/d，每周增加 10mg/d 直至 30mg/d）

（9）急性肾损伤（AKI）　国内外的指南共识对于 HRS-AKI 均推荐使用 HSA。

指南名称	意见对比
欧洲肝病协会肝硬化指南 2018[32]	对于无明显病因的 AKI、AK Ⅰ期＞ 1A 或感染诱发 AKI，应连续 2 天使用 20% 白蛋白溶液，剂量为 1g/kg 体重（最大为 100g 白蛋白）（Ⅲ，1）。 所有符合目前定义的 AKI-HRS 阶段＞ 1a 的患者建议使用血管收缩剂和白蛋白，应尽快使用血管收缩剂和白蛋白（Ⅲ；1）。 特利加压素联合白蛋白应作为治疗 HRS-AKI 的一线治疗选择。白蛋白溶液（20%）剂量 20~40g/d。理想情况下，除了常规监测 HRS-AKI 患者，连续测量 CVP 或其他评估中央血容量的措施，可以帮助防止循环过载，优化液体平衡和帮助滴定白蛋白的剂量（Ⅱ -2；1）

续表

指南名称	意见对比
意大利 AISF 门脉高压和腹水指南 2021[37]	推荐特利加压素加白蛋白作为治疗 HRS-AKI ＞ 1A 期的一线治疗方案（证据质量：高；推荐级别：强）。 20% 白蛋白溶液剂量应为 20~40g/d。理想情况下，HRS-AKI 患者除了常规监测外，连续测量 CVP 或其他评估血容量的方法，可以通过优化液体平衡，有助于防止循环过载，也有助于白蛋白剂量的滴定。（证据质量：中；推荐级别：强）
美国肝病研究协会（AASLD）2021[30]	血管收缩药物与白蛋白联合治疗是 HRS-AKI 的首选治疗方法。首选药物是静脉滴注或持续静脉滴注特利加压素。患者应密切监测血管收缩剂和白蛋白可能出现的 ADR，包括缺血性并发症和肺水肿
中国肝衰竭诊治指南 2018[34]	AKI 早期治疗：扩充血容量可使用晶体、白蛋白或血浆。后期治疗：停用利尿剂或按照 1g/（kg·d）剂量连续 2 天静脉使用白蛋白扩充血容量，无效者需考虑是否有肝肾综合征，可使用血管收缩剂（特利加压素或去甲肾上腺素），不符合者按照其他 AKI 类型处理（如肾性或肾后性 AKI）

（10）脑水肿　我国肝衰竭诊治指南建议[34]针对肝衰竭的脑水肿并发症可以使用人血白蛋白，特别是肝硬化白蛋白偏低的患者，提高胶体渗透压，可能有助于降低颅内压，减轻脑水肿症状（Ⅲ）。

（11）肝衰竭　我国肝衰竭诊治指南建议[34]肝衰竭的内科治疗：积极纠正低蛋白血症，补充白蛋白或新鲜血浆，并酌情补充凝血因子（Ⅲ）。

13. 人工肝支持系统（artificial liver support system，ALSS）的疾病

我国针对人工肝支持系统发布了使用指征、标准和指南，指出 HSA 可以用于肝脏功能衰竭患者人工肝支持系统（2B）[38]。常规透析液中含有 10%~20%HSA 的分子吸附再循环系统（MARS）和成分血浆分离吸附系统可以用于肝脏衰竭患者人工肝支持治疗。

① ALSS 治疗的适应证[38]：a. 重型病毒性肝炎：包括急性重型、亚急性重型和慢性重型（其诊断标准参照第十次全国病毒性肝炎及肝病学术会议制订的标准），原则上以早、中期为好，凝血酶原活动度（PTA）控制在 20%~40% 之间，血小板＞ 5×10^9/L 者为宜，晚期重型肝炎和凝血酶原活动度＜ 20% 者也可进行治疗，但并发症多见，应慎重；b. 其他病因引起的肝功能衰竭（包括药物、毒物、手术、创伤、过敏等）；c. 晚期肝病肝移植围手术期治疗；d. 各种病因引起的高胆红素血症（肝内胆汁淤积、术后高胆红素血症等），内科治疗无效者；e. 临床医师认为适合人工肝支持系统治疗的其他疾病。

② ALSS 治疗的禁忌证及相对禁忌证[38]：a. 疾病晚期，出现难以逆转的呼吸衰竭、重度脑水肿伴有脑疝等濒危症状者禁用；b. 有严重全身循环功能衰竭者禁用；

c. 伴有 DIC 状态者禁用；d. 有较重的活动性出血者应慎用；e. 对治疗过程中所用药品如血浆、肝素、鱼精蛋白等高过敏者，应慎用；f. 临床医师认为不能耐受治疗的患者应慎用。

对肝衰竭非生物型人工肝支持系统的使用也进行了规定。

①肝衰竭非生物型人工肝支持系统适应证[39]：a. 各种原因引起的肝衰竭前、早、中期，凝血酶原活动度（PTA）介于 20%~40% 的患者为宜；晚期肝衰竭患者也可进行治疗，但并发症多见，治疗风险大，临床医生应权衡利弊，慎重进行治疗，同时积极寻求肝移植机会；b. 终末期肝病肝移植术前等待肝源、肝移植术后排异反应、移植肝无功能期的患者；c. 严重胆汁淤积性肝病，经内科治疗效果欠佳者；d. 各种原因引起的严重高胆红素血症者。

②相对禁忌证：a. 严重活动性出血或弥散性血管内凝血者；b. 对治疗过程中所用血制品或药品如血浆、肝素和鱼精蛋白等高度过敏者；c. 循环功能衰竭者；d. 心脑梗死非稳定期者；e. 妊娠晚期。

14. 血浆置换

（1）关于血浆置换，美国、德国、意大利等国家均建议使用。

指南名称	意见对比
美国 UHC 指南（2000 版）[9]	大量血浆置换（单次＞ 20ml/kg 或＞ 20ml/kg/ 周）时可联合使用 HSA；小容量置换时，晶体和 HSA/ 晶体组合应该被认为经济有效的替代品
意大利 SIMTI 白蛋白指南 2009[15]	一次置换＞ 20ml/kg 或多次置换＞ 20ml/kg/ 周（2C+）
德国医学会执行委员会白蛋白指南 2016[10]	HSA 可用于血浆置换中的容量替换（2C）

（2）使用血浆置换的神经系统疾病[40] 美国神经病学学会对神经系统疾病使用血浆置换的证据进行了总结：血浆置换应被用于治疗无法独立行走或者需要辅助机械通气的急性炎性脱髓鞘性多发性周围神经病/吉兰 – 巴雷综合征（AIDP/GBS）（1A）。血浆置换也可考虑用于治疗轻症患者（1B）。血浆置换可用于慢性炎性脱髓鞘性周围神经病（CIDP）短期治疗（1A）。对于未定性的单克隆 γ 球蛋白相关多发性周围神经病（MGUS），IgA 和 IgG–MGUS 相关多发性周围神经病患者可考虑血浆置换治疗（2A）。IgM–MGUS 相关的多发性周围神经病治疗不应考虑血浆置换（2C）。由于缺乏随机对照研究，没有足够证据支持或否定血浆置换治疗重症肌无力（MG）危象或 MG 胸腺切除术前准备的疗效（2D）。血浆置换可用于复发型多发性硬化（MS）的辅助治疗（2A）；血浆置换可用于大剂量激素冲击治疗无效

的急性暴发型中枢神经系统脱髓鞘疾病（2C）；对于慢性进展型或继发型 MS 不主张用血浆置换治疗（1A）。血浆置换治疗链球菌感染相关的儿童自身免疫性神经心理疾病（PANDAS）的急性强迫行为（OCD）和抽动症状的证据不充分（2D）。血浆置换治疗小舞蹈病证据不足（2D）。

日本白蛋白指南[8]也使用 HSA 作为替代液体的治疗性血浆置换是治疗神经系统疾病的有效方法（1A）。ABO 不兼容性移植中，联合免疫抑制剂使用时治疗性血浆置换有利于去除抗 A 或抗 B 抗体（1B）。在其他疾病中，血浆置换并不比对因治疗有效，且仅显示出短暂的获益（2C）。

15. ARDS

对于 ARDS 患者，美国和中国的指南均建议可以使用。

指南名称	意见对比
美国 UHC 共识 1995[12]	血液流动稳定的急性肺损伤（ALI/ARDS）患者应进行液体限制；低胶体渗透压的 ALI/ARDS 患者可联用胶体（25%HSA）和利尿剂。神经科 ICU 推荐剂量：25%HSAIV q6~12h，PRN 24~72 小时联合呋塞米 ± 氢氯噻嗪
中国重症患者白蛋白使用共识 2021[4]	ARDS 伴有低蛋白血症的患者推荐使用 HSA，以改善氧合（低，弱推荐）
中国 ARDS 指南[41]	存在低蛋白血症（血浆总蛋白＜ 50~60g/L）的 ARDS 患者，可通过补充白蛋白等胶体溶液和应用利尿剂，有助于实现液体负平衡，并改善氧合（C 级）
英国 ARDS 指南[42]	我们建议对 ARDS 患者采用保守的液体治疗（分级推荐：弱支持）。即使用液体限制、利尿剂和可能的高渗白蛋白，以避免液体正平衡，而不是自由的液体策略

16. 妊娠高血压[8]

日本白蛋白使用指南指出 HSA 在妊娠高血压的有效性尚未得到证实（2D）。

17. 炎症性肠病[8]

日本白蛋白使用指南指出 HSA 在炎症性肠病中的有效性尚未得到证实（2D）。

18. 危重症患者

中国神经系统疾病肠内营养共识[23]建议严重血清蛋白下降（＜ 25g/L）患者可输注人血白蛋白，虽然不能提高生存率，但可提高血清白蛋白水平，减少并发症，改善器官功能（2 级证据）。德国指南[10]强调了在没有其他适应证情况下 HSA 不得仅用于重症患者的低蛋白血症（1B）。

19. 末期患者（患绝症的）

日本白蛋白使用指南指出使用 HSA 并不能改善低蛋白血症的末期患者（患绝症的）的预后（2C）。中国肝癌 2019 版指南[43]指出对于晚期肝癌病人，应给予最佳支持治疗，包括积极镇痛、纠正贫血、纠正低白蛋白血症、加强营养支持。

20. 血流动力学不稳定的体外循环

日本白蛋白使用指南[8]尽管 HSA 有效，但生理盐水仍然是首选，降压药的剂量调整，升压药的使用或持续透析均可作为选择（2C）。中国重症患者白蛋白使用共识[4]指出不应将 HSA 加入 ECMO 回路的启动以防止纤维蛋白原沉积或血小板黏附（专家意见）。对于接受 ECMO 治疗进行液体复苏的患者，建议联合使用 HSA 和晶体液（专家意见）。

21. 其他扩容剂不适用的病理情况[8]

日本白蛋白使用指南[8]中指出，HSA 在难以使用其他血浆替代品的情况下是有效的（1B）。

22. 有限的医学证据胶体液的其他合理使用情况

美国 UHC2000 版指南[9]总结了有限的医学证据胶体液的其他合理使用情况：①粒细胞单采—非蛋白胶体液适用于粒细胞收集和有症状的慢性粒细胞白血病急性减瘤的沉淀剂；②干细胞冷冻保存—非蛋白胶体液作为冷冻保存液的一部分适用于造血干细胞的冷冻保存；③术前涤纶血管移植物的预处理—HSA 使用是安全的；④主侧血型不相容骨髓移植的血细胞分离—非蛋白胶体液是适用的。德国医学会执行委员会白蛋白指南 2016[10]指出在其他干预存在禁忌的情况下，HSA 可用作胶体替代以预防和治疗严重的卵巢过度刺激综合征（2B）。

23. 不适当使用胶体的情况

各国对白蛋白不恰当使用也进行了总结。

指南名称	意见对比
美国 UHC 共识 1995[12]	①严重低蛋白血症（没有发现始发原因）；②增加药物疗效；③单纯胰腺炎；④创伤性脑损伤（TBI）-- 生理盐水和白蛋白液态评价（SAFE）研究表明患者创伤性脑损伤的复苏，HSA 比生理盐水有较高的死亡率
美国 UHC 指南（2000 版）[9]	①低白蛋白血症；②潜在的肝肾综合征；③提高药物疗效；④急性胰腺炎；⑤慢性胰腺炎；⑥新生儿扩容治疗，除非 10ml/kg 晶体溶液扩容失败；⑦外科手术中急性等容性血液稀释（白蛋白不适用）；⑧透析中血压支持；⑨卵巢过度刺激综合征
意大利 SIMTI 白蛋白指南 2009[15]	①不明原因的低白蛋白血症（ALB ＞ 25g/L）；②慢性低白蛋白血症不伴有水肿和/或急性低血压；③营养不良（不应作为蛋白的来源）；④伤口愈合；⑤非出血性休克；⑥对利尿剂敏感的腹水；⑦ 24 小时内的烧伤；⑧肠病和吸收不良导致的白蛋白丢失；⑨急性或慢性胰腺炎；⑩血液透析；⑪ 缺血性脑病；⑫ 术中急性等容性血液稀释；⑬ 卵巢过度刺激综合征（OHSS）
日本白蛋白使用指南 2017[8]	①围术期稳定的血流动力学时的低白蛋白血症；②作为蛋白用于营养支持；③末期患者（患绝症的）；④脑损伤（脑缺血）是禁忌证

24. 所需 HSA 的总剂量[15]

意大利 SIMTI 指南给出了白蛋白使用剂量的计算公式：

总剂量（g）=［目标白蛋白浓度（25g/L）－实际白蛋白浓度（g/L）］× 血浆容量（0.8 × kg）

25. 使用非蛋白胶体的禁忌证（意大利 2C）[15]

①妊娠和哺乳期；②围产期和婴幼儿早期；③急性肝衰竭；④中－重度肾衰竭（特别是少尿或无尿时）；⑤基线 ALB ＜ 20~25g/L 且存在严重止血功能异常的透析治疗；⑥颅内出血；⑦过敏。

参考文献

［1］中华医学会重症医学分会．中国严重脓毒症/脓毒性休克治疗指南（2014）［J］．中华内科杂志，2015, 56(4): 557–581.

［2］中国医师协会急诊医师分会，中国研究型医院学会休克、脓毒症专业委员会．中国脓毒症/脓毒性休克急诊治疗指南（2018）［J］．临床急诊杂志，2018, 19(09): 567–588.

［3］中华医学会急诊医学分会，中国医师协会急诊医师分会，中国人民解放军急救医学专业委员会，等．脓毒症液体治疗急诊专家共识［J］．中华急诊医学杂志，2018, 27(1): 30–38.

［4］Yu, Y.T., Liu, J., Hu, B., et al.Expert consensus on the use of human serum albumin in critically ill patients［J］．Chin Med J(Engl)，2021, 134(14): 1639–1654.

［5］Sepsis: recognition, diagnosis and early management（NICE guideline, NG51）

［6］Evans, L., Rhodes, A., Alhazzani, W., et al.Surviving Sepsis Campaign: International Guidelines for Management of Sepsis and Septic Shock 2021［J］．Crit Care Med, 2021, 49(11): e1063–1143.

［7］Egi, M., Ogura, H., Yatabe, T., et al.The Japanese Clinical Practice Guidelines for Management of Sepsis and Septic Shock 2020（J–SSCG 2020）［J］．J Intensive Care, 2021, 9 (1): 53.

［8］Yasumura, S., S.Makino, M.Matsumoto, et al.Evidence–based Guidelines for the Use of Albumin Products［J］．Japanese Journal of Transfusion and Cell Therapy, 2017, 63(5): 641–663.

［9］美国大学医院联合会．Guidelines for use of albumin（2010 update）.

［10］Board, E.C., G.M.A., R., S.A.Cross–Sectional Guidelines for Therapy with Blood Components and Plasma Derivatives: Chapter 5 Human Albumin–Revised［J］.

Transfus Med Hemother，2016，43(3)：223-232.

[11] 中国医师协会神经外科医师分会，中国神经创伤专家委员会．中国颅脑创伤病人脑保护药物治疗指南［J］．中国神经外科杂志，2008，24(10)：723-724.

[12] Vermeulen，L.C.，Jr.，Ratko，T.A.，Erstad，B.L.，et al.A paradigm for consensus.The University Hospital Consortium guidelines for the use of albumin，nonprotein colloid，and crystalloid solutions［J］．Arch Intern Med，1995，155(4)：373-379.

[13] 中华医学会外科学分会．外科病人围手术期液体治疗专家共识（2015）［J］．中国实用外科杂志，2015，35(9)：960-966.

[14] 中华医学会麻醉学分会．麻醉手术期间液体治疗专家共识（2014 版）．

[15] Liumbruno，G.M.，F.Bennardello，A.Lattanzio，et al.Recommendations for the use of albumin and immunoglobulins［J］．Blood Transfus，2009，7（3）：216-234.

[16] 中华医学会外科学分会外科手术学学组，中国医疗保健国际交流促进会，加速康复外科学分会肝脏外科学．肝切除术后加速康复中国专家共识（2017 版）［J］．临床肝胆病杂志，2017，33(10)：1876-1882.

[17] 中华医学会外科学分会肝脏外科学组．肝切除术围手术期管理专家共识［J］．中国实用外科杂志，2017，37(5)：525-530

[18] 海峡两岸医药卫生交流协会肿瘤防治专家委员会．肝癌肝切除围手术期管理中国专家共识（2021 年版）［J］．中华肿瘤杂志，2021，43(4)：414-430.

[19] 中华医学会外科学分会，中华医学会麻醉学分会．加速康复外科中国专家共识及路径管理指南（2018 版）［J］．中国实用外科杂志，2018，38(01)：1-20.

[20] Pham，T.N.，Cancio，L.C.and Gibran，N.S.American Burn Association practice guidelines burn shock resuscitation［J］．J Burn Care Res，2008，29(1)：257-266.

[21] 柴家科，夏照帆，胡大海，等．烧伤患者白蛋白使用专家共识［J］．解放军医学杂志，2012，37(10)：925.

[22] 中国医疗保健国际交流促进会心脏重症专业委员会，中国心脏重症营养支持专家委员会．中国成人心脏外科围手术期营养支持治疗专家共识（2019）［J］．中华危重病急救医学，2019，31(7)：801-810.

[23] 中华医学会肠外肠内营养学分会神经疾病营养支持学组，中华医学会神经病学分会神经重症协作组，中国医师协会神经内科医师分会神经重症专业委员会．神经系统疾病肠内营养支持中国专家共识（第二版）［J］．中华临床营养杂志，2019，27(4)：193-203.

[24] 李慧博，门鹏，王宇，等．《人血白蛋白用于肝硬化治疗的快速建议指南》解读［J］．临床药物治疗杂志，2018，16(12)：10-16.

[25] 中华医学会肝病学分会. 肝硬化诊治指南[J]. 临床肝胆病杂志，2019，35(11): 2408-2425.

[26] Yoshiji, H., Nagoshi, S., Akahane, T., et al.Evidence-based clinical practice guidelines for Liver Cirrhosis 2020 [J]. J Gastroenterol，2021, 56(7): 593-619.

[27] Caraceni, P., Angeli, P., Prati, D., et al.AISF-SIMTI position paper on the appropriate use of albumin in patients with liver cirrhosis: a 2020 update [J]. Blood Transfus, 2021, 19(1): 9-13.

[28] 中华医学会肝病学分会. 肝硬化腹水及相关并发症的诊疗指南[J]. 临床肝胆病杂志，2017, 33(10): 158-174.

[29] Xu, X., Duan, Z., Ding, H., et al.Chinese guidelines on the management of ascites and its related complications in cirrhosis [J]. Hepatol Int，2019, 13(1): 1-21.

[30] Biggins, S.W., Angeli, P., Garcia-Tsao, G., et al.Diagnosis, Evaluation, and Management of Ascites, Spontaneous Bacterial Peritonitis and Hepatorenal Syndrome: 2021 Practice Guidance by the American Association for the Study of Liver Diseases [J]. Hepatology，2021, 74(2): 1014-1048.

[31] Caraceni, P., Angeli, P., Prati, D., et al.AISF-SIMTI position paper: the appropriate use of albumin in patients with liver cirrhosis [J]. Blood Transfus，2016, 14(1): 8-22.

[32] European Association for the Study of the Liver.EASL Clinical Practice Guidelines for the management of patients with decompensated cirrhosis [J]. J Hepatol, 2018, 69(2): 406-460.

[33] Aithal, G.P., Palaniyappan, N., China, L., et al.Guidelines on the management of ascites in cirrhosis [J]. Gut，2021, 70(1): 9-29.

[34] 中华医学会感染病学分会肝衰竭与人工肝学组，中华医学会肝病学分会重型肝病与人工肝学组. 肝衰竭诊治指南(2018年版)[J]. 中华肝脏病杂志，2019, 27(1): 18-26.

[35] 中华医学会肝病学分会. 肝硬化肝性脑病诊疗指南[J]. 中华肝脏病杂志，2018, 26(10): 721-736.

[36] 中华医学会感染病学分会. 终末期肝病合并感染诊治专家共识[J]. 中华传染病杂志，2018, 36(8): 449-460.

[37] Italian Association for the Study of the Liver (AISF) s.Portal Hypertension and Ascites: Patient-and Population-centered Clinical Practice Guidelines by the Italian Association for the Study of the Liver (AISF) [J]. Dig Liver Dis，2021, 53(9): 1089-1104.

[38] 中华医学会感染病学会人工肝学组. 人工肝支持系统治疗指征、标准及技术指南

[J]. 中华传染病杂志，2002,20(4):254-258.

[39] 中华医学会感染病学分会肝衰竭与人工肝学组. 非生物型人工肝治疗肝衰竭指南(2016年版)[J]. 中华临床感染病杂志，2016,9(2):97-103.

[40] Cortese, I., Chaudhry, V., So, Y.T., et al.Evidence-based guideline update: Plasmapheresis in neurologic disorders: report of the Therapeutics and Technology Assessment Subcommittee of the American Academy of Neurology [J]. Neurology, 2011,76(3):294-300.

[41] 中华医学会重症医学分会. 急性肺损伤/急性呼吸窘迫综合征诊断和治疗指南(2006)[J]. 中国实用外科杂志，2007,27(1):1-6.

[42] Griffiths, M.J.D., McAuley, D.F., Perkins, G.D., et al.Guidelines on the management of acute respiratory distress syndrome [J]. BMJ Open Respir Res, 2019,6(1): e000420.

[43] 中华人民共和国国家卫生健康委员会医政医管局. 原发性肝癌诊疗规范(2019年版)[J]. 中华肝脏病杂志，2020,28(2):112-128.

三、白蛋白的文献计量学与研究热点分析

人血白蛋白(human serum albumin,HSA)是一种单链无糖基化的蛋白质，由585个氨基酸残基组成，相对分子量为66.5KD。人血白蛋白是循环系统中一种重要的蛋白，主要功能是维持人体胶体渗透压、维系人血液中总蛋白水平。人血白蛋白广泛应用于①失血创伤、烧伤引起的休克；②晚期癌症患者的维持治疗；③脑水肿及损伤引起的颅压升高；④癌症、肝硬化及肾病引起的水肿或腹水；⑤低蛋白血症的防治；⑥新生儿高胆红素血症；⑦心肺分流术、烧伤或血液透析的辅助治疗、成人呼吸窘迫综合征，是临床急救的一种特殊药品，使用已超过70年。

人血白蛋白是目前使用最广，市场最成熟的血制品品种，在血液制品行业超过60%，也是目前唯一允许进口的血制品。全球市场信息调研报告，2019年全球白蛋白市场总值达到了317亿元，预计2026年可以增长到498亿元，年复合增长率(CAGR)为6.6%。

我国对人血白蛋白需求旺盛，国内需求量每年400吨(40×10^4kg)左右，且不断增长，国内市场60%左右为进口产品。目前临床中使用的人血白蛋白主要来自于血液提取，随着生物医药快速发展，血清白蛋白短缺情况更为显著。近30年来，国际上开始试图通过基因工程技术生产重组人血白蛋白，但仍未获得突破性

进展。因此，在白蛋白临床短缺持续存在的背景下，合理、规范使用白蛋白，避免宝贵资源浪费是目前亟待解决的问题。

采用文献计量学的研究方法，对全球人血白蛋白的临床应用情况进行整理和分析，了解人血白蛋白研究热点，旨在为提高我国白蛋白临床合理应用水平及未来相关标准和规范的制定提供依据。

本研究应用 Web of Science 核心合集数据库，检索有关白蛋白临床使用的研究文献。采用主题词检索的方式，检索式如下：主题 =（“use”）OR 主题 =（“application”）AND 主题 =（“albumin”），检索年限选择 2000–2021，检索时间为 2021–09–03。去除重复文献后得到 70059 篇文献，采用文献计量学的资料提取方法进行整理和分析，分析文献的外部特征，包括发文年代、国家、作者和杂志，同时分析国际上白蛋白使用的研究热点。

本研究共筛选出文献 70059 篇，具体分析如下。

1. 文献发表时间

人血白蛋白应用的相关文献自 2000 开始呈上升趋势。2020 年度发表文献数量最多，为 5611 篇。2005—2021 年发表文献总数占比约为 90%，相关研究不断增多。

出版年	文献数量	% of 70059
2020	5611	8.009%
2019	5210	7.437%
2018	4789	6.836%
2017	4678	6.77%
2016	4334	6.186%
2015	4203	5.999%
2014	3930	5.610%
2021	3893	5.557%
2013	3596	5.133%
2012	3510	5.010%

2. 文献发表杂志

其中刊文献量前 3 位的期刊分别是 plos one 956 篇，Langmuir 607 篇和 Colloids and surfaces B biointerfaces 578 篇。共有 5 种杂志发文量＞ 500 篇。

杂志名称	文献数量	% of 70059
PLOS ONE	956	1.365%
LANGMUIR	607	0.866%
COLLOIDS AND SURFACES B BIOINTERFACES	578	0.825%
ANALYTICAL CHEMISTRY	562	0.802%
RSC ADVANCES	552	0.788%
SCIENTIFIC REPORTS	490	0.699%
INTERNATIONAL JOURNAL OF BIOLOGICAL MACROMOLECULES	483	0.689%
SPECTROCHIMICA ACTA PART A MOLECULAR AND BIOMOLECULAR SPECTROSCOPY	483	0.689%
JOURNAL OF CHROMATOGRAPHY A	437	0.624%
NEPHROLOGY DIALYSIS TRANSPLANTATION	380	0.542%

3. 文献发表国家

所纳入的文献，共涉及 160 多个国家或地区。其中美国、中国、日本位列前三，3 个国家发文量合计占总发文量的 50.2%。

国家或地区	文献数量	% of 70059
USA	15374	21.944%
PEOPLES R CHINA	13785	19.676%
JAPAN	6019	8.591%
INDIA	4043	5.771%
GERMANY	3971	5.668%
ENGLAND	3380	4.825%
ITALY	2639	3.767%
CANADA	2489	3.553%
FRANCE	2411	3.441%
SOUTH KOREA	2352	3.357%

4. 文献发表作者

以第一作者参与的文献量统计，5 位作者发表相关文献在 300 篇以上，分别是 Wang Y（406）、Liu Y（399）、Zhang Y（385）、Li Y（357）和 Wang J（347）。

作者	文献数量	% of 70059
Wang Y	406	0.580%
Liu Y	399	0.570%
Zhang Y	385	0.550%
Li Y	357	0.510%
Wang J	341	0.487%
Zhang L	278	0.397%
Wang L	277	0.395%
Li J	267	0.381%
Zhang J	263	0.375%
Chen Y	235	0.335%

5. 共词分析

使用 Cite Space 软件对 2000 — 2021 年 Web of Science 相关数据进行共词分析。其中出现频次最高的 10 个主题词分别为 end stage renal disease（终末期肾脏疾病）、incident hemodialysis patient（偶发血液透析患者）、upper tract（上呼吸道）、ultrasonic irradiation（超声波照射）、sonocatalytic damage（催化损伤）、binding interaction（结合相互作用）、unresectable hepatocellular carcinoma（不能切除的肝细胞癌）、spectroscopic approaches（光谱方法）、human serum albumin（人血白蛋白）、albumin-bilirubin grade（白蛋白胆红素水平）。

文献计量分析结果显示，在 2000~2021 年发表的关于白蛋白的相关文献 70059 篇，表明近 20 年来各国对白蛋白的研究深入、成果丰富，人们对白蛋白的使用有了更全面的认识。从发表文献数量上来看，美国、中国各占世界发文的 20% 左右，证明我国对白蛋白研究走在世界前沿，需尽快制定相关指南，以指导白蛋白合理使用。主题词共现分析显示，白蛋白的使用主要集中在肾脏病和透析患者、肝癌患者等，对白蛋白自身的结合、损伤也是研究的重点方向。

第二节　免疫球蛋白与特异性免疫球蛋白类的临床应用指南与质量评价

一、不同指南/共识及质量评价

我国上市的血液制品有三大类，即白蛋白类、凝血因子类和免疫球蛋白类。免疫球蛋白通过抗原抗体特异性结合表现出对特定病原体导致的疾病的预防和治疗作用。目前全球上市的免疫球蛋白制品有20余种，根据血浆特性和制品功能可分为正常人免疫球蛋白和特异性免疫球蛋白。正常人免疫球蛋白可分为静脉注射用免疫球蛋白、皮下注射用免疫球蛋白和肌内注射用免疫球蛋白3大类。静脉注射人免疫球蛋白（intravenous immunoglobulins，IVIG）经静脉注射后约3~5天达到血管内、外平衡，其半衰期约3~4周，但个体间存在差异；肌内注射给药后，生物利用度为40%，约2~5天达到血药浓度的峰值。

人特异性免疫球蛋白是采用特定疫苗或抗原免疫的健康者或筛选自然感染者的血浆，分离、纯化并经过特异性抗体效价筛查后得到的特异性被动免疫制品，在预防和治疗发病高、感染后果严重、无特效治疗方法的感染性疾病中发挥着不可替代的作用。目前，人特异性免疫球蛋白制品有10余种，主要分为4大类：抗病毒类、抗细菌类、抗毒素类以及抗Rh（D）免疫球蛋白类。除此之外，还有丙型肝炎人免疫球蛋白、艾滋病免疫球蛋白等多种在研产品。

IVIG是从上千份人血浆中提取的一种由人体免疫系统受抗原刺激后产生的免疫物质所制成的生物制剂，含有广谱抗病毒、细菌或其他病原体的IgG抗体。其基本治疗途径有两类：①免疫替代治疗：含有广谱抗病毒、细菌或其他病原体的IgG的抗体，经静脉输注后，能迅速提高受者血液中的IgG水平，增强机体的抗感染能力。②免疫球蛋白的独特型和抗独特型抗体能形成复杂的免疫网络，有免疫调理和中和病原体及其毒素的作用。当然，IVIG作用的一些其他机制仍在探索之中。

目前，IVIG产品主要用于免疫球蛋白缺乏症、自身免疫性疾病以及各类感染性疾病的预防与治疗，与抗生素或抗病毒药合用可提高对某些严重细菌性或病毒性感染疾病的疗效。其主要应用领域包括有神经系统疾病、免疫系统疾病、血液系统疾病、感染性疾病、儿科疾病等。

特异性免疫球蛋白是用具有高效价的特异性抗体血浆为原料制备的免疫球蛋

白制剂，与标准免疫球蛋白的制备工艺相同，只是采用的原料血浆不同。血浆来源有患某种疾病的病人恢复期具有高效价抗体的血浆。以及对健康献血者进行超免疫注射，即注射疫苗使受注者产生抗体，用单采血浆术获得含有特异性抗体的血浆。有抗甲型、乙型肝炎和抗风疹、抗牛痘－带状疱疹、抗破伤风、抗狂犬病、抗－D等多种免疫球蛋白。分为肌内注射和静脉注射两种。特异性免疫球蛋白由于其内含高效价的特异性抗体，防治专一疾病比标准免疫球蛋白疗效好。

特异性人免疫球蛋白的国内上市品种较少，目前上市产品仅有乙型肝炎人免疫球蛋白（human hepatitis B immunoglobulin，HBIG）、狂犬病人免疫球蛋白（human rabies immunoglobulin，HRIG）、破伤风人免疫球蛋白（human tetanus immunoglobulin，HTIG）和组织胺人免疫球蛋白（human histaglobulin）。我国巨细胞病毒人免疫球蛋白（CMV）、炭疽人免疫球蛋白（Anth）等产品已处于不同的研发和药品注册阶段，上市指日可待。在美国这些产品都已经上市，除此之外美国FDA已经注册上市的产品还包括：抗肉毒毒素人免疫球蛋白（BabyBIG）、抗Rho（D）人免疫球蛋白、水痘－带状疱疹人免疫球蛋白（VZV）、天花（牛痘）人免疫球蛋白（用于战略储备应急）、呼吸道合胞病毒（RSV）人免疫球蛋白等。

目前国内外对于免疫球蛋白与特异性免疫球蛋白的临床应用已有较多指南与共识，但由于指南的制定机构和研究背景不同，采用的证据标准和制定的方法学存在差异，使指南的质量和规范性参差不齐。低质量指南的推荐意见可能会影响医疗决策、浪费医疗资源、给患者造成潜在伤害等。因此，对指南与共识的质量进行评价对于人纤维蛋白原的临床合理应用具有重要意义。出版于2003年的指南研究和评价工具（Appraisal of Guidelines for Research and Evaluation，AGREE）自发布以来，已被超过100种以上的出版物引用，获得了众多卫生保健机构的认可[1-2]。为了更好地评估指南质量、为新指南开发提供方法学策略以及明确什么信息应当在指南中加以报告及如何报告，经过反复精炼，2009年发布了AGREE Ⅱ，代替了原来的AGREE，AGREE Ⅱ是目前国际公认的临床实践指南质量评价工具，其具有通用性，适用于包括疾病诊断、治疗、预后以及健康促进等任何领域各种指南的综合评价。

鉴于此，本研究检索知网、维普、万方、中国生物医学文献数据库、Embase、Pubmed、Cochrane等数据库和相关网站，搜索免疫球蛋白与特异性免疫球蛋白相关临床指南和共识，按照既定纳入排除标准筛选文献，使用临床实践指南研究与评价系统Ⅱ（AGREE Ⅱ）进行质量评价，得出指南和共识的推荐级别，为免疫球蛋白与特异性免疫球蛋白的临床合理应用提供参考，同时也为我国指南与共识的制定和完善提供策略。

（一）资料与方法

1. 数据库

中文数据库：知网（CNKI）、维普数据库（VIP）、万方、中国生物医学文献数据库（CBM）

英文数据库：Embase、Pubmed、Cochrane、Web of science、Chinese guideline clearinghouse（CGC）、Guidelines international network（G-I-N）

网站：医脉通、美国国立指南网（NGC）、苏格兰院际指南网（SIGN）、英国国家医疗卫生质量标准署（NICE）、世界卫生组织等相关协会、机构认可和授权的网站。

2. 检索策略

中文检索词：免疫球蛋白、特异性免疫球蛋白、指南、共识、规范、推荐意见、临床实践指南、指引等。

英文检索词：immunoglobulins、guideline、handbook、clinical guidance、Clinical practice guidelines、position paper、position statement、recommendation、consensus

中文检索式：免疫球蛋白 OR 特异性免疫球蛋白 AND（指南 OR 临床指南 OR 临床实践指南 OR 共识）

英文检索式：（immunoglobulins OR Specific immunoglobulin）AND（guideline OR handbook OR clinical guidance OR position paper OR position statement OR recommendation）

3. 指南纳入和排除标准

纳入标准：研究的药物为免疫球蛋白或特异性免疫球蛋白，或治疗用到免疫球蛋白或特异性免疫球蛋白的相关疾病；文献类型为临床指南或共识；对于已修订、更新的指南或共识，选择最新版；语言限定为中文和英文。

排除标准：重复文献；国外指南的翻译版以及旧版指南；多个机构重复发表的指南；指南的系统评价、综述、译本、解读、草案；无法获取全文的文献。

4. 指南评价

采用当前国际公认临床实践指南质量评价工具 AGREE Ⅱ进行评价，它主要包括 6 个领域（共 23 个条目），2 个总体评估以及用户手册[3]。每个领域针对指南质量评价的一个特定问题，分别为范围和目的（3 个条目）、参与人员（3 个条目）、制定的严谨性（8 个条目）、清晰性（3 个条目）、应用性（4 个条目）和编辑独立性（2 个条目）。每个条目均以 7 分表示，1 分为很不同意，7 分为很同意。当条目为部分满足时，根据实际情况评 2~6 分。2 位评价员事先经过 AGREE Ⅱ评分标准培训，然后参考 AGREE Ⅱ原文及其中文译本对纳入指南和共识的 23 个条目进行评分，然后计算出 6 个领域的得分。每个领域得分等于该领域中每一个条目分数的总和，并标准化为该领域可能的最高分数的百分比。根据各领域的标准化得分评价指南的质量，并作为是否推荐的根据。根据 6 个领域得分综合判断指南的推荐级别：A 级（强推荐）为指南≥ 5 个领域，标准化得分≥ 50%；B 级（弱推荐）为指南＞ 3 个领域，标准化得分≥ 30% 的，但有标准化得分＜ 50%；C 级（不推荐）为指南≥ 3 个领域，标准化得分＜ 30%。

（二）结果

1. 文献检索结果

在各个数据库及网站初步检索文献，在阅读题目和摘要，剔除重复和不相关文献后获得 20364 篇。阅读全文排除非指南文献、指南解读以及翻译版本，最终获得指南或共识 75 篇。

2. 纳入指南与共识的基本特征

纳入的 75 个指南与共识分别为免疫球蛋白相关 60 个，特异性免疫球蛋白相关 15 个，包含中国（35 个）、美国（13 个）、欧洲指南 5 个、意大利（5 个）、英国（4 个）、德国（3 个）、日本（2 个）、国际共识 2 个、巴西（1 个）、韩国（1 个）、伊朗（1 个）、澳大利亚（1 个）。内容主要包括免疫球蛋白在川崎病、多发性骨髓瘤、多发性肌炎、多发性硬化病、多灶性运动神经病、吉兰 – 巴雷综合征、结缔组织病、淋巴细胞白血病、慢性炎性脱髓鞘性多发性神经根炎病、视神经脊髓炎、噬血细胞综合征、手足口病、新生儿黄疸、血小板减少性紫癜、原发性干燥综合征、原发性免疫缺陷病、原发性免疫性血小板减少症、重症肌无力、自身免疫性脑炎、自身免疫性溶血性贫血等疾病的治疗，以及特异性免疫球蛋白在器官移植及母婴传播乙型肝炎病毒预防、狂犬病病毒预防及破伤风预防等方面的应用。有部分指南和共识未列出研究方法及参考文献。免疫球蛋白与特异性免疫球蛋白纳入指南与共识的基本信息见表 5–4 和表 5–5。

3. 指南质量评价

2 名研究员对纳入的 75 个指南的 6 个领域（23 个条目）进行评分。由于篇幅较大，未在本文详细列出 2 名研究员的打分情况。根据评分结果计算各指南每个领域的标准化得分，再根据标准化得分的情况，对各指南的质量进行综合评价。免疫球蛋白及特异性免疫球蛋白各指南的标准化得分和质量综合评价结果如表 5–6、表 5–7 所示。

表5-4　免疫球蛋白指南与共识的基本情况

序号	指南和共识名称	时间（版次）	发布机构	研究方法	证据分级	参考文献（篇）	使用范围
1	Diagnosis, Treatment, and Long-Term Management of Kawasaki Disease[4]	2017年	美国心脏协会	无	是	410	川崎病
2	Kawasaki disease: guidelines of the Italian Society of Pediatrics, part I-definition, epidemiology, etiopathogenesis, clinical expression and management of the acute phase[5]	2018年	意大利儿科学会	GRADE	是	150	川崎病
3	European consensus-based recommendations for the diagnosis and treatment of Kawasaki disease the SHARE initiative[6]	2018年	欧洲儿科风湿病中心	EULAR标准	无	71	川崎病
4	中国多发性骨髓瘤诊治指南（2020年修订）[7]	2020年	中国医师协会血液科医师分会	无	无	9	多发性骨髓瘤
5	Multiple myeloma: ESMO Clinical Practice Guidelines for diagnosis, treatment and follow-up[8]	2017年	ESMO	GRADE	是	49	多发性骨髓瘤
6	Management of infectious complications in multiple myeloma patients: Expert panel consensus-based recommendations[9]	2019年	罗马大学	GRADE	是	98	多发性骨髓瘤
7	The Society for Immunotherapy of Cancer consensus statement on immunotherapy for the treatment of multiple myeloma[10]	2020年	癌症免疫治疗协会	无	无	223	多发性骨髓瘤
8	多发性肌炎和皮肌炎诊断及治疗指南[11]	2010年	中华医学会风湿病学分会	无	无	无	多发性肌炎
9	中国多发性肌炎诊治共识[12]	2015年	中华医学会神经病学分会	无	无	17	多发性肌炎

续表

序号	指南和共识名称	时间（版次）	发布机构	研究方法	证据分级	参考文献（篇）	使用范围
10	Treatment consensus for management of polymyositis and dermatomyositis among rheumatologists, neurologists and dermatologists[13]	2018年	日本风湿病学院	无	是	225	多发性肌炎
11	多发性硬化诊断和治疗中国专家共识（2018版）[14]	2018年	中国免疫学会神经免疫分会	无	无	41	多发性硬化病
12	EFNS guidelines for the use of intravenous immunoglobulin in treatment of neurological diseases[15]	2008年	欧洲神经病学联盟	EFNS指南	是	187	多发性硬化病
13	Disease modifying therapies in multiple sclerosis: report of the Therapeutics and Technology Assessment Subcommittee of the American Academy of Neurology and the MS Council for Clinical Practice Guidelines[16]	2002年	美国神经学学会和医学临床实践指南委员会的小组委员会	无	是	55	多发性硬化病
14	中国多灶性运动神经病诊治指南2019[17]	2019年	中华医学会神经病学分会	无	无	23	多灶性运动神经病
15	European Federation of Neurological Societies/Peripheral Nerve Society guideline on management of multifocal motor neuropathy. Report of a joint task force of the European Federation of Neurological Societies and the Peripheral Nerve Society--first revision[18]	2010年	欧洲神经学联合会	EFNS指南	是	82	多灶性运动神经病
16	中国吉兰-巴雷综合征诊治指南2019[19]	2019年	中华医学会神经病学分会	无	无	23	吉兰-巴雷综合征
17	Diagnosis and treatment of Guillain-Barre Syndrome in childhood and adolescence: An evidence-and consensus-based guideline[20]	2020年	欧洲小儿神经学会	无	无	75	吉兰-巴雷综合征

续表

序号	指南和共识名称	时间（版次）	发布机构	研究方法	证据分级	参考文献（篇）	使用范围
18	儿童免疫相关性疾病临床实用热点问题专家建议系列之二——中国儿童结缔组织疾病相关间质性肺病变诊治专家建议[21]	2020 年	亚太医学生物免疫学会 儿童过敏免疫风湿病分会	无	是	34	结缔组织病
19	Wound, pressure ulcer and burn guidelines – 4: Guidelines for the management of connective tissue disease/vasculitisassociated skin ulcers[22]	2020 年	日本皮肤病协会	无	无	230	结缔组织病
20	中国慢性淋巴细胞白血病/小淋巴细胞淋巴瘤的诊断与治疗指南（2018 年版）[23]	2018 年	中华医学会血液学分会白血病淋巴瘤学组	无	无	19	淋巴细胞白血病
21	Guideline for the treatment of chronic lymphocytic leukaemia A British Society for Haematology Guideline[24]	2018 年	英国血液病协会	GRADE	是	134	淋巴细胞白血病
22	iwCLL guidelines for diagnosis, indications for treatment, response assessment, and supportive management of CLL[25]	2018 年	慢性淋巴细胞白血病国际研讨会	GRADE	是	135	淋巴细胞白血病
23	Chronic Lymphocytic Leukemia/Small Lymphocytic Lymphoma, Version 4.2020, NCCN Clinical Practice Guidelines in Oncology[26]	2020 年	NCCN	GRADE	是	399	淋巴细胞白血病
24	儿童急性淋巴细胞白血病诊疗规范（2018 年版）[27]	2018 年	国家卫生健康委员会	无	无	无	淋巴细胞白血病
25	NCCN Guidelines Version 2.2020 Pediatric Acute Lymphoblastic Leukemia[28]	2020 年	NCCN	GRADE	是	353	淋巴细胞白血病

续表

序号	指南和共识名称	时间（版次）	发布机构	研究方法	证据分级	参考文献（篇）	使用范围
26	中国慢性炎性脱髓鞘性多发性神经根神经病诊治指南 2019[29]	2019 年	中华医学会神经病学分会神经病协作组	无	无	13	慢性炎性脱髓鞘性多发性神经根神经病
27	Evidence-based guideline：intravenous immunoglobulin in the treatment of neuromuscular disorders：report of the Therapeutics and Technology Assessment Subcommittee of the American Academy of Neurology[30]	2012 年	美国神经学学会	AAN 治疗分类	是	36	慢性炎性脱髓鞘性多发性神经根神经病
28	中国视神经脊髓炎谱系疾病诊断与治疗指南[31]	2016 年	中国免疫学会神经免疫学分会	无	无	89	视神经脊髓炎
29	Diagnosis and management of Neuromyelitis Optica Spectrum Disorder（NMOSD）in Iran：A consensus guideline and recommendations[32]	2017 年	德黑兰医科大学神经科学研究	无	无	62	视神经脊髓炎
30	噬血细胞综合征诊治中国专家共识[33]	2018 年	噬血细胞综合征中国专家联盟	无	无	22	噬血细胞综合征
31	淋巴瘤相关噬血细胞综合征诊治中国专家共识[34]	2018 年	中国抗癌协会淋巴瘤专业委员会	无	无	26	噬血细胞综合征
32	Recommendations for the management of hemophagocytic lymphohistiocytosis in adults[35]	2019 年	HLH Steering Committee of the Histiocyte Society	无	是	126	噬血细胞综合征
33	手足口病诊疗指南（2018 年版）[36]	2018 年	国家卫生健康委员会	无	无	无	手足口病

续表

序号	指南和共识名称	时间（版次）	发布机构	研究方法	证据分级	参考文献（篇）	使用范围
34	Management of Hyperbilirubinemia in the Newborn Infant 35 or More Weeks of Gestation[37]	2004年	美国儿科学会	无	无	28	新生儿黄疸
35	新生儿黄疸规范化用药指导专家建议[38]	2019年	《新生儿黄疸规范化用药指导专家建议》专家编写组	无	无	45	新生儿黄疸
36	血栓性血小板减少性紫癜诊断与治疗中国专家共识（2012年版）[39]	2012年	中华医学会血液学分会血栓与止血学组	无	无	无	血小板减少性紫癜
37	Guidelines for the investigation and management of idiopathic thrombocytopenic purpura in adults, children and in pregnancy[40]	2003年	英国血液学学会	无	无	174	血小板减少性紫癜
38	The American Society of Hematology 2011 evidence-based practice guideline for immune thrombocytopenia[41]	2011年	美国血液学会	GRADE	是	162	血小板减少性紫癜
39	Acute childhood idiopathic thrombocytopenic purpura: AIEOP consensus guidelines for diagnosis and treatment[42]	2000年	美国血液学会	无	无	20	血小板减少性紫癜
40	原发性干燥综合征诊疗规范[43]	2020年	中国医师协会风湿免疫科医师分会干燥综合征学组	无	无	9	原发性干燥综合征
41	The British Society for Rheumatology guideline for the management of adults with primary Sjo¨gren's Syndrome[44]	2017年	英国风湿病学会	无	无	246	原发性干燥综合征

续表

序号	指南和共识名称	时间（版次）	发布机构	研究方法	证据分级	参考文献（篇）	使用范围
42	EULAR recommendations for the management of Sjögren’s syndrome with topical and systemic therapies[45]	2019 年	欧洲风湿病联盟	无	无	108	原发性干燥综合征
43	原发性免疫缺陷病抗感染治疗与预防专家共识[46]	2017 年	中华医学会儿科学分会免疫学组	无	无	65	原发性免疫缺陷病
44	原发性免疫缺陷病免疫球蛋白 G 替代治疗专家共识[47]	2019 年	中华医学会儿科学分会免疫学组	无	无	19	原发性免疫缺陷病
45	儿童原发性免疫性血小板减少症诊疗建议[48]	2013 年	中华医学会儿科学分会血液学组	无	无	20	原发性免疫性血小板减少症
46	成人原发免疫性血小板减少症诊断与治疗中国专家共识（2016 年版）[49]	2016 年	中华医学会血液学分会止血与血栓学组	无	无	27	原发性免疫性血小板减少症
47	Chinese guidelines for treatment of adult primary immune thrombocytopenia[50]	2018 年	国际工作组（IWG）	GRADE	是	36	原发性免疫性血小板减少症
48	儿童原发性免疫性血小板减少症诊疗规范（2019 年版）[51]	2019 年	国家卫生健康委员会	无	无	无	原发性免疫性血小板减少症
49	Management of immune thrombocytopenia: Korean experts recommendation in 2017[52]	2017 年	KSHAAWP	无	无	68	原发性免疫性血小板减少症
50	Guideline on immune thrombocytopenia in adults: Associac, Brasileira de Hematologia, Hemoterapia e Terapia Celular.Project guidelines: Associac,ão Médica Brasileira – 2018[53]	2018 年	Associac, Médica Brasileira	无	无	141	原发性免疫性血小板减少症

续表

序号	指南和共识名称	时间（版次）	发布机构	研究方法	证据分级	参考文献（篇）	使用范围
51	American Society of Hematology 2019 guidelines for immune thrombocytopenia[54]	2019 年	美国血液学会	GRADE	是	201	原发性免疫性血小板减少症
52	Updated international consensus report on the investigation and management of primary immune thrombocytopenia[55]	2019 年	美国血液学会	GRADE	是	296	原发性免疫性血小板减少症
53	重症肌无力外科治疗京津冀专家共识[56]	2020 年	京津冀重症肌无力联盟	无	无	36	重症肌无力
54	International consensus guidance for management of myasthenia gravis：Executive summary[57]	2016 年	美国重症肌无力基金会	无	无	12	重症肌无力
55	Italian recommendations for the diagnosis and treatment of myasthenia gravis[58]	2019 年	意大利神经学研究所	无	无	73	重症肌无力
56	中国自身免疫性脑炎诊治专家共识[59]	2017 年	中华医学会神经病学分会	无	无	48	自身免疫性脑炎
57	Management of antibody-mediated autoimmune encephalitis in adults and children：literature review and consensus-based practical recommendations[60]	2019 年	意大利自身免疫性脑炎工作组	无	无	140	自身免疫性脑炎
58	自身免疫性溶血性贫血诊断与治疗中国专家共识（2017 年版）[61]	2017 年	中华医学会血液学分会红细胞疾病（贫血）学组	无	无	18	自身免疫性溶血性贫血
59	The diagnosis and management of primary autoimmune haemolytic anaemia[62]	2016 年	英国血液学标准委员会	GRADE	是	90	自身免疫性溶血性贫血

续表

序号	指南和共识名称	时间（版次）	发布机构	研究方法	证据分级	参考文献（篇）	使用范围
60	Diagnosis and management of newly diagnosed childhood autoimmune haemolytic anaemia. Recommendations from the Red Cell Study Group of the Paediatric Haemato–Oncology Italian Association[63]	2016年	意大利儿科血液肿瘤协会	GRADE	是	76	自身免疫性溶血性贫血

表5–5　特异性免疫球蛋白指南与共识的基本情况

序号	指南和共识名称	时间（版次）	发布机构	研究方法	证据分级	参考文献（篇）	使用范围
1	狂犬病预防控制技术指南（2016版）[64]	2016年	中国疾病预防控制中心	无	无	176	狂犬病病毒预防
2	中国犬咬伤治疗急诊专家共识（2019）[65]	2019年	中国医师协会急诊医师分会	无	无	51	狂犬病病毒预防
3	狂犬病暴露预防处置专家共识[66]	2019年	中国疾病预防控制中心	无	无	89	狂犬病病毒预防
4	WHO Expert Consultation on Rabies[67]	2005年	世界卫生组织	无	无	337	狂犬病病毒预防
5	Use of a reduced（4–dose）vaccine schedule for postexposure prophylaxis to prevent human rabies：recommendations of the advisory committee on immunization practices[68]	2010年	ACIP狂犬病工作组	无	无	30	狂犬病病毒预防

续表

序号	指南和共识名称	时间（版次）	发布机构	研究方法	证据分级	参考文献（篇）	使用范围
6	成人破伤风急诊预防及诊疗专家共识[69]	2018 年	中国医师协会急诊医师分会，中国人民解放军急救医学专业委员会，北京急诊医学学会，中国急诊专科医联体，中国医师协会急诊医师分会急诊外科专业委员会	无	无	75	破伤风预防
7	Tetanus vaccines：WHO position paper – February 2017[70]	2017 年	WHO	GRADE	是	67	破伤风预防
8	中国破伤风免疫预防专家共识[71]	2018 年	中国创伤救治联盟，北京大学创伤医学中心	无	无	41	破伤风预防
9	外伤后破伤风疫苗和被动免疫制剂使用指南[72]	2019 年	中国疾病预防控制中心国家免疫规划技术工作组	无	无	40	破伤风预防
10	2020 position statement and recommendations of the European Liver and Intestine Transplantation Association（ELITA）：management of hepatitis B virus-related infection before and after liver transplantation[73]	2020 年	European Liver and Intestine Transplantation Association	无	无	131	器官移植乙型肝炎病毒的预防

续表

序号	指南和共识名称	时间（版次）	发布机构	研究方法	证据分级	参考文献（篇）	使用范围
11	Solid Organ Transplantation From Hepatitis B Virus - Positive Donors Consensus Guidelines for Recipient Management[74]	2021 年	由美国移植学会加拿大移植学会	无	无	87	器官移植乙型肝炎病毒的预防
12	乙型肝炎病毒母婴传播预防临床指南[75]	2020 年	中华医学会妇产科学分会产科学组，中华医学会围产医学分会	无	无	46	乙型肝炎病毒母婴传播预防
13	慢性乙型肝炎防治指南[76]	2019 年	中华医学会感染病学分会，中华医学会肝病学分会	无	无	227	乙型肝炎病毒母婴传播预防
14	阻断乙型肝炎病毒母婴传播临床管理流程[77]	2021 年	中国肝炎防治基金会，中华医学会感染病学分会，中华医学会肝病学分会	无	无	28	乙型肝炎病毒母婴传播预防
15	Prevention of mother-to-child transmission of hepatitis B virus: guidelines on antiviral prophylaxis in pregnancy[78]	2020 年	WHO	GRADE	是	57	乙型肝炎病毒母婴传播预防

表5-6　免疫球蛋白指南及共识评价综合结果

	标准化百分比（%）						百分比分值个数			
序号	领域1	领域2	领域3	领域4	领域5	领域6	≥50	50>X≥30	<30	推荐意见
1	86	44	56	78	60	79	5	1	0	A
2	83	67	77	94	56	88	6	0	0	A
3	89	61	77	94	56	92	6	0	0	A
4	81	53	35	64	46	54	4	2	0	B
5	81	56	69	86	67	67	6	0	0	A
6	94	72	68	83	83	88	6	0	0	A
7	92	78	81	92	83	67	6	0	0	A
8	75	53	26	75	69	42	4	1	1	B
9	83	50	26	75	67	42	4	1	1	B
10	83	56	64	83	58	75	6	0	0	A
11	78	53	24	69	56	21	4	0	2	B
12	75	53	59	75	58	75	6	0	0	A
13	83	56	58	83	65	17	5	0	1	A
14	75	50	27	72	50	63	5	0	1	A
15	83	50	74	83	60	83	6	0	0	A
16	83	53	42	86	48	92	4	2	0	B

续表

序号	标准化百分比（%）						百分比分值个数			推荐意见
	领域1	领域2	领域3	领域4	领域5	领域6	≥50	50>X≥30	<30	
17	92	61	74	86	77	92	6	0	0	A
18	75	58	16	61	33	17	3	1	2	B
19	86	61	71	78	60	63	6	0	0	A
20	83	58	33	61	46	13	3	2	1	B
21	89	67	71	83	69	75	6	0	0	A
22	81	64	50	64	52	83	6	0	0	A
23	78	56	61	75	69	58	6	0	0	A
24	78	56	70	75	71	58	6	0	0	A
25	83	56	31	75	50	50	5	1	0	A
26	83	50	24	69	42	58	4	1	1	B
27	92	64	65	78	63	75	6	0	0	A
28	75	47	24	67	42	33	2	3	1	B
29	83	56	49	67	46	58	4	2	0	B
30	72	58	24	58	35	8	3	1	2	B
31	72	58	24	58	35	8	3	1	2	B
32	89	64	61	89	73	83	6	0	0	A

续表

序号	标准化百分比（%）						百分比分值个数			推荐意见
	领域1	领域2	领域3	领域4	领域5	领域6	≥50	50>X≥30	<30	
33	83	56	31	75	50	50	5	1	0	A
34	83	53	46	81	56	54	6	0	0	A
35	83	64	55	86	60	58	6	0	0	A
36	64	50	18	58	23	8	3	0	3	C
37	83	64	73	83	71	67	6	0	0	A
38	92	64	67	83	69	79	6	0	0	A
39	92	67	52	72	56	46	5	1	0	A
40	75	47	23	58	44	75	3	2	1	B
41	89	58	70	83	79	88	6	0	0	A
42	89	58	52	67	50	88	6	0	0	A
43	83	58	55	83	60	63	6	0	0	A
44	92	53	36	72	50	67	5	1	0	A
45	83	61	32	67	56	50	5	1	0	A
46	69	61	31	69	52	42	4	2	0	B
47	86	81	42	75	56	75	5	1	0	A
48	67	53	38	78	54	50	5	1	0	A

续表

序号	标准化百分比（%）						百分比分值个数			推荐意见
	领域1	领域2	领域3	领域4	领域5	领域6	≥50	50>X≥30	<30	
49	92	67	53	81	69	79	6	0	0	A
50	100	72	75	83	73	88	6	0	0	A
51	100	94	84	86	79	92	6	0	0	A
52	92	67	71	89	71	63	6	0	0	A
53	83	53	30	56	35	21	3	2	1	B
54	83	64	70	81	63	63	6	0	0	A
55	75	50	28	53	35	58	4	1	1	B
56	78	53	38	81	58	46	4	2	0	B
57	92	58	48	75	65	75	5	1	0	A
58	81	58	25	58	31	0	3	1	2	B
59	89	78	73	89	88	92	6	0	0	A
60	92	64	74	78	69	58	6	0	0	A

注：A 为强推荐；B 为弱推荐；C 为不推荐。

表5-7　特异性免疫球蛋白指南及共识评价综合结果

序号	标准化百分比（%）						百分比分值个数			推荐意见
	领域1	领域2	领域3	领域4	领域5	领域6	≥50	50＞X≥30	＜30	
1	86	56	48	69	56	25	4	1	1	B
2	81	53	31	67	50	21	4	1	1	B
3	81	53	31	67	50	29	4	1	1	B
4	81	67	60	83	73	38	5	1	0	A
5	83	58	63	72	56	25	5	0	1	A
6	83	53	23	72	48	17	3	1	2	B
7	92	50	59	72	58	50	6	0	0	A
8	83	47	24	58	42	8	2	2	2	B
9	83	47	25	67	44	50	3	2	1	B
10	83	61	70	83	60	63	6	0	0	A
11	83	61	69	81	69	58	6	0	0	A
12	83	58	39	75	60	63	5	1	0	A
13	83	58	34	75	44	46	3	3	0	B
14	83	58	33	75	40	21	3	2	1	B
15	92	67	83	83	69	67	6	0	0	A

注：A为强推荐；B为弱推荐；C为不推荐。

4. AGREE Ⅱ评价结果逐条分析

（1）范围和目的　纳入的75部指南及共识均不同程度地描述了指南的总目的、指南涵盖的卫生问题及指南的适用人群。此领域平均得分为84%，最高得分为100%，最低得分64%。所有指南该领域得分均≥50%。

（2）参与人员　此领域主要评价指南开发小组中的相关专业人员、收集目标人群的观点和选择意愿、明确规定指南的使用者等内容，该领域平均得分为59%，最高得分为94%，最低得分44%。其中有70部指南领域得分≥50%，5部指南领域得分在30%~50%。

（3）严谨性　此领域评价条目最多，包括应用系统方法检索证据；清楚描述选择证据的标准、证据体的强度和局限性和形成推荐建议的方法；形成推荐建议时考虑了对健康的益处、副作用以及危险；推荐建议与支持证据之间有明确的联系；指南在发布前经过外表专家评审；提供指南更新的步骤共8个方面内容。该领域平均得分为49%，最高得分为84%，最低得分16%。该领域有38个指南领域得分≥50%，21部指南领域得分在30%–50%，16部指南领域得分＜30%。

（4）清晰性　此领域主要评价指南推荐建议是否明确不含糊、是否列出不同的选择或卫生问题、容易识别重要的推荐建议等3个方面，该领域平均得分75%，最高得分为94%，最低得分53%。该领域整体得分最高，所有指南得分均＞50%。纳入的指南均较清楚的描述推荐建议及列出不同的选择或卫生问题，但给出的推荐建议较多，部分指南不容易识别重要的建议。

（5）应用性　此领域主要评价指南是否提供指南应用时的促进和阻碍因素、应用推荐建议的意见和/或工具以及推荐建议应用时潜在的相关资源和监测审查标准等4个方面。该领域平均得分为57%，最高得分为88%，最低得分为23%。该领域有56个指南领域得分≥50%，18部指南领域得分在30%~50%，1部指南领域得分＜30%。

（6）独立性　本领域主要评价指南制定过程赞助单位的观点是否影响指南的内容以及小组成员的利益冲突是否记录并公布。该领域平均得分为55%，最高得分为92%，最低得分0.0%。该领域有51个指南领域得分≥50%，8部指南领域得分在30%~50%，16部指南领域得分＜30%。大部分指南和共识对这两部分内容有不同程度的描述。

（7）纳入指南的总体质量　共纳入指南与共识75篇，主要发布于2000~2021年。纳入的75部指南中有48部指南5个领域得分≥50%，为强推荐，26部指南3个以上的领域得分≥30%，而且有领域得分＜50%，为弱推荐；1部指南有3个及以上领域得分＜30%，为不推荐。

5. 本研究尚存在一定的局限

①未对评价员间的一致性进行检验；②本研究只搜索中、英文发表的指南，而并未搜索其他语言指南以及未公开发表的指南，可能存在选择性偏倚。以及在对中文指南评价时与对英文指南进行评价时的语言理解不同会造成评分标准的偏差；③研究中使用 AGREE Ⅱ工具评价免疫球蛋白与特异性免疫球蛋白临床指南和共识，尽管在评价之前进行了培训，但由于研究者对评价工具的理解差异及 6 个领域无权重划分，评价结果可能与指南真实质量存在一定差异。④对于中文指南的评价 AGREE Ⅱ工具可能不是非常适用，也有一定程度可能降低中文指南和共识的评分。

6. 结论

基于 AGREE Ⅱ的评价结果，纳入的 75 部指南整体质量尚可，48 部指南为强推荐，26 部指南弱推荐，1 部指南不推荐。目前尚无免疫球蛋白与特异性免疫球蛋白专项应用指南，本研究中纳入的相关的临床指南和共识仅为不同病种在相关治疗中有涉及免疫球蛋白或特异性免疫球蛋白的情况，这些指南和共识的质量参差不齐。我国指南与共识与国外指南的撰写方式有所差异，有必要参照 AGREE Ⅱ的六个领域，结合最新的循证医学证据，制定出符合我国国情的免疫球蛋白与特异性免疫球蛋白临床使用专项指南，为临床提供更为全面的、客观的、科学的指导。

参考文献

[1] Brouwers MC, Kho ME, Browman GP, et al.AGREE Ⅱ: advancing guideline development, reporting and evaluation in health care [J]. CMAJ, 2010, 182(18): 839-842.

[2] 袁美佳. 基于指南研究与评价工具的儿童骨折指南质量评价 [D]. 遵义医科大学，2020.

[3] APPRAISAL OF GUIDELINES FOR RESEARCH & EVALUATION Ⅱ .http://www.agreetrust.org.

[4] McCrindle BW, Rowley AH, Newburger JW, et al.Diagnosis, Treatment, and Long-Term Management of Kawasaki Disease: A Scientific Statement for Health Professionals From the American Heart Association [J]. Circulation., 2017, 135(17): e927-e999.

[5] Marchesi A, Tarissi de Jacobis I, Rigante D, Rimini A, et al.Kawasaki disease: guidelines of the Italian Society of Pediatrics, part I-definition, epidemiology, etiopath ogenesis, clinical expression and management of the acute phase [J]. Ital J Pediatr,

2018, 44(1): 102.

[6] Nienke, de Graeff, Noortje, et al.European consensus-based recommendations for the diagnosis and treatment of Kawasaki disease-the SHARE initiative. [J]. Rheumatology (Oxford, England), 2019, 58(4): 672-682.

[7] 中国医师协会血液科医师分会，中华医学会血液学分会，中国医师协会多发性骨髓瘤专业委员会. 中国多发性骨髓瘤诊治指南（2020 年修订）[J]. 中华内科杂志，2020, 59(5): 341-346.

[8] P, Moreau, J, San Miguel, P, Sonneveld, et al.Multiple myeloma: ESMO Clinical Practice Guidelines for diagnosis, treatment and follow-up [J]. Annals of oncology : official journal of the European Society for Medical Oncology, 2017, 28 (suppl_4): iv52-iv61.

[9] Corrado, Girmenia, Michele, et al.Management of infectious complications in multiple myeloma patients: Expert panel consensus-based recommendations. [J]. Blood reviews, 2019, 34: 84-94.

[10] Nina, Shah, Jack, et al.The Society for Immunotherapy of Cancer consensus statement on immunotherapy for the treatment of multiple myeloma. [J]. Journal for immunotherapy of cancer, 2020, 8 (2): e000734.

[11] 中华医学会风湿病学分会. 多发性肌炎和皮肌炎诊断及治疗指南 [J]. 中华风湿病学杂志，2010, 14(12): 828-831.

[12] 中华医学会神经病学分会，中华医学会神经病学分会神经肌肉病学组，中华医学会神经病学分会肌电图及临床神经生理学组. 中国多发性肌炎诊治共识 [J]. 中华神经科杂志，2015, 48(11): 946-949.

[13] Hitoshi, Kohsaka, Tsuneyo, et al.Treatment consensus for management of polymyositis and dermatomyositis among rheumatologists, neurologists and dermatologists. [J]. The Journal of dermatology, 2019, 46(1): e1-e18.

[14] 中国免疫学会神经免疫分会，中华医学会神经病学分会神经免疫学组. 多发性硬化诊断和治疗中国专家共识（2018 版）[J]. 中国神经免疫学和神经病学杂志，2018, 25(6): 387-394.

[15] I, Elovaara, S, Apostolski, P, van Doorn, et al.EFNS guidelines for the use of intravenous immunoglobulin in treatment of neurological diseases: EFNS task force on the use of intravenous immunoglobulin in treatment of neurological diseases [J]. European journal of neurology, 2008, 15(9): 893-908.

[16] Goodin D S, Frohman E M, Garmany G P, et al.Disease modifying therapies in multiple sclerosis: report of the Therapeutics and Technology Assessment Subcommittee of the

American Academy of Neurology and the MS Council for Clinical Practice Guidelines. [J]. Neurology, 2002, 58: 169-178.

[17] 中华医学会神经病学分会，中华医学会神经病学分会周围神经病协作组，中华医学会神经病学分会肌电图与临床神经电生理学组，等. 中国多灶性运动神经病诊治指南2019 [J]. 中华神经科杂志，2019, 52(11): 889-892.

[18] Joint Task Force of the EFNS and the PNS.European Federation of Neurological Societies/Peripheral Nerve Society guideline on management of multifocal motor neuropathy. Report of a joint task force of the European Federation of Neurological Societies and the Peripheral Nerve Society--first revision. [J]. Journal of the peripheral nervous system : JPNS, 2010, 15(4): 295-301.

[19] 中华医学会神经病学分会，中华医学会神经病学分会周围神经病协作组，中华医学会神经病学分会肌电图与临床神经电生理学组，等. 中国吉兰-巴雷综合征诊治指南2019 [J]. 中华神经科杂志，2019, 52(11): 877-882.

[20] R, Korinthenberg, R, Trollmann, U, Felderhoff-M ü ser, et al.Diagnosis and treatment of Guillain-Barré Syndrome in childhood and adolescence: An evidence-and consensus-based guideline. [J]. European journal of paediatric neurology : EJPN : official journal of the European Paediatric Neurology Society, 2020, 25: 5-16.

[21] 亚太医学生物免疫学会儿童过敏免疫风湿病分会,《中国实用儿科杂志》编辑委员会. 儿童免疫相关性疾病临床实用热点问题专家建议系列之二-中国儿童结缔组织疾病相关间质性肺病变诊治专家建议 [J]. 中国实用儿科杂志，2020, 35(3): 174-179.

[22] Manabu Fujimoto, Jun Asai, Yoshihide Asano, et al.Wound, pressure ulcer and burn guidelines-4: Guidelines for the management of connective tissue disease/vasculitis-associated skin ulcers. [J]. The Journal of dermatology, 2020, 47(10): 1071-1109.

[23] 中华医学会血液学分会白血病淋巴瘤学组，中国抗癌协会血液肿瘤专业委员会，中国慢性淋巴细胞白血病工作组. 中国慢性淋巴细胞白血病/小淋巴细胞淋巴瘤的诊断与治疗指南（2018年版）[J]. 中华血液学杂志，2018, 39(5): 353-358.

[24] Anna H, Schuh, Nilima, Parry-Jones, et al.Guideline for the treatment of chronic lymphocytic leukaemia: A British Society for Haematology Guideline [J]. British journal of haematology, 2018, 182(3): 344-359.

[25] Michael, Hallek, Bruce D, Cheson, et al. Guidelines for diagnosis, indications for treatment, response assessment, and supportive management of CLL [J]. Blood, 2018, 131(25): 2745-2760.

[26] William G, Wierda, John C, et al.Chronic Lymphocytic Leukemia/Small Lymphocytic Lymphoma, Version 4.2020, NCCN Clinical Practice Guidelines in Oncology [J]. Journal of the National Comprehensive Cancer Network：JNCCN，2020, 18(2): 185-217.

[27] 国家卫生健康委. 儿童急性淋巴细胞白血病诊疗规范（2018年版），国卫办医函〔2018〕868号.

[28] Brown P, Inaba H, Annesley C, et al.Pediatric Acute Lymphoblastic Leukemia, Version 2.2020, NCCN Clinical Practice Guidelines in Oncology [J]. J Natl Compr Canc Netw, 2020, 18(1): 81-112.

[29] 中华医学会神经病学分会，中华医学会神经病学分会周围神经病协作组，中华医学会神经病学分会肌电图与临床神经电生理学组，等. 中国慢性炎性脱髓鞘性多发性神经根神经病诊治指南2019 [J]. 中华神经科杂志，2019, 52(11): 883-888.

[30] H S. Patwa, V. Chaudhry, H. Katzberg, et al. Evidence-based guideline: intravenous immunoglobulin in the treatment of neuromuscular disorders: report of the Therapeutics and Technology Assessment Subcommittee of the American Academy of Neurology [J]. Neurology，2012, 78(13): 1009-1015.

[31] 中国免疫学会神经免疫学分会，中华医学会神经病学分会神经免疫学组，中国医师协会神经内科分会神经免疫专业委员会. 中国视神经脊髓炎谱系疾病诊断与治疗指南 [J]. 中国神经免疫学和神经病学杂志，2016, 23(3): 155-166.

[32] Mohammad Ali, Sahraian, Abdorreza Naser, Moghadasi, Amir Reza, et al.Diagnosis and management of Neuromyelitis Optica Spectrum Disorder (NMOSD) in Iran: patients with decompensated cirrhosis [J]. Multiple sclerosis and related disorders，2017, 18: 144-151.

[33] 噬血细胞综合征中国专家联盟，中华医学会儿科学分会血液学组. 噬血细胞综合征诊治中国专家共识 [J]. 中华医学杂志，2018, 98(2): 91-95.

[34] 中国抗癌协会淋巴瘤专业委员会. 淋巴瘤相关噬血细胞综合征诊治中国专家共识 [J]. 中华医学杂志，2018, 98(18): 1389-1393.

[35] Paul, La Rosée, AnnaCarin, et al.Recommendations for the management of hemophagocytic lymphohistiocytosis in adults [J]. Blood，2019, 133(23): 2465-2477.

[36] 关于印发手足口病诊疗指南（2018年版）的通知. 国卫办医函〔2018〕327号.

[37] American Academy of Pediatrics Subcommittee on Hyperbilirubinemia.Management of

hyperbilirubinemia in the newborn infant 35 or more weeks of gestation [J]. Pediatrics, 2004, 114(1): 297–316.

[38]《新生儿黄疸规范化用药指导专家建议》专家编写组. 新生儿黄疸规范化用药指导专家建议[J]. 中国医药导报, 2019, 16(27): 105–110.

[39] 中华医学会血液学分会血栓与止血学组. 血栓性血小板减少性紫癜诊断与治疗中国专家共识(2012 年版)[J]. 中华血液学杂志, 2012, 33(11): 983–984.

[40] British Committee for Standards in Haematology General Haematology Task Force. Guidelines for the investigation and management of idiopathic thrombocytopenic purpura in adults, children and in pregnancy [J]. British journal of haematology, 2003, 120(4): 574–596.

[41] Cindy, Neunert, Wendy, et al.American Society of Hematology.The American Society of Hematology 2011 evidence-based practice guideline for immune thrombocytopenia [J]. Blood, 2011, 117(16): 4190–4207.

[42] De Mattia D, Del Principe D, Del Vecchio GC, et al.Acute childhood idiopathic thrombocytopenic purpura: AIEOP consensus guidelines for diagnosis and treatment. Associazione Italiana di Ematologia e Oncologia Pediatrica [J]. Haematologica, 2000, 85(4): 420–424.

[43] 张文, 厉小梅, 徐东, 等. 原发性干燥综合征诊疗规范[J]. 中华内科杂志, 2020, 59(04): 269–276.

[44] Price EJ, Rauz S, Tappuni AR, Sutcliffe N, et al.British Society for Rheumatology Standards, Guideline and Audit Working Group.The British Society for Rheumatology guideline for the management of adults with primary Sjögren's Syndrome [J]. Rheumatology (Oxford), 2017, 56(10): e24–e48.

[45] Ramos-Casals M, Brito-Zer ó n P, Bombardieri S, et al.EULAR recommendations for the management of Sjögren's syndrome with topical and systemic therapies [J]. Ann Rheum Dis, 2020, 79(1): 3–18.

[46] 原发性免疫缺陷病抗感染治疗与预防专家共识[J]. 中华儿科杂志, 2017, 55(04): 248–255.

[47] 原发性免疫缺陷病免疫球蛋白G替代治疗专家共识[J]. 中华儿科杂志, 2019(12): 909–912.

[48] 胡群, 蒋慧, 吴润晖. 儿童原发性免疫性血小板减少症诊疗建议[J]. 中华儿科杂志, 2013, 05: 382–384.

[49] 秦平, 侯明. 成人原发免疫性血小板减少症诊断与治疗中国专家共识(2016 年

版）[J]. 中华血液学杂志，2016,02：89-93.

[50] Liu Xin-Guang, Bai Xiao-Chuan, Chen Fang-Ping, et al.Chinese guidelines for treatment of adult primary immune thrombocytopenia. [J]. International journal of hematology，2018,107:615-623.

[51] 儿童原发性免疫性血小板减少症诊疗规范（2019年版）[J]. 全科医学临床与教育，2019,12：1059-1062.

[52] Jun Ho, Jang, Ji Yoon, Kim, et al.Management of immune thrombocytopenia：Korean experts recommendation in 2017 [J]. Blood research，2017,52(4):254-263.

[53] Margareth Castro, Ozelo, Marina Pereira, et al.Guideline on immune thrombocytopenia in adults：Associação Brasileira de Hematologia, Hemoterapia e Terapia Celular.Project guidelines：Associação Médica Brasileira-2018 [J]. Hematology, transfusion and cell therapy，2018，40(1):50-74.

[54] Cindy, Neunert, Deirdra R, et al.American Society of Hematology 2019 guidelines for immune thrombocytopenia [J]. Blood advances，2019,3 (23):3829-3866.

[55] Provan D, Arnold DM, Bussel JB, et al.Updated international consensus report on the investigation and management of primary immune thrombocytopenia [J]. Blood Adv, 2019,3 (22):3780-3817.

[56] 京津冀重症肌无力联盟. 重症肌无力外科治疗京津冀专家共识[J]. 天津医药，2020,48(4):327-332.

[57] Donald B, Sanders, Gil I, et al.International consensus guidance for management of myasthenia gravis：Executive summary [J]. Neurology，2016,87(4):419-425.

[58] Amelia, Evoli, Giovanni, et al.Italian recommendations for the diagnosis and treatment of myasthenia gravis.[J]. Neurological sciences：official journal of the Italian Neurological Society and of the Italian Society of Clinical Neurophysiology，2019,40(6):1111-1124.

[59] 中华医学会神经病学分会. 中国自身免疫性脑炎诊治专家共识[J]. 中华神经科杂志，2017,50(2):91-98.

[60] Luigi, Zuliani, Margherita, et al.Management of antibody-mediated autoimmune encephalitis in adults and children：literature review and consensus-based practical recommendations. [J]. Neurological sciences ：official journal of the Italian Neurological Society and of the Italian Society of Clinical Neurophysiology，2019,40(10):2017-2030.

[61] 中华医学会血液学分会红细胞疾病（贫血）学组. 自身免疫性溶血性贫血诊断与

治疗中国专家共识（2017 年版）[J]. 中华血液学杂志，2017, 38(4): 265–267.

[62] Quentin A, Hill, Robert, et al.The diagnosis and management of primary autoimmune haemolytic anaemia [J]. British journal of haematology，2017, 176(3): 395–411.

[63] Saverio, Ladogana, Matteo, et al.Diagnosis and management of newly diagnosed childhood autoimmune haemolytic anaemia.Recommendations from the Red Cell Study Group of the Paediatric Haemato–Oncology Italian Association. [J]. Blood transfusion: Trasfusione del sangue，2017, 15(3): 259–267.

[64] 周航，李昱，陈瑞丰，等. 狂犬病预防控制技术指南（2016 版）[J]. 中华流行病学杂志，2016, 37(2): 139–163.

[65] 中国医师协会急诊医师分会，中国人民解放军急救医学专业委员会，北京急诊医学学会，等. 中国犬咬伤治疗急诊专家共识（2019）[J]. 感染、炎症、修复，2019, 20(3): 178–184.

[66] 殷文武，王传林，陈秋兰，等. 狂犬病暴露预防处置专家共识 [J]. 中华预防医学杂志，2019, 53(7): 668–679.

[67] WHO Expert Consultation on rabies [J]. World Health Organization technical report series，2005, 931：1–88.

[68] Charles E, Rupprecht, Deborah, et al.Use of a reduced (4–dose) vaccine schedule for postexposure prophylaxis to prevent human rabies：recommendations of the advisory committee on immunization practices [J]. MMWR.Recommendations and reports : Morbidity and mortality weekly report.Recommendations and reports，2010, 59 (RR–2): 1–9.

[69] 中国医师协会急诊医师分会，中国人民解放军急救医学专业委员会，北京急诊医学学会，等. 成人破伤风急诊预防及诊疗专家共识 [J]. 中华急诊医学杂志，2018, 27(12): 1323–1332.

[70] Tetanus vaccines: WHO position paper–February 2017 [J]. Wkly Epidemiol Rec，2017, 92(6): 53–76.

[71] 中国创伤救治联盟，北京大学创伤医学中心. 中国破伤风免疫预防专家共识 [J]. 中华外科杂志，2018, 56(3): 161–167.

[72] 王传林，刘斯，邵祝军，等. 外伤后破伤风疫苗和被动免疫制剂使用指南 [J]. 中华预防医学杂志，2019, 53(12): 1212–1217.

[73] Duvoux C, Belli LS, Fung J, et al.2020 position statement and recommendations of the European Liver and Intestine.Transplantation Association (ELITA): management of hepatitis B virus–related infection before and after liver transplantation [J]. Aliment

Pharmacol Ther，2021, 54(5): 583-605.
[74] Huprikar S, Danziger-Isakov L, Ahn J, et al.Solid organ transplantation from hepatitis B virus-positive donors：consensus guidelines for recipient management [J]. Am J Transplant，2015, 15(5): 1162-72.
[75] 中华医学会妇产科学分会产科学组，中华医学会围产医学分会. 乙型肝炎病毒母婴传播预防临床指南（2020）[J]. 中华妇产科杂志，2020, 55(05): 291-299.
[76] 中华医学会感染病学分会，中华医学会肝病学分会. 慢性乙型肝炎防治指南（2019 年版）[J]. 中华传染病杂志，2019, 37(12): 711-736.
[77] 中国肝炎防治基金会，中华医学会感染病学分会，中华医学会肝病学分会. 阻断乙型肝炎病毒母婴传播临床管理流程（2021 年）[J]. 中华传染病杂志，2021, 39(3): 139-144.
[78] World Health Organization Geneva.Prevention of Mother-to-Child Transmission of Hepatitis B Virus：Guidelines on Antiviral Prophylaxis in Pregnancy [J]. 2020，7: 1-58.

二、不同指南/共识推荐的意见与比较

免疫球蛋白及特异性免疫球蛋白已广泛用于各种自身免疫性疾病及免疫球蛋白缺乏症的预防和治疗，相关指南数量较多，指南质量各异，为了加强对相关指南的认识，我们现将国内外人免疫球蛋白与特异性免疫球蛋白相关指南根据病种分类比较分析。

（一）静脉注射人免疫球蛋白（IVIG）

1. 川崎病

在国内外相关研究及指南推荐[1-3]，对于诊断为川崎病（Kawasaki disease, KD）或不完全 KD 的患者，应立即起始 IVIG 治疗：① 对于病程≤ 10 天的 KD 患者，应尽早使用 IVIG（2g/kg），单次静脉输注治疗；对于心功能正常的患者，单次输注时间 10~12 小时，对于心衰的患者，单次输注时间为 16~24 小时（I, A）。② 在病程 10 天以后诊断的患者，ESR 增快或 CRP ＞ 30mg/L 伴发热或冠状动脉瘤（Z 值≥ 2.5）者，需应用 IVIG（ Ⅱa 类, B 级）；若炎性指标正常，但仍发热，或伴冠状动脉扩张者，未给出一致建议。③ 对于急性 KD 的高危患者，可考虑给予较长疗程的皮质类固醇（例如，2~3 周逐渐减少），同时给予 IVIG 2g/kg 和 ASA（ Ⅱb 类, B 级）。

此外，指南[1]对IVIG抵抗患者可给予第二剂IVIG（2g/kg）（Ⅱa类，B级）或其他替代治疗方案（Ⅱb，B–C级）。

2. 多发性骨髓瘤（mutiple myeloma，MM）

国内指南推荐[4]反复发生感染或出现威胁生命的感染，可考虑静脉使用IVIG。EMSO指南[5]及意大利共识[6]不推荐MM患者常规使用IVIG，对于IgG水平极低（＜400mg/dl）和反复发生危及生命的感染患者，可以保留使用IVIG。美国共识[7]提到对于严重低球蛋白血症（IgG＜400mg/dl）患者，应考虑补充IVIG。

3. 多发性硬化（multiple sclerosis，MS）

中国的专家共识及欧洲相关指南[8, 9]均不建议IVIG作为MS的首选用药，因缺乏有效证据，仅作为一种备选治疗手段，用于妊娠或哺乳期妇女不能应用激素治疗的成人患者或对激素治疗无效的儿童患者。推荐用法为：静脉滴注0.4g/（kg·d），连续用5天为1个疗程，5d后，如果无效，则不建议患者继续使用，如果有效但疗效不是特别满意，则可继续每周用1天，连用3~4周。美国神经学协会指南[10]推荐，IVIG可能只能够降低复发型多发性硬化的攻击率（C级），IVIG在减缓疾病进展方面收效甚微（C级）。

4. 多灶性运动神经病（multifocal motor neuropathy，MMN）

中国指南[11]中建议，IVIG初始可给予0.4g/（kg·d），共5天，在初次使用有效后，可以根据具体情况，个体化间断使用不同剂量的IVIG维持治疗。欧洲相关指南[12]推荐当患者的功能障碍严重需要治疗时，首选静脉注射免疫球蛋白（按体质量2g/kg，于2~5天内分次注射）（A级推荐）；如果最初使用大剂量丙种球蛋白静脉注射治疗有效，在一些患者需要定期重复使用丙种球蛋白静脉注射治疗（C级推荐），维持治疗的频率需要根据治疗反应确定，通常为按体重1g/kg，每2~4周1个疗程或按体重2g/kg，每1~2个月1个疗程。美国相关指南[13]提到，IVIG可用于治疗MMN（B级），但目前尚无数据表明最佳的治疗剂量、间隔时间和持续时间。

5. 吉兰–巴雷综合征（Guillain–Barre syndrome，GBS）

鉴于目前尚缺乏早期精准判断吉兰–巴雷综合征（GBS）病情进展风险和残疾程度的指标，指南[14]建议尽早启动免疫治疗，其中，IVIG为治疗GBS的首选，IVIG治疗方案：400mg/（kg·d），1次/天，静脉滴注，连续3~5天或总剂量为2g/kg，分4~5天静脉滴注。对于儿童疾病持续进展1个月或成人疾病进展持续进展2月，或治疗改善后复发2次以上或治疗8周以上后复发，应考虑慢性炎症性脱髓鞘性多发性神经病（CIDP），可给予IVIG 1g/kg，1~2天/次，3~5周重复一次[15]。

6. 结缔组织病（connective tissue disease，CTD）

在结缔组织病的治疗方面，国内专家共识推荐[16]：IVIG 在耐药的 DM/PM 患者中可作为二线治疗或作为激素助减剂，用法为 400mg/（kg·d），连续 5 天。国外指南推荐[17]：如果其他治疗（类固醇、抗炎药、免疫抑制剂或抗血栓药物）无效，可使用高剂量 IVIG 作为治疗血管炎相关皮肤溃疡的选择（2C）。

7. 淋巴细胞白血病（lymphocytic leukemia）

《中国慢性淋巴细胞白血病_小淋巴细胞淋巴瘤的诊断与治疗指南（2018 年版）》[18] 对于反复感染且 IgG < 5g/L 的慢性淋巴细胞白血病（chronic lymphocytic leukemia，CLL）患者，需进行静脉注射丙种球蛋白（IVIG）IgG ≥ 5g/L。激素治疗无效的患者也可选择行 IVIG 治疗。英国指南[19] 指出，IgG < 5g/L 和反复感染的患者，在预防性使用广谱抗生素 3 个月失败后，应给予免疫球蛋白替代治疗。慢性淋巴细胞白血病国际研讨会推荐指南[20] 中提到慢性淋巴细胞白血病不推荐常规使用免疫球蛋白，但在低丙球蛋白血症或反复感染的个别人群仍可保留。NCCN 临床实践指南 2020.V4 版[21] 中对于 IgG < 500mg/dl 的需要静脉注射抗生素或住院的复发性肺部感染患者，每月可给予 IVIG 0.3~0.5g/kg 维持治疗。

对于急性淋巴细胞白血病（acute lymphoblastic leukemia，ALL）目前尚不主张常规预防性使用 IVIG，但对反复感染者可以酌情使用。国内指南推荐[22] 以下两种情况下可考虑使用 IVIG：① 粒细胞缺乏期间或粒细胞缺乏伴发热期间可应用 200~300mg/kg 共 1~2 天；② 化疗前，骨髓两系或以上增生低下者可再观察一周，且应怀疑微小病毒感染可给丙种球蛋白 500mg/（kg·d），共 4 次。国外指南[23] 推荐对于 IgG < 400mg/dl，可给予 IVIG 替代治疗。

8. 慢性炎性脱髓鞘性多发性神经根神经病（CIDP）

中国指南[24] 运动型 CIDP 首选 IVIG。IVIG 使用方法：400mg/（kg·d）静脉滴注，连续 5 天，每月 1 次，一般需要连续治疗 3 个月，3 个月后症状完全缓解或稳定时可停用，改善不充分或无法使病情稳定时可每月复治 1 次（剂量可减半）或使用小剂量激素维持。美国神经学学会指南[13] 中指出 IVIG 可以用于 CIDP 的长期治疗。

9. 视神经脊髓炎（neuromyelitis optica，NMO）

中国指南[25] 推荐，对大剂量甲基泼尼松龙冲击疗法反应差的患者，可选择 IVIG 治疗，用量为 0.4g/（kg·d），静脉点滴，连续 5 天为 1 个疗程。伊朗相关指南[26] 指出，在没有血浆置换可用时，可以使用 IVIG，总剂量为 2g/kg，一般为 0.4g/（kg·d），持续 5 天。

10. 重症肌无力（myasthenia gravis，MG）

京津冀专家共识中指出[27]，静脉注射免疫球蛋白和血浆置换治疗 MG 同样有效。通常认为静脉注射免疫球蛋白更方便，不良反应更小。静脉注射免疫球蛋白的剂量为 2g/kg，分 4~5 天输注，通常在 5~10 天内起效，作用持续 2 个月左右。国际共识[28]指出可适当使用 IVIG 作为短期治疗的情况有：对于伴有呼吸功能不全或吞咽困难等危及生命体征的 MG 患者；对严重延髓功能障碍患者的手术准备；当需要对治疗作出快速反应时；当其他治疗方法不够有效时；如果认为有必要防止或减少病情恶化，则在开始使用皮质类固醇之前使用。IVIG 对轻度 MG 或 MG 眼病的疗效不太确定。对于难治性 MG 患者或 IS 药物相对禁忌的患者，可考虑使用 IVIG 作为维持治疗。意大利专家共识[29]推荐 IVIG 作为病情恶化等情况的短期治疗，通常在 2~5 天内使用 1~2g/kg 剂量。

11. 噬血细胞综合征（hemophagocytic lymphohistocytosis，HLH）

国内共识[30, 31]：HLH 患者常常合并感染和多脏器功能的受累。支持治疗的准则应与正在进行造血干细胞移植患者的标准相似，包括预防卡氏肺孢子虫肺炎及真菌感染、静脉补充免疫球蛋白和防范中性粒细胞减少症。美国《成人噬血细胞淋巴组织细胞增多症的治疗建议》[32]中推荐使用 IVIG，因其具有抗炎作用。

12. 新生儿疾病

对于儿童手足口病的治疗，指南[33]不建议常规使用静脉丙种球蛋白。有脑脊髓炎和持续高热等表现者以及危重病例可酌情使用，剂量 1.0g/（kg・d），连用 2 天。

在预防和治疗胎儿巨细胞病毒感染方面，指南[34]不建议已有原发性巨细胞病毒感染的孕妇常规使用巨细胞病毒高效价免疫球蛋白预防胎儿巨细胞病毒感染。（证据等级Ⅱc）不建议胎儿先天性巨细胞病毒感染常规应用巨细胞病毒高效价免疫球蛋白治疗（证据等级ⅡB）。

在新生儿黄疸的治疗方面，中国专家共识推荐[35]，对于母婴血型不合溶血病新生儿，如果加强光疗后血清或血浆胆红素仍然继续上升，或在换血疗法阈值的 2~3mg/dl（34~51μmol/L）之内，则推荐给予 IVIG 0.5~1.0g/kg 于 2~4 小时静脉持续滴注，必要时可 12 小时后重复使用 1 剂（一般推荐）。美国指南推荐[36]，对于患有同种免疫溶血病且 TSB 水平在强化光疗或交换水平 2~3mg/dl（34~51μmol/L）范围内升高的婴儿，在 2 小时内静脉注射免疫球蛋白 0.5~1g/kg，必要时在 12 小时内重复注射。

13. 血小板减少症（thrombocytopenia，TCP）

（1）原发性免疫性血小板减少症（primary immune thrombocytopenia） 儿童 ITP

多为自限性，治疗措施更多取决于出血的症状，而非 PLT。当 PLT $\geq 20\times10^9$/L，无活动性出血表现，可先观察随访，不予治疗。国内外诊疗规范[37~39]建议：对于 PLT $< 20\times10^9$/L 和（或）伴活动性出血，可给予静脉输注免疫球蛋白（IVIG）治疗，常用剂量[37，40~44]400mg/（kg·d）×（3~5）d；或 0.8~1.0g/（kg·d），用 1 天或连用 2 天，必要时可以重复；重症 ITP 患儿（PLT $< 10\times10^9$/L），可选用静脉输注免疫球蛋白（IVIG）1.0g/（kg·d）×（2~3）d。

（2）血栓性血小板减少性紫癜（thrombotic thrombocytopenic purpura，TTP） 国内专家共识[46]指出，静脉滴注免疫球蛋白：效果不及血浆置换疗法，适用于血浆置换无效或多次复发的病例。对于儿童特发性血小板减少性紫癜，国内外指南推荐[44，46~47]，IVIG 可以迅速提高血小板计数，但应保留用于严重出血症状的紧急治疗或儿童接受可能导致失血的手术，可单次给予 0.8~1.0g/kgIVIG，比较严重的情况下，可给予 IVIG 总剂量为 2g/kg，分 2~5 天使用，且 0.8g/kg 的给药方案与 400mg/kg 连续使用 5 天的疗效差不多，但更加经济且不良反应少。

14. 免疫缺陷病（immune deficiency disease，IDD）

（1）原发性免疫缺陷病（primary immunodeficiency disease，PID） 抗体缺陷为主的 PID 患儿，国内专家共识推荐[48，49]可常规给予 IVIG 0.4~0.6g/kg，每 3~4 周 1 次；维持 5~6g/L 以上的 IgG 谷浓度。

（2）自身免疫性溶血性贫血（autoimmune hemolytic anemia，AIHA） 中国专家共识（2017 年版）[50]：静脉免疫球蛋白对部分 AIHA 患者有效。英国[51]指南建议：对于严重或危及生命的贫血症，可以考虑采用 IVIG。意大利专家共识指出[52]，对于新诊断儿童，在比较严重的病例中，静脉注射免疫球蛋白可作为糖皮质激素的辅助治疗。

（3）自身免疫性脑炎（autoimmune encephalitis，AE）中国自身免疫性脑炎诊治专家共识[53]，AE 的一线免疫治疗包括糖皮质激素、静脉注射免疫球蛋白（IVIG）和血浆交换。IVIG 根据患者体重按总量 2g/kg，分 3~5 天静脉滴注。对于重症患者，建议与激素联合使用，可每 2~4 周重复应用 IVIG。重复或者多轮 IVIG 适用于重症 AE 患者和复发性 AE 患者。对于精神症状的控制，IVIG 作为一线免疫治疗适用于多数患者，而对重症患者可以重复使用 IVIG。国外共识[54]推荐一线治疗包括静脉注射甲强的松龙（IVMP）、IVIG 或血浆置换（PE）。根据临床特征和严重程度，建议在使用注射甲强的松龙后或使用 3~7 天内再开始 IVIG（2g/kg 分 2 天或 5 天使用）或血浆置换。

15. 原发性干燥综合征（primary Sjögren syndrome，pSS）

对于原发性干燥综合征的治疗，国内外诊疗规范及指南[55，56]推荐，如果患者对类固醇和激素治疗无效的情况下可以给予免疫球蛋白（IVIG）0.4g/（kg・d），连用 3~5 天。（ⅢC）对于患有干燥综合征的育龄妇女，国外共识建议[57]，若有完全先天性心脏传导阻滞（congenital heart block，CHB）3 级，一线治疗方案可选择 IVIG 0.4~2g/kg，5 天。

16. 皮肌炎（dermatomyositis，DM）

多发性皮肌炎（PM）/DM 是一组异质性疾病。临床表现多种多样且因人而异，治疗方案也应遵循个体化的原则。对于复发性和难治性的病例，国内外指南推荐[58, 59]，可考虑加用 IVIG。常规治疗剂量是 0.4g/（kg・d），每月连用 5 天，连续用 3~6 个月以维持疗效；对于 DM 难治性的皮疹加用小剂量的 IVIG 0.4g/（kg・d），每月连用 5 天，共 3 个月可取得明显效果，但对于有免疫球蛋白缺陷的患者应禁用 IVIG。国内专家共识推荐[60]，对于严重或皮肤特征显著的病例，静脉注射免疫球蛋白可作为辅助手段（ⅡB–4，C）。

（二）特异性人免疫球蛋白

1. 狂犬病人免疫球蛋白

根据狂犬病预防控制技术指南（2016）[61]：未进行过狂犬病疫苗免疫的Ⅲ级暴露者应使用 RIG；对有记录的免疫缺陷个体进行个案评估并接受完整的 PEP（包括 RIG）；全程接种狂犬病疫苗后再次暴露不需使用 RIG。I 级接触或喂养动物，被舔触无损伤的皮肤无需治疗；Ⅱ级裸露的皮肤被轻咬，或者无出血的轻微抓伤、擦伤，应当立即处理伤口并接种狂犬疫苗。目前国际上狂犬病被动免疫制剂可分为人源免疫球蛋白（human rabies immune globulin，HRIG）和马源免疫球蛋白（quine rabies immune globulin，ERIG）。HRIG 使用前无需皮试。抗狂犬病血清使用前需皮试，如皮试呈现阳性反应，但不得不使用时，需在准备好过敏反应救治条件的情况下继续使用。《中国犬咬伤治疗急诊专家共识（2019）》[62] 及《狂犬病暴露预防处置专家共识》[63] 均指出 RIG 应严格按照体重计算剂量，一次性足量使用，HRIG 和 ERIG 的最大使用剂量分别为 20 IU/kg 体重和 40 IU/kg 体重。对于伤口多而严重的病例，被动免疫制剂剂量不足以浸润注射全部伤口的，可以将其做适当稀释以满足全部伤口的浸润注射。

WHO 狂犬病专家咨询委员会建议[64] 与国内指南建议基本一致。另外，对于免疫功能严重低下的暴露者，即使Ⅱ级暴露，也应联合应用被动免疫制剂。所有首次暴露的Ⅲ级暴露者，以及患有严重免疫缺陷、长期大量使用免疫抑制剂、头面部暴露的Ⅱ级暴露者均应使用狂犬病被动免疫制剂。被动免疫制剂应尽早使用，最好在伤口清洗完成后立刻开始。如未能及时注射，在第一剂狂犬病疫苗接种后的 7 天内均可使用。7 天后疫苗引起的主动免疫应答反应已经出现，此时再使用被动免疫制剂意义不大。

ACIP 狂犬病工作组[65]，提出 4 剂疫苗联合狂犬免疫球蛋白（RIG）可引起足够的免疫反应，而第五剂疫苗并没有带来更有利的结果。对于以前未接种狂犬病疫苗的人，肌内注射 4 个 1ml 剂量的人双倍体细胞疫苗或纯化鸡胚细胞疫苗。4 剂疗程的第一剂应在接触后（第 0 天）尽快给药，随后应在第 3、7 和 14 天后再给药。

2. 乙肝免疫球蛋白

（1）HBV 母婴传播预防对于 HBV 母婴传播预防，国内外指南推荐[66~69]，对于母亲 HBsAg 阳性、新生儿 HBeAg 阳性或高 HBV 载量的孕妇的情况，新生儿应给予 HBIG。且国内指南给出了详细建议[68, 69]。

①孕妇 HBsAg 阳性：新生儿出生 12 小时内（越快越好）肌内注射 1 针（通常无需第 2 针）乙肝免疫球蛋白（hepatitis B immunoglobulin，HBIG），并同时肌内注射第 1 针乙肝疫苗（越快越好），1 月和 6 月龄分别接种第 2 针和第 3 针疫苗。

②身体状况不佳的足月儿和早产儿：母亲 HBsAg 阳性，无论新生儿身体状况如何，务必在出生后 12 小时内（越快越好）肌内注射 1 针 HBIG，身体稳定后尽早接种乙肝疫苗。

③家庭其他成员 HBsAg 阳性：孕妇抗 –HBs 阳性，无需特殊处理。孕妇抗 –HBs 阴性，新生儿接种第 2 针疫苗前，HBsAg 阳性（尤其 HBeAg 阳性）者避免与新生儿密切接触；如果必须密切接触，新生儿最好注射 HBIG；不密切接触时，新生儿不必注射 HBIG。

（2）实体器官移植患者的预防对于实体器官移植的患者，美国指南推荐[70]：若捐赠者 anti–HBc 阳性 HBsAg 阴性的不推荐使用 HBIG（强，重度推荐）进行预防；若捐赠者 HBsAg 阳性，当受试者抗 –HBs 滴度＜ 100 IU/L 均应考虑 HBIG（强；低）。欧洲指南推荐[72]：低风险患者（移植前乙肝病毒 DNA 阴性），可给予核苷类似物（NAs）+HBIG 联合用药，4 周，HBIG 给药方案：无肝期给予 10000IU，然后术后一周内给予 5000 IU/ 天，确保 HBs 抗体水平在 50~100 IU/L；对于高风险患者（移植前乙肝病毒 DNA 阳性，慢性肝衰竭），给予核苷类似物（NAs）+ HBIG 联合用药 1 年，直至乙肝病毒阴性，然后可考虑 NAs 单药治疗，HBIG 给药方案：无肝期给予 10000IU，然后术后一周内给予 10000 IU/ 天，确保 HBs 抗体水平＞ 500 IU/L（前 3 月内），＞ 100~250 IU/L（3~6 个月），＞ 50~100 IU/L（6 个月后）。

3. 破伤风免疫球蛋白

破伤风被动免疫药物目前有精制破伤风抗毒素、人破伤风免疫球蛋白及马破伤风免疫球蛋白。对于破伤风的预防，国内外共识、指南及规范推荐[72~75]：潜在高危人群（非全程免疫或免疫史不详）不洁或污染伤口及免疫力低下人群（HIV感染者及 AIDS 患者）[72]，建议尽早肌注人破伤风免疫球蛋白（TIG）中和未与神经结合的破伤风毒素来预防病情的进展。具体方案[75]：首选肌注人破伤风免疫球蛋白（HTIG）进行被动免疫，HTIG 难以获得时，应当优先选择马破伤风免疫球蛋白［equine anti-tetanusF（ab'）2，F（ab'）2］，其次选择破伤风抗毒素（tetanus antitoxin，TAT）。HTIG 用量为 250~500 IU/ 次，单次注射，接种部位为大肌肉处（如臀部），接种方式为肌内注射。F（ab'）2/TAT 用量为 1500~3000 IU/ 次，接种部位为大肌肉处（如臀部），接种方式为肌内注射。

对于诊断破伤风的患者，国内专家共识推荐[72]：诊断后尽快使用人破伤风免疫球蛋白、破伤风抗毒素。首选为人破伤风免疫球蛋白，剂量为 3000~6000U，一次肌内注射，也可多点注射。破伤风抗毒素的剂量为 50000~200000U，静滴或多点肌内注射。破伤风感染不能诱导机体产生免疫力，应给予主动免疫。此外，建议在给予被动免疫治疗后 1~6 小时彻底清创。清创前可将适量被动免疫制剂 / 破伤风人免疫球蛋白浸润注射于伤口周围的组织中。

参考文献

[1] McCrindle BW, Rowley AH, Newburger JW, et al.Diagnosis, Treatment, and Long-Term Management of Kawasaki Disease: A Scientific Statement for Health Professionals From the American Heart Association [J]. Circulation, 2017, 135(17): e927-e999.

[2] Marchesi A, Tarissi de Jacobis I, Rigante D, et al.Kawasaki disease: guidelines of the Italian Society of Pediatrics, part I-definition, epidemiology, etiopathogenesis, clinical expression and management of the acute phase [J]. Ital J Pediatr, 2018, 44(1): 102.

[3] de Graeff N, Groot N, Ozen S, et al.European consensus-based recommendations for the diagnosis and treatment of Kawasaki disease-the SHARE initiative [J]. Rheumatology (Oxford), 2019, 58(4): 672-682.

[4] 中国医师协会血液科医师分会，中华医学会血液学分会，中国医师协会多发性骨髓瘤专业委员会. 中国多发性骨髓瘤诊治指南（2020 年修订）[J]. 中华内科杂志，2020, 59(5): 341-346.

[5] P. Moreau, J. San Miguel, P. Sonneveld, et al.Multiple myeloma: ESMO Clinical Practice Guidelines for diagnosis, treatment and follow-up [J]. Annals of oncology : official journal of the European Society for Medical Oncology, 2017, 28 (suppl_4): iv52-iv61.

[6] Corrado, Girmenia, Michele, et al.Management of infectious complications in multiple

myeloma patients: Expert panel consensus-based recommendations [J]. Blood reviews, 2019, 34: 84-94.

[7] Nina, Shah, Jack, et al.The Society for Immunotherapy of Cancer consensus statement on immunotherapy for the treatment of multiple myeloma [J]. Journal for immunotherapy of cancer, 2020, 8 (2): e000734.

[8] 中国免疫学会神经免疫分会，中华医学会神经病学分会神经免疫学组. 多发性硬化诊断和治疗中国专家共识（2018 版）[J]. 中国神经免疫学和神经病学杂志，2018, 25(6): 387-394.

[9] Elovaara I, Apostolski S, van Doorn P, et al.EFNS guidelines for the use of intravenous immunoglobulin in treatment of neurological diseases: EFNS task force on the use of intravenous immunoglobulin in treatment of neurological diseases [J]. Eur J Neurol, 2008, 15(9): 893-908.

[10] Goodin D S, Frohman E M, Garmany G P, et al.Disease modifying therapies in multiple sclerosis: report of the Therapeutics and Technology Assessment Subcommittee of the American Academy of Neurology and the MS Council for Clinical Practice Guidelines [J]. Neurology, 2002, 58: 169-78.

[11] 中华医学会神经病学分会，中华医学会神经病学分会周围神经病协作组，中华医学会神经病学分会肌电图与临床神经电生理学组，等. 中国多灶性运动神经病诊治指南 2019 [J]. 中华神经科杂志，2019, 52(11): 889-892.

[12] Joint Task Force of the EFNS and the PNS.European Federation of Neurological Societies/Peripheral Nerve Society guideline on management of multifocal motor neuropathy. Report of a joint task force of the European Federation of Neurological Societies and the Peripheral Nerve Society--first revision [J]. Journal of the peripheral nervous system : JPNS, 2010, 15(4): 295-301.

[13] Patwa HS, Chaudhry V, Katzberg H, et al. Evidence-based guideline: intravenous immunoglobulin in the treatment of neuromuscular disorders: report of the Therapeutics and Technology Assessment Subcommittee of the American Academy of Neurology [J]. Neurology, 2012, 78(13): 1009-1015.

[14] 中华医学会神经病学分会，等. 中国吉兰 - 巴雷综合征诊治指南 2019 [J]. 中华神经科杂志，2019, 52(11): 877-882.

[15] Korinthenberg R, Trollmann R, Felderhoff-M ü ser U, et al.Diagnosis and treatment of Guillain-Barré Syndrome in childhood and adolescence: An evidence-and consensus-based guideline [J]. Eur J Paediatr Neurol, 2020, 25: 5-16.

[16] 亚太医学生物免疫学会儿童过敏免疫风湿病分会,《中国实用儿科杂志》编辑委员会. 儿童免疫相关性疾病临床实用热点问题专家建议系列之二–中国儿童结缔组织疾病相关间质性肺病变诊治专家建议[J]. 中国实用儿科杂志, 2020, 35(3): 174–179.

[17] Fujimoto M, Asai J, Asano Y, et al.Wound, pressure ulcer and burn guidelines–4: Guidelines for the management of connective tissue disease/vasculitis–associated skin ulcers[J]. J Dermatol, 2020, 47(10): 1071–1109.

[18] 中华医学会血液学分会白血病淋巴瘤学组, 中国抗癌协会血液肿瘤专业委员会, 中国慢性淋巴细胞白血病工作组. 中国慢性淋巴细胞白血病/小淋巴细胞淋巴瘤的诊断与治疗指南(2018年版)[J]. 中华血液学杂志, 2018, 39(5): 353–358.

[19] Anna H, Schuh, Nilima, Parry–Jones, Niamh, Appleby, et al.Guideline for the treatment of chronic lymphocytic leukaemia: A British Society for Haematology Guideline[J]. British journal of haematology, 2018, 182(3): 344–359.

[20] Michael, Hallek, Bruce D, Cheson, et al. Guidelines for diagnosis, indications for treatment, response assessment, and supportive management of CLL[J]. Blood, 2018, 131(25): 2745–2760.

[21] William G, Wierda, John C, Byrd, Jeremy S, et al.Chronic Lymphocytic Leukemia/Small Lymphocytic Lymphoma, Version 4.2020, NCCN Clinical Practice Guidelines in Oncology[J]. Journal of the National Comprehensive Cancer Network : JNCCN, 2020, 18(2): 185–217.

[22] 国家卫生健康委. 儿童急性淋巴细胞白血病诊疗规范(2018年版), 国卫办医函〔2018〕868号

[23] Brown P, Inaba H, Annesley C, et al.Pediatric Acute Lymphoblastic Leukemia, Version 2.2020, NCCN Clinical Practice Guidelines in Oncology[J]. J Natl Compr Canc Netw, 2020, 18(1): 81–112.

[24] 中华医学会神经病学分会, 中华医学会神经病学分会周围神经病协作组, 中华医学会神经病学分会肌电图与临床神经电生理学组, 等. 中国慢性炎性脱髓鞘性多发性神经根神经病诊治指南2019[J]. 中华神经科杂志, 2019, 52(11): 883–888.

[25] 中国免疫学会神经免疫学分会, 中华医学会神经病学分会神经免疫学组, 中国医师协会神经内科分会神经免疫专业委员会. 中国视神经脊髓炎谱系疾病诊断与治疗指南[J]. 中国神经免疫学和神经病学杂志, 2016, 23(3): 155–166.

[26] Mohammad Ali, Sahraian, Abdorreza Naser, et al. Diagnosis and management of

Neuromyelitis Optica Spectrum Disorder (NMOSD) in Iran: A consensus guideline and recommendations [J]. Multiple sclerosis and related disorders, 2017, 18: 144-151.
[27] 京津冀重症肌无力联盟. 重症肌无力外科治疗京津冀专家共识 [J]. 天津医药, 2020, 48(4): 327-332.
[28] Donald B, Sanders, Gil I, Wolfe, et al.International consensus guidance for management of myasthenia gravis: Executive summary [J]. Neurology, 2016, 87(4): 419-425.
[29] Amelia, Evoli, Giovanni, Antonini, Carlo, et al.Italian recommendations for the diagnosis and treatment of myasthenia gravis [J]. Neurological sciences: official journal of the Italian Neurological Society and of the Italian Society of Clinical Neurophysiology, 2019, 40(6): 1111-1124.
[30] 噬血细胞综合征中国专家联盟，中华医学会儿科学分会血液学组. 噬血细胞综合征诊治中国专家共识 [J]. 中华医学杂志，2018, 98(2): 91-95.
[31] 中国抗癌协会淋巴瘤专业委员会. 淋巴瘤相关噬血细胞综合征诊治中国专家共识 [J]. 中华医学杂志，2018, 98(18): 1389-1393.
[32] Paul, La Rosée, AnnaCarin, et al. Recommendations for the management of hemophagocytic lymphohistiocytosis in adults [J]. Blood, 2019, 133(23): 2465-2477.
[33] 关于印发手足口病诊疗指南（2018 年版）的通知. 国卫办医函〔2018〕327 号.
[34] Rawlinson WD, Boppana SB, Fowler KB, et al.Congenital cytomegalovirus infection in pregnancy and the neonate: consensus recommendations for prevention, diagnosis, and therapy [J]. Lancet Infect Dis., 2017, 17(6): e177-e188.
[35]《新生儿黄疸规范化用药指导专家建议》专家编写组. 新生儿黄疸规范化用药指导专家建议 [J]. 中国医药导报，2019, 16(27): 105-110.
[36] American Academy of Pediatrics Subcommittee on Hyperbilirubinemia.Management of hyperbilirubinemia in the newborn infant 35 or more weeks of gestation [J]. Pediatrics, 2004, 114(1): 297-316.
[37] 胡群，蒋慧，吴润晖. 儿童原发性免疫性血小板减少症诊疗建议 [J]. 中华儿科杂志，2013, 51(5): 382-384.
[38] 儿童原发性免疫性血小板减少症诊疗规范（2019 年版）[J]. 全科医学临床与教育，2019, 17(12): 1059-1062.
[39] Provan D, Arnold DM, Bussel JB, et al.Updated international consensus report on the investigation and management of primary immune thrombocytopenia [J]. Blood Adv, 2019, 3 (22): 3780-3817.
[40] 秦平，侯明. 成人原发免疫性血小板减少症诊断与治疗中国专家共识（2016 年

版）[J]. 中华血液学杂志，2016,02：89-93.

[41] Liu Xin-Guang, Bai Xiao-Chuan, Chen Fang-Ping, et al.Chinese guidelines for treatment of adult primary immune thrombocytopenia. [J]. International journal of hematology，2018,107:615-623.

[42] Drew, Provan, Donald M, Arnold, James B, et al.Updated international consensus report on the investigation and management of primary immune thrombocytopenia [J]. Blood advances，2019,3 (22):3780-3817.

[43] Margareth Castro, Ozelo, Marina Pereira, Colella, et al.Guideline on immune thrombocytopenia in adults：Associação Brasileira de Hematologia, Hemoterapia e Terapia Celular.Project guidelines：Associação Médica Brasileira-2018 [J]. Hematology, transfusion and cell therapy，2018,40(1):50-74.

[44] Neunert C, Terrell DR, Arnold DM, et al.American Society of Hematology 2019 guidelines for immune thrombocytopenia [J]. Blood Adv，2019,3 (23):3829-3866.

[45] 中华医学会血液学分会血栓与止血学组. 血栓性血小板减少性紫癜诊断与治疗中国专家共识（2012年版）[J]. 中华血液学杂志，2012,33(11):983-984.

[46] De Mattia D, Del Principe D, Del Vecchio GC, et al.Acute childhood idiopathic thrombocytopenic purpura：AIEOP consensus guidelines for diagnosis and treatment. Associazione Italiana di Ematologia e Oncologia Pediatrica [J]. Haematologica，2000,85(4):420-424.

[47] British Committee for Standards in Haematology General Haematology Task Force. Guidelines for the investigation and management of idiopathic thrombocytopenic purpura in adults, children and in pregnancy [J]. Br J Haematol，2003,120(4):574-596.

[48] 原发性免疫缺陷病抗感染治疗与预防专家共识[J]. 中华儿科杂志，2017,55(04):248-255.

[49] 原发性免疫缺陷病免疫球蛋白G替代治疗专家共识[J]. 中华儿科杂志，2019,(12):909-912.

[50] 中华医学会血液学分会红细胞疾病（贫血）学组. 自身免疫性溶血性贫血诊断与治疗中国专家共识（2017年版）[J]. 中华血液学杂志，.2017,38(4):265-267.

[51] Quentin A, Hill, Robert, Stamps, et al.The diagnosis and management of primary autoimmune haemolytic anaemia [J]. British journal of haematology，2017,176(3):395-411.

[52] Saverio, Ladogana, Matteo, et al. Diagnosis and management of newly diagnosed childhood autoimmune haemolytic anaemia. Recommendations from the Red Cell Study Group of the Paediatric Haemato-Oncology Italian Association [J]. Blood Transfus,

2017, 15(3): 259–267.

[53] 中华医学会神经病学分会．中国自身免疫性脑炎诊治专家共识 [J]. 中华神经科杂志，2017, 50(2): 91–98.

[54] Luigi, Zuliani, Margherita, et al.Management of antibody–mediated autoimmune encephalitis in adults and children: literature review and consensus–based practical recommendations [J]. Neurological sciences: official journal of the Italian Neurological Society and of the Italian Society of Clinical Neurophysiology, 2019, 40(10): 2017–2030.

[55] 张文，厉小梅，徐东，等．原发性干燥综合征诊疗规范[J]. 中华内科杂志，2020, 59(04): 269–276.

[56] Price EJ, Rauz S, Tappuni AR, et al.British Society for Rheumatology Standards, Guideline and Audit Working Group.The British Society for Rheumatology guideline for the management of adults with primary Sjögren's Syndrome [J]. Rheumatology (Oxford), 2017, 56(10): e24–e48.

[57] Ramos–Casals M, Brito–Zer ó n P, Bombardieri S, et al.EULAR recommendations for the management of Sjögren's syndrome with topical and systemic therapies [J]. Ann Rheum Dis, 2020, 79(1): 3–18.

[58] 中华医学会风湿病学分会．多发性肌炎和皮肌炎诊断及治疗指南 [J]. 中华风湿病学杂志，2010, 14(12): 828–831.

[59] Kohsaka H, Mimori T, Kanda T, et al.Treatment consensus for management of polymyositis and dermatomyositis among rheumatologists, neurologists and dermatologists. J Dermatol, 2019, 46(1): e1–e18.

[60] 中华医学会神经病学分会，中华医学会神经病学分会神经肌肉病学组，中华医学会神经病学分会肌电图及临床神经生理学组．中国多发性肌炎诊治共识 [J]. 中华神经科杂志，2015, 48(11): 946–949.

[61] 周航，李昱，陈瑞丰，等．狂犬病预防控制技术指南（2016 版）[J]. 中华流行病学杂志，2016, 37(2): 139–163.

[62] 中国医师协会急诊医师分会，中国人民解放军急救医学专业委员会，北京急诊医学学会，等．中国犬咬伤治疗急诊专家共识（2019）[J]. 感染、炎症、修复，2019, 20(3): 178–184.

[63] 殷文武，王传林，陈秋兰，等．狂犬病暴露预防处置专家共识 [J]. 中华预防医学杂志，2019, 53(7): 668–679.

[64] WHO Expert Consultation on rabies. [J]. World Health Organization technical report

series, 2005, 931: 1–88.

[65] Charles E, Rupprecht, Deborah, Briggs, et al.Use of a reduced (4–dose) vaccine schedule for postexposure prophylaxis to prevent human rabies: recommendations of the advisory committee on immunization practices [J]. MMWR Recomm Rep, 2010, 59 (RR–2): 1–9.

[66] 中华医学会妇产科学分会产科学组，中华医学会围产医学分会. 乙型肝炎病毒母婴传播预防临床指南（2020）[J]. 中华妇产科杂志，2020, 55(05): 291–299.

[67] 中华医学会感染病学分会，中华医学会肝病学分会. 慢性乙型肝炎防治指南（2019年版）[J]. 中华传染病杂志，2019, 37(12): 711–736.

[68] 中国肝炎防治基金会，中华医学会感染病学分会，中华医学会肝病学分会. 阻断乙型肝炎病毒母婴传播临床管理流程（2021年）[J]. 中华传染病杂志，2021, 39(3): 139–144.

[69] World Health Organization Geneva.Prevention of Mother–to–Child Transmission of Hepatitis B Virus: Guidelines on Antiviral Prophylaxis in Pregnancy [J]. 2020, 7.

[70] Huprikar S, Danziger–Isakov L, Ahn J, et al.Solid organ transplantation from hepatitis B virus–positive donors: consensus guidelines for recipient management [J]. Am J Transplant, 2015, 15(5): 1162–1172.

[71] Duvoux C, Belli LS, Fung J, et al.2020 position statement and recommendations of the European Liver and Intestine Transplantation Association (ELITA): management of hepatitis B virus–related infection before and after liver transplantation [J]. Aliment Pharmacol Ther, 2021, 54(5): 583–605.

[72] 中国医师协会急诊医师分会，中国人民解放军急救医学专业委员会，北京急诊医学学会，等. 成人破伤风急诊预防及诊疗专家共识 [J]. 中华急诊医学杂志，2018, 27(12): 1323–1332.

[73] 中国创伤救治联盟，北京大学创伤医学中心. 中国破伤风免疫预防专家共识 [J]. 中华外科杂志，2018, 56(3): 161–167.

[74] 王传林，刘斯，邵祝军，等. 外伤后破伤风疫苗和被动免疫制剂使用指南 [J]. 中华预防医学杂志，2019, 53(12): 1212–1217.

[75] Tetanus vaccines. WHO position paper–February 2017 [J]. Wkly Epidemiol Rec, 2017, 92(6): 53–76.

三、文献计量学与研究热点分析

通过对免疫球蛋白与特异性免疫球蛋白临床应用指南和共识的质量评价和推荐意见比较，发现目前国内外相关指南繁多，治疗病种各异。为了更全面的了解免疫球蛋白与特异性免疫球蛋白，对当前发表的免疫球蛋白与特异性免疫球蛋白研究与进展进行文献计量学研究，旨在分析国内外的研究现状、热点，并进一步探索其研究前沿。

以 Web of Science 数据库为数据来源，以 immunoglobulins 为检索词，检索 2000 年 1 月至 2021 年 9 月期间已发表的相关文献。去除重复文献后得到 50504 篇文献。采用文献计量法，对所收集论文的年代分布、国家分布、期刊分布、关键词、文献作者及机构、基金支持和文献内容进行分析。依次选取关键词、类别、作者、机构、国家共被引文献、共被引作者和共被引期刊为节点类型分析文献数据。

（一）文献的年代分布

从 2000 年 1 月至 2021 年 9 月，全球共发表免疫球蛋白及特异性免疫球蛋白相关文献 50504 篇，可以看出各年份总体文献水平大致相同表 5-8，2001 年文献数量最少，2010 年后逐年增加，2020 年呈高峰，这些结果表明近十年该领域研究处于快速发展阶段，研究成果不断增加，前景良好。

表5-8　2000年1月至2021年9月免疫球蛋白及特异性免疫球蛋白文献的年代分布

年份	数量/篇	百分比
2021	2368	4.689%
2020	3265	6.465%
2019	2973	5.887%
2018	2488	4.926%
2017	2455	4.861%
2016	2490	4.930%
2015	2364	4.681%
2014	2457	4.865%

续表

年份	数量/篇	百分比
2013	2413	4.778%
2012	2315	4.584%
2011	2110	4.178%
2010	2058	4.075%
2009	2065	4.089%
2008	2071	4.101%
2007	2066	4.091%
2006	2071	4.101%
2005	2266	4.487%
2004	2224	4.404%
2003	2100	4.158%
2002	1959	3.879%
2001	1884	3.730%
2000	2043	4.045%

（二）国家/地区分布

选择发表国家/地区为节点，进行文献计量学分析，得到结果如表5–9所示。发文最多的10个国家/地区分别为美国（12801篇）、德国（3688篇）、中国（3677篇）、日本（3337篇）、法国（3165篇）、英格兰（2963篇）、意大利（2648篇）、加拿大（1838篇）、西班牙（1725篇）。

表5–9　发表国家/地区前10位分布

序号	国家/地区	数量
1	USA	12801
2	GERMANY	3688
3	CHINA	3677
4	JAPAN	3337

续表

序号	国家/地区	数量
5	FRANCE	3165
6	ENGLAND	2963
7	ITALY	2648
8	CANADA	1838
9	SPAIN	1725

（三）研究方向分析

选择研究方向为节点，分析研究方向排名前 10 位文献情况（表 5-10）。研究方向最多的为免疫学，其次为生物化学分子生物学。可以看出免疫球蛋白及特异性免疫球蛋白的研究热点主要集中在免疫学方向。

表5-10　研究方向前10位情况

研究方向	数量/篇	百分比
Immunology	43046	85.233%
Biochemistry Molecular Biology	26813	53.091%
Pharmacology Pharmacy	21694	42.955%
Hematology	17668	34.983%
Infectious Diseases	16646	32.960%
Genetics Heredity	12531	24.812%
Pediatrics	9507	18.824%
Microbiology	9026	17.872%
Physiology	8470	16.771%
Pathology	8361	16.555%

（四）出版物来源分析

分析排名前 10 位的出版物情况（表 5-11）。

表5-11 被引期刊分析

序号	期刊名称	数量	百分比
1	BLOOD	865	1.713%
2	PLOS ONE	611	1.210%
3	JOURNAL OF IMMUNOLOGY	523	1.036%
4	JOURNAL OF IMMUNOLOGY BALTIMORE MD 1950	501	0.992%
5	OFFICIAL GAZETTE OF THE UNITED STATES PATENT AND TRADEMARK OFFICE PATENTS	453	0.897%
6	FISH SHELLFISH IMMUNOLOGY	419	0.830%
7	THE JOURNAL OF INFECTIOUS DISEASES	318	0.630%
8	JOURNAL OF INFECTIOUS DISEASES	316	0.626%
9	VACCINE	315	0.624%
10	FRONTIERS IN IMMUNOLOGY	299	0.592%

（五）基金资助机构情况分析

对基金资助机构情况进行分析表5-12，发现基金资助的机构主要以美国卫生与公众服务部、美国国立卫生研究院及美国国立卫生研究院过敏传染病研究所为首。

表5-12 基金资助机构前10位

序号	基金资助机构	数量	百分比
1	United States Department Of Health Human Services	4501	8.912%
2	National Institutes Of Health Nih Usa	4418	8.748%
3	Nih National Institute Of Allergy Infectious Diseases Niaid	1761	3.487%
4	European Commission	1626	3.220%
5	National Natural Science Foundation of China Nsfc	1401	2.774%
6	Nih National Cancer Institute Nci	903	1.788%

续表

序号	基金资助机构	数量	百分比
7	Ministry of Education Culture Sports Science and Technology Japan Mext	739	1.463%
8	Japan Society for the Promotion of Science	580	1.148%
9	Nih National Institute of General Medical Sciences Nigms	567	1.123%
10	Nih National Heart Lung Blood Institute Nhlbi	561	1.111%

第三节　人纤维蛋白原的临床应用指南与质量评价

一、不同指南/共识及质量评价

人纤维蛋白原[1-2]（human fibrinogen, Fg）简称纤原，也称人凝血因子Ⅰ（human coagulation factor Ⅰ, FⅠ），是血液中含量最高的凝血因子，主要由肝脏实质细胞合成。正常人血浆中纤原含量约为2~4g/L。纤维蛋白原是一种由α、β、γ三对不同多肽链以二硫键连接组成的糖基化蛋白，分子量为340kDa[3, 4]。它的贮存稳定性好，热稳定性差，加热至47℃时便会发生变性，56℃时形成不可逆沉淀。

人纤维蛋白原是凝血系统的“中心”蛋白质之一，具有止血功能。在体内经凝血酶作用转变为纤维蛋白，在凝血共同途径中发挥止血和凝血功能，并参与体内一系列病理生理过程，如炎症、组织损伤、修复等[5]。此外，由于具有血小板糖蛋白Ⅱb/Ⅲa受体的配体位点，纤维蛋白原还可以通过受体配体特异结合，介导血小板聚集，影响血液黏度[6, 7]。临床上纤维蛋白原主要用于先天性纤维蛋白原减少或缺乏症；获得性纤维蛋白原减少症[8]。

目前国内外对于人纤维蛋白原的临床应用已有较多指南与共识，但由于指南的制定机构和研究背景不同，采用的证据标准和制定的方法学存在差异，使指南的质量和规范性参差不齐。低质量指南的推荐意见可能会影响医疗决策、浪费医疗资源、给患者造成潜在伤害等。因此，评价指南与共识的质量，对于人纤维蛋白原的临床合理应用具有重要意义。出版于2003年的指南研究和评价工具（Appraisal of Guidelines for Research and Evaluation, AGREE）自发布以来，已被超过100种以上的出版物引用，获得了众多卫生保健机构的认可[9, 10]。为了更好的评估指南质量、为新指南开发提供方法学策略以及明确什么信息应当在指南中加以报告及如何报告，经过反复精炼，2009 年发布了 AGREE Ⅱ，代替了原来的 AGREE，AGREE Ⅱ是目前国际公认的临床实践指南质量评价工具，其具有通用性，适用于包括疾病诊断、治疗、预后以及健康促进等任何领域各种指南的综合评价。

鉴于此，本研究检索知网、维普、万方、中国生物医学文献数据库、Embase、Pubmed、Cochrane 等数据库和相关网站，搜索人纤维蛋白原相关临床指南和共识，按照既定纳入排除标准筛选文献，使用临床实践指南研究与评价系统Ⅱ（AGREE Ⅱ）进行质量评价，得出指南和共识的推荐级别，为人纤维蛋白原的临床合理应用提供参考，同时也为我国指南与共识的制定和完善提供策略。

1. 资料与方法

（1）数据库

中文数据库：知网（CNKI）、维普数据库（VIP）、万方、中国生物医学文献数据库（CBM）

英文数据库：Embase、Pubmed、Cochrane、Web of science、Chinese guideline clearinghouse（CGC）、Guidelines international network（G-I-N）

网站：医脉通、美国国立指南网（NGC）、苏格兰院际指南网（SIGN）、英国国家医疗卫生质量标准署（NICE）、世界卫生组织等相关协会、机构认可和授权的网站。

（2）检索策略

中文检索词：纤原、纤维蛋白原、人凝血因子Ⅰ、出血、血液、指南、共识、规范、推荐意见、临床实践指南、指引等

英文检索词：Fibrinogen、FIB、Fg、Human coagulation factor Ⅰ、FⅠ、blood、bleeding、guideline、handbook、clinical guidance、Clinical practice guidelines、position paper、position statement、recommendtion、consensus

中文检索式：纤维蛋白原 AND（指南 OR 临床指南 OR 临床实践指南 OR 共识）、血液 OR 出血 AND（指南 OR 共识）

英文检索式：（fibrinogen OR FIB OR Human coagulation factor Ⅰ）AND（guideline OR handbook OR clinical guidance OR position paper OR position statement OR recommendation）、blood OR bleeding AND（guideline OR consensus）

（3）指南纳入和排除标准

纳入标准：研究的药物为纤维蛋白原，或治疗用到纤维蛋白的相关疾病；文献类型为临床指南或共识；对于已修订、更新的指南或共识，选择最新版；语言

限定为中文和英文。

排除标准：重复文献；国外指南的翻译版以及旧版指南；多个机构重复发表的指南；指南的系统评价、综述、译本、解读、草案；无法获取全文的文献。

（4）指南评价　采用当前国际公认临床实践指南质量评价工具 AGREE Ⅱ进行评价，它主要包括 6 个领域（共 23 个条目），2 个总体评估以及用户手册[11]。每个领域针对指南质量评价的一个特定问题，分别为范围和目的（3 个条目）、参与人员（3 个条目）、制定的严谨性（8 个条目）、清晰性（3 个条目）、应用性（4 个条目）和编辑独立性（2 个条目）。每个条目均以 7 分表示，1 分为很不同意，7 分为很同意。当条目为部分满足时，根据实际情况打 2~6 分。2 位评价员事先经过 AGREE Ⅱ打分标准培训，然后参考 AGREE Ⅱ原文及其中文译本对纳入指南和共识的 23 个条目进行打分，然后计算出 6 个领域的得分。

每个领域得分等于该领域中每一个条目分数的总和，并标准化为该领域可能的最高分数的百分比。例如：

2 位评价者给领域 1（范围和目的）的评分如下：

	条目1	条目2	条目3	总计
评价者 1	7	5	4	16
评价者 2	6	6	5	17
总计	13	11	9	33

最大可能得分 = 7（很同意）× 3（条目）× 2（评价者）= 42

最小可能得分 = 1（很不同意）× 3（条目）× 2（评价者）= 6

标准化得分 =（实际得分 – 最小可能得分）/（最大可能得分 – 最小可能得分）=（33–6）/（42–6）× 100%=75%

根据各领域的标准化得分评价指南的质量，并作为是否推荐的根据。根据 6 个领域得分综合判断指南的推荐级别：A 级（强推荐）为指南≥ 5 个领域，标准化得分≥ 50%；B 级（弱推荐）为指南＞ 3 个领域，标准化得分≥ 30% 的，但有标准化得分＜ 50%；C 级（不推荐）为指南≥ 3 个领域，标准化得分＜ 30%。

2. 结果

（1）文献检索结果　在各个数据库及网站初步检索文献，在阅读题目和摘要，剔除重复和不相关文献后获得 52 篇。阅读全文排除非指南文献、指南解读以及翻译版本，最终获得指南或共识 11 篇。

（2）纳入指南与共识的基本特征　纳入的 11 个指南与共识包含国家 4 个，分别为中国（5 个）、英国（1 个）、法国（1 个）、澳大利亚（1 个）；国际共识 2 个；

欧洲指南 1 个。内容主要包括纤维蛋白原在心脏手术中的作用、产后出血的防治、凝血功能障碍的诊治、出血的管理等；10 篇指南与共识由各国或组织相关协会、学会、委员会发布，1 篇由中华外科杂志编辑部发布；有 4 篇指南对所纳入的证据进行了分级，其中 3 篇采用 GRADE 分级方法，1 篇未说明研究方法；纳入的指南或共识引用参考文献数量不等，文献较多的为欧洲创伤出血护理小组发布的创伤后大出血和凝血功能障碍指南，中国发布的指南或共识引用较少或未引用文献。纳入指南与共识的基本信息见表 1。

（3）指南质量评价　人纤维蛋白原指南与共识的基本情况见表 5-13。

表5-13　人纤维蛋白原指南与共识的基本情况

序号	指南或共识名称	时间（版次）	发布机构	研究方法	证据分级	参考文献（篇）
1	The role of fibrinogen and fibrinogen concentrate in cardiac surgery: an international consensus statement from the Haemostasis and Transfusion Scientific Subcommittee of the European Association of Cardiothoracic Anaesthesiology[12]	2019	欧洲心胸麻醉学协会止血与输血科学小组委员会	无	无	61
2	Prevention and Management of Postpartum Haemorrhage[13]	2016（第 2 版）	英国皇家妇产科医师学会	无	是	无
3	Primary postpartum haemorrhage[14]	2018	昆士兰卫生组织	无	无	76
4	The European guideline on management of major bleeding and coagulopathy following trauma: fifth edition[15]	2019（第 5 版）	创伤出血护理小组	GRADE	是	870
5	罕见遗传性出血性疾病诊断与治疗中国专家共识[16]	2021	中华医学会血液学分会血栓与止血学组、中国血友病协作组	无	无	无

续表

序号	指南或共识名称	时间（版次）	发布机构	研究方法	证据分级	参考文献（篇）
6	急性出血性凝血功能障碍诊治专家共识[17]	2020	急性出血性凝血功能障碍诊治专家共识组	无	无	48
7	弥散性血管内凝血诊断与治疗中国专家共识[18]	2012	中华医学会血液学分会血栓与止血学组	无	无	无
8	Guidance for diagnosis and treatment of disseminated intravascular coagulation from harmonization of the recommendations from three guidelines[19]	2013	国际血栓和止血学会	GRADE	是	48
9	产后出血预防与处理指南（2014）[20]	2014	中华医学会妇产科学分会产科学组	无	无	27
10	肝胆外科患者凝血功能的评价与凝血功能障碍的干预的专家共识[21]	2012	中华外科杂志编辑部	无	无	47
11	The place of fibrinogen concentrates in the management of perioperative bleeding: a position paper from the Francophone Working Group on Perioperative Hemostasis[22]	2018	法国围手术期止血工作组	GRADE	是	77
12	成人肝移植受者围术期凝血功能管理专家共识[23]	2021	中华医学会器官移植学分会围手术期管理学组	无	无	35
13	出凝血功能障碍相关性脑出血中国多学科诊治指南[24]	2021	中华医学会神经外科学分会、中国医师协会急诊医师分会、国家卫生健康委员会脑卒中筛查与防治工程委员会	无	是	111

2 名研究员对纳入的 10 个指南的 6 个领域（23 个条目）的评分如表 5–14 所示。根据评分结果计算各指南每个领域的标准化得分，再根据标准化得分的情况，对各指南的质量进行综合评价。各指南的标准化得分和质量综合评价结果如表 5–15 所示。

表5–14.1　指南 AGREE Ⅱ 6个领域的评分结果（研究员1）

指南或共识		1	2	3	4	5	6	7	8	9	10	11
领域 1 范围和目的	条目 1	7	6	3	6	2	6	2	6	7	7	4
	条目 2	5	6	3	5	2	4	2	3	4	5	6
	条目 3	4	6	6	6	5	5	2	4	7	6	2
领域 2 参与人员	条目 4	6	5	7	6	5	7	1	2	5	5	2
	条目 5	1	1	3	1	1	1	1	1	1	1	1
	条目 6	2	7	6	3	5	3	4	5	7	7	2
领域 3 严谨性	条目 7	5	6	1	7	1	2	1	1	1	1	1
	条目 8	5	5	2	2	2	1	1	2	3	1	1
	条目 9	1	7	1	7	1	1	1	6	4	1	6
	条目 10	7	7	2	6	1	6	1	5	6	6	1
	条目 11	2	6	2	5	7	3	2	2	7	6	1
	条目 12	7	5	2	6	2	4	1	5	2	6	2
	条目 13	4	1	1	1	1	1	1	1	1	1	1
	条目 14	1	1	1	1	1	1	1	1	2	1	1
领域 4 清晰性	条目 15	5	4	3	7	5	5	5	4	5	7	6
	条目 16	5	6	6	7	7	7	7	6	7	6	6
	条目 17	7	6	4	6	2	3	4	7	3	6	6
领域 5 应用性	条目 18	5	1	1	1	1	1	1	1	1	1	2
	条目 19	7	3	7	6	1	1	1	2	2	1	1
	条目 20	1	2	2	6	1	1	1	1	1	2	1
	条目 21	6	6	6	6	6	6	6	5	7	7	5
领域 6 独立性	条目 22	3	5	2	6	1	1	1	1	1	1	6
	条目 23	7	5	7	7	1	7	1	7	1	1	6

表5-14.2　指南 AGREE Ⅱ 6个领域的评分结果（研究员2）

指南或共识		1	2	3	4	5	6	7	8	9	10	11
领域 1 范围和目的	条目 1	6	6	6	6	4	5	2	4	6	6	5
	条目 2	6	6	6	6	4	5	3	5	4	4	5
	条目 3	5	6	6	6	5	5	3	2	6	6	4
领域 2 参与人员	条目 4	4	4	6	5	4	4	3	3	3	3	4
	条目 5	1	2	6	1	1	1	1	1	1	1	1
	条目 6	4	6	7	4	3	2	2	3	6	6	4
领域 3 严谨性	条目 7	4	6	1	6	1	2	1	1	2	2	2
	条目 8	6	4	1	6	1	2	1	5	2	2	2
	条目 9	3	6	1	6	1	2	1	5	2	2	6
	条目 10	5	5	1	6	1	3	1	5	3	3	3
	条目 11	4	3	1	5	5	2	1	4	5	3	5
	条目 12	6	7	1	6	1	2	1	5	2	2	3
	条目 13	2	2	1	2	1	2	1	1	1	1	1
	条目 14	1	1	1	2	1	1	1	1	4	3	1
领域 4 清晰性	条目 15	5	6	6	6	4	6	2	5	5	5	5
	条目 16	5	6	4	5	4	5	5	4	4	4	5
	条目 17	6	6	6	6	4	5	3	4	4	4	5
领域 5 应用性	条目 18	6	3	5	5	2	2	1	1	3	2	3
	条目 19	6	6	6	6	2	2	1	1	2	2	3
	条目 20	1	5	5	4	2	2	1	1	2	2	3
	条目 21	4	6	2	2	1	1	1	1	1	2	4
领域 6 独立性	条目 22	2	5	4	6	1	1	1	1	1	1	6
	条目 23	6	5	6	7	1	7	1	4	1	1	6

表5-15 指南评价综合结果

	标准化百分比（%）						百分比分值个数			推荐意见
	领域1	领域2	领域3	领域4	领域5	领域6	≥50	50>X≥30	<30	
1	75	33.3	49	75	58.3	58.3	4	2	0	B
2	83.3	52.8	58.3	77.8	50	66.7	6	0	0	A
3	66.7	80.6	4.2	63.9	54.2	62.5	5	0	1	A
4	75	38.9	67.7	86.1	58.3	91.7	5	1	0	A
5	44.4	36.1	12.5	55.6	16.7	0	1	2	3	B
6	66.7	33.3	19.8	69.4	16.7	50	3	1	2	B
7	22.2	16.7	1	55.6	10.4	0	1	0	5	C
8	50	25	35.4	66.7	10.4	37.5	2	2	2	B
9	50	47.2	32.3	61.1	22.9	0	2	2	2	B
10	77.8	47.2	26	72.2	36.1	0	2	2	2	B
11	55.6	33.3	21.9	75	29.2	83.3	3	1	2	B
平均	60.6	40.4	29.8	69.0	33.0	40.9	–	–	–	–

注：A 为强推荐；B 为弱推荐；C 为不推荐；

AGREE Ⅱ评价结果逐条分析。

①范围和目的　纳入的 11 部指南均不同程度地描述了指南的总目的、指南涵盖的卫生问题及指南的适用人群。此领域平均得分为 60.6%，最高得分为 83.3%，最低得分 22.2%。其中有 8 部指南领域得分≥ 50%，1 部指南领域得分在 30%-50%，1 部指南领域得分< 30%。

②参与人员　此领域主要评价指南开发小组中的相关专业人员、收集目标人群的观点和选择意愿、明确规定指南的使用者等内容，该领域平均得分为 40.4%，最高得分为 80.6%，最低得分 16.7%。其中有 2 部指南领域得分> 50%，7 部指南领域得分在 30%~50%，2 部指南领域得分< 30%。指南 3 开发小组囊括了所有相关专业人员，所有的指南均未涉及收集目标人群的观点和选择意愿，指南 2、3、9、10 明确规定了指南的使用者。

③严谨性　此领域评价条目最多，包括应用系统方法检索证据；清楚描述选择证据的标准、证据体的强度和局限性和形成推荐建议的方法；形成推荐建议时考虑了对健康的益处、副作用以及危险；推荐建议与支持证据之间有明确的联系；

指南在发布前经过外表专家评审；提供指南更新的步骤共 8 个方面内容。该领域平均得分为 29.8%，最高得分为 67.7%，最低得分 1%。其中，指南 7 此领域所有条目得分均低，这并不完全肯定指南 7 的严谨性差，还可能是由于 AGREE Ⅱ评分系统的不适用引起的。该领域有 2 个指南领域得分＞ 50%，3 部指南领域得分在 30%–50%，6 部指南领域得分＜ 30%。

④清晰性　此领域主要评价指南推荐建议是否明确不含糊、是否列出不同的选择或卫生问题、容易识别重要的推荐建议等 3 个方面，该领域平均得分 69.0%，最高得分为 86.1%，最低得分 55.6%。该领域整体得分最高，所有指南得分均＞ 50%。纳入的指南均较清楚的描述推荐建议及列出不同的选择或卫生问题，但给出的推荐建议较多，不容易识别重要的建议。

⑤应用性　此领域主要评价指南是否提供指南应用时的促进和阻碍因素、应用推荐建议的意见和/或工具以及推荐建议应用时潜在的相关资源和监测审查标准等 4 个方面。该领域平均得分 33.0%，最高得分为 58.3%，最低得分为 10.4%。其中，有 4 个指南得分均＞ 50%，大部分指南得分较低，这可能是由于评论员不能准确的理解指南应用时的促进和阻碍因素、监督和审计的评价标准这两个条目而引起的。

⑥独立性　本领域主要评价指南制定过程赞助单位的观点是否影响指南的内容以及小组成员的利益冲突是否记录并公布。该领域平均得分为 40.9%，最高得分为 91.7%，最低得分 0.0%。指南 5、7、9、10 对这两部分的内容均未描述。

⑦纳入指南的总体质量　共纳入指南与共识 11 篇，主要发布于 2012~2021 年。基于 AGREE Ⅱ质量评价结果显示，指南的清晰性领域得分最高（69.0%），其次为范围和目的领域（60.6%），而指南的严谨性（29.8%）、应用性（33.0%）、参与人员（40.4%）、独立性（40.9%）等领域得分均较低。纳入的 11 部指南中有 3 部指南 5 个领域得分≥ 50%，为强推荐，7 部指南 3 个以上的领域得分≥ 30%，而且有领域得分＜ 50%，为弱推荐；1 部指南有 3 个及以上领域得分＜ 30%，为不推荐。

3. 讨论

（1）纳入指南与共识的基本特征　作为止血药物，人纤维蛋白原在临床上广泛使用，然而目前临床上还没有专项应用指南，且相关的临床应用指南也较少。受医疗卫生发展、社会经济水平、法律法规等多种因素的影响，指南水平参差不齐。本研究纳入的 11 篇指南发布在 2012 到 2021 年间，主要涉及出血、凝血功能障碍相关的疾病。指南发布有英国、澳大利亚、中国、法国以及欧盟、国际组织等。纳入的指南整体质量较差，在 AGREE Ⅱ各领域得分的范围较宽、平均分数较低。因此及时的更新与提高是迫在眉睫的。通过分析结果可知，在下一步制定指南时，要注意提高指南的严谨性、应用性、参与人员和独立性。

（2）本研究尚存在一定的局限

①未对评价员间的一致性进行检验；②本研究只搜索中、英文发表的指南，而并未搜索其他语言指南以及未公开发表的指南，可能存在选择性偏倚。以及在对中文指南评价时与对英文指南进行评价时的语言理解不同会造成评分标准的偏差；③研究中使用 AGREE Ⅱ工具评价人纤维蛋白原临床指南和共识，尽管在评价之前进行了培训，但由于研究者对评价工具的理解差异及 6 个领域无权重划分，评价结果可能与指南真实质量存在一定差异。

4. 结论

（1）基于 AGREE Ⅱ的评价结果，纳入的 11 部指南整体质量一般，3 部指南为强推荐，7 部指南弱推荐，1 部指南不推荐。我国有必要参照 AGREE Ⅱ的六个领域，结合最新的循证医学证据，尽快制定出人纤维蛋白原临床使用指南，为临床提供更为全面的、客观的、科学的指导。

（2）无人纤维蛋白原专项应用指南，相关的临床指南数量也较少，质量参差不齐。目前利用 AGREE Ⅱ方法对目前的指南评价欠妥当。

（3）我国应参照指南研究与评价（AGREE Ⅱ）工具的六个领域尽快制定出符合我国国情的人纤维蛋白原临床应用指南，为临床提供更为全面客观、系统科学的指导，规范人纤维蛋白原的应用。

参考文献

[1] 徐修才，吴竞生，翟志敏. 人纤维蛋白原的研究进展[J]. 国外医学：临床生物化学与检验学分册，2004, 25(6): 503-505.

[2] 陈桂珍，何彦林. 人纤维蛋白原的研究进展[J]. 甘肃医药，2017, 36(9): 721-725.

[3] 侯韬，张晓红. 纤维蛋白原结构与功能研究进展[J]. 国外医学：输血及血液学分册，2001, 24(6): 479-482.

[4] Weisel J W, Litvinov R I. Fibrin formation, structure and properties [J]. Fibrous proteins: structures and mechanisms, 2017, 405-456.

[5] Levy JH, Welsby I, Goodnough LT. Fibrinogen as a therapeutic target for bleeding: a review of critical levels and replacement therapy [J]. Transfusion, 2014, 54(5): 1389-405.

[6] Göbel K, Eichler S, Wiendl H, et al. The coagulation factors fibrinogen, thrombin, and

factor Ⅻ in inflammatory disorders—a systematic review [J]. Frontiers in immunology, 2018, 9: 1731.

[7] Pieters M, Wolberg A S.Fibrinogen and fibrin: An illustrated review [J]. Research and practice in thrombosis and haemostasis, 2019, 3 (2): 161–172.

[8] Grottke O, Mallaiah S, Karkouti K, et al. Fibrinogen supplementation and its indications [J]. Thieme Medical Publishers, 2020, 46(01): 038–049.

[9] Brouwers MC, Kho ME, Browman GP, et al. AGREE Ⅱ: advancing guideline development, reporting and evaluation in health care [J]. CMAJ, 2010, 182(18): 839–842.

[10] 袁美佳. 基于指南研究与评价工具的儿童骨折指南质量评价 [D]. 遵义医科大学，2020.

[11] APPRAISAL OF GUIDELINES FOR RESEARCH & EVALUATION Ⅱ. http://www. agreetrust. org.

[12] Erdös G, Koster A, Meesters M I, et al. The role of fibrinogen and fibrinogen concentrate in cardiac surgery: an international consensus statement from the Haemostasis and Transfusion Scientific Subcommittee of the European Association of Cardiothoracic Anaesthesiology [J]. Anaesthesia, 2019, 74(12): 1589–1600.

[13] Mavrides E, Allard S, Chandraharan E, Collins P, Green L, Hunt BJ, Riris S, Thomson AJ on behalf of the Royal College of Physicians.Prevention and management of postpartum haemorrhage [J]. BJOG, 2016, (124): 106–149.

[14] Queensland Clinical Guideline: Primary postpartum haemorrhage.http: //guide.medlive.cn/guideline/21569.

[15] Spahn. The European guideline on management of major bleeding and coagulopathy following trauma: fifth edition [J]. Critical Care, 2019, 23: 98.https: //doi.org/10.1186/s13054-019-2347-3.

[16] 中华医学会血液学分会血栓与止血学组，中国血友病协作组. 罕见遗传性出血性疾病诊断与治疗中国专家共识（2021年版）[J]. 中华血液学杂志，2021, 42(02): 89–96.

[17] 急性出血性凝血功能障碍诊治专家共识组，邵勉，薛明明，等. 急性出血性凝血功能障碍诊治专家共识 [J]. 中华急诊医学杂志，2020, 29(06): 780–787.

[18] 中华医学会血液学分会血栓与止血学组. 弥散性血管内凝血诊断与治疗中国专家共识（2012年版）[J]. 中华血液学杂志，2012, 33(11): 978–979.

[19] Wada H, Thachil J, Di Nisio, et al Guidance for diagnosis and treatment of disseminated intravascular coagulation from harmonization of the recommendations from three

guidelines [J]. J Thromb Haemost, 2013, 11: 761–767.

[20] 刘兴会. 产后出血预防与处理指南(2014)[J]. 中华妇产科杂志, 2014(009): 641–646.

[21] 中华外科杂志编辑部. 肝胆外科患者凝血功能的评价与凝血功能障碍的干预的专家共识[J]. 中华外科杂志, 2012, 50(08): 678–683.

[22] Samama C M, Ickx B, Ozier Y, et al.The place of fibrinogen concentrates in the management of perioperative bleeding: a position paper from the francophone working group on perioperative Haemostasis (GIHP) [J]. Anaesthesia Critical Care & Pain Medicine, 2018, 37(4): 355–365.

二、不同指南/共识推荐的意见与比较

作为止血一线用药，人纤维蛋白原已在临床上广泛使用，然而目前相关的临床应用指南较少，受医疗卫生发展、社会经济水平、法律法规等多种因素的影响，指南中某些推荐意见差异较大。为了加强对指南的认识，对检索到的 11 篇指南/共识的推荐意见进行比较分析（表 5–16）。

目前国内外还没有纤维蛋白原专项临床应用指南发布。通过文献检索与筛选发现，纤维蛋白原多是出现在出血、凝血功能障碍相关的指南或国家共识中。除 2019 年的国际共识围绕纤维蛋白原及其浓缩物在心脏手术中的作用进行了详细阐述，其他指南和共识只是把纤维蛋白原作为治疗方式之一，简短提及。亟需全面、系统、科学的专项指南，为临床合理应用提供指导。

纤维蛋白原作为止血用药，临床应用的目标人群主要包括凝血障碍（弥散性血管内凝血、出血性疾病）、心脏手术出血、创伤出血、产后出血、围手术期出血等患者。2013 年的国际指南对早先发布的三部 DIC 诊治指南进行了比较分析，2019 年时针对心脏手术患者，又发布了共识；欧洲指南（包括英国、法国）对产后出血、围手术期和术后出血提出了纤维蛋白原应用建议；国内发布的共识较多，集中在弥散性血管内凝血的诊断和治疗方面。

11 篇指南或共识中，近三年内发布的有 4 篇，近五年发布的 7 篇；指南 5 篇，共识 6 篇。尤其是国内发布的多是专家共识，反映出国内虽更新较为及时，但成熟度和可信度有待提高。

3 篇指南对证据进行了分级，分别是 2019 年针对创伤后大出血与凝血病的处理的欧洲指南、2016 年针对产后出血的预防治疗的英国指南、2013 年的针对弥散性血管内凝血三部指南比较分析的国际指南，其中欧洲指南运用 GRADE 分级系

统，英国指南和国际指南未对分级方法进行描述。

2019年的国际共识指出目前推荐使用血栓弹性测定法代替传统的von Clauss法来评估纤维蛋白原活性。

预防性应用：对于围手术期出血患者，2018年的法国共识不建议预防性用药；2021年中国共识提出预防治疗可按20~30mg/kg给药；其他指南和共识未提及。

治疗性应用：指南和共识一致认为人纤维蛋白原可迅速提高血浆纤维蛋白原水平。2016年的英国指南提出60mg/kg纤维蛋白原浓缩液一般可以使患者纤维蛋白原升高1g/L；2018年昆士兰指南提出4g纤维蛋白原浓缩物使患者纤维蛋白原升高1g/L；2012年中国专家共识提出2g纤维蛋白原可使血浆纤维蛋白原提高约0.5g/L。

治疗触发点：2013年国际指南提出血浆纤维蛋白原低于1.5g/L、2016年的英国指南指出低于2g/L、2012年的中国共识提出低于0.8g/L、2020年的中国共识提出低于1.0g/L、2019年国际共识提出血栓弹性测定实验最大凝块硬度为6~8mm时，可考虑应用纤维蛋白原制剂。治疗触发点因具体疾病、临床表现不同，而有差异。

治疗剂量：2019年欧洲指南建议初始的纤维蛋白原治疗量为3~4g；2018年法国共识建议按体重给药，初始剂量25~50mg/kg；2018年昆士兰指南建议纤维蛋白原浓缩物50~70mg/kg静脉注射；2012年中国共识建议首剂量2.0~4.0g，24小时内给予8.0~12.0 g；2012年中国共识首次给药1~2g；2014年中国指南建议可根据患者具体情况决定输入剂量，也可1次输入纤维蛋白原4~6 g；2021年中国共识建议按需治疗剂量50~100mg/kg。

表5-16　人纤维蛋白原相关指南推荐意见

	目标人群	主题	预防和治疗建议
国际指南2013[1]	弥散性血管内凝血患者	DIC诊治的三部指南比较分析	对于补充了新鲜冷冻血浆，仍持续存在严重低纤维蛋白原血症（FIB低于1.5g/L）且伴有活动性出血的DIC患者，补充纤维蛋白原或冷沉淀可能有用。（低质量证据）
国际共识2019[2]	心脏手术	纤维蛋白原和纤维蛋白原浓缩物的作用	推荐使用血栓弹性测定法来评估纤维蛋白原活性 最大凝块硬度≤ 4~6 mm，触发出血 最大凝块硬度为6~8mm，可以考虑纤维蛋白原替换治疗 在旁路术后出血中，维持血栓弹性测定法测定的最大凝块硬度＞ 9mm是至关重要的

续表

	目标人群	主题	预防和治疗建议
欧洲指南 2019[3]	严重创伤和凝血障碍患者	创伤后大出血与凝血病的处理	如果大出血伴有低纤维蛋白原血症，推荐使用纤维蛋白原浓缩物或冷沉淀物进行治疗（GRADE 1 C级）。建议初始的纤维蛋白原治疗量为3~4g，重复使用的剂量在血栓弹力图和实验室测定纤维蛋白原水平的指导下给予（GRADE 2 C）
英国指南 2016[4]	产妇	产后出血的预防和治疗	进行性产后出血患者的纤维蛋白原不应低于2g/L。（推荐等级C） 冷沉淀可用于纤维蛋白原的补充。（推荐等级D） 60mg/kg纤维蛋白原浓缩液一般可以使患者纤维蛋白原升高1g/L
法国共识 2018[5]	围手术期出血患者	纤维蛋白原的处置	不建议预防性用药；不建议单独使用纤维蛋白原；建议对浓度进行检测，高于1.5g/L时，不给药；建议给药初始剂量25~50mg/kg
澳大利亚指南 2018[6]	产妇	原发性产后出血	纤维蛋白原浓缩物：50~70mg/kg体重静脉注射，每分钟不超过5ml；先天性纤维蛋白原缺乏症患者：4g浓缩物使纤维蛋白原增加大约1g/L
中国共识 2012[7]	弥散性血管内凝血患者	弥散性血管内凝血的诊断和治疗	纤维蛋白原水平较低时，可输入纤维蛋白原：首次剂量2.0~4.0g，静脉滴注，24小时内给予8.0~12.0 g，可使血浆纤维蛋白原升至1.0g/L
中国共识 2012[8]	肝胆外科合并凝血功能障碍患者	凝血功能的评价与干预	人纤维蛋白原可迅速提高血浆纤维蛋白原浓度，血浆纤维蛋白原＜0.8g/L时应用，一般首次给药1~2g，每2g纤维蛋白原可使血浆纤维蛋白原提高约0.5g/L
中国指南 2014[9]	产后出血	产后出血的预防与处理	一旦确诊为凝血功能障碍，尤其是DIC，应迅速补充相应的凝血因子。输入纤维蛋白原1 g可提升血液中纤维蛋白原0.25g/L，1次可输入纤维蛋白原4~6 g（也可根据患者具体情况决定输入剂量）
中国共识 2020[10]	出血性凝血功能障碍患者	急危重症患者的凝血功能障碍的处理	早期补充纤维蛋白原是创伤性凝血病的关键治疗。当存在严重的低纤维蛋白原血症（＜100mg/dl）时，可以选择纤维蛋白原或冷沉淀，使血浆纤维蛋白原水平增至＞100mg/dl
中国共识 2021[11]	罕见遗传性出血性疾病	罕见遗传性出血性疾病诊断	对于纤维蛋白原缺乏症患者，可采用纤维蛋白原替代治疗，按需治疗剂量50~100mg/kg；预防治疗20~30mg/kg，每周1次

参考文献

[1] Wada H, Thachil J, Di Nisio, et al. Guidance for diagnosis and treatment of disseminated intravascular coagulation from harmonization of the recommendations from three guidelines [J]. J Thromb Haemost, 2013, 11: 761-767.

[2] Erdös G, Koster A, Meesters M I, et al.The role of fibrinogen and fibrinogen concentrate in cardiac surgery: an international consensus statement from the Haemostasis and Transfusion Scientific Subcommittee of the European Association of Cardiothoracic Anaesthesiology [J]. Anaesthesia, 2019, 74(12): 1589-1600.

[3] Spahn. The European guideline on management of major bleeding and coagulopathy following trauma: fifth edition [J]. Critical Care, 2019, 23: 98.https://doi.org/10.1186/s13054-019-2347-3.

[4] Mavrides E, Allard S, Chandraharan E, Collins P, Green L, Hunt BJ, Riris S, Thomson AJ on behalf of the Royal College of Physicians. Prevention and management of postpartum haemorrhage [J]. BJOG, 2016(124): 106-149.

[5] Samama C M, Ickx B, Ozier Y, et al. The place of fibrinogen concentrates in the management of perioperative bleeding: a position paper from the francophone working group on perioperative Haemostasis (GIHP) [J]. Anaesthesia Critical Care & Pain Medicine, 2018, 37(4): 355-365.

[6] Queensland Clinical Guideline: Primary postpartum haemorrhage.http://guide.medlive.cn/guideline/21569.

[7] 中华医学会血液学分会血栓与止血学组. 弥散性血管内凝血诊断与治疗中国专家共识（2012年版）[J]. 中华血液学杂志，2012, 33(11): 978-979.

[8] 中华外科杂志编辑部. 肝胆外科患者凝血功能的评价与凝血功能障碍的干预的专家共识 [J]. 中华外科杂志，2012, 50(08): 678-683.

[9] 刘兴会. 产后出血预防与处理指南（2014）[J]. 中华妇产科杂志，2014(009): 641-646.

[10] 急性出血性凝血功能障碍诊治专家共识组，邵勉，薛明明，等. 急性出血性凝血功能障碍诊治专家共识 [J]. 中华急诊医学杂志，2020, 29(06): 780-787.

[11] 中华医学会血液学分会血栓与止血学组，中国血友病协作组. 罕见遗传性出血性疾病诊断与治疗中国专家共识（2021年版）[J]. 中华血液学杂志，2021, 42(02): 89-96.

三、文献计量学与研究热点分析

通过对人纤维蛋白原临床应用指南和共识的质量评价和推荐意见比较，发现目前国内外相关指南较少，且时限较远。为了更全面的了解人纤维蛋白原，我们运用 CiteSpace 软件对当前发表的人纤维蛋白原研究与进展进行文献计量学研究，旨在分析国内外的研究现状、热点，并进一步探索其研究前沿。

以 Web of Science 数据库为数据来源，以 Fibrinogen 为检索词，检索 2000 年至 2020 年间已发表的相关文献。去除重复文献后得到 4048 篇文献。采用文献计量法，对所收集论文的年代分布、国家分布、期刊分布、关键词、文献作者及机构、基金支持和文献内容进行分析。依次选取国家、机构、资金支持、关键词、作者、共被引作者、共被引文献和共被引期刊为节点分析文献数据。

1. 文献的年代分布

从 2000 年到 2020 年，全球共发表纤维蛋白原相关文献 4219 篇，按照如表 5-17 和图 5-1 统计结果可以将其分成两个时间段：2000~2011 年和 2012~2020 年。2000~2011 年时间段，每年发表的文献数量呈波动性下降趋势。2005~2011 年文献数量最少，为 152 篇。从 2012 年以后，文献发表数量呈现直线上升和波动上升趋势，尤其是 2020 年度发表文献数量急剧上升，达到 310 篇，比 2019 年增加 90 篇。这些结果表明近十年该领域研究处于快速发展阶段，研究成果不断增加，前景良好。

表5-17　2000~2020年纤维蛋白原文献的年代分布

年份	数量/篇	百分比/%
2000	186	4.59
2001	205	5.06
2002	168	4.15
2003	183	4.52
2004	156	3.85
2005	152	3.75
2006	172	4.25
2007	183	4.52

续表

年份	数量/篇	百分比/%
2008	172	4.25
2009	171	4.22
2010	183	4.52
2011	152	3.75
2012	168	4.15
2013	200	4.94
2014	217	5.36
2015	233	5.76
2016	230	5.68
2017	196	4.84
2018	191	4.72
2019	220	5.43
2020	310	7.66

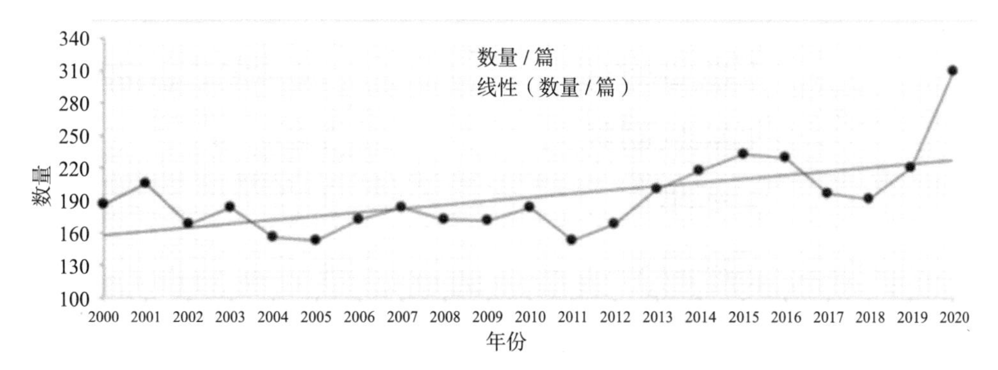

图 5-1　2000~2020 年纤维蛋白原文献年发文量变化趋势

2. 国家分布

选择发表国家为节点，进行文献计量学分析，得到结果如表 5-18 所示。发文最多的 10 个国家分别为美国（1089 篇）、中国（552 篇）、日本（322 篇）、德国（319 篇）、英国（289 篇）、意大利（226 篇）、法国（172 篇）、荷兰（145 篇）、瑞士（129 篇）、奥地利（122 篇）。

表5-18 国家分布

序号	国家	数量
1	USA	1089
2	CHINA	552
3	JAPAN	322
4	GERMANY	319
5	ENGLAND	289
6	ITALY	226
7	FRANCE	172
8	NETHERLANDS	145
9	SWEDEN	129
10	AUSTRIA	122

3. 高贡献机构、资助机构的分布

按研究机构进行分析（图 5-2），美国北卡罗来纳州立大学的文献发表量最多，共计 62 篇，我国机构未进入前 10 位。

排名前 10 位的资助机构如图 5-3 所示。NIH-NHLBI（NATIONAL HEART LUNG AND BLOOD INSTITUTE United States Department of Health & Human Services

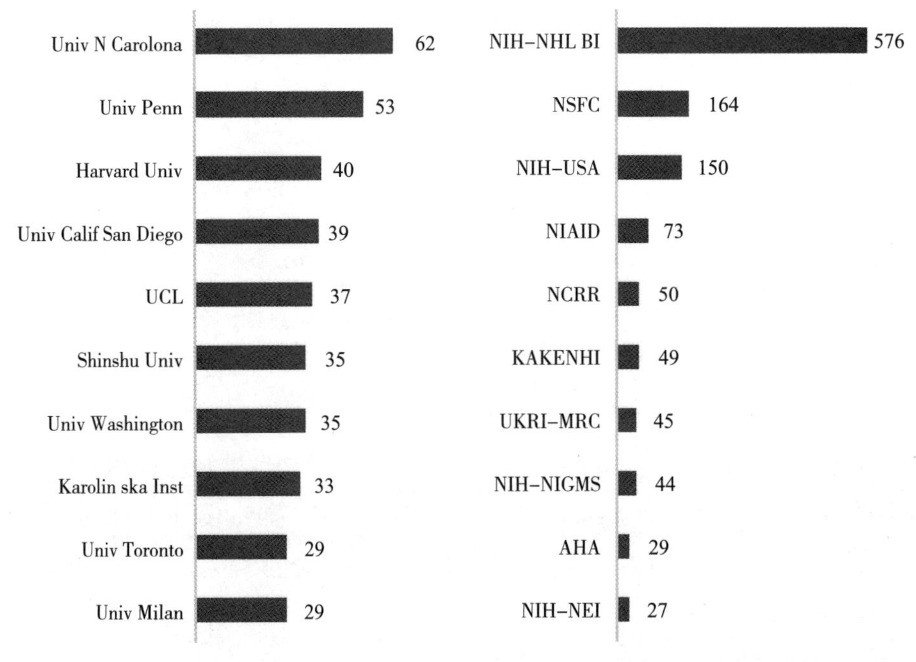

图 5-2 发表文章数排前 10 位的机构　　图 5-3 基金资助排前 10 位的机构

National Institutes of Health–USANIH National Heart Lung & Blood Institute）以支持576项课题居首位，我国国家自然科学基金（National Natural Science Foundation of China, NSFC）支持164位，其次为NIH–USA（National Institutes of Health United States Department of Health & Human Services National Institutes of Health）、NIAID（NATIONAL INSTITUTE OF ALLERGY AND INFECTIOUS DISEASES United States Department of Health & Human Services National Institutes of Health–USANIH National Institute of Allergy & Infectious Diseases）、NCRR（NATIONAL CENTER FOR RESEARCH RESOURCES United States Department of Health & Human Services National Institutes of Health–USANIH National Center for Research Resources）等。

4. 关键词分析

选择关键词为节点，进行计量学分析，结果如图5–4所示。出现频次最高的10个关键词分别为fibrinogen（1702次）、plasma fibrinogen（367次）、inflammation（334次）、coagulation（326次）、myocardial infarction（293次）、risk factor（288次）、protein（288次）、risk（285次）、cardiovascular disease（265次）和association（238次）。除纤维蛋白原本身外，炎症、出血、心血管疾病、危险因素等出现次数较多，阐明近期研究热点。

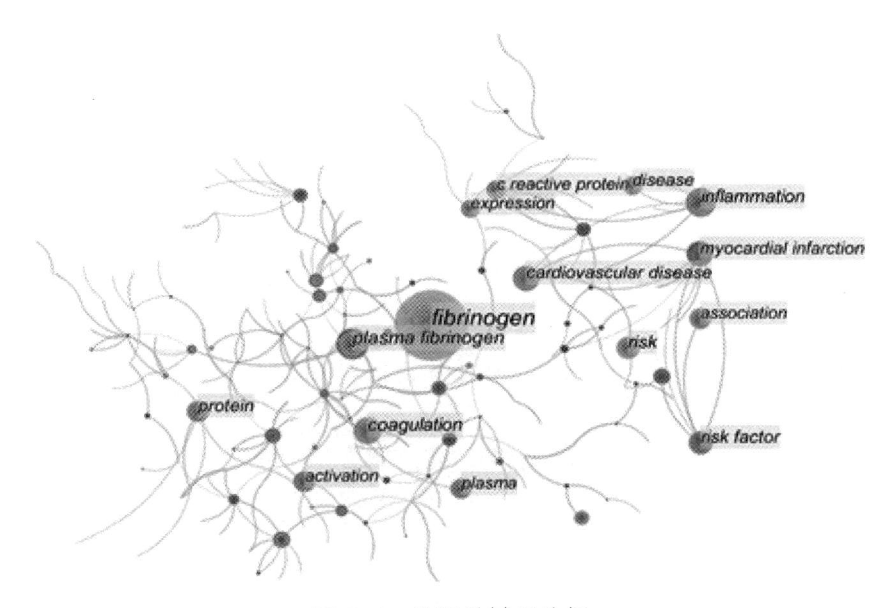

图5–4　共现关键词分析

5. 高贡献作者分布

选择作者为节点，进行文献计量学分析，得到结果如表5–19所示。对共被引作者进行分析，结果如图5–5所示，节点直径代表了作者的被引情况，节点间连线代表了作者间的合作。

表5-19　发文量排名前10位的作者

序号	作者	发文量
1	CRISTINA SOLOMON	22
2	MARGUERITE NEERMANARBEZ	22
3	SO BRENNAN	21
4	ST LORD	19
5	JW WEISEL	17
6	PM GEORGE	16
7	DROR SELIKTAR	16
8	NOBUO OKUMURA	14
9	JOHN W WEISEL	14
10	MW MOSESSON	14

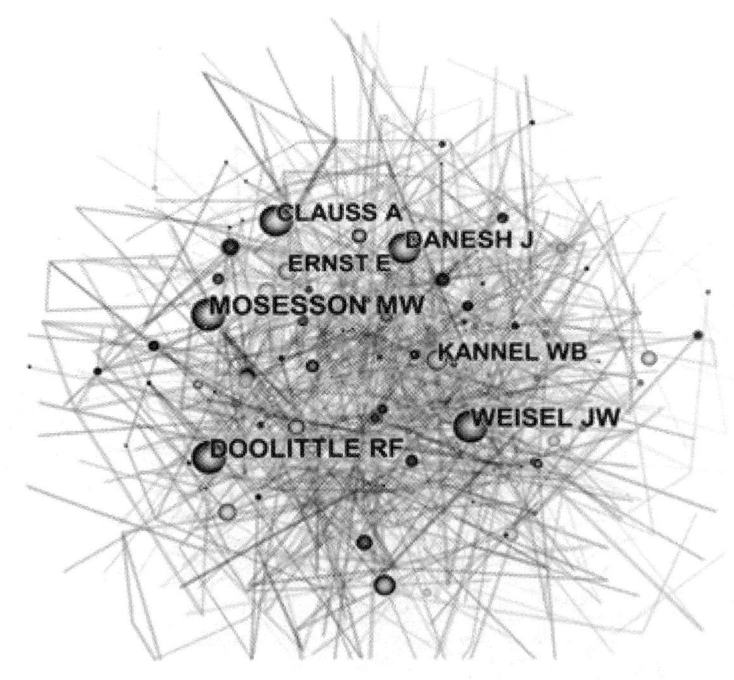

图 5-5　共被引作者分析

6. 共被引文献和共被引期刊分析

对文献数据中的共被引文献和共被引期刊进行计量分析，得到如表 5-20、表 5-24 所示结果。被引次数最高的文献为 Fibrinogen and fibrin structure and functions，被引 1010 次，其次为 Novel risk factors for systemic atherosclerosis-A comparison of C-reactive protein，fibrinogen，homocysteine，lipoprotein（a），and standard cholesterol screening as predictors of peripheral arterial disease（916 次）、Fibrinogen stimulates macrophage chemokine secretion through toll-like receptor 4 C-Reactive Protein，Fibrinogen，and Cardiovascular Disease Prediction（710 次）等，可以看出目前被引用较多的是关于纤维蛋白原结构、作用机制等基础性研究，纤维蛋白原临床应用文献相对较少。

对共被引期刊进行计量分析，被引次数排在前 10 的期刊分别是 THROMB HAEMOSTASIS（1820 次）、BLOOD（1649 次）、J BIOL CHEM（1561 次）、THROMB RES（1223 次）、J THROMB HAEMOST（1215 次）、P NATL ACAD SCI USA（1194 次）、J CLIN INVEST（1018 次）、NATURE（985 次）、NEW ENGL J MED（976 次）、CIRCULATION（966 次）。

表5-20　共被引文献分析

文献	数量
Fibrinogen and fibrin structure and functions[5]	1010
Novel risk factors for systemic atherosclerosis-A comparison of C-reactive protein，fibrinogen，homocysteine，lipoprotein（a），and standard cholesterol screening as predictors of peripheral arterial disease[6]	916
Fibrinogen stimulates macrophage chemokine secretion through toll-like receptor 4	710
C-Reactive Protein，Fibrinogen，and Cardiovascular Disease Prediction[7]	668
Structural basis for allostery in integrins and binding to fibrinogen-mimetic therapeutics	601
Nanoparticle-induced unfolding of fibrinogen promotes Mac-1 receptor activation and inflammation[8]	590
Poly（L-lysine）-g-poly（ethylene glycol）layers on metal oxide surfaces：Surface-analytical characterization and resistance to serum and fibrinogen adsorption	457
Electrospinning of nanofiber fibrinogen structures[9]	456
Goal-directed coagulation management of major trauma patients using thromboelastometry（ROTEM（R））-guided administration of fibrinogen concentrate and prothrombin complex concentrate[10]	451
Fibrinogen is an important determinant of the metastatic potential of circulating tumor cells[11]	444

表5-24　共被引期刊分析

序号	期刊名称	数量
1	THROMB HAEMOSTASIS	1820
2	BLOOD	1649
3	J BIOL CHEM	1561
4	THROMB RES	1223
5	J THROMB HAEMOST	1215
6	P NATL ACAD SCI USA	1194
7	J CLIN INVEST	1018
8	NATURE	985
9	NEW ENGL J MED	976
10	CIRCULATION	966

7. 结论

文献计量分析结果显示，在2000~2020年发表的关于纤维蛋白原的相关文献4219篇，尤其是近两年呈现爆发性增长现象，这表明目前各国对纤维蛋白原的重视程度加强，研究成果不断增加，必将促进人们对纤维蛋白原更全面的认识。美国仍是引领人纤维蛋白原相关研究领域发展的国家，我国目前发文数量排在第二位，也展现出了强劲的动力。但从机构文章发表排名、基金资助排名可看出我国相关研究机构分布较散、基金支持力度不够。关键词共现分析显示，纤维蛋白原的研究热点主要集中在炎症、出血、心血管疾病等。作者发文量及共被引情况分析可看出单个作者发文量多，但相互合作较少。此外，《纤维蛋白原、纤维蛋白的结构和功能》是被引用次数最多的文献，血栓和凝血疾病权威杂志《Thrombosis and Haemostasis》收录人纤维蛋白原相关论文最多。

参考文献

[1] Hu Y, Yu Z, Cheng X, et al. A bibliometric analysis and visualization of medical data mining research [J]. Medicine, 2020, 99(22). e20338. doi: 10.1097/MD.0000000000020338.

[2] Zhang T, Yin X, Yang X, et al. Research trends on the relationship between Microbiota and Gastric Cancer: A Bibliometric Analysis from 2000 to 2019 [J]. Journal of Cancer, 2020, 11(16): 4823.

[3] 曹兆流，张玮，乔洋，等. 国内外抗肿瘤药物经济学评价文献计量学研究[J]. 中国药物警戒，2021, 18(8): 737.

[4] 徐修才，吴竞生，翟志敏. 人纤维蛋白原的研究进展[J]. 国外医学：临床生物化学与检验学分册，2004, 25(6): 503-505.

[5] Mosesson M W. Fibrinogen and fibrin structure and functions [J]. Journal of thrombosis and haemostasis, 2005, 3 (8): 1894-1904.

[6] Ridker P M, Stampfer M J, Rifai N. Novel risk factors for systemic atherosclerosis: a comparison of C-reactive protein, fibrinogen, homocysteine, lipoprotein (a), and standard cholesterol screening as predictors of peripheral arterial disease [J]. Jama, 2001, 285(19): 2481-2485.

[7] Smiley S T, King J A, Hancock W W. Fibrinogen stimulates macrophage chemokine secretion through toll-like receptor 4 [J]. The Journal of Immunology, 2001, 167(5): 2887-2894.

[8] Xiao T, Takagi J, Coller B S, et al. Structural basis for allostery in integrins and binding to fibrinogen-mimetic therapeutics [J]. Nature, 2004, 432(7013): 59-67.

[9] Huang N P, Michel R, Voros J, et al. Poly (L-lysine) -g-poly (ethylene glycol) layers on metal oxide surfaces: surface-analytical characterization and resistance to serum and fibrinogen adsorption [J]. Langmuir, 2001, 17(2): 489-498.

[10] Schöchl H, Nienaber U, Hofer G, et al. Goal-directed coagulation management of major trauma patients using thromboelastometry (ROTEM®) -guided administration of fibrinogen concentrate and prothrombin complex concentrate [J]. Critical care, 2010, 14(2): 1-11.

[11] Palumbo J S, Kombrinck K W, Drew A F, et al. Fibrinogen is an important determinant of the metastatic potential of circulating tumor cells [J]. Blood, The Journal of the American Society of Hematology, 2000, 96(10): 3302-3309.

第四节　凝血因子类的临床应用指南与质量评价

一、不同指南/共识及质量评价

目前，我国上市的血液制品主要有3大类，即白蛋白类、凝血因子类和免疫球蛋白类。据国元证券对2020年度血制品批签发情况，进行汇总、统计分析发现，白蛋白依旧占据国内血制品行业主导地位，但是，凝血因子类血液制品在低基数的情况下增速是最快[1]。凝血因子是一系列参与凝血过程的重要分子，与体内抗凝血因子共同维持机体凝血－抗凝平衡。我国国产凝血因子制品主要是以血浆为原料制成的，临床常见的凝血因子制品包括以下四种：人凝血因子Ⅷ，主要用于治疗甲型血友病和获得性凝血因子Ⅷ缺乏而导致的出血症；人凝血酶原复合物，主要治疗先天性和获得性凝血因子Ⅱ、Ⅶ、Ⅳ、Ⅹ缺乏症，如乙型血友病等；人纤维蛋白原，主要用于治疗异常纤维蛋白血症，纤维蛋白原缺乏症（对人纤维蛋白原的临床应用指南与质量评价有相应章节介绍，这里不做统计）以及人凝血因子Ⅸ，用于乙（B）型血友病患者的预防治疗及出血治疗。而国外上市的凝血因子制品则以重组制品为主，如重组凝血因子Ⅶa（re-combinant coagulation factor Ⅶa，rFⅦa）和重组凝血因子Ⅷ（recombinant coagulation factor Ⅷ，rFⅧ）[2-3]。

凝血因子类血液制品在危重病患者、遗传性疾病、自身免疫性疾病的治疗中占有不可撼动的位置。由于此类产品的人源性、稀缺性和潜在传染性等特殊性，其有效性、安全性和经济性一直备受关注[2]。随着市场经济的发展，为了使血液制品在临床的使用规范化，严格掌握适应证，抓住用药时机，选择适当的剂量以及其他辅助疗法的联合，保障患者用药安全，国内、外关于凝血因子类血液制品的临床应用指南/共识均有相关报道。但由于指南的制定机构和研究背景不同，采用的证据标准和制定的方法学存在差异，使指南的质量和规范性参差不齐。AGREE Ⅱ是目前国际公认的临床实践指南质量评价工具，其具有通用性，适用于包括疾病诊断、治疗、预后以及健康促进等任何领域各种指南的综合评价。

鉴于此，本研究检索知网、维普、万方、中国生物医学文献数据库、Embase、Pubmed、Cochrane等数据库和相关网站，搜索凝血因子类血液制品相关临床指南和共识，按照既定纳入排除标准筛选文献，使用临床实践指南研究与评价系统Ⅱ

（AGREE Ⅱ）进行质量评价，得出指南和共识的推荐级别，为凝血因子类血液制品的临床合理应用提供参考，同时也为我国指南与共识的制定和完善提供策略。

1. 资料与方法

（1）检索数据库

中文数据库：知网（CNKI）、维普数据库（VIP）、万方数据库

英文数据库：Embase、Pubmed、Cochrane、Web of science、Chinese guideline clearinghouse（CGC）、Guidelines international network（G-I-N）

网站：医脉通、美国国立指南网（NGC）、英国国家医疗卫生质量标准署（NICE）、世界卫生组织等相关协会、机构认可和授权的网站。

（2）检索策略

中文检索词：凝血因子、出血、血液、（临床）指南、共识、规范、推荐意见等

英文检索词：coagulation factors，bleeding，blood，（clinical）guidelines，consensus，norms，recommendations，

中文检索式：凝血因子 AND（指南 OR 临床指南 OR 共识）、血液 OR 出血 AND（指南 OR 共识）

英文检索式：coagulation factors AND（guideline OR clinical guidance OR consensus、blood OR bleeding AND（guideline OR consensus）

（3）指南纳入和排除标准

纳入标准：研究的药物为凝血因子类血液制品，或治疗用到凝血因子类血液制品的相关疾病；文献类型为临床指南或共识；对于已修订、更新的指南或共识，选择最新版；语言限定为中文和英文。

排除标准：重复文献；国外指南的翻译版以及旧版指南；多个机构重复发表的指南；指南的系统评价、综述、译本、解读、草案；无法获取全文的文献。

（4）指南评价　采用当前国际公认临床实践指南质量评价工具 AGREE Ⅱ进行评价，它主要包括 6 个领域（共 23 个条目），2 个总体评估以及用户手册[4]。每个领域针对指南质量评价的一个特定问题，分别为范围和目的（3 个条目）、参与人员（3 个条目）、制定的严谨性（8 个条目）、清晰性（3 个条目）、应用性（4 个条目）和编辑独立性（2 个条目）。每个条目均以 7 分表示，1 分为很不同意，7 分为很同意。当条目为部分满足时，根据实际情况评 2~6 分。2 位评价员事先经过 AGREE Ⅱ评分标准培训，然后参考 AGREE Ⅱ原文及其中文译本对纳入指南和共识的 23 个条目进行评分，然后计算出 6 个领域的得分。

每个领域得分等于该领域中每一个条目分数的总和，并标准化为该领域可能的最高分数的百分比。根据各领域的标准化得分评价指南的质量，并作为是否推

荐的根据。根据 6 个领域得分综合判断指南的推荐级别：A 级（强推荐）为指南≥ 5 个领域，标准化得分≥ 50%；B 级（弱推荐）为指南＞ 3 个领域，标准化得分≥ 30% 的，但有标准化得分＜ 50%；C 级（不推荐）为指南≥ 3 个领域，标准化得分＜ 30%。

2. 结果

（1）文献检索结果　在各个数据库及网站初步检索文献，在阅读题目和摘要，剔除重复和不相关文献后获得 42 篇。阅读全文排除非指南文献、指南解读以及翻译版本，最终获得指南或共识 10 篇。

（2）纳入指南与共识的基本信息　纳入的 10 个指南与共识，分别为中国（6 个）、英国（1 个）；国际共识 1 个；欧洲共识 1 个，指南 1 个。内容主要包括凝血因子类血液制品在血友病中的作用、创伤性和非创伤性出血的治疗中的作用、产后出血的防治以及罕见遗传性出血的诊治等作用；10 篇指南与共识由各国或组织相关协会、学会、委员会发布；有 5 篇指南采用 GRADE 分级方法对所纳入的证据进行了分级；纳入的指南或共识引用参考文献数量不等，文献较多的为中国《出凝血功能障碍相关性出血中国多学科诊治指南》，引用 111 篇文献，国际共识与欧洲共识次之，均引用 76 篇文献。纳入指南与共识的基本信息见表 5-22。

表5-22　凝血因子类血液制品相关指南与共识的基本情况

序号	指南或共识名称	时间（版次）	发布机构	研究方法	证据分级	参考文献（篇）
1	《International recommendations on the diagnosis and treatment of acquired hemophilia A》[5]	2020	Hannover Medical School, Department of Hematology, Hemostasis, Oncology and Stem Cell Transplantation	GRADE	是	76
2	《A European consensus statement on the use of four-factor prothrombin complex concentrate for cardiac and non-cardiac surgical patients》[6]	2020	欧洲心胸麻醉学协会（EACTA）输血和止血小组委员会	无	是	76
3	《多发创伤出凝血管理指南》[7]	2013	—	GRADE	是	8
4	《产科输血》[8]	2015	英国皇家妇产科医师学会	无	无	32

续表

序号	指南或共识名称	时间（版次）	发布机构	研究方法	证据分级	参考文献（篇）
5	《血友病治疗中国专家指南》[9]	2020	中华医学会血液学分会血栓与止血学组，中国血友病协作组	无	是	26
6	《严重创伤输血专家共识》[10]	2013	第三军医大学附属大坪医院野战外科研究所输血科	GRADE	是	无
7	《麻醉手术期间液体治疗专家共识》[11]	2014	中华医学会麻醉学分会	GRADE	是	无
8	《非创伤性出血的急诊处理专家共识/意见》[12]	2017	创伤性出血急诊处理专家组	无	无	46
9	《罕见遗传性出血性疾病诊断与治疗中国专家共识》[13]	2021	中华医学会血液学分会血栓与止血学组，中国血友病协作组	无	无	24
10	《出凝血功能障碍相关性出血中国多学科诊治指南》[14]	2021	中华医学会神经外科学分会，中国医师协会急诊医师分会，国家卫生健康委员会，脑卒中筛查与防治工程委员会	GRADE	是	111

（3）利用 AGREE Ⅱ进行指南评分　2名研究员对纳入的10个指南的6个领域（23个条目）的评分如表5-23所示。根据评分结果计算各指南每个领域的标准化得分，再根据标准化得分的情况，对各指南的质量进行综合评价。各指南的标准化得分和质量综合评价结果如表5-24所示。

表5-23.1　指南 AGREE Ⅱ 6个领域的评分结果（研究员1）

指南或共识		1	2	3	4	5	6	7	8	9	10
领域1 范围和目的	条目1	5	6	6	6	6	6	6	6	6	6
	条目2	6	5	5	5	5	6	6	7	5	5
	条目3	5	5	6	5	5	5	7	6	7	5
领域2 参与人员	条目4	5	3	6	5	6	5	1	5	6	7
	条目5	1	1	1	1	1	1	1	1	1	1
	条目6	7	7	7	6	6	5	5	6	7	7

续表

指南或共识		1	2	3	4	5	6	7	8	9	10
领域 3 严谨性	条目 7	4	6	1	3	5	6	1	1	1	1
	条目 8	5	6	1	3	3	1	1	1	1	1
	条目 9	7	1	6	1	3	6	7	3	1	6
	条目 10	6	6	6	5	5	6	7	1	1	1
	条目 11	5	6	6	5	6	6	5	6	6	5
	条目 12	5	4	5	3	5	5	6	5	5	5
	条目 13	1	1	3	3	3	1	3	1	1	1
	条目 14	1	1	6	5	5	1	3	3	1	1
领域 4 清晰性	条目 15	6	5	5	4	6	5	5	5	5	5
	条目 16	5	4	6	4	6	5	5	5	6	6
	条目 17	7	3	6	4	4	5	4	5	4	5
领域 5 应用性	条目 18	4	1	4	5	5	4	4	4	4	5
	条目 19	5	5	5	4	5	3	6	3	1	1
	条目 20	1	5	1	5	5	1	4	1	1	1
	条目 21	5	5	5	3	5	5	5	5	4	6
领域 6 独立性	条目 22	6	1	4	4	4	4	1	1	1	5
	条目 23	6	1	4	4	4	1	1	1	5	7

表5-23.2 指南 AGREE Ⅱ 6个领域的评分结果（研究员2）

指南或共识		1	2	3	4	5	6	7	8	9	10
领域 1 范围和目的	条目 1	7	7	7	7	7	7	7	7	7	7
	条目 2	7	6	5	5	5	6	7	7	7	7
	条目 3	7	6	6	6	6	6	7	7	6	7
领域 2 参与人员	条目 4	6	2	2	2	2	3	2	6	7	7
	条目 5	1	1	1	1	1	1	1	1	1	1
	条目 6	5	5	5	6	6	5	7	7	7	7

续表

指南或共识		1	2	3	4	5	6	7	8	9	10
领域 3 严谨性	条目 7	7	4	2	2	4	6	2	2	3	3
	条目 8	6	4	6	4	3	6	2	2	3	3
	条目 9	6	1	6	1	2	6	6	6	3	6
	条目 10	6	7	5	2	3	5	7	2	3	3
	条目 11	6	7	5	5	6	6	7	5	7	5
	条目 12	6	3	7	1	1	7	7	7	7	6
	条目 13	3	2	1	1	1	1	4	2	4	4
	条目 14	3	2	6	2	2	2	2	2	2	2
领域 4 清晰性	条目 15	7	4	7	6	6	7	6	7	6	6
	条目 16	6	4	6	6	5	6	6	7	7	6
	条目 17	5	6	6	5	7	6	6	6	6	6
领域 5 应用性	条目 18	3	2	2	4	5	6	6	4	6	6
	条目 19	4	6	1	2	2	3	7	2	3	3
	条目 20	2	6	4	3	4	5	5	2	3	5
	条目 21	4	6	6	6	6	6	7	6	7	6
领域 6 独立性	条目 22	5	2	2	2	2	2	2	2	3	7
	条目 23	5	2	2	2	2	2	2	2	6	7

表5-24　指南评价综合结果

	标准化百分比（%）						百分比分值个数			推荐意见
	领域1	领域2	领域3	领域4	领域5	领域6	≥50	50>X≥30	<30	
1	86.1	52.8	63.5	83.3	41.7	75.0	5	1	0	A
2	80.6	36.1	46.9	55.6	58.3	8.3	3	2	1	B
3	80.6	44.4	58.3	83.3	41.7	33.3	3	3	0	B
4	77.8	41.7	31.3	63.9	50.0	33.3	3	3	0	B
5	77.8	44.4	42.7	77.8	60.4	33.3	3	3	0	B

续表

	标准化百分比（%）						百分比分值个数			推荐意见
	领域1	领域2	领域3	领域4	领域5	领域6	≥50	50>X≥30	<30	
6	83.3	38.9	57.3	77.8	52.1	20.8	4	1	1	B
7	94.4	30.6	56.3	72.2	75.0	8.3	4	1	1	B
8	94.4	55.6	34.4	80.6	39.6	8.3	3	2	1	B
9	88.9	63.9	34.4	77.8	43.8	45.8	3	3	0	B
10	86.1	66.7	38.5	77.8	52.1	91.7	5	1	0	A
平均	84.9	45.4	47.2	74.7	51.4	29.6	–	–	–	–

注：A 为强推荐；B 为弱推荐；

3. AGREE Ⅱ评价结果分析

（1）范围和目的　纳入的 10 部指南均不同程度地描述了指南的总目的、指南涵盖的卫生问题及指南的适用人群。此领域平均得分为 84.9%，最高得分为 94.4%，最低得分为 77.8%。10 部指南领域得分均≥ 50%，表示各指南针对明确的临床问题，给予一定的推荐建议。

（2）参与人员　此领域主要评价指南开发小组中的相关专业人员、收集目标人群的观点和选择意愿、明确规定指南的使用者等内容，该领域平均得分为 45.4%，最高得分为 66.7%，最低得分为 30.6%。其中有 4 部指南领域得分≥ 50%，其余 6 部指南领域得分均在 30%~50%。10 部指南均规定了指南的使用者，其中指南 10 开发小组囊括了所有相关专业人员，但是，所有的指南均未涉及收集目标人群的观点和选择意愿。

（3）严谨性　此领域评价条目最多，包括应用系统方法检索证据；清楚描述选择证据的标准、证据体的强度和局限性和形成推荐建议的方法；形成推荐建议时考虑了对健康的益处、副作用以及危险；推荐建议与支持证据之间有明确的联系；指南在发布前经过外表专家评审；提供指南更新的步骤共 8 个方面内容。该领域平均得分为 47.2%，最高得分为 63.5%，最低得分 31.3%。其中，绝大部分指南在给予推荐意见时，考虑了对健康的益处、副作用以及危险，以及推荐建议和支持证据之间有明确的联系。除了指南 1、2、5、6，其他指南均为对应用的系统方法检索证据进行阐述。指南 1、3、6、7、10 五篇指南采用了 GRADE 分级。该领域有 4 个指南领域得分≥ 50%，6 部指南领域得分在 30%~50%，但这并不完全表示指南的严谨性差，可能是由于 AGREE Ⅱ评分系统的不适用引起的。

（4）清晰性　此领域主要评价指南推荐建议是否明确不含糊、是否列出不同的选择或卫生问题、容易识别重要的推荐建议等3个方面，该领域平均得分74.7%，最高得分为83.3%，最低得分为55.6%。该领域整体得分最高，所有指南得分均≥50%。纳入的指南均较清楚的描述推荐建议及列出不同的选择或卫生问题，但给出的推荐建议较多，不容易识别重要的建议。

（5）应用性　此领域主要评价指南是否提供指南应用时的促进和阻碍因素、应用推荐建议的意见和/或工具以及推荐建议应用时潜在的相关资源和监测审查标准等4个方面。该领域平均得分51.4%，最高得分为60.4%，最低得分为39.6%。其中，有5个指南得分均≥50%，大部分指南得分较低，这可能与评论员不能准确的理解指南应用时的促进和阻碍因素、监督和审计的评价标准这两个条目有关。

（6）独立性　本领域主要评价指南制定过程赞助单位的观点是否影响指南的内容以及小组成员的利益冲突是否记录并公布。该领域平均得分为29.6%，最高得分为91.7%，最低得分为8.3%。指南2、7、8对这两部分的内容均未描述。

（7）纳入指南的总体质量　共纳入指南与共识10篇，主要发布于2013~2021年。基于AGREE Ⅱ质量评价结果显示，指南的范围和目的领域（84.9%）得分最高，其次为清晰性领域（74.7%），第三名是指南的应用性（51.4%）领域得分，而指南严谨性（47.2%）、参与人员（45.4%）、独立性（29.6%）等领域得分均较低。纳入的10部指南中有2部指南5个领域得分≥50%，为强推荐，其余8部指南3个以上的领域得分≥30%，而且有领域得分＜50%，为弱推荐。

4. 讨论

（1）纳入指南与共识的基本特征　作为止血药物，凝血因子类血液制品在临床上广泛使用，然而目前临床上还没有专项应用指南，且相关的临床应用指南也较少。受医疗卫生发展、社会经济水平、法律法规等多种因素的影响，指南水平参差不齐。本研究纳入的10篇指南发布在2013~2021年间，内容主要包括凝血因子类血液制品在血友病中的作用、创伤性和非创伤性出血的治疗中的作用、产后出血的防治以及罕见遗传性出血的诊治等作用。指南发布的国家有英国、中国以及欧盟、国际等组织。纳入的指南整体质量一般，在AGREE Ⅱ各领域得分的范围较宽、各条目分数相差较大。因此及时的更新与提高是迫在眉睫的。通过分析结果可知，在下一步制定指南时，要注意提高指南的严谨性、参与人员和独立性这三方面领域。

（2）本研究尚存在一定的局限

①未对两名研究员间的一致性进行检验；②本研究只搜索中、英文发表的指南，而并未搜索其他语言指南以及未公开发表的指南，可能存在选择性偏倚。以

及在对中文指南评价时与对英文指南进行评价时的语言理解不同会造成评分标准的偏差；③研究中使用 AGREE Ⅱ工具评价凝血因子类血液制品临床指南和共识，尽管在评价之前进行了培训，但由于研究者对评价工具的理解差异及 6 个领域无权重划分，评价结果可能与指南真实质量存在一定差异。

5. 结论

目前临床缺少对凝血因子类血液制品的专项应用指南，相关的临床指南不仅数量较少，质量也参差不齐。基于 AGREE Ⅱ的评价结果，纳入的 10 部指南整体质量一般，2 部指南为强推荐，8 部指南弱推荐。因此，我国应该结合最新的循证医学证据，参照 AGREE Ⅱ的六个领域，尽快制定出符合我国国情的凝血因子类血液制品临床应用指南，为临床提供更为全面客观、系统科学的指导，规范凝血因子类血液制品的临床应用。

参考文献

[1] 王娅，卢丽，黄晓倩，等. 国产血液制品生产供应现状及改善策略探讨 [J]. 中国输血杂志. 2016, 29 (04): 431-435.

[2] 李茜茜，霍记平，赵志刚. 国内外血液制品上市情况及其临床应用 [J]. 临床药物治疗杂志，2020, 18 (01): 1-6.

[3] 李敏，吴日伟. 凝血因子药物市场分析 [J]. 中国生物工程杂志，2017, 37 (05): 133-139.

[4] APPRAISAL OF GUIDELINES FOR RESEARCH & EVALUATION Ⅱ. http://www.agreetrust.org.

[5] Tiede A, Collins P, Knoebl P, et al. International recommendations on the diagnosis and treatment of acquired hemophilia A [J]. HAEMATOLOGICA, 2020, 105 (7).

[6] Erdoes G, Koster A, Ortmann E, et al. A European consensus statement on the use of four-factor prothrombin complex concentrate for cardiac and non-cardiac surgical patients [J]. ANAESTHESIA, 2020.

[7] 孙旖旎，马晓春. 多发创伤出凝血管理（2013）欧洲指南解读 [J]. 中国实用外科杂志，2013, 33 (11): 943-945.

[8] 聂志扬，胡俊华，官济武. 英国皇家妇产科医师学院《产科输血指南》(第 2 版) 解读 [J]. 中华围产医学杂志，2016, 19 (08): 565-567.

[9] 血友病治疗中国指南（2020 年版）. 中华血液学杂志，2020 (04): 265-266.

[10] 文爱清，张连阳，蒋东坡，等. 严重创伤输血专家共识 [J]. 中华创伤杂志，2013, 29 (08): 706-710.

［11］吴新民，于布为，薛张纲，等．麻醉手术期间液体治疗专家共识（2007）［J］．中华麻醉学杂志，2008（06）：485–489.
［12］刘业成，杜铁宽，朱华栋，等．非创伤性出血的急诊处理专家共识/意见．中华急诊医学杂志，2017，26（08）：850–856.
［13］中华医学会血液学分会血栓与止血学组，中国血友病协作组．罕见遗传性出血性疾病诊断与治疗中国专家共识（2021 年版）［J］．中华血液学杂志，2021，42（02）：89–96.
［14］中华医学会神经外科学分会，中国医师协会急诊医师分会，国家卫生健康委员会脑卒中筛查与防治工程委员会．出凝血功能障碍相关性脑出血中国多学科诊治指南［J］．中华神经外科杂志，2021，37（07）：649–662.

二、不同指南/共识推荐的意见与比较

凝血因子类血液制品在临床的应用非常广泛，为规范血液制品的使用，国内、外针对如何正确使用血液制品，制订诸多指南，但指南中某些推荐意见差异较大。为了加强对指南的认识，对上述检索到的 10 篇指南/共识的推荐意见进行比较分析。

目前国内外没有关于凝血因子类血液制品临床应用专项指南发布。通过文献检索与筛选发现，其多是在血友病、创伤性和非创伤性出血、产后出血的防治以及罕见遗传性出血的诊治等方面发挥作用。这些指南和共识只是把凝血因子类血液制品作为治疗方式之一，简短介绍。因此，为了临床合理使用此类血液制品，亟需全面、系统、科学的专项指南做指导。

凝血因子类血液制品在临床主要发挥止血作用，其目标人群主要包括血友病患者、非创伤出血、创伤出血、产后出血、围手术期出血等患者。2013 年更新版的欧洲的创伤指南针对出凝血不同情况有相应的指南推荐。2015 年英国皇家妇产科医师学会（RCOG）发表的《产科输血》中对输注新鲜冰冻血浆（FFP）和冷沉淀的时机有相应的推荐，另外，应用于产科出血的药物也有相关介绍。2020 年 Andreas Tiede 等人根据最近的登记结果和作者在治疗获得性血友病 A 患者的集体临床经验，提供了实用的共识指导《International recommendations on the diagnosis and treatment of acquired hemophilia A》。同年欧洲心胸麻醉学协会（EACTA）输血和止血小组委员会成员对四因子凝血酶原复合物浓缩物进行了系统的文献综述，总结了不同情况下的剂量、疗效、药物安全性和监测策略方面的现有证据，发表了《A European consensus statement on the use of four-factor prothrombin complex concentrate for cardiac and non-cardiac surgical patients》。2020 年由中华医学会血液学分会血栓与止血学组编写《血友病治疗中国专家共识》，明确了不同血友病类型的治疗方案与原则。2013 年中国专家组发布《严重创伤输血专家共识》中明确提出对于创伤性出血的止凝治疗方案。2014 年发布《麻醉手术期间液体治疗专家共识》，介绍关于术中失血评估与处理方法。2017 年《非创伤性出血的急诊处理专家共识/意见》提出面对出血量比较大，出血危急等情况下补充凝血因子类血液制品的方案。2021 年《罕见遗传性出血性疾病诊断与治疗中国专家共识》针对每种罕见遗传性出血性疾病的替代治疗方案有相关描述。

10 篇指南或共识中，近三年内发布的有 5 篇，近八年发布的 5 篇；指南 4 篇，共识 6 篇。尤其是国内发布的多是专家共识，反映出国内虽更新较为及时，但成熟度和可信度有待提高。

5 篇指南对证据进行了分级，分别是 2013 年针对创伤后大出血与凝血病的处理的《严重创伤输血专家共识》、2014 年针对《麻醉手术期间液体治疗专家共识》、2020 年《血友病治疗中国专家指南》、2020 国际共识《International recommendations on the diagnosis and treatment of acquired hemophilia A》以及 2021 年关于《出凝血功能障碍相关性出血中国多学科诊治指南》，并且均运用 GRADE 分级系统，其他指南或共识未对分级方法进行描述。

2020 年版《血友病治疗中国指南》与 2020 年发布的国际共识《International recommendations on the diagnosis and treatment of acquired hemophilia A》对血友病的出血治疗，推荐了替代治疗的药物和给药方法。相比国际共识，《血友病治疗中国指南》[1] 分别对血友病 A 与血友病 B 的替代治疗方案进行推荐，具体如下：血友病 A 的替代治疗首选基因重组 FⅧ制剂或病毒灭活的血源性 FⅧ制剂，无上述条件时可选用冷沉淀或新鲜冰冻血浆等。每输注 1 IU/kg 体重的 FⅧ可使体内 FⅧ活性（FⅧ：C）提高 2%。FⅧ在体内的半衰期约 8~12 小时，要使体内 FⅧ保持在一定水平需每 8~12 小时输注 1 次。血友病 B 的替代治疗首选基因重组 FⅨ制剂或病毒灭活的血源性凝血酶原复合物（PCC），无上述条件时可选用新鲜冰冻血浆等。每输注 1 IU/kg 体重的 FⅨ可使体内 FⅨ活性（FⅨ：C）提高 1%，FⅨ在体内的半衰期约为 18~24 小时，要使体内 FⅨ保持在一定水平需每天输注 1 次。而《International recommendations on the diagnosis and treatment of acquired hemophilia A》[2] 国际共识，针对获得性血友病的出血治疗明确推荐使用 rFⅦa、APCC（活化凝血酶原复合物）或 rpFⅧ（重组猪凝血因子Ⅷ）代替人 FⅧ浓缩物或去氨加压素治疗 AHA 患者的临床相关出血。对于 rFⅦa 的初始治疗，指南建议推注 90μg/kg，每 2~3 小时一次，直到止血（1B 级）；对于 APCC 的初步治疗，建议每 8~12 小时推注 50~100IU/kg，最大剂量为 200 IU/（kg·d）（1B 级）；对于 rpFⅧ的初始治疗，初始剂量为 200IU/kg，随后的剂量和给药间隔由治疗医生根据临床反应和 FⅧ：C 的结果而定，将 FⅧ：C 保持＞ 50%，但是对于需要“特别关注”的严重出血（如严重的黏膜、颅内、腹后或腹内、外伤或术后出血等），需将 FⅧ：C ＞ 80%（1B 级）。因此在 rpFⅧ（1B 级）治疗期间密切监测 FⅧ的活性。

2013 年欧洲的多发创伤出凝血管理指南、中国专家组发布《严重创伤输血专家共识》及 2017 年《非创伤性出血的急诊处理专家共识/意见》均针对治疗出血（创伤性与非创伤性导致的出血）及相关的凝血病的推荐意见。

2013 年欧洲的创伤指南[3]建议对于大量失血合并创伤性凝血病的病人，即使已采取止血措施，建议使用 rFⅦa 治疗（分级 2C）。因为即使大血管出血得到控制，rFⅦa 对于小血管性凝血病性出血也是有益的。需要注意的是，应用 rFⅦa 的前提是保证足够数量的血小板及纤维蛋白原水平，同时还要保证适当的 pH 值与体温。指南指出，对于由于颅脑外伤引起的颅内出血，不建议应用 rFⅦa 治疗（分级 2C）。而《严重创伤输血专家共识》[4]对于严重创伤大出血、预计需要输注≥ 20 U 红细胞的患者，推荐尽早积极输注新鲜冰冻血浆（fresh frozen plasma，FFP）（1B）；对于明确存在凝血因子缺乏的创伤患者，推荐输注 FFP（1B），推荐输注的首剂量为 10~15ml/kg，然后根据凝血功能以及其他血液成分的输注量决定进一步输注量（1C）；对于既往有口服华法林的创伤患者，为紧急逆转其抗凝血作用，推荐输注 FFP（5~8ml/kg）（1C）。对于严重创伤合并大出血的患者，需要紧急启动大量输血方案（MTP），包括方案一：红细胞、FFP、血小板考虑按 6：4：1 输注，即相当于我国 6U 红细胞：400ml FFP：1 U 血小板；方案二：红细胞、FFP、血小板考虑按 1：1：1 输注，即相当于我国 1U 红细胞：100ml FFP：1U 血小板，三者均是从 200ml 全血分离。尚无足够证据证明哪个方案更优，应根据患者临床表现及实验室检查结果（包括 TEG）及时调整血液成分的输注量。2017 年《非创伤性出血的急诊处理专家共识/意见》[5]提出对于出血量比较大，容易造成失血性休克，如上消化道大出血、主动脉夹层破裂出血或宫外孕破裂出血等危急出血可能会导致凝血因子消耗性降低，尤其在有肝病基础的患者，会出现明显的凝血功能障碍，加重出血治疗的难度，应予积极补充凝血因子。推荐补充①FFP，输注的剂量为 10~15ml/kg（即 800~1200ml），因为 FFP 含有单位原血中所含的全部凝血因子和其他蛋白，是急性出血伴凝血异常患者的合理选择。②凝血酶原复合物（prothrombin complexconcentrate，PCC）（也称为因子Ⅸ复合物），其含有凝血因子Ⅱ，Ⅶ和 X，因此 PCCs 更加被推荐用于纠正华法林引起的凝血异常，一般 PCC 的使用剂量为 1500~2000U，以 100U/min 的速度进行给药。③对于致命性出血，推荐早期联合应用凝血酶原复合物及重组活化因子Ⅶ（rFⅦa），使用方法采用静脉推注给药，推荐起始剂量为80μg/kg。初次注射后可能需再次注射，用药最初间隔2~3小时，以达到止血效果。

2014年《麻醉手术期间液体治疗专家共识》与2015年英国皇家妇产科医师学会（RCOG）发表的《产科输血指南》及2020年欧洲心胸麻醉学协会（EACTA）输血和止血小组委员会发表《A European consensus statement on the use of four-factor prothrombin complex concentrate for cardiac and non-cardiac surgical patients》均针对术中失血或发生凝血障碍等情况提供相应的评估与处理方法。《麻醉手术期间液体治疗专家共识》[6]提出对于术中大失血所致凝血功能紊乱要针对不同原因进行治疗，必要时补充一定凝血成分以维持机体凝血功能正常。而凝血因子的补充主要依靠输注新鲜冷冻血浆（FFP）和冷沉淀。麻醉手术期间推荐按照输注FFP指征补充FFP（证据水平：B）；麻醉手术期间尚未有床旁定量监测来指导补充冷沉淀和各凝血因子（证据水平：C）；不推荐输注FFP补充患者的血容量治疗（证据水平B）。《产科输血指南》[7]对输注新鲜冰冻血浆（FFP）和冷沉淀的时机进行了推荐：①在大出血期间，FFP的剂量为12~15ml/kg与6个单位的红细胞配伍输注。随后FFP输注量应根据凝血测试的结果，目的是维持凝血酶原时间（PT）和活化部分凝血活酶时间（APTT）的比率低于正常值的1.5倍。②产科出血早期管理中，应使用常规剂量为两袋含5个单位的冷沉淀；随后的输入冷沉淀量应该由纤维蛋白原结果为指导，旨在保持其在1.5g/L以上的水平。《A European consensus statement on the use of four-factor prothrombin complex concentrate for cardiac and non-cardiac surgical patients》[8]提出对于需要紧急心脏或非心脏手术的患者，其凝血功能受维生素K拮抗剂治疗的影响，应考虑使用四因子凝血酶原复合物浓缩液进行逆转。对于严重出血的患者，建议初始剂量为25 IU/kg。对于血栓栓塞风险较高的患者，应考虑采用分步给药的方法，初始剂量为12.5 IU/kg。是否追加剂量取决于临床止血效果的和实验室评估。对于没有使用维生素K拮抗剂治疗，但有凝血障碍或严重出血的患者，可以考虑使用四因子凝血酶原复合物浓缩液进行止血。首次推注25 IU/kg，结合新鲜冰冻血浆可能效果更佳，尤其适用于创伤患者。对于血栓栓塞风险增加的患者，如心脏手术，若微血管出血持续存在，可以采用分步给药的方法，首次给予12.5 IU/kg的初始剂量，然后再注射第二次，是一种合理的风险调整策略。

2021年由中华医学会血液学分会血栓与止血学组和中国血友病协作组发布的《罕见遗传性出血性疾病诊断与治疗中国专家共识》[9]，涵盖了许多罕见遗传性出血性疾病（Rare inherited bleeding disorders，RBD），并且，针对每一种RBD均提出相应的替代治疗方法（表 5-25）。

表5-25　用于罕见遗传性出血性疾病（RBD）替代治疗产品

替代治疗产品	富含因子	适用RBD	潜在风险
FFP	所有因子	所有 RBD	输血反应，容量负荷增加，潜在病毒传播风险（未灭活产品）
冷沉淀	FⅧ、FⅩⅢ、FⅠ、VWF	FⅩⅢD、FID	输血反应，潜在病毒传播风险（未灭活产品）
PCC	FⅡ、FⅦ、FⅨ、FⅩ	FⅡD、FⅦD、FⅩD、VKDFD	血栓事件，弥散性血管内凝血
FⅧ产品	FⅧ	FⅤ+ⅧD	一般无
rFⅦa	活化 FⅦ	FⅦD	血栓事件
纤维蛋白原	FⅠ	FID	一般无，少数患者可能出现过敏反应
血小板悬液	血小板	FVD、FⅤ+ⅧD	输血反应，潜在病毒传播风险（未灭活产品），同种免疫

注：FFP：新鲜冰冻血浆；PCC：凝血酶原复合物；FD：凝血因子缺乏症；FID：遗传性纤维蛋白原缺乏症；FⅡD：凝血酶原缺乏症；FⅦD：凝血因子Ⅶ缺乏症；FⅩD：凝血因子Ⅹ缺乏症；VKDFD：维生素 K 依赖性凝血因子缺乏症；FⅤ+ⅧD：凝血因子Ⅴ和Ⅷ联合缺乏症；FVD：凝血因子Ⅴ缺乏症

2021 年由中华医学会神经外科学分会，中国医师协会急诊医师分会，国家卫生健康委员会，脑卒中筛查与防治工程委员会联合发布的《出凝血功能障碍相关性脑出血中国多学科诊治指南》[10] 针对出凝血功能障碍相关性脑出血（hemostatic disorders associated intracerebral hemorrhage, HDICH）的治疗提出指导性意见。对于遗传性凝血因子缺乏者，根据缺乏因子类型补充相应凝血因子，给药频率和因子活性水平的目标取决于所输注因子的半衰期和止血所需的因子活性水平。ⅩⅢ因子缺乏症可以用重组ⅩⅢ因子 A 亚基或血浆衍生的ⅩⅢ因子浓缩物治疗，如果上述措施无法实施，可使用 FFP 或冷沉淀。rFⅦa 可以降低 HDICH 患者的血肿扩大（Ⅱa 级推荐, A 级证据），但在改善生存率及神经功能预后方面有争议（Ⅱb 级推荐, A 级证据）；遗传性凝血因子缺乏者主要治疗措施为因子替代治疗（Ⅰ级推荐, A 级证据），获得性凝血功能障碍者应尽早消除或控制引起凝血功能障碍的病因（Ⅰ级推荐, C 级证据）。

参考文献

[1] 中华医学会血液学分会血栓与止血学组. 血友病治疗中国指南（2020年版）[J]. 中华血液学杂志，2020（04）: 265-266.

[2] Tiede A., Collins P.& Knoebl P.et al. International recommendations on the diagnosis and treatment of acquired hemophilia A [J]. *Haematologica*, 2020, 105(7).

[3] 孙旖旎，马晓春. 多发创伤出凝血管理（2013）欧洲指南解读 [J]. 中国实用外科杂志，2013, 11: 943-945.

[4] 文爱清，张连阳，蒋东坡，等. 严重创伤输血专家共识 [J]. 中华创伤杂志，2013, 08: 706-710.

[5] 刘业成，杜铁宽，朱华栋，等. 非创伤性出血的急诊处理专家共识/意见 [J]. 中华急诊医学杂志，2017, 08: 850-856.

[6] 吴新民，于布为，薛张纲，等. 麻醉手术期间液体治疗专家共识（2007）[J]. 中华麻醉学杂志，2008, 06: 485-489.

[7] 聂志扬，胡俊华，宫济武. 产科输血指南（第2版）解读 [J]. 中华围产医学杂志，2016, 08: 565-567.

[8] Erdoes G., Koster A.& Ortmann E. et al. A European consensus statement on the use of four-factor prothrombin complex concentrate for cardiac and non-cardiac surgical patients [J]. *Anaesthesia*, 2020.

[9] 中华医学会血液学分会血栓与止血学组，中国血友病协作组. 罕见遗传性出血性疾病诊断与治疗中国专家共识（2021年版）[J]. 中华血液学杂志，2021, 02: 89-96.

[10] 中华医学会神经外科学分会，中国医师协会急诊医师分会，国家卫生健康委员会脑卒中筛查与防治工程委员会. 出凝血功能障碍相关性脑出血中国多学科诊治指南 [J]. 中华神经外科杂志，2021, 07: 649-662.

三、文献计量学与研究热点分析

选择“Web of Science™核心合集”数据库作为数据检索源，应用主题词“凝血因子类血液制品”检索，自1982年至2021年间WOS数据库共检索出2081条文献记录，剔除重复文献，有效文献2066篇，75个国家，2471个研究机构，9501名研究人员参与相关研究。

对1982-2021年40年间Wos收录的2066篇凝血因子类血液制品文献进行统计，结果见表5-26及图5-6。图表显示1982-1991年共发文56篇，占总发文的

2.71%，为凝血因子类血制品研究的起步阶段。1992–2001 年共发文 524 篇，较之前 10 年增长十倍之多，占文献总量的 25.36%，呈显著上升趋势。2002–2011 年共发文 600 篇，10 年间论文发表数量有少许波动和小幅度增减，但整体呈现缓慢增长态势，占文献总量的 29.03%。2012–2021 年共发文 886 篇，年均 80 篇以上，文献占总体 42.88%。其中 2014 年发文突破 100 篇，单年产出接近 1982–1991 年 10 年文献总量的两倍。依据载文量分布，自 1991 年以后，凝血因子类血制品研究即处于持续增长阶段。由于 Wos 平台索引数据库收录期刊论文的时间通常滞后于论文发表的时间，2021 年实际发文量应高于 54 篇。

表5–26　1982–2021年Wos收录全球凝血因子类血液制品研究年发文情况表

出版年	发文量（篇）	占文献总量比例（%）	出版年	发文量（篇）	占文献总量比例（%）
1982	1	0.05	2002	42	2.03
1983	1	0.05	2003	48	2.32
1984	0	0	2004	43	2.08
1985	0	0	2005	58	2.81
1986	0	0	2006	51	2.47
1987	0	0	2007	70	3.39
1988	0	0	2008	66	3.19
1989	0	0	2009	67	3.24
1990	4	0.19	2010	77	3.73
1991	50	2.42	2011	78	3.78
1992	43	2.08	2012	91	4.40
1993	32	1.55	2013	79	3.82
1994	36	1.74	2014	101	4.89
1995	52	2.52	2015	77	3.73
1996	58	2.81	2016	100	4.84
1997	59	2.86	2017	91	4.40
1998	60	2.90	2018	99	4.79
1999	64	3.10	2019	87	4.21
2000	68	3.29	2020	107	5.18
2001	52	2.52	2021	54	2.61

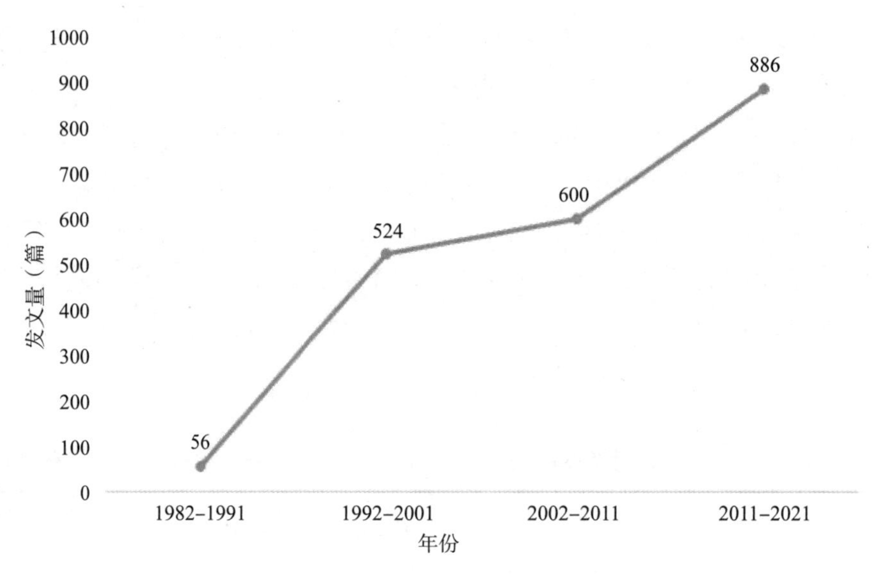

图 5-6　1982–2021 年 Wos 收录全球凝血因子类血液制品研究文献量示意图

1982–2021 年，全球共有 75 个国家/地区参与凝血因子类血液制品研究，选取发文量居前 20 位的国家/地区进行统计分析，结果见表 5-27 与图 5-7。由图表可见，美国发文量最多，达 749 篇，远高于位列其后的德国（248 篇）、英国（159 篇）、日本（121 篇）等。且美国是合作研究最多的国家，对外合作国家数为 49 个，前三位分别是德国、英国和意大利。

表5-27　1982–2021年Wos收录全球凝血因子类血液制品研究前20位国家/地区情况表

排名	国家/地区	发文量（篇）	占统计发文量比例（%）
1	美国	749	29.71
2	德国	248	9.84
3	英国	159	6.31
4	日本	121	4.80
5	意大利	112	4.44
6	加拿大	109	4.32
7	法国	106	4.20
8	荷兰	97	3.85
9	中国	79	3.13
10	瑞士	74	2.94

续表

排名	国家/地区	发文量（篇）	占统计发文量比例（%）
11	奥地利	56	2.22
12	澳大利亚	53	2.10
13	丹麦	46	1.82
14	西班牙	46	1.82
15	瑞典	35	1.39
16	印度	32	1.27
17	挪威	31	1.23
18	波兰	30	1.19
19	土耳其	29	1.15
20	巴西	26	1.03

注：由于不同国家/地区之间存在合作及共同发表现象，所以不同国家/地区之间的论文产出会有所重叠，导致统计的发文总量可能大于检索总量。

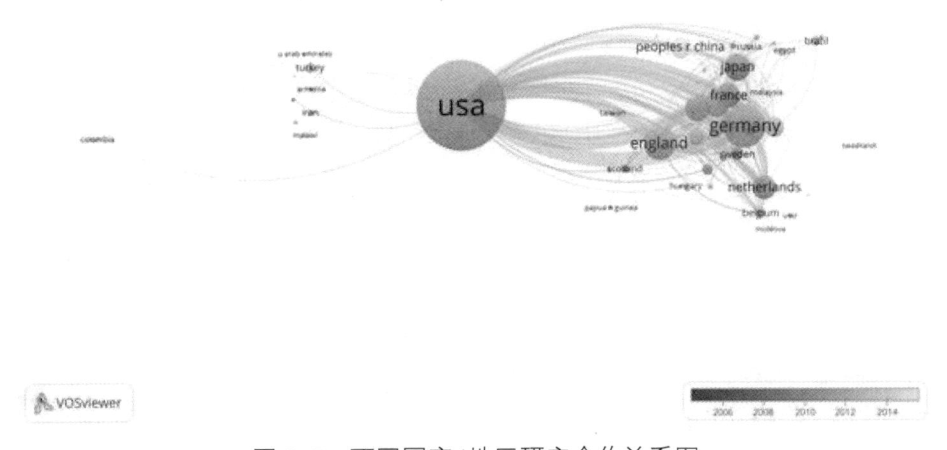

图 5-7　不同国家/地区研究合作关系图

对 1982–2021 年 Wos 收录的凝血因子类血液制品研究机构分析，共有 2471 个研究机构参与了凝血因子类血液制品研究，表 5-28 是列出了发表论文数量居前 20 的研究机构，他们共发文 647 篇，占总文章数量 31.32%。每个研究机构的论文发文量从一定程度上反映了该研究机构的科研竞争力，表中可见，排名前 20 的研究机构，研究主体主要是高等院校及科研院所，其中大部分机构来自美国，说明欧美国家在凝血因子类血液制品研究方面具有很强的实力，研究成果丰富，这与前述研究结论相吻合。排名第 14 的诺和诺德公司是总部位于丹麦的一家生物制药公司，其在开发凝血因子类血液制品的同时积极开展基础和应用研究，并将成果转化。中国仅有 24 个机构参与相关研究，共发文 42 篇，可见中国在这一方面研究相对薄弱，尚需要发展科研实力与研究团队。

表5-28　1982–2021年Wos收录全球凝血因子类血液制品研究机构前20位情况表

排名	研究机构（英文）	研究机构（中文）	发文量（篇）	总被引用次数
1	Univ Toronto	多伦多大学	49	192
2	Univ Washington	华盛顿大学	49	180
3	Duke Univ	杜克大学	46	106
4	Emory Univ	艾默里大学	46	99
5	Univ Pittsburgh	匹兹堡大学	45	109
6	Univ Amsterdam	阿姆斯特丹大学	39	114
7	Univ Penn	宾夕法尼亚大学	35	37
8	Univ Vermont	佛蒙特大学	34	98
9	Vanderbilt Univ	范德比尔特大学	32	59
10	Univ Zurich	苏黎世大学	31	52
11	Univ N Carolina	北卡罗来纳州立大学	29	42
12	Univ Calif San Francisco	加利福尼亚大学	27	91
13	Univ Maryland	马里兰大学	26	85
14	Novo Nordisk AS	诺和诺德公司	26	59
15	Univ Groningen	格罗宁根大学	25	165
16	Mayo Clin	美国梅约医学中心	24	22
17	Hannover Med Sch	汉诺威医学院	22	141
18	Univ Milan	米兰大学	21	39
19	Harvard Univ	哈佛大学	21	18
20	McMaster Univ	麦克马斯特大学	20	17

关键词是文章研究核心的概括和精炼，体现了文章的精髓。对关键词共现网络的研究可以识别研究领域的热点。关键词之间出现的次数越多，则它们之间

的关系越紧密。将1982—2021年Wos收录的关于凝血因子类血液制品相关文献数据进行VOSviewer软件分析。表5-29为合并同义词后统计出词频≥100的关键词及对应的频次。图5-8为1982—2021年Wos收录的关于凝血因子类血液制品研究主题和热点图谱。图中每个圆形的节点代表关键词，节点的大小代表该关键词出现的频次，节点越大，这个关键词的频次越多，并被视为当前研究的热点领域。

表5-29　1982—2021年Wos收录的凝血因子类血液制品研究文献关键词表

排名	频次	关键词（英文）	关键词（中文）	排名	频次	关键词（英文）	关键词（中文）
1	679	blood coagulation	凝血	14	163	coagulopathy	凝血障碍
2	309	transfusion	输血	15	156	coagulation factor Ⅶ	凝血因子Ⅶ
3	263	acute traumatic coagulopathy	创伤性凝血病	16	153	prothrombin complex concentrate	凝血酶原复合物
4	253	plasma	血浆	17	152	activation	活化
5	248	blood products	血液制品	18	151	hemostasis	止血
6	246	hemorrhage	出血	19	147	tissue factor	组织因子
7	244	cardiac-surgery	心脏手术	20	147	coagulation factor Ⅷ	凝血因子Ⅷ
8	232	hemophilia（a, b）	血友病A/B	21	137	management	管理
9	228	thrombosis	血栓	22	136	fibrinolysis	纤维蛋白
10	207	fresh-frozen plasma	新鲜冷冻血浆	23	125	disseminated intravascular coagulation	弥散性血管内凝血
11	185	fibrinogen	纤维蛋白原	24	125	platelets	血小板
12	184	recombinant coagulation factors	重组凝血因子	25	105	mortality	死亡率
13	178	thrombin	凝血酶				

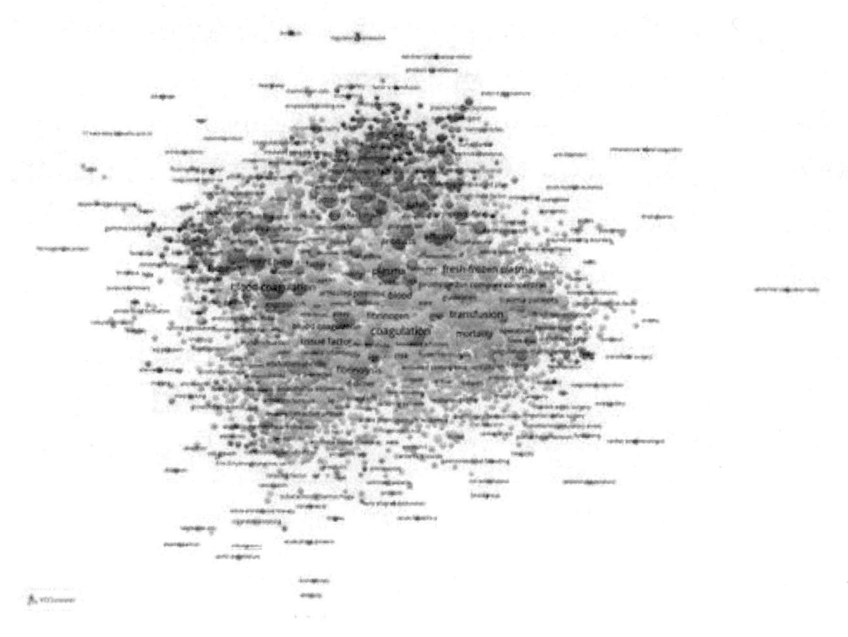

图 5-8　1982–2021 年凝血因子类血液制品研究主题和热点图谱

由表 5-29 可以看出，频次最高的关键词是“blood coagulation”（凝血），出现频次达 679 次。对于凝血因子类血液制品的研究，关键词必定离不开它的作用，即凝血。第二位关键词是“transfusion”（输血），出现 309 次。输血是将血液/血制品通过静脉输注给病人的一种治疗方法，如果输血确属需要，应谨慎选用输血用血及血制品，凝血因子类血液制品是其中一种，所以对于输血方面的研究也是近几年的研究热点。紧随其后的“acute traumatic coagulopathy”（创伤性凝血病）以及“hemorrhage”（出血）、“cardiac–surgery”（心脏手术）、“hemophilia”（血友病）及“coagulopathy”（凝血障碍），这几个关键词均是凝血因子类血液制品使用的适应证，针对先天性或大量出血等原因导致的凝血因子缺失，常常采用凝血因子类血液制品替代治疗。另外，“plasma”（血浆）、“fresh–frozen plasma”（新鲜冷冻血浆）、“fibrinogen”（纤维蛋白原）、“prothrombin complex concentrate”（凝血酶原复合物）、“coagulation factor Ⅶ”（凝血因子Ⅶ）、“coagulation factor Ⅷ”（凝血因子Ⅷ）及“recombinant coagulation factors”（重组凝血因子）分别属于凝血因子类血液制品的不同输血成分，对于不同的疾病或输血需求选择合适的血液制品是当前诸多研究机构的研究热点。

参考文献

[1] 王娅，卢丽，黄晓倩，等. 国产血液制品生产供应现状及改善策略探讨[J]. 中国输血杂志，2016，29：431.

[2] 李茜茜，霍记平，赵志刚. 国内外血液制品上市情况及其临床应用 [J]. 临床药物治疗杂志，2020, 18: 1.
[3] 李敏，吴日伟. 凝血因子药物市场分析 [J]. 中国生物工程杂志，2017, 37: 133.
[4] 杨仁池. 血友病诊断与治疗中国专家共识 [J]. 中华血液学杂志，2011, 212.
[5] 文爱清，张连阳，蒋东坡，等. 严重创伤输血专家共识 [J]. 中华创伤杂志，2013, 29: 706.
[6] 吴新民，于布为，薛张纲，等. 麻醉手术期间液体治疗专家共识（2007）[J]. 中华麻醉学杂志，2008: 485.
[7] 刘业成，杜铁宽，朱华栋，等. 非创伤性出血的急诊处理专家共识/意见 [J]. 中华急诊医学杂志，2017, 26: 850.
[8] 中华医学会血液学分会血栓与止血学组，中国血友病协作组. 罕见遗传性出血性疾病诊断与治疗中国专家共识（2021 年版）[J]. 中华血液学杂志，2021, 42: 89.
[9] 孙旖旎，马晓春. 多发创伤出凝血管理（2013）欧洲指南解读 [J]. 中国实用外科杂志，2013, 33: 943.
[10] 聂志扬，胡俊华，官济武. 英国皇家妇产科医师学院《产科输血指南》（第 2 版）解读 [J]. 中华围产医学杂志，2016, 19: 565.
[11] Tiede A, Collins P, Knoebl P, et al. International recommendations on the diagnosis and treatment of acquired hemophilia A [J]. HAEMATOLOGICA，2020, 105.
[12] Erdoes G, Koster A, Ortmann E, et al. A European consensus statement on the use of four-factor prothrombin complex concentrate for cardiac and non-cardiac surgical patients [J]. ANAESTHESIA，2020.

第五节　人纤维蛋白黏合剂的临床应用指南与质量评价

一、不同指南/共识及质量评价

人纤维蛋白黏合剂（fibrin sealant, FS）也称纤维蛋白胶（fibringlue, FG），是从健康人血浆中提取的一种天然的生物蛋白黏合剂，可分为主体胶、活性溶液和抗纤溶剂三部分，纤维蛋白原为其主体；活性溶液主要含凝血酶、Ⅷ因子、钙离子。人纤维蛋白黏合剂主要通过模拟机体的凝血反应，由凝血酶将液态的纤维蛋白原转化为固态的纤维蛋白胶体网，从而达到止血和粘合创面组织的功效。主要用于：①软组织手术创伤部位的止血；②神经、胰、血管的粘合、缝合补强；③封闭创面，减少术后引流量；④创伤敷盖材料；⑤整形外科死腔充填材料；⑥促进创面愈合等。人纤维蛋白黏合剂止血速度快，组织相容性良好，使用安全，能适应伤口的自然愈合或组织再生，并可由新生的组织所替代，是一种理想的新型天然生物止血材料，目前已得到广泛使用。在国内外多个指南或共识有推荐。但是，不同指南或共识的推荐意见存在一定差异，不通机构制定的指南质量和规范也不同。因此，本研究应用指南研究和评价工具（Appraisal of Guidelines for Research and Evaluation Ⅱ, AGREE Ⅱ）对相关指南或共识进行评价。

1. 资料和方法

（1）检索数据库

中文数据库：知网（CNKI）、万方

英文数据库：Pubmed、Cochrane、Web of science、Chinese guideline clearinghouse（CGC）、Guidelines international network（G–I–N）

网站：医脉通、梅斯医学、美国国立指南网（NGC）、苏格兰院际指南网（SIGN）、英国国家医疗卫生质量标准署（NICE）、世界卫生组织等相关协会、机构认可和授权的网站。

（2）检索策略

中文检索词：纤维蛋白黏合剂、纤维蛋白胶、医用黏合剂、组织黏合剂、医用生物蛋白胶、医用胶、指南、共识、规范、推荐意见、临床实践指南、指引。

英文检索词：fibrin sealant、fibrin glue、Fibrin tissue adhesive、fibrin fixation、guideline、handbook、clinical guidance、Clinical practice guidelines、position paper、position statement、recommendation、consensus

中文检索式：（纤维蛋白黏合剂 OR 纤维蛋白胶 OR 医用黏合剂 OR 组织黏合剂 OR 医用生物蛋白胶 OR 医用胶）NOT 纤维蛋白凝胶 NOT 纤维蛋白原 AND（指南 OR 临床指南 OR 临床实践指南 OR 共识）

英文检索式：（fibrin sealant OR fibrin glue OR Fibrin tissue adhesive OR fibrin fixation）AND（guideline OR handbook OR clinical guidance OR position paper OR position statement OR recommendation）

（3）指南纳入和排除标准

纳入标准：研究的药物为纤维蛋白黏合剂或治疗用到纤维蛋白黏合剂的相关疾病；文献类型为临床指南或共识；对于已修订、更新的指南或共识，选择最新版；语言限定为中文和英文。

排除标准：重复文献；国外指南的翻译版以及旧版指南；多个机构重复发表的指南；指南的系统评价、综述、译本、解读、草案；无法获取全文的文献。

（4）指南评价

采用当前国际公认临床实践指南质量评价工具 AGREE Ⅱ进行评价，它主要包括 6 个领域（共 23 个条目），2 个总体评估以及用户手册。每个领域针对指南质量评价的一个特定问题，分别为范围和目的（3 个条目）、参与人员（3 个条目）、制定的严谨性（8 个条目）、清晰性（3 个条目）、应用性（4 个条目）和编辑独立性（2 个条目）。每个条目均以 7 分表示，1 分为很不同意，7 分为很同意。当条目为部分满足时，根据实际情况评 2–6 分。2 位评价员事先经过 AGREE Ⅱ评分标准培训，然后参考 AGREE Ⅱ原文及其中文译本对纳入指南和共识的 23 个条目进行评分，然后计算出 6 个领域的得分。每个领域得分等于该领域中每一个条目分数的总和，并标准化为该领域可能的最高分数的百分比。根据各领域的标准化得分评价指南的质量，并作为是否推荐的根据。根据 6 个领域得分综合判断指南的推荐级别：A 级（强推荐）为指南≥ 5 个领域，标准化得分≥ 50%；B 级（弱推荐）为指南＞ 3 个领域，标准化得分≥ 30% 的，但有标准化得分＜ 50%；C 级（不推荐）为指南≥ 3 个领域，标准化得分＜ 30%。

例如：2 位评价者给领域 1（范围和目的）的评分如下：

	条目1	条目2	条目3	总计
评价者 1	7	7	6	20
评价者 2	6	5	5	16
总计	13	12	11	36

最高可能得分 =3（条目）×2（评价者）×7（很同意）=42

最低可能得分 =3（条目）×2（评价者）×1（很不同意）=6

标准化得分 =（实际得分 – 最低可能得分）/（最高可能得分 – 最低可能得分）×100%=（36–6）/（42–6）×100%=83.33%

2. 结果

（1）文献检索结果　在各个数据库及网站初步检索文献，在阅读题目和摘要，剔除重复和不相关文献后获得篇。阅读全文排除非指南文献、指南解读以及翻译版本。共检索到 15 篇国内外指南/共识中有使用人纤维蛋白黏合剂的相关推荐。采用当前国际公认临床实践指南质量评价工具 AGREE Ⅱ进行质量评价。

（2）国内外指南/共识的基本特征　共检索到国内外指南/共识 8 篇，都发表于 2011–2021 年，其中美国 3 篇，中国 12 篇，其中 2 篇采用了 GRADE 分级方法，

1 篇采用 Delphi 法，其他指南或共识没有说明研究方法。纳入的指南或共识引用参考文献数量不等。纳入指南或共识的基本信息见表 5–30。

表5–30　国内外指南/共识基本信息

序号	指南或共识名称	时间（版次）	发布机构	研究方法	证据分级	参考文献（篇）
1	《2011 Update to The Society of Thoracic Surgeons and the Society of Cardiovascular Anesthesiologists Blood Conservation Clinical Practice Guidelines》	2011	美国胸外科医师协会	无	是	404
2	《胸外科围手术期出血防治专家共识》	2018	中华医学会胸心血管外科分会	无	无	34
3	《脊柱外科围手术期出血防治专家共识》	2021	罗卓荆、吕国华等	无	无	38
4	《神经外科围手术期出血防治专家共识（2018）》	2018	中华医学会神经外科学分会	无	无	60
5	《肛瘘诊治中国专家共识（2020 版）》	2020	中国医师协会肛肠医师分会临床指南工作委员会	无	是	98
6	《Clinical Practice Guideline for the Management of Anorectal Abscess, Fistula–in–Ano, and Rectovaginal Fistula》	2016	美国结肠和直肠外科医师协会	GRADE	是	236
7	《腹腔镜肝切除专家共识与手术操作指南（2013 版）》	2013	中华医学会外科学分会肝脏外科学组	无	无	14
8	泌尿外科腹腔镜手术围手术期出血防治专家共识	2021	中国医疗保健国际交流促进会泌尿健康促进分会	无	无	34
9	心血管手术患者血液管理专家共识	2018	中国心胸血管麻醉学会血液管理分会	无	无	44
10	The American Society of Colon and Rectal Surgeons' Clinical Practice Guidelines for the Management of Pilonidal Disease	2019	美国结肠直肠外科医师协会临床实践指南委员会	GRADE	是	109

续表

序号	指南或共识名称	时间（版次）	发布机构	研究方法	证据分级	参考文献（篇）
11	面肌痉挛诊疗中国专家共识	2014	上海交通大学颅神经疾病诊治中心	无	无	12
12	早期胃癌内镜下规范化切除的专家共识意见（2018，北京）	2018	北京市科委重大项目《早期胃癌治疗规范研究》专家组	Delphi	是	94
13	中国垂体腺瘤外科治疗专家共识	2015	中国垂体腺瘤协作组	无	无	24
14	中国医师协会骨科医师分会骨科循证临床诊疗指南：脊柱手术硬脊膜破裂及术后脑脊液渗漏的循证临床诊疗指南	2017	中国医师协会骨科医师分会 中国医师协会骨科医师分会《脊柱手术硬脊膜破裂及术后脑脊液渗漏的循证临床诊疗指南》编辑委员会	无	是	24
15	脾脏损伤治疗方式的专家共识（2014 版）	2014	中华医学会外科学分会脾功能与脾脏外科学组	无	无	6

（3）国内外指南/共识质量评价　两名研究员对 15 篇指南/共识的打分结果如表 5-31、表 5-32 所示，指南/共识综合评价结果如表 5-33 所示。

表5-31　指南 AGREE Ⅱ 6个领域的评分结果（研究员1）

指南/共识		1	2	3	4	5	6	7	8	9	10	11	12	13	14	15
领域 1	条目 1	7	5	6	7	5	4	5	6	4	6	3	6	4	3	3
	条目 2	7	3	5	4	4	5	4	4	6	4	4	6	4	6	3
	条目 3	6	6	5	3	4	2	3	3	7	4	5	7	4	5	2
领域 2	条目 4	5	3	3	6	4	3	6	5	5	2	3	6	2	5	2
	条目 5	1	1	1	1	1	1	1	1	1	1	1	3	1	1	1
	条目 6	5	6	7	7	5	4	7	7	7	3	2	4	2	5	1
领域 3	条目 7	7	1	1	1	1	6	1	1	1	6	1	6	1	1	1
	条目 8	6	1	1	1	1	5	1	1	2	5	1	1	1	1	1

续表

指南/共识		1	2	3	4	5	6	7	8	9	10	11	12	13	14	15
领域 3	条目 9	7	2	4	3	1	7	1	1	2	6	1	5	1	6	1
	条目 10	7	1	3	4	1	5	2	1	3	6	1	6	1	1	1
	条目 11	7	5	5	5	5	6	5	3	3	6	5	6	5	6	3
	条目 12	7	3	5	2	5	6	2	2	1	4	2	4	4	4	1
	条目 13	1	3	1	1	1	1	1	1	1	1	1	1	1	7	1
	条目 14	5	4	3	3	1	1	1	2	1	1	1	1	1	1	1
领域 4	条目 15	7	6	3	3	3	5	5	3	7	7	5	6	5	6	3
	条目 16	7	6	6	6	6	5	5	5	5	6	5	5	5	6	3
	条目 17	7	1	3	1	6	7	1	1	1	6	1	4	1	6	1
领域 5	条目 18	2	2	1	3	1	4	1	2	6	4	1	2	5	2	2
	条目 19	2	2	1	2	2	1	1	1	1	4	1	1	1	1	1
	条目 20	2	3	1	3	1	1	1	1	3	1	1	1	1	1	1
	条目 21	7	6	6	4	5	5	3	5	6	4	5	6	5	5	4
领域 6	条目 22	1	1	1	1	1	1	1	1	1	1	1	1	1	1	1
	条目 23	7	1	1	1	7	1	1	7	1	1	1	1	1	1	1

表5-32　指南AGREE Ⅱ 6个领域的评分结果（研究员2）

指南/共识		1	2	3	4	5	6	7	8	9	10	11	12	13	14	15
领域 1	条目 1	6	5	5	5	5	5	5	5	5	7	4	7	5	5	4
	条目 2	5	4	4	4	4	5	3	4	5	5	3	7	3	6	5
	条目 3	5	5	5	5	5	5	5	5	6	7	2	7	4	3	3
领域 2	条目 4	5	3	5	5	4	3	4	5	6	4	2	6	2	3	3
	条目 5	3	1	1	1	1	1	1	2	1	2	1	5	1	1	1
	条目 6	6	6	6	6	6	5	6	6	6	6	3	4	1	3	1
领域 3	条目 7	6	1	1	1	1	4	1	1	1	5	1	5	1	1	1
	条目 8	5	1	1	1	1	3	1	1	2	6	1	2	1	1	1
	条目 9	5	3	4	3	1	5	1	1	2	6	1	5	1	5	1

续表

指南/共识		1	2	3	4	5	6	7	8	9	10	11	12	13	14	15
领域 3	条目 10	6	1	4	3	1	4	2	1	2	4	1	6	1	1	1
	条目 11	6	5	5	3	3	4	4	3	5	6	3	5	4	4	4
	条目 12	6	3	4	3	3	5	2	4	3	3	2	4	3	2	2
	条目 13	3	1	1	1	1	4	1	1	1	1	1	1	1	7	1
	条目 14	3	4	3	2	1	1	1	2	1	1	1	1	1	1	1
领域 4	条目 15	6	4	5	4	4	5	3	4	7	7	5	6	4	6	3
	条目 16	6	4	5	4	3	5	3	4	7	6	3	3	3	6	2
	条目 17	6	3	4	3	4	6	3	3	2	7	1	3	2	6	1
领域 5	条目 18	4	2	3	1	1	3	1	1	3	5	2	3	5	2	1
	条目 19	1	3	2	1	1	1	1	1	4	3	1	1	1	1	1
	条目 20	4	3	2	1	1	1	1	1	5	5	1	2	1	1	1
	条目 21	6	4	4	4	4	4	3	3	1	5	4	5	5	5	5
领域 6	条目 22	3	1	1	1	1	1	1	1	1	1	1	1	1	1	1
	条目 23	6	1	1	1	7	1	1	7	1	1	1	1	1	1	1

表5-33　指南评价综合结果

指南	标准化百分比（%）						百分比分值个数			推荐意见
	领域1	领域2	领域3	领域4	领域5	领域6	≥50	50>X≥30	<30	
1	83.33	52.78	73.96	91.67	41.67	54.17	5	1	0	A
2	61.11	38.89	23.96	55.56	35.46	0.00	2	2	2	B
3	66.26	47.22	30.21	55.56	16.67	0.00	2	2	2	B
4	61.11	55.25	20.83	41.67	33.33	0.00	2	2	2	B
5	58.33	41.67	12.50	55.56	16.67	50.00	3	1	2	B
6	55.56	30.56	53.13	75.00	25.00	0.00	3	1	2	B
7	52.78	52.78	11.46	38.89	8.33	0.00	2	1	3	C
8	58.33	55.56	10.42	38.89	14.58	50.00	3	1	2	B
9	75.00	55.56	15.63	63.89	43.75	0.00	3	1	2	B

续表

指南	标准化百分比（%）						百分比分值个数			推荐意见
	领域1	领域2	领域3	领域4	领域5	领域6	≥50	50>X≥30	<30	
10	75.00	33.33	53.13	91.67	47.92	0.00	3	2	1	B
11	41.67	16.67	8.33	38.89	16.67	0.00	0	2	4	C
12	94.44	61.11	44.79	58.33	27.08	0.00	3	1	2	B
13	50.00	8.33	12.50	38.89	33.33	0.00	1	2	3	C
14	61.11	33.33	34.38	83.33	20.83	0.00	2	2	2	B
15	38.89	8.33	6.25	19.44	16.67	0.00	0	1	5	C
平均值	62.19	39.42	27.43	56.11	26.53	19.59	—	—	—	—

注：A 为强推荐；B 为弱推荐；C 为不推荐；

（4）国内外指南/共识质量评价结果分析

AGREE Ⅱ评价结果逐条分析如下。

①范围和目的：纳入的 15 部指南或共识均不同程度地描述了指南的总目的、指南涵盖的卫生问题及指南的适用人群。13 篇得分都在 50% 以上，其中最高分 94.44%，最低分 38.89%，平均得分 62.19%。

②参与人员：此领域主要评价指南开发小组中的相关专业人员、收集目标人群的观点和选择意愿、明确规定指南的使用者等内容。15 篇指南或共识平均得分 39.42%，其中最高分 61.11%，最低分 8.33%。有 6 部指南或共识得分在 50% 以上，6 部指南或共识得分在 50% ＞ X ≥ 30%，3 部指南在该领域的得分小于 30%。

③严谨性：此领域评价条目最多，包括应用系统方法检索证据；清楚描述选择证据的标准、证据体的强度和局限性和形成推荐建议的方法；形成推荐建议时考虑了对健康的益处、副作用以及危险；推荐建议与支持证据之间有明确的联系；指南在发布前经过外表专家评审；提供指南更新的步骤共 8 个方面内容。平均得分 24.09%，最低得分 5.21%，最高得分 73.96%。平均得分 55.90%，最高得分 91.67%。其中 2 部指南或共识得分在 50% 以上，其他 6 部指南或共识得分都小于 30%。

④清晰性：此领域主要评价指南推荐建议是否明确不含糊、是否列出不同的选择或卫生问题、容易识别重要的推荐建议等 3 个方面。平均得分 55.90%，最高得分 91.67%。其中 5 部指南或共识得分在 50% 以上，其他 3 部指南或共识得分为 50% ＞ X ≥ 30%。

⑤应用性：此领域主要评价指南是否提供指南应用时的促进和阻碍因素、应

用推荐建议的意见和/或工具以及推荐建议应用时潜在的相关资源和监测审查标准等4个方面。平均得分26.53%，最高得分47.92%，最低得分8.33%。该领域有6部指南得分为50% > X ≥ 30%，其余9部指南得分都小于30%。纳入指南或共识在该领域的得分整体偏低。

⑥独立性：本领域主要评价指南制定过程赞助单位的观点是否影响指南的内容以及小组成员的利益冲突是否记录并公布。本领域平均得分19.59%，最高得分54.17%，最低得分为0。其中3部指南或共识得分在50%以上，其余指南或共识得分都小于30%。大部分指南在该领域的得分都比较低。

⑦纳入指南的总体质量：对8篇国内外指南/共识进行质量评价显示，有1篇指南为强推荐，3篇指南为弱推荐，4篇指南为不推荐。范围和目的得分最高（62.19%），其次为清晰性（56.11%），指南/共识的参与人员（39.42%）、严谨性（27.43%）、应用性（26.53%）以及独立性（19.59%）得分较低。

3. 总结及讨论

指南/共识的整体质量不高，且没有针对纤维蛋白黏合剂的专门指南。因此，亟需开发规范、严谨、科学、高质量的针对纤维蛋白黏合剂临床应用的指南/共识指导其临床合理应用。本研究也存在一定局限性，首先，进行指南质量评价的研究员虽然学习了AGREE Ⅱ指南评价工具的使用，但是实践经验有限；其次，AGREE Ⅱ 工具的6个领域无权重划分，仅对指南制定的报告质量及方法学进行评价，未对指南推荐建议的合理性、可用性进行评价，评价结果可能与指南真实质量可能存在一定差异。

二、不同指南/共识推荐的意见与比较

1. 不同指南/共识推荐的意见

（1）人纤维蛋白黏合剂在心血管手术中的应用指南　美国胸外科医师学会及心血管麻醉医师学会颁布的《心脏手术血液保护临床实践指南》中推荐，应用局部止血剂局部加压或填塞伤口可用于吻合口止血，为综合的血液管理方案之一，其中包括纤维蛋白黏合剂封闭出血创口。

我国《心血管手术患者血液管理专家共识》中提到：在良好的外科缝合技术基础上应用局部止血材料，常用的局部止血材料有氧化再生纤维素，此外还有纤维蛋白胶、凝血酶、凝胶海绵等。

（2）人纤维蛋白黏合剂在胸科手术中的应用指南　中国《胸外科围手术期出血防治专家共识》中推荐，对于肺断面出血，部分手术由于在围手术期使用低分

子肝素造成创面出血风险增加，可在手术完成时喷洒纤维蛋白黏合剂以预防术后出血；在肺楔形切除手术中为防止肺组织漏气及减少创面渗血，可联合使用纤维蛋白黏合剂与聚乙醇酸（PGA）修补材料，可以有效降低术后引流量和漏气发生率。2019 年《国际专家共识：胸腔镜肺切除术期间出血的管理》没有相应推荐。

中国 2021 年《脊柱外科围手术期出血防治专家共识》中建议纤维蛋白黏合剂作为常用止血方法用于修复硬膜撕裂或作为创面轻中度出血的辅助止血材料；也可用于凝血功能障碍患者。此外，在脊柱外科手术中，还可使用纤维蛋白黏合剂封闭破裂的硬脊膜、减少脑脊液渗漏的发生率并减轻渗漏程度。

（3）人纤维蛋白黏合剂在神经外科手术中的应用指南　我国《神经外科围手术期出血防治专家共识（2018）》中认为，纤维蛋白黏合剂可用于脑组织表面毛细血管渗血、静脉窦出血和骨髓毛细血管渗血后的黏合止血，同时减少术后再出血风险；对颅底手术，可以起到颅底重建时黏合止血的作用；术中使用纤维蛋白黏合剂封闭硬膜可以减少脑脊液渗漏的发生率、减轻渗漏程度。

（4）人纤维蛋白黏合剂在肛瘘诊治中的应用指南　我国《肛瘘诊治中国专家共识（2020 版）》中指出，纤维蛋白胶治疗肛瘘的疗效报道相差较大，从 14%~74% 不等，而且随着随访时间的延长，治愈率明显下降（推荐等级 2B）。尽管国内外文献对生物蛋白胶封堵技术治疗肛瘘报道的临床治愈率相差较大，但是此技术可以保留肛门括约肌功能，没有肛门失禁之虞，对复发的病例可以重复使用，并对部分患者有效。建议有条件和有经验的医生选择性应用，或进行临床试验。

美国结直肠外科医师协会（ASCRS）2016 版《肛周脓肿和肛瘘治疗指南》认为，虽然其疗效具有不确定性，但基于对括约肌功能的保护作用，仍可作为肛瘘治疗的选择。

（5）人纤维蛋白黏合剂在肝脏手术中的应用指南　中国《腹腔镜肝切除专家共识与手术操作指南（2013）版》指出，肝脏断面处理，冲洗肝脏断面，确认无明显出血和胆汁漏后，可喷洒生物蛋白胶和覆盖止血纱布。

（6）人纤维蛋白黏合剂在泌尿手术中的应用指南　中国《泌尿外科腹腔镜手术围手术期出血防治专家共识》中推荐纤维蛋白黏合剂作为泌尿外科腹腔镜手术的常用止血材料，亦可用于凝血功能障碍患者的手术中。

2. 比较与分析

（1）主要用于手术创伤止血和组织封闭　15 篇指南/共识都推荐纤维蛋白黏合剂用于手术创伤止血的治预防和治疗。此外，中国《胸外科围手术期出血防治专家共识》中还推荐在肺楔形切除手术中为防止肺组织漏气及减少创面渗血，可联合使用纤维蛋白黏合剂与聚乙醇酸（PGA）修补材料，可以有效降低术后引流量和漏气发生率；中国 2021 年《脊柱外科围手术期出血防治专家共识》中建议在脊柱外科手术中可使用纤维蛋白黏合剂封闭破裂的硬脊膜、减少脑脊液渗漏的发生率并减轻渗漏程度；中国《神经外科围手术期出血防治专家共识（2018）》中认为术中使用纤维蛋白黏合剂封闭硬膜可以减少脑脊液渗漏的发生率、减轻渗漏程度。

（2）用于肛瘘治疗　我国《肛瘘诊治中国专家共识（2020 版）》和美国 2016 版《肛周脓肿和肛瘘治疗指南》都认为，虽然纤维蛋白黏合剂治疗肛瘘的疗效具有不确定性，但基于对括约肌功能的保护作用，仍可作为肛瘘治疗的选择。

（3）无专门针对纤维蛋白黏合剂的指南/共识　在 15 篇指南/共识中，纤维蛋白黏合剂都是作为治疗方式之一被推荐，无相应的用法用量以及注意事项，对其安全性和有效性的证据支持不足，需要更多的循证证据来支持其在这些领域的应用，制订并颁布针对纤维蛋白黏合剂临床合理应用的指南或共识。

（4）在其他领域的应用需要系统规范的循证指南支持　人纤维蛋白黏合剂在眼科手术、矫形手术、血管手术、乳房手术、创伤手术以及血友病及凝血功能障碍患者中也得到了应用，并有相关文献报道，但是还没有相应的指南以及专家共识推荐，需要制订并颁布系统规范的循证指南来规范和支持在这些领域的使用。

三、文献计量学与研究热点分析

（一）文献计量学

在 CNKI 中国期刊全文数据库，利用高级检索工具，以“（纤维蛋白黏合剂 + 纤维蛋白胶 + 医用黏合剂 + 组织黏合剂 + 医用生物蛋白胶 + 医用胶 +fibrin sealant + fibrin glue + fibrin tissue adhesive + fibrin fixation ）NOT 纤维蛋白凝胶 NOT 纤维蛋白原”为检索式进行检索，时间不限，检索时间为 2021 年 7 月 11 日。共检索到相关文献 4002 篇。其中中文文献 1853 篇，外文文献 2126 篇，期刊论文 3528 篇，学位论文 304 篇，会议论文 113 篇。利用 CNKI 可视化分析工具对所有检索结果进行分析。分析结果如下。

（1）总体年度发表趋势　关于纤维蛋白黏合剂的研究始于 20 世纪初，1909 年 Bergal 首次用纤维蛋白原干粉作为小血管出血的止血剂。经过半个多世纪的研究开发，20 世纪 70 年代第 1 个纤维蛋白黏合剂商品问世。总体年度发表趋势曲线显示，2000 年以前国内外发表的关于纤维蛋白黏合剂的文献相对较少，表明在 2000 年以前国内外对纤维蛋白黏合剂的关注程度比较低，该领域的发展比较缓慢。2000–2007 年，该领域发表的文献数量迅速增长，表明在此将近 10 年的时间内，研究人员对于纤维蛋白黏合剂领域关注度迅速增加，该领域也得到了迅猛发展。而从2007年至今，发表的关于纤维蛋白黏合剂的文献数量趋于平稳（图5-9）。

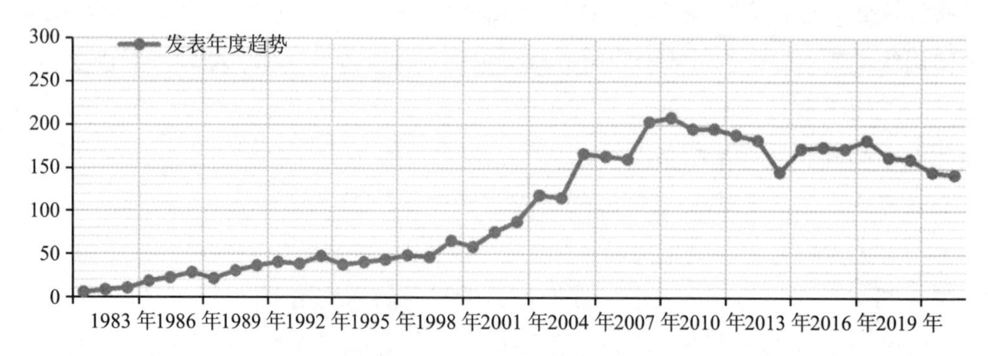

图5-9　总体年度发表趋势

（2）文献来源分布（前10位）　对所检索文献的来源分布进行分析，发表纤维蛋白黏合剂相关领域文章最多的杂志为《中国组织工程研究》，一共发表了86篇，占比22.05%；第二位的为《Biotech week》，一共发表了85篇，占比21.79%。排在前10位的期刊中，英文期刊6个，中文期刊5个。纤维蛋白相关领域的中文研究文献数量要低于英文文献（图5-10）。

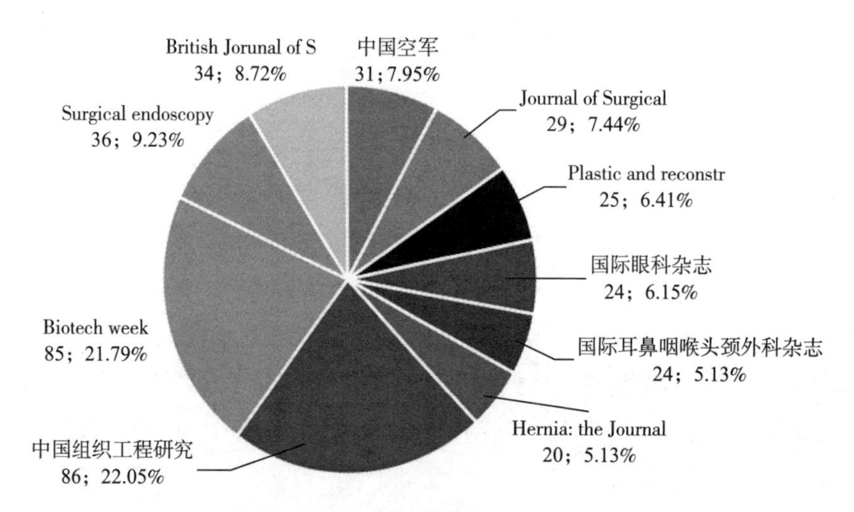

图5-10　文献来源分布

（3）学科分布（前10位）　对所检索到文献的学科分布进行分析，发表纤维蛋白黏合剂相关领域文章最多的学科为外科学，一共1939篇，占比40.37%；其次为生物医学工程，发表1018篇，占比21.20%。这与纤维蛋白黏合剂在外科手术领域的广泛应用密切相关。也反映了生物技术与医学工程相结合而产生的生物医学工程这一新兴学科对于纤维蛋白黏合剂研究领域的关注与发展（图5-11）。

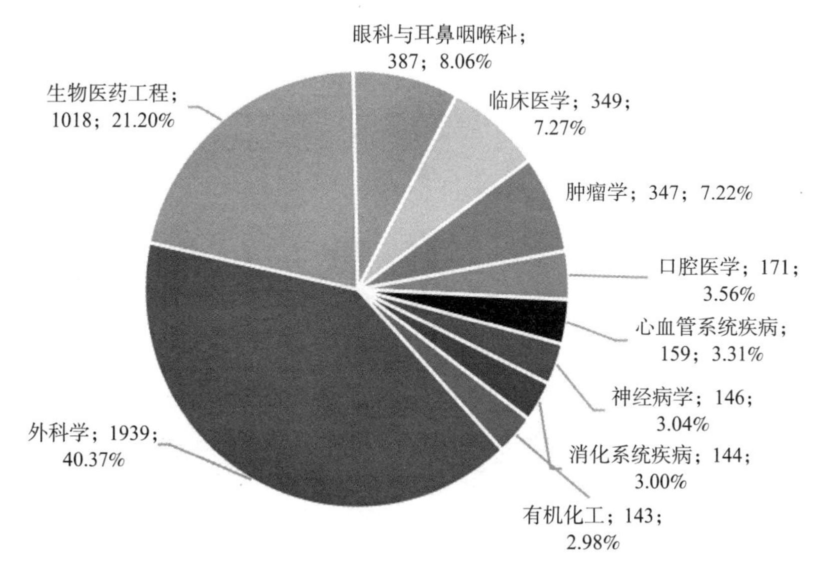

图 5-11　学科分布

（4）机构分布（前 10 位）　对所检索到的文献的机构来源进行分析，发表相关文章数量排在前三位的依次为第四军医大学、解放军总医院、第四军医大学第一附属医院。而排在前 10 位机构中，医疗机构占了 7 个，高等院校仅占 3 个（图 5-12）。

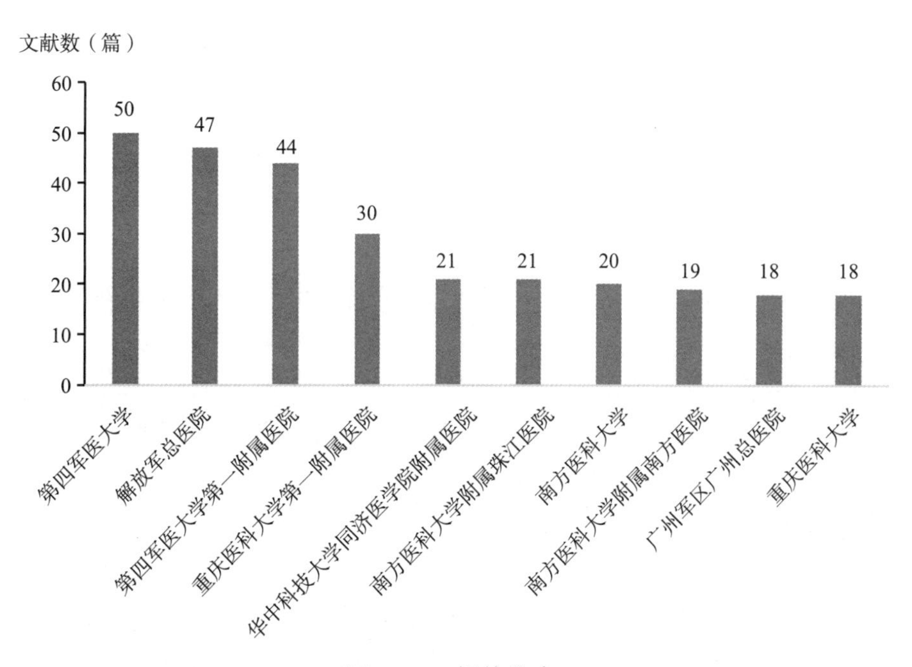

图 5-12　机构分布

（5）基金分布（前10位） 对所检索到文献的基金来源进行分析显示，资助最多的是国家自然科学基金，共119篇，占比61.34%；其次为国家高技术研究发展计划。此外，还包括中国博士后科学基金、国家重点基础研究发展计划以及广东省、北京市、江西省、江苏省、云南省相关科研基金的资助（图5-13）。

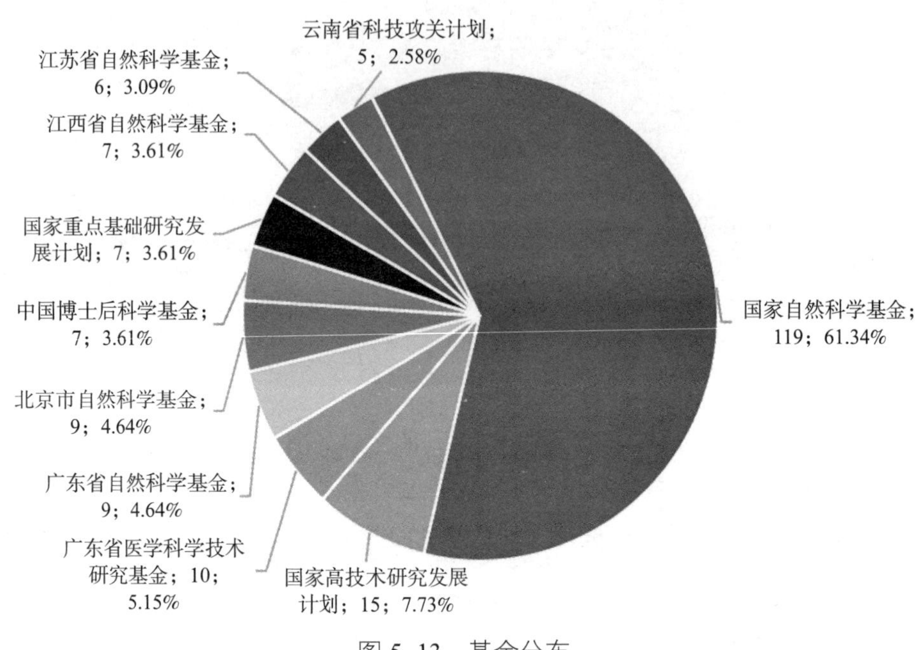

图5-13 基金分布

（6）关键词共现网络 对检索到的1853篇中文文献按照相关度进行降序排列，选取前200篇，利用CNKI可视化分析工具中的关键词共现网络对所检索到的中文文献的关键词进行分析显示，出现最多的关键词有：纤维蛋白胶、纤维蛋白黏合剂、生物相容性、止血材料、生物材料、止血作用等。可见，对于纤维蛋白黏合剂的研究主要集中于它的止血作用、组织黏合作用及其生物相容性。

（二）研究热点分析

对所检索到的中文文献的关键词进行分析，并且阅读相关国内、国外文献并进行总结分析，关于纤维蛋白黏合剂的研究热点主要有以下几个方面。

1. 药物载体

纤维蛋白黏合剂的主要成分为纤维蛋白原和凝血酶，混合后可模拟人机体凝血过程的最后阶段，形成纤维蛋白凝胶，该凝胶为三维网架状结构的纤维蛋白多聚体，类似海绵，可将药物包合在凝胶内，其中的网眼形成储药库。随着凝胶被逐渐吸收和降解，治疗用药物缓慢释放，从而产生理想的药物定向缓释作用，可提高局部血药浓度，延长药物在局部滞留时间，减轻全身不良反应，特别适合需减轻全身毒副作用或需局部持续用药的抗肿瘤、抗菌、抗病毒及镇痛类等药物的临床应用。

（1）抗菌药物载体　长期全身使用抗菌药物可能产生药品不良反应，药效维持时间短，浓度低，而局部给药可能使患者发生过敏反应并导致细菌耐药。随着对局部缓释抗感染治疗的深入研究，以纤维蛋白黏合剂为载体的抗生素缓释系统在皮肤科、骨科、整形外科抗感染中得到广泛研究。有研究显示，水溶性抗生素头孢唑啉钠从纤维蛋白黏合剂释放入血，48 小时后其药 – 时曲线显示出平稳状态。

（2）抗肿瘤药物载体　负载有抗肿瘤药物的纤维蛋白黏合剂可在肿瘤切除术后覆盖于创面，凝胶的黏附性可以防止术后残余肿瘤细胞的扩散，药物被吸收后进入淋巴系统，对以淋巴转移为主的胃癌、乳腺癌的化疗有作用价值；缓释复合物可现配现用，制备及使用方便。

（3）局部麻醉镇痛药物载体　局部麻醉药作用持续时间长短与液吸收速率密切相关，负载有局部麻醉药的纤维蛋白黏合剂可使其缓慢释放，减缓血液吸收速率。

虽然纤维蛋白黏合剂作为缓释载体具有独特的优势，但是其作用效果也受多种因素影响。因此，纤维蛋白黏合剂具体与哪些药物形成的复合物能起到确切的缓释效果，尚需大量的实验研究进一步证实。但是可以预见在不久的将来，纤维蛋白黏合剂除了在止血、促进愈合、封闭缺损、防止粘连等方面具有良好的应用外，作为新型药物缓释载体也具有广阔的应用前景。

2. 支架材料

纤维蛋白基支架材料可用于传递自体细胞，可与其他无机材料、天然或有机合成高分子材料复合，起到协同作用。增生性瘢痕好发于损伤深度仅及真皮的创伤，偶见于较深的创伤和手术切口，纤维蛋白黏合剂作为天然的可生物降解和生物相容支架，可起到控制炎症反应、促进伤口愈合和调节血管的作用，也能减少诱导伤口愈合急性期反应。此外，纤维蛋白黏合剂可有效促进软骨细胞的迁移、黏附、增殖和软骨基质合成。

3. 关注纤维蛋白黏合剂的安全性

纤维蛋白黏合剂在外科手术中的各类出血应用广泛，加之具有一定的黏合作用，把分离的组织更易于结合，使得其在临床有着极高的使用价值。但在临床上应用也存在着风险，主要在于以下四方面：①纤维蛋白胶进入血管容易产生血栓；②异源成分可能导致机体发生免疫反应；③人纤维蛋白黏合剂主要成分来源于血浆，有传播病毒的风险，例如：乙型肝炎、丙型肝炎和艾滋病等；④没有达到止血或黏合效果而导致医疗事故。

因此，在未来的研究中，应该关注纤维蛋白黏合剂的安全性。不断改进工艺，完善对纤维蛋白原和凝血酶等血液制品的灭菌灭毒方式，提高其安全性。由于其止血疗效与安全性也跟纤维蛋白原和凝血酶的相对单位含量有关，应不断提高其纯度，相对降低其用量来降低成本，增强纤维蛋白黏合剂的安全性和有效性。

第六节　其他血浆蛋白制品的临床应用指南与质量评价

一、不同指南/共识及质量评价

其他血浆蛋白制品是指除外白蛋白类、免疫球蛋白类、凝血因子类的微量蛋白类制品。根据全球血液制品的上市情况，此类主要包括蛋白酶抑制剂类（α_1抗胰蛋白酶、C1酯酶抑制剂、抗凝血酶）和抗凝蛋白类（蛋白C）共4种产品，生产企业集中在GRIFOLS、CSL、TAKEDA、OCTA-PHARMA、KEDRION、BIOTEST、BPL、LFB，目前均未在我国批准上市，有关此类产品的指南和声明绝大多数来源于国外资料。

（一）资料与方法

1. 数据来源

（1）检索数据库

①中文数据库：知网（CNKI）、维普数据库（VIP）、万方、中国生物医学文献数据库（CBM）；

②英文数据库：Embase、Pubmed、Cochrane、Web of science、Chinese guideline clearinghouse（CGC）、Guidelines international network（G-I-N）；

③网站：医脉通、美国国立指南网（NGC）、苏格兰院际指南网（SIGN）、英国国家医疗卫生质量标准署（NICE）、世界卫生组织等相关协会、机构认可和授权的网站。

（2）检索词

①中文检索词：α-1抗胰蛋白酶、抗胰蛋白酶、C1酯酶抑制剂、抗凝血酶、抗凝血酶Ⅲ、蛋白C、指南、共识、规范、声明、推荐意见、指引。

②英文检索词：alpha-1 antitrypsin、α-1 antitrypsin、AAT、C1 esterase inhibitor、C1INH、antithrombin、AT- Ⅲ、protein C、guideline、consensus、statement、Indication、recommendation、standard。

（3）检索式

①中文检索式：（α-1 抗胰蛋白酶 OR 抗胰蛋白酶）AND（指南 OR 共识 OR 规范 OR 声明 OR 推荐意见 OR 指引）；（C1 酯酶抑制剂）AND（指南 OR 共识 OR 规范 OR 声明 OR 推荐意见 OR 指引）；（抗凝血酶 OR 抗凝血酶Ⅲ）AND（指南 OR 共识 OR 规范 OR 声明 OR 推荐意见 OR 指引）；（蛋白 C）AND（指南 OR 共识 OR 规范 OR 声明 OR 推荐意见 OR 指引）；

②英文检索式：（"alpha-1 antitrypsin" OR "α-1 antitrypsin" OR AAT）AND（guideline OR consensus OR statement OR Indication OR recommendation OR standard）；（"C1 esterase inhibitor" OR C1INH）AND（guideline OR consensus OR statement OR Indication OR recommendation OR standard）；（antithrombin OR AT- Ⅲ）AND（guideline OR consensus OR statement OR Indication OR recommendation OR standard）；（"protein C"）AND（guideline OR consensus OR statement OR Indication OR recommendation OR standard）；

2. 纳排标准

（1）纳入标准　研究的药物为上述产品，或治疗用到上述产品的相关疾病；文献类型为临床指南或共识（专业学协会的声明）；对于已修订、更新的指南或共识，选择最新版；

（2）排除标准　重复文献；国外指南的翻译版以及旧版指南；多个机构重复发表的指南；指南的系统评价、综述、译本、解读、草案；无法获取全文的文献。

3. 指南评价方法

由于指南的制定机构和研究背景不同，采用的证据标准和制定的方法学存在差异，使指南的质量和规范性参差不齐。本章节采用当前国际公认的临床实践指南质量评价工具 AGREE Ⅱ进行评价。它主要包括 6 个领域（共 23 个条目），2 个总体评估以及用户手册。每个领域针对指南质量评价的一个特定问题，分别为范围和目的（3 个条目）、参与人员（3 个条目）、制定的严谨性（8 个条目）、清晰性（3 个条目）、应用性（4 个条目）和编辑独立性（2 个条目）。每个条目均以 7 分表示，1 分为很不同意，7 分为很同意。当条目为部分满足时，根据实际情况评 2~6 分。2 位评价员事先经过 AGREE Ⅱ评分标准培训，然后参考 AGREE Ⅱ原文及其中文译本对纳入指南和共识的 23 个条目进行评分，然后计算出 6 个领域的得分。每个领域得分等于该领域中每一个条目分数的总和，并标准化为该领域可能的最高分数的百分比。根据 6 个领域得分综合判断指南的推荐级别：A 级（强推荐）为指南≥ 5 个领域，标准化得分≥ 50%；B 级（弱推荐）为指南＞ 3 个领域，标准化得分≥ 30% 的，但有标准化得分＜ 50%；C 级（不推荐）为指南≥ 3 个领域，标准化得分＜ 30%。

（二）结果

1. 文献检索结果

在各个数据库及网站分别检索 4 个产品相关的文献，阅读题目和摘要剔除重复和不相关文献，阅读全文排除非指南文献、指南解读以及翻译版本，最终获得指南或共识共 12 篇。其中与 α_1 抗胰蛋白酶产品相关的指南或共识 5 篇，与 C1 酯酶抑制剂产品相关的指南或共识 4 篇，与抗凝血酶产品相关的指南或共识 2 篇，与抗凝血酶、蛋白 C 产品同时相关的指南或共识 1 篇。纳入的指南或共识的基本情况分别见表 5–34~ 表 5–37。

表5–34　α_1抗胰蛋白酶指南或共识的基本情况

序号	指南和共识名称	时间（版次）	发布机构	研究方法	证据分级	参考文献（篇）	使用范围
1	Diagnosis and treatment of lung disease associated with alpha one–antitrypsin deficiency：A position statement from the Thoracic Society of Australia and New Zealand	2020	澳大利亚和新西兰胸科学会	GRADE	是	128	α_1– 抗胰蛋白酶缺乏相关性肺病
2	Portuguese consensus document for the management of alpha–1–antitrypsin deficiency	2018	葡萄牙肺病学会 –AATD 研究小组	无	无	171	α_1– 抗胰蛋白酶缺乏症
3	European Respiratory Society statement：diagnosis and treatment of pulmonary disease in α_1–antitrypsin deficiency	2017	欧洲呼吸学会	无	无	147	α_1– 抗胰蛋白酶缺乏相关性肺病
4	The Diagnosis and Management of Alpha–1 Antitrypsin Deficiency in the Adult	2016	COPD 基金会	GRADE	是	39	成人 α_1– 抗胰蛋白酶缺乏症
5	Alpha–1 antitrypsin deficiency targeted testing and augmentation therapy：A Canadian Thoracic Society clinical practice guideline	2012	加拿大胸科学会	GRADE	是	52	α_1– 抗胰蛋白酶缺乏症

表5-35　C1酯酶抑制剂指南或共识的基本情况

序号	指南和共识名称	国家或地区	时间（版次）	发布机构	研究方法	证据分级	参考文献（篇）	使用范围
1	遗传性血管性水肿的诊断和治疗专家共识	中国	2019	中华医学会变态反应学分会、中国医师协会变态反应医师分会	无	无	13	遗传性血管性水肿
2	Diagnosis and treatment of upper airway oedema caused by acute angio-oedema in the emergency department: a French consensus statement	法国	2017	法国血管神经性水肿参考中心（CREAK）	GRADE	是	55	急性血管神经性水肿所致上呼吸道水肿
3	BSACI guideline for the management of chronic urticaria and angioedema	英国	2015	英国变态反应和临床免疫学会（BSACI）	GRADE	是	155	慢性荨麻疹和血管性水肿
4	Classification, diagnosis, and approach to treatment for angioedema: consensus report from the Hereditary Angioedema International Working Group	欧洲	2014	欧洲变应性反应与临床免疫学会（EAACI）	无	无	152	血管神经性水肿

表5-36　抗凝血酶指南或共识的基本情况

序号	指南和共识名称	国家或地区	时间（版次）	发布机构	研究方法	证据分级	参考文献（篇）	使用范围
1	ACOG Practice Bulletin No.197: Inherited Thrombophilia in Pregnancy	美国	2018	美国妇产科医师学会（ACOG）	GRADE	是	101	妊娠期遗传性血栓形成倾向

续表

序号	指南和共识名称	国家或地区	时间（版次）	发布机构	研究方法	证据分级	参考文献（篇）	使用范围
2	Guidelines on patient blood management for adult cardiac surgery	欧洲	2017	欧洲心胸外科协会（EACTS）、欧洲心胸麻醉协会（EACTA）	GRADE	是	305	成人心脏手术患者血液管理
3	Guidelines for management of venous thromboembolism: treatment of pediatric venous thromboembolism	美国	2018	美国血液病学会（ASH）	GRADE	是	30	儿童静脉血栓栓塞症的治疗

表5-37　蛋白C指南或共识的基本情况

序号	指南和共识名称	国家	时间（版次）	发布机构	研究方法	证据分级	参考文献（篇）	使用范围
1	Guidelines for management of venous thromboembolism: treatment of pediatric venous thromboembolism	美国	2018	美国血液病学会（ASH）	GRADE	是	30	纯合蛋白C缺乏导致的暴发性紫癜

2. 指南质量评价结果

2名研究员对纳入指南的6个领域（23个条目）进行评分，根据评分结果计算各指南每个领域的标准化得分，再根据标准化得分的情况，对各指南的质量进行综合评价。4个产品相关指南或共识的评价结果分别见表5-38~表5-41。

表5-38　α_1抗胰蛋白酶指南或共识的评价综合结果

领域/指南	标准化得分（%）						标准化得分计数			推荐意见
	领域1	领域2	领域3	领域4	领域5	领域6	≥50%	50%>X≥30%	<30%	
1	83.3	86.1	83.3	38.9	56.3	83.3	5	1	0	A
2	69.4	30.6	25.0	83.3	22.9	79.2	3	1	2	B

续表

领域 指南	标准化得分（%）						标准化得分计数			推荐意见
	领域1	领域2	领域3	领域4	领域5	领域6	≥50%	50%> X≥30%	<30%	
3	91.7	41.7	58.3	19.4	56.3	75.0	4	1	1	B
4	97.2	25.0	74.0	91.7	72.9	54.2	5	0	1	A
5	91.7	38.9	67.7	88.9	62.5	79.2	5	1	0	A
平均	86.7	44.5	61.7	64.4	54.2	74.2	–	–	–	–

（注：A为强推荐；B为弱推荐；C为不推荐）

表5-39　C1酯酶抑制剂指南或共识的评价综合结果

领域 指南	标准化得分（%）						标准化得分计数			推荐意见
	领域1	领域2	领域3	领域4	领域5	领域6	≥50%	50%> X≥30%	<30%	
1	30.6	52.8	18.8	88.9	18.8	45.8	2	2	2	B
2	83.3	61.1	71.9	47.2	66.7	62.5	5	1	0	A
3	91.7	52.8	87.5	72.2	58.3	62.5	6	0	0	A
4	33.3	16.7	17.7	30.6	35.4	50.0	1	3	2	B
平均	59.7	45.8	49.0	59.7	44.8	55.2	–	–	–	–

（注：A为强推荐；B为弱推荐；C为不推荐）

表5-40　抗凝血酶指南或共识的评价综合结果

领域 指南	标准化得分（%）						标准化得分计数			推荐意见
	领域1	领域2	领域3	领域4	领域5	领域6	≥50%	50%> X≥30%	<30%	
1	83.3	38.9	70.8	69.4	29.2	33.3	3	2	1	B
2	97.2	52.8	74.0	63.9	39.6	41.7	4	2	0	B
3	100.0	91.7	82.3	50.0	58.3	79.2	6	0	0	A
平均	93.5	61.1	75.7	61.1	42.4	51.4	–	–	–	–

（注：A为强推荐；B为弱推荐；C为不推荐）

表5-41 蛋白C指南或共识的评价综合结果

领域 指南	标准化得分（%）						标准化得分计数			推荐意见
	领域1	领域2	领域3	领域4	领域5	领域6	≥50%	50%>X≥30%	<30%	
1	100.0	91.7	82.3	50.0	58.3	79.2	6	0	0	A

（注：A 为强推荐；B 为弱推荐；C 为不推荐）

3. AGREE Ⅱ评价结果逐条分析

（1）范围和目的　纳入的 12 部指南及共识均不同程度地描述了指南的总目的、指南涵盖的卫生问题及指南的适用人群。此领域平均得分为 81%，最高得分为 100%，最低得分 30.6%。其中有 11 部指南该领域得分≥ 50%。

（2）参与人员　此领域主要评价指南开发小组中的相关专业人员、收集目标人群的观点和选择意愿、明确规定指南的使用者等内容，该领域平均得分为 52.4%，最高得分为 91.7%，最低得分 16.7%。其中有 7 部指南领域得分≥ 50%。

（3）严谨性　此领域评价条目最多，包括应用系统方法检索证据；清楚描述选择证据的标准、证据体的强度和局限性和形成推荐建议的方法；形成推荐建议时考虑了对健康的益处、副作用以及危险；推荐建议与支持证据之间有明确的联系；指南在发布前经过外部专家评审；提供指南更新的步骤共 8 个方面内容。该领域平均得分为 62.6%，最高得分为 87.5%，最低得分 17.7%。该领域有 10 个指南领域得分≥ 50%。

（4）清晰性　此领域主要评价指南推荐建议是否明确不含糊、是否列出不同的选择或卫生问题、容易识别重要的推荐建议等 3 个方面，该领域平均得分 61.1%，最高得分为 88.9%，最低得分 19.4%。该领域有 9 部指南领域得分≥ 50%。

（5）应用性　此领域主要评价指南是否提供指南应用时的促进和阻碍因素、应用推荐建议的意见和/或工具以及推荐建议应用时潜在的相关资源和监测审查标准等 4 个方面。该领域平均得分 48.9%，最高得分为 72.9%，最低得分 18.8%。该领域有 8 个指南领域得分≥ 50%。

（6）独立性　本领域主要评价指南制定过程赞助单位的观点是否影响指南的内容以及小组成员的利益冲突是否记录并公布。该领域平均得分为 63.5%，最高得分为 83.3%，最低得分 33.3%。该领域有 10 个指南领域得分≥ 50%。

（7）纳入指南的总体质量　共纳入指南与共识 13 篇，其中有 7 部指南 5 个领域得分≥ 50%，为强推荐，6 部指南 3 个以上的领域得分≥ 30%，而且有领域得分< 50%，为弱推荐。

4. 本研究尚存在一定的局限

①未对评价员间的一致性进行检验；②本研究只搜索中、英文发表的指南，而并未搜索其他语言指南以及未公开发表的指南，可能存在选择性偏倚。以及在对中文指南评价时与对英文指南进行评价时的语言理解不同会造成评分标准的偏差；③由于研究者对评价工具的理解差异及6个领域无权重划分，评价结果可能与指南真实质量存在一定差异。④对于中文指南的评价 AGREE Ⅱ工具可能不是非常适用，也有一定程度可能降低中文指南和共识的评分。

5. 结论

基于 AGREE Ⅱ的评价结果，纳入的13部指南整体质量尚可，7部指南为强推荐，6部指南弱推荐。纳入评价的4种产品均未在我国上市，指南或共识绝大多数为国外资料，而我国指南或共识的撰写方式与国外有所差异，标准化得分相对较低，有必要参照 AGREE Ⅱ的六个领域，结合最新的循证医学证据，制定出符合我国国情的临床使用专项指南，为临床提供更为全面的、客观的、科学的指导。

参考文献

[1] Dummer Jack, Dobler Claudia C, Holmes Mark, et al. Diagnosis and treatment of lung disease associated with alpha one-antitrypsin deficiency: A position statement from the Thoracic Society of Australia and New Zealand [J]. Respirology, 2020, 25(3): 321-335.

[2] A.P.Lopes, M. A. Mineiro, F. Costa, et al. Portuguese consensus document for the management of alpha-1-antitrypsin deficiency [J]. Pulmonology, 2018, 24(suppl 1): 1-21.

[3] Miravitlles M, Dirksen A, Ferrarotti I, et al. European Respiratory Society statement: diagnosis and treatment of pulmonary disease in α_1-antitrypsin deficiency [J]. European Respiratory Journal, 2017, 50(5).

[4] Sandhaus Robert A, Turino Gerard, Brantly Mark L, et al. The Diagnosis and Management of Alpha-1 Antitrypsin Deficiency in the Adult [J]. Chronic obstructive pulmonary diseases (Miami, Fla.), 2016, 3 (3): 668-682.

[5] DD MARCINIUK, P HERNANDEZ, M BALTER, et al.Alpha-1 Antitrypsin Deficiency Targeted Testing and Augmentation Therapy: A Canadian Thoracic Society Clinical Practice Guideline [J]. Canadian Respiratory Journal, 2012, 19(2): 109-116.

[6] 中华医学会变态反应学分会，中国医师协会变态反应医师分会，支玉香，等. 遗传性血管性水肿的诊断和治疗专家共识[J]. 中华临床免疫和变态反应杂志，

2019, 13(1): 1-4.

[7] Bernard. Floccard, Nicolas. Javaud, Alban. Deroux, et al. Diagnosis and treatment of upper airway oedema caused by acute angio-oedema in the emergency department: a French consensus statement [J]. European Journal of Emergency Medicine, 2017, 24(5): 318-325.

[8] R.J.Powell, S.C.Leech, S.Till, et al. BSACI guideline for the management of chronic urticaria and angioedema [J]. Clinical & Experimental Allergy, 2015, 45(3): 547-565.

[9] Cicardi, M., Aberer, W., Banerji, A., et al. Classification, diagnosis, and approach to treatment for angioedema: Consensus report from the Hereditary Angioedema International Working Group [J]. Allergy, 2014, 69(5): 602-616.

[10] ACOG Practice Bulletin No.197: Inherited Thrombophilias in Pregnancy [J]. Obstetrics & Gynecology, 2018, 132(1): e18-e34.

[11] Pagano Domenico, Milojevic Milan, Meesters Michael I, et al. 2017 EACTS/EACTA Guidelines on patient blood management for adult cardiac surgery [J]. European journal of cardio-thoracic surgery: official journal of the European Association for Cardio-thoracic Surgery, 2018, 32(1): 88-120.

[12] Monagle Paul, Cuello Carlos A, Augustine Caitlin, et al. American Society of Hematology 2018 Guidelines for management of venous thromboembolism: treatment of pediatric venous thromboembolism [J]. Blood advances, 2018, 2(22): 3292-3316.

二、不同指南/共识推荐的意见与比较

蛋白酶抑制剂和蛋白C均属于微量血浆蛋白制品，目前这些产品在国内均未上市，而且这些产品在相关疾病的药物治疗中并非首选。同时，作为人体内天然存在的物质，它们也作为实验室检测指标出现在很多相关疾病诊疗指南或共识中。因此，人们对这类产品作为治疗药物的认识不及白蛋白、免疫球蛋白和凝血因子类产品。本节内容对5.6.1中检索到的12篇指南/共识的推荐意见进行比较，旨在提高人们对于这些产品在临床应用的地位和范围的认识（表5-42）。

（1）α_1抗胰蛋白酶（alpha-1 antitrypsin, AAT）是肝细胞产生的一种丝氨酸蛋白酶抑制剂，其严重缺乏可引起早发型肺气肿和多种肝病，包括肝硬化、新生儿肝炎和肝细胞癌。α_1抗胰蛋白酶缺乏症（alpha-1 antitrypsin deficiency, AATD）是一种罕见的常染色体共显性遗传病，编码AAT的基因称为SERPINA1

（MIM+107400），位于 14 号染色体长臂。有研究表明，α_1 抗胰蛋白酶强化治疗可减缓慢性阻塞性肺疾病（COPD）患者肺功能的进展，但仍缺乏足够的获益证据。迄今我国尚未见 α_1 抗胰蛋白酶缺乏引起肺气肿的正式报道。

α_1 抗胰蛋白酶缺乏相关肺病的治疗包括支持治疗和标准药物治疗以及静脉增补治疗。支持治疗包括避免主动及被动吸烟、采用支气管扩张剂和吸入性糖皮质激素、肺康复、辅助氧疗、疫苗接种等。静脉增补治疗（并非完全替代治疗）是为了升高血清 AAT 水平（从而升高肺间质中的 AAT 浓度），用于预防肺气肿的进展。目前关于增补治疗的具体指征推荐存在一定的分歧，建议的增补治疗指征为≥ 18 岁的从不吸烟或既往吸烟者，存在符合重度 AAT 缺乏症的 AAT 遗传变异、AAT 血清水平较低（≤ 11μmol/L 或≤ 57mg/dl）且存在气流受限证据。在检索到的 5 篇指南中，澳大利亚和新西兰胸科学会（2020）、欧洲呼吸学会（2017）的推荐意见比较笼统，没有量化的指标可参考。

（2）C1 酯酶抑制剂（C1INH）是一种急性期反应物，属于“丝氨酸蛋白酶抑制因子”（serpin）超家族。C1INH 抑制经典补体途径和凝集素补体途径的反应步骤，还抑制固有凝血（接触系统）、纤维蛋白溶解及激肽生成途径。C1INH 抑制这些不同途径中的数种血浆蛋白酶：C1r 和 C1s、甘露糖结合凝集素相关性丝氨酸蛋白酶（mannose-binding lectin associated serine protease，MASP；MASP1 和 MASP2）、凝血因子Ⅻ（Hageman 因子）、凝血因子Ⅺ、血浆激肽释放酶、纤溶酶。C1INH 在激肽生成途径中的功能与遗传性血管性水肿（HAE）的发病机制最直接相关。

C1INH 缺乏所致 HAE 是一种罕见的遗传病，其特点是反复发作的血管性水肿，最常累及皮肤或上呼吸道及胃肠道的黏膜组织，虽然肿胀不经治疗也会在 2~5 日内自行消退，但血管性水肿通常会短暂地严重影响日常活动能力，而且喉部血管性水肿还可能会引起致命的窒息。检索到的 4 篇指南（包括中国指南）均推荐 C1INH 用于 HAE 的急性发作期治疗，但因该产品未在我国上市，我国对于急性 HAE 的治疗主要应用冻干新鲜血浆，同时用于预防的药物也只有达那唑和氨甲环酸。

（3）抗凝血酶（AT）（先前称为 AT Ⅲ；也称肝素辅因子Ⅰ）是一种天然抗凝物质，属于丝氨酸蛋白酶抑制剂（serpin），可抑制凝血级联反应中的凝血酶（因子Ⅱa）、因子Ⅹa 和其他丝氨酸蛋白酶（如因子Ⅸa）。

AT 缺乏症可导致某些患者的血栓栓塞风险增加。血浆来源的 AT 浓缩制剂以及重组 AT 的出现，使 AT 补充治疗成为可能，但这些产品仅获批用于遗传性 AT 缺乏症患者。但值得注意的是，并非所有具有 AT 缺乏症实验室证据的患者都会发生血栓形成或需要抗凝治疗。在妊娠、手术等高风险情况下，可预防性抗凝，对于标准抗凝无效的患者，可应用AT补充治疗。

（4）蛋白C是一种在肝脏合成的维生素K依赖性抗凝蛋白。蛋白C在循环中以酶原形式存在，被激活成为活化蛋白C（activated protein C，aPC；一种丝氨酸蛋白酶）后发挥抗凝功能。该过程在凝血酶与血栓调节蛋白（血管内皮上的一种特异性受体）结合时发生。蛋白C在合成γ-羧基谷氨酸（Gla）时需要维生素K参与。aPC的主要作用是灭活凝血因子Ⅴa和Ⅷa，两者分别为高效凝血酶生成和凝血因子X激活所需。遗传性蛋白C缺陷可导致易栓症（血栓形成倾向增加）。蛋白C重度缺乏（即水平＜1%）可导致出生时出现新生儿暴发性紫癜。

新生儿暴发性紫癜是一种罕见但危及生命的疾病，其特征为DIC、广泛的静脉和动脉血栓形成，以及出血性皮肤坏死。实验检查提示DIC和蛋白C水平低于正常值的1%。在蛋白C检测报告出来前，给予新鲜冰冻血浆（FFP）每12小时以10至20ml/kg的剂量给药。对于蛋白C缺乏症的婴儿，考虑到FFP可能导致的超容量负荷、传染病毒风险，应使用外源性蛋白C进行治疗。

表5-42　不同指南/共识推荐意见比较

发布机构	目标人群	主题	推荐意见
澳大利亚和新西兰胸科学会 2020	α_1抗胰蛋白酶缺乏症相关的肺部疾病的患者	与α_1抗胰蛋白酶缺乏症相关的肺部疾病的诊断与治疗[1]	非吸烟的患者可以考虑使用α_1抗胰蛋白酶制剂的补充增强疗法（有条件推荐和低质量证据）
葡萄牙肺病学会-AATD研究小组 2018	α_1抗胰蛋白酶缺乏症相关的肺部疾病的患者	α_1抗胰蛋白酶缺乏症的治疗[2]	1.α_1抗胰蛋白酶制剂的补充增强治疗的标准是：年龄≥18岁；非吸烟者或戒烟者（≥6个月）；α_1抗胰蛋白酶≤57mg/dl（比浊法）；缺乏表型（ZZ、ZQ0、Q0Q0、SZ或其他具有罕见变异的等位基因组合）；COPD诊断（FEV_1/FVC＜70）归因于α_1抗胰蛋白酶缺乏引起的肺气肿，使用支气管扩张剂后FEV_1在预测值的30%~70%之间；无免疫球蛋白A缺乏症；肝病（如果没有肺部受累）不建议进行强化治疗，脂膜炎可能会考虑使用强化治疗。 2. 剂量：每周60mg/kg
欧洲呼吸学会 2017	α_1抗胰蛋白酶缺乏症相关的肺部疾病的患者	与α_1抗胰蛋白酶缺乏症相关的肺部疾病的诊断与治疗[3]	1. 几项针对严重α_1抗胰蛋白酶缺乏症的随机对照试验表明，根据CT密度测定法的评估，静脉增强疗法可以减少肺气肿的进展。 2. 没有证据支持α_1抗胰蛋白酶增强疗法对PiSZ、PiMZ或当前吸烟者的任何蛋白质表型有效

续表

发布机构	目标人群	主题	推荐意见
COPD 基金会（美国）2016	α_1 抗胰蛋白酶缺乏症的成人患者	成人 α_1 抗胰蛋白酶缺乏症的诊断和治疗[4]	1. 建议对 α_1 抗胰蛋白酶缺乏症和 FEV_1 在预测范围 30%~65% 内的个体进行静脉增强治疗（强烈推荐，高质量证据） 2. 对于 FEV_1 低于预测值 30% 的个体，推荐静脉增强治疗（弱推荐，低质量证据） 3. 不建议每周静脉增强剂量高于 FDA 批准的剂量（弱推荐，低质量证据） 4. 不建议对持续吸烟的肺部疾病患者进行静脉增强治疗（弱推荐，低质量证据） 5. 不建议对无气流阻塞的支气管扩张患者进行静脉增强治疗（弱推荐，低质量证据） 6. 不推荐静脉增强治疗用于治疗 α_1 抗胰蛋白酶缺乏症引起的肝病（强烈推荐，低质量证据） 7. 推荐静脉增强治疗 α_1 抗胰蛋白酶缺乏症患者的坏死性脂膜炎（强烈推荐，低质量证据） 8. 不推荐接受肝移植的个体进行静脉增强治疗（强烈推荐，高水平证据） 9. 不建议对患有 COPD 的 MZ 基因型个体进行静脉增强治疗（强烈推荐，低质量证据）
加拿大胸科学会 2012	α_1 抗胰蛋白酶缺乏症相关的 COPD 患者	α_1 抗胰蛋白酶缺乏症相关的 COPD 患者的靶向检测和增强治疗[5]	1. 建议在 65 岁之前诊断为 COPD 或吸烟史＜ 20 包年的个体中考虑对 α_1 抗胰蛋白酶缺乏进行有针对性的检测。（推荐等级：2C） 2. 建议不要对支气管扩张症或哮喘患者进行 α_1 抗胰蛋白酶缺乏的靶向检测。（推荐等级：2C） 3. 建议 α_1 抗胰蛋白酶增强治疗可以考虑在非吸烟或戒烟后正在接受最佳药物治疗和非药物治疗（包括全面病例管理和肺康复），且 FEV_1 为 25%–80% 预测值并有证据证明 α_1 抗胰蛋白酶缺乏（≤ 11μmol/L）的 COPD 患者中使用，因为 CT 扫描肺密度（建议级别：2B）和死亡率（建议级别：2C）有好处
中华医学会变态反应学分会、中国医师协会变态反应医师分会 2019	遗传性血管性水肿的患者	遗传性血管性水肿的诊断和治疗[6]	1. 遗传性血管性水肿（HAE）急性发作期治疗：C1 酯酶抑制剂（C1–INH）替代疗法，包括血源性 C1–INH 和重组人 C1–INH。 2. 我国目前尚未批准 C1–INH 上市，我国对于急性 HAE 的治疗主要应用冻干新鲜血浆。水肿急性发作后，给予 2~3U 新鲜血浆，约 30 分钟到数小时后，水肿逐渐消退。 3.FDA 批准 C1–INH 用于青少年及成人 HAE 患者的预防性治疗

续表

发布机构	目标人群	主题	推荐意见
法国血管神经性水肿参考中心（CREAK）2017	急性血管神经性水肿致上呼吸道水肿的患者	急性血管神经性水肿致上呼吸道水肿的诊断和治疗[7]	1. 法国临床实践推荐使用血浆来源的C1抑制剂浓缩物用于急诊上呼吸道水肿。 2. 对于位于上呼吸道的水肿，纳米过滤的C1抑制剂浓缩物不应以欧洲药品管理局推荐的固定剂量1000U（强推荐）使用
英国变态反应和临床免疫学会（BSACI）2015	慢性荨麻疹和血管神经性水肿患者	慢性荨麻疹和血管神经性水肿的治疗[8]	C1抑制剂在HAE急性发作中的治疗益处被认可
欧洲变应性反应与临床免疫学会（EAACI）2014	血管神经性水肿患者	遗传性血管性水肿的分类、诊断和治疗[9]	整理了若干国际指南/共识文件指导的C1-INH-HAE的治疗，其中包括C1抑制剂用于HAE的治疗
美国妇产科医师学会（ACOG）2018	妊娠期遗传性血栓形成倾向患者	妊娠期遗传性血栓形成倾向的实践[10]	抗凝血酶浓缩物可用于抗凝血酶缺乏的患者，这些患者对标准抗凝治疗无效或作为多学科计划的一部分
欧洲心胸外科协会（EACTS）、欧洲心胸麻醉协会（EACTA）2017	成人心脏手术患者	成人心脏手术患者的血液管理[11]	抗凝血酶补充剂适用于抗凝血酶缺乏的患者以提高肝素敏感性，但不应预防用于减少体外循环（CPB）后的出血。新鲜冰冻血浆（FFP）可被认为是抗凝血酶缺乏患者抗凝血酶补充剂的替代品，可提高肝素敏感性
美国血液病学会（ASH）2018	儿童静脉血栓栓塞症患者	儿童静脉血栓栓塞症的治疗[12]	1. 除标准抗凝治疗外，不要使用抗凝血酶替代治疗。（有条件推荐，低质量） 2. 对于标准抗凝治疗没有反应，并且抗凝血酶水平低，建议在标准抗凝治疗之外使用抗凝血酶替代治疗。（有条件推荐，低质量） 3. 建议在由于纯合子蛋白C缺乏导致先天性爆发性紫癜的患儿中使用蛋白C替代治疗。（有条件推荐，低质量）

参考文献

[1] Dummer Jack, Dobler Claudia C, Holmes Mark, et al. Diagnosis and treatment of lung disease associated with alpha one-antitrypsin deficiency: A position statement from the Thoracic Society of Australia and New Zealand. [J]. 2020, 25(3): 321-335.

[2] A.P.Lopes, M.A.Mineiro, F.Costa, et al. Portuguese consensus document for the management of alpha-1-antitrypsin deficiency [J]. Pulmonology, 2018, 24 (Suppl 1): 1-21.

[3] Miravitlles M, Dirksen A, Ferrarotti I, et al. European Respiratory Society statement: diagnosis and treatment of pulmonary disease in α_1-antitrypsin deficiency [J]. European Respiratory Journal, 2017, 50(5) .

[4] Sandhaus Robert A, Turino Gerard, Brantly Mark L, et al. The Diagnosis and Management of Alpha-1 Antitrypsin Deficiency in the Adult [J]. Chronic obstructive pulmonary diseases(Miami, Fla.), 2016, 3 (3): 668-682.

[5] DD Marciniuk, P Hernandez, M Balter, et al. Alpha-1 Antitrypsin Deficiency Targeted Testing and Augmentation Therapy: A Canadian Thoracic Society Clinical Practice Guideline [J]. Canadian Respiratory Journal, 2012, 19(2): 109-116.

[6] 中华医学会变态反应学分会，中国医师协会变态反应医师分会，支玉香，等. 遗传性血管性水肿的诊断和治疗专家共识 [J]. 中华临床免疫和变态反应杂志, 2019, 13(1): 1-4.

[7] Bernard. Floccard, Nicolas. Javaud, Alban. Deroux, et al. Diagnosis and treatment of upper airway oedema caused by acute angio-oedema in the emergency department: a French consensus statement [J]. European Journal of Emergency Medicine, 2017, 24(5): 318-325.

[8] R.J.Powell, S.C.Leech, S.Till, et al. BSACI guideline for the management of chronic urticaria and angioedema [J]. Clinical & Experimental Allergy, 2015, 45(3): 547-565.

[9] Cicardi, M., Aberer, W., Banerji, A., et al. Classification, diagnosis, and approach to treatment for angioedema: Consensus report from the Hereditary Angioedema International Working Group [J]. Allergy, 2014, 69(5): 602-616.

[10] ACOG Practice Bulletin No.197: Inherited Thrombophilias in Pregnancy [J]. Obstetrics & Gynecology, 2018, 132(1): e18-e34.

[11] Pagano Domenico, Milojevic Milan, Meesters Michael I, et al. 2017 EACTS/EACTA Guidelines on patient blood management for adult cardiac surgery [J]. European journal of cardio-thoracic surgery : official journal of the European Association for Cardio-thoracic Surgery, 2018, 32(1): 88-120.

[12] Monagle Paul, Cuello Carlos A, Augustine Caitlin, et al. American Society of Hematology 2018 Guidelines for management of venous thromboembolism: treatment of pediatric venous thromboembolism [J]. Blood advances, 2018, 2 (22): 3292-3316.

三、文献计量学与研究热点分析

通过上述对蛋白酶抑制剂和蛋白C的临床应用指南/共识的质量评价和推荐意见比较，发现在临床治疗中与此类产品相关性较高的指南/共识很少，在指南/共识文件中更多的也是作为实验室检测指标出现。为了更全面的了解此类产品，我们开展文献计量学研究，旨在分析国内外的研究现状、热点，并进一步探索其研究前沿。

本研究应用Web of Science核心合集数据库，检索有关蛋白酶抑制剂和蛋白C的研究文献。采用主题词检索的方式，检索式如下：TS=(“alpha-1 antitrypsin”) OR (“α_1 antitrypsin”) OR antithrombin OR (“protein C”) OR (“C1 esterase inhibitor”)，检索年限选择2004-2021。去除重复文献后得到18021篇文献，采用文献计量学的方法，对所收集论文的年代分布、国家分布、期刊分布、关键词、文献作者及机构、基金支持和文献内容进行分析。依次选取国家、机构、资金支持、关键词、作者、共被引作者、共被引文献和共被引期刊为节点分析文献数据。

1. 论文年代分布情况

Web of Science核心合集数据库默认从2004年开始检索，至今发表有关蛋白酶抑制剂和蛋白C的文献18021篇，年代分布情况见表5-43，总体年度发表趋势见图5-14。

表5-43 发文年代分布

年份	发文量	年份	发文量
2004	1197	2013	1045
2005	1135	2014	948
2006	1073	2015	999
2007	1112	2016	932
2008	1107	2017	913
2009	1074	2018	841
2010	1131	2019	777
2011	1064	2020	891
2012	1068	2021	714

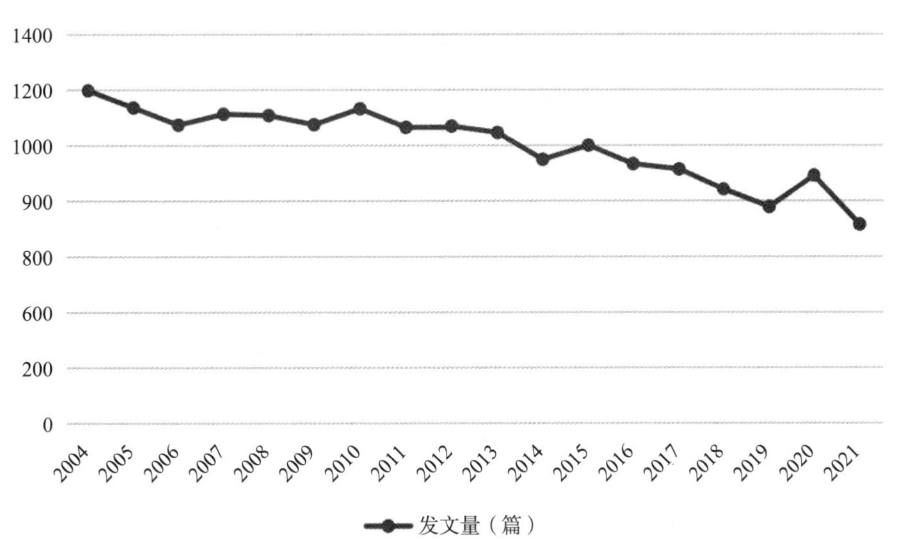

图 5-14　文献年度发表趋势

2. 国家分布

选择发表国家为节点，进行文献计量学分析（表 5-44）。发文最多的 10 个国家分别为美国（6118 篇）、日本（1637 篇）、德国（1605 篇）、中国（1571 篇）、英国（1262 篇）、意大利（1103 篇）、荷兰（1022 篇）、法国（967 篇）、加拿大（799 篇）、西班牙（623 篇）。

表5-44　国家分布

序号	国家	数量	序号	国家	数量
1	USA	6118	6	ITALY	1103
2	JAPAN	1637	7	NETHERLANDS	1022
3	GERMANY	1605	8	FRANCE	967
4	CHINA	1571	9	CANADA	799
5	ENGLAND	1262	10	SPAIN	623

3. 高贡献机构

按研究机构进行分析（表 5-45），美国哈佛大学（Harvard univ）的发表文献量最多，共计 257 篇。

表5-45　发表文章前10位的机构

序号	机构	数量	序号	机构	数量
1	Harvard univ	257	6	Mcmaster univ	186
2	Univ amsterdam	245	7	Scripps res inst	176
3	Leiden univ	220	8	Univ cambridge	175
4	Lund univ	200	9	Univ n carolina	171
5	Univ penn	187	10	Univ vermont	167

4. 关键词分析

排名前10位的关键词中蛋白C占2个（Activated protein-c，Protein-c），分别位居第4、10位，抗凝血酶位居第7位，这两种物质均与凝血系统有关（表5-46）。与凝血相关的其他关键词有：Coagulation、Activation、Thrombosis。

表5-46　排名前10位的关键词

序号	机构	数量	序号	机构	数量
1	Expression	1918	6	Inflammation	1230
2	Coagulation	1562	7	Antithrombin	966
3	Activation	1413	8	Disease	963
4	Activated protein-c	1340	9	Risk	950
5	Thrombosis	1295	10	Protein-c	912

5. 高贡献作者（表5-47）

表5-47　排名前10位的高贡献作者

序号	机构	数量	序号	机构	数量
1	Bae, jong-sup	87	6	Sadayappan, sakthivel	65
2	Esmon, charles t.	80	7	Janciauskiene, sabina	62
3	Griffin, john h.	79	8	Levi, marcel	56
4	Rezaie, alireza r.	71	9	Ku, sae-kwang	49
5	Van der poll, tom	67	10	Lomas, david a.	48

6. 共被引期刊分析

排名前 3 位的均与血栓与止血有关（表 5–48）。

表5–48　排名前10位的共被引期刊

序号	机构	数量	序号	机构	数量
1	thrombosis research	493	6	blood coagulation & fibrinolysis	293
2	thrombosis and haemostasis	457	7	biochemical and biophysical research communications	259
3	journal of thrombosis and haemostasis	456	8	blood	250
4	journal of biological chemistry	452	9	clinical and applied thrombosis–hemostasis	197
5	plos one	416	10	scientific reports	173

第七节　指南/共识推荐意见不一致疾病的循证与再评价

一、对静注人免疫球蛋白指南推荐不一致情况循证再评价

（一）静注人免疫球蛋白在儿童脓毒症休克中的指南推荐情况

年份	指南	机构	推荐内容
2015 年	儿童脓毒性休克（感染性休克）诊治专家共识	中华医学会儿科学分会急救学组 中华医学会急诊医学分会儿科学组 中国医师协会儿童重症医师分会	对严重脓毒症患儿可静脉输注丙种球蛋白
2017 年	儿童、新生儿脓毒性休克血流动力学支持临床实践指南	美国危重医学会 ACCM	中毒性休克使用Ⅳ免疫球蛋白
2020 年	拯救脓毒症运动儿童脓毒性休克和脓毒症相关器官功能障碍国际指南	欧洲危重病学会，危重病学会，小儿危重医学会联盟 ESICM，SCCM and WFPICCS	不建议常规使用免疫球蛋白

（二）对静注人免疫球蛋白用于儿童脓毒性休克的再评价

1. 研究资料

检索中英文数据库，收集静注人免疫球蛋白用于儿童脓毒性休克的研究。

纳入标准：①以儿童脓毒性休克患者为研究对象；②观察组给予静注人免疫球蛋白，对照组不限；③研究类型为随机对照研究。

排除标准：①重复性文献、综述和个案报道；②治疗前数据不全或无法提取数据的研究；③未涉及随机分组和缺乏对照组的研究。

2. 研究方法

（1）检索策略　计算机检索知网（CNKI）、维普数据库（VIP）、万方、Pubmed、Embase、Cochrane、Web of science，检索时间为建库至2021年10月31日。

检索词：静注人免疫球蛋白、儿童脓毒性休克、随机对照试验、immunoglobulins、IVIG、gammaglobulin, Intravenous、Septic shock in children、randomized controlled trial。

英文检索策略为“（immunoglobulins OR gammaglobulin OR IVIG [MeSH]）AND（children OR infant OR neonate OR newborn [MeSH]）AND（Sepsis OR pyemia OR pyohemia [MeSH]）AND（Randomized controlled trial OR placebo controlled trial [MeSH]）”;（限定词是 All Fields）

中文检索策略为“[（静注免疫球蛋白）OR（静注丙种球蛋白）] AND [（儿童脓毒症休克）OR（新生儿脓毒症）] AND [（随机对照实验）OR（安慰剂对照实验）]

（2）文献筛选与数据提取　2位研究者分别通过阅读文献题目、摘要排除明显不相干的文献后，进一步阅读全文，确定是否最终纳入。采用自制的资料提取表提取数据，2位研究者分别对纳入文献的研究类型、病例纳入标准和样本量、研究的分组方法、研究对象的特征、结局指标数据、偏倚风险评价的关键要素等进行提取。

3. 研究结果

（1）死亡率　入院时已证实感染的婴儿，接受IVIG治疗后，住院期间的死亡率无显著差异。入院时疑似感染或证实感染的婴儿，接受IVIG治疗后，2岁时死亡或重大残疾无显著差异[1]。在PICU，脓毒症综合征中使用IVIG显示死亡率、住院时间和并发症进展较少[2]。一项纳入3493名严重感染新生儿的多中心IVIG试验表明，是否使用静注人免疫球蛋白死亡率和严重残疾方面没有显著差异[3]。也有成年人的数据研究表明，任何病原体引起的感染性休克患者和MDR相关感染性休克患者，较早使用IVIG，可降低ICU内死亡风险[4]。IVIG相关的死亡率从单项随机研究和四项非随机研究的一致性显著降低，从33.7%降至15.7%[5-6]。总体而言，在新生儿或儿童中，IVIG 治疗脓毒性休克并未降低死亡率。

（2）住院时间　初诊时怀疑或证实感染的婴儿的住院时间没有减少[1]。IVIG　能缩短早产儿的住院时间[7-9]，而足月儿住院时间无显著性差异[9-11]。

（3）对于脓毒性休克的患儿，特别是链球菌感染者，IVIG 可能具有临床应用价值。IVIG 治疗败血症的儿童群体包括坏死性筋膜炎，以及原发性体液免疫缺陷或免疫缺陷伴低免疫球蛋白水平的儿童。

参考文献

[1] Ohlsson A, Lacy, JB. Intravenous immunoglobulin for suspected or proven infection in neonates. [J]. Cochrane Database Syst Rev, 2015, (3): CD001239.

[2] El-Nawawy A, El-Kinany H, Hamdy El-Sayed M, et al. Intravenous polyclonal immunoglobulin administration to sepsis syndrome patients: a prospective study in a pediatric intensive care unit. [J]. J Trop Pediatr, 2005, 51(5): 271-8.

[3] INIS Collaborative Group, Brocklehurst P, Farrell B, et al. Treatment of neonatal sepsis with intravenous immune globulin. [J]. N Engl J Med, 2011, 365(13): 1201-11.

[4] Alejandria MM, Lansang MA, Dans LF, et al. Intravenous immunoglobulin for treating sepsis and septic shock. [J]. Cochrane Database Syst Rev, 2001, (2): CD001090.

[5] Berlot G, Vassallo MC, Busetto N, et al. Effects of the timing of administration of IgM- and IgA-enriched intravenous polyclonal immunoglobulins on the outcome of septic shock patients [J]. Ann Intensive Care, 2018, 8 (1): 122.

[6] Parks T, Wilson C, Curtis N, et al. Polyspecific Intravenous Immunoglobulin in Clindamycin-treated Patients With Streptococcal Toxic Shock Syndrome: A Systematic Review and Meta-analysis [J]. Clin Infect Dis, 2018, 67(9): 1434-1436.

[7] Ahmed S, Chowdhury M, Hoque M, et al. Role of intravenous immunoglobulin (IVIG) as an adjuvant in the treatment of neonatal sepsis in preterm babies [J]. Endoscopy, 2007, 24 (3): 91-94.

[8] Fanaroff AA, Korones SB, Wright LL, et al. A controlled trial of intravenous immune globulin to reduce nosocomial infections in very-low-birth-weight infants. National Institute of Child Health and Human Development Neonatal R esearch Network [J]. New Engl J Med, 1994, 330(16): 1107-1113.

[9] Chen JY. Intravenous immunoglobulin in the treatment of full-term and premature newborns with sepsis [J]. J Formos Med Assoc: Taiwan yi zhi, 1996, 95(11): 839-844.

[10] Samatha MJ. Role of IgM enriched intravenous immunoglobulin as an adjuvant to

antibiotics in neonatal sepsis [J]. Karnataka Pediatr J, 1997, 11: 1-6.
[11] Shenoi A, Nagesh NK, Maiya PP, et al.Multicenter randomized placebo controlled trial of therapy with intravenous immunoglobulin in decreasing mortality due to neonatal sepsis[J]. Indian Pediatr, 1999, 36(11): 1113-1118.

二、对纤维蛋白原指南推荐不一致情况循证再评价

(一)纤维蛋白原用于围术期使用指南推荐情况

时间	指南	制定者	应用人群	推荐内容
2012	肝胆外科患者凝血功能的评价与凝血功能障碍的干预的专家共识	中华外科杂志编辑部	肝胆外科围术期患者	1. 术前低凝状态纠正未推荐使用纤维蛋白原; 2. 术后血浆纤维蛋白原< 0.8g/L 时应用,一般首次给药 1~2g,每 2g 纤维蛋白原可使血浆纤维蛋白原提高约 0.5g/L
2018	纤维蛋白原在围手术期出血管理中的地位:法语围手术期止血工作组的立场文件	法国围手术期止血工作组	外科手术患者	1. 建议不要预防性使用纤维蛋白原以防止出血。 2. 建议不要单独使用纤维蛋白原。止血治疗必须是全面的,包括其他止血治疗,并且必须限制在严重活动性出血的情况下。 3. 当纤维蛋白原浓度高于 1.5g/L 或存在功能性纤维蛋白原缺乏时,建议不要使用纤维蛋白原(产科例外,其阈值可能为 2.0g/L)。 4. 如果使用纤维蛋白原,建议初始剂量为 25~50mg/kg
2019	EACTA 国际共识:纤维蛋白原和纤维蛋白原浓缩物在心脏手术中的作用	欧洲心胸麻醉学协会止血与输血科学小组委员会	心脏外科手术患者	1. 仅在存在持续、严重、非手术原因和微血管出血且血浆纤维蛋白原水平极低的患者(≤在基于纤维蛋白的血栓弹性测定法中,最大凝块硬度为 4~6 mm),强烈建议补充纤维蛋白原。在血浆纤维蛋白原水平处于临界水平的相同情况下(基于纤维蛋白的血栓弹性测定法中最大凝块硬度为 6~8mm),可考虑补充纤维蛋白原。 2. 当体外循环后弥漫性出血患者补充纤维蛋白原时,应以维持生理血浆纤维蛋白原水平(基于纤维蛋白的血栓弹力测定法中最大凝块硬度> 9mm)为目标,应该避免达到非常高的水平(基于纤维蛋白的血栓弹力测定法中最大凝块硬度> 14mm)

续表

时间	指南	制定者	应用人群	推荐内容
2021	罕见遗传性出血性疾病诊断与治疗中国专家共识	中华医学会血液学分会血栓与止血学组、中国血友病协作组	遗传性纤维蛋白原缺乏症围术期患者	1. 维持水平在＞ 1g/L 至伤口愈合； 2. 术前纤维蛋白原 50~100mg/kg；初始 4~6 天每日 1 次或隔日 1 次，逐渐延长间隔（前 2 天每日评估）

（二）对纤维蛋白原围术期使用再评价

1. 研究资料

检索中英文数据库，收集纤维蛋白原用于外科手术围术期的研究纳入标准：①以外科手术患者为研究对象；②观察组在围术期给予纤维蛋白原制剂，对照组不限；③研究类型为随机对照研究。排除标准：①重复性文献、综述和个案报道；②治疗前数据不全或无法提取数据的研究；③未涉及随机分组和缺乏对照组的研究。

2. 研究方法

（1）检索策略　计算机检索知网（CNKI）、维普数据库（VIP）、万方、Pubmed、Embase、Cochrane、Web of science，监所时间为建库至 2021 年 10 月 31 日。检索词为：纤维蛋白原、围术期、随机对照试验 Fibrinogen、Perioperative period、randomized controlled trial 。中文检索式：纤维蛋白原 AND 围术期 AND 随机对照试验；英文检索式：(Human Fibrinogen) AND (Perioperative period) AND (randomized controlled trial)(限定词是 All Fields)。

（2）文献筛选与数据提取　2 位研究者分别通过阅读文献题目、摘要排除明显不相干的文献后，进一步阅读全文，确定是否最终纳入。采用自制的资料提取表提取数据，2 位研究者分别对纳入文献的研究类型、病例纳入标准和样本量、研究的分组方法、研究对象的特征、结局指标数据、偏倚风险评价的关键要素等进行提取。

3. 研究结果

（1）心脏和大血管手术　在心脏手术患者中进行的两项研究表明，较低的血浆纤维蛋白原浓度与出血风险增加有关。Walden 等开展了一项纳入 1954 名心脏外科患者的前瞻性观察研究，研究表明术前血浆纤维蛋白原浓度与心脏手术后过度出血独立相关，但与是否进行红细胞输注无关[1]。同样，Yang 等人对一个包括 430 名患者的前瞻性数据库进行了回顾性分析，发现随着纤维蛋白原水平的降低，出血的发生率增加，纤维蛋白原每减少 1g，风险增加 3.06 倍，但是输注浓缩纤维蛋白原或冷沉淀并不能显著降低出血发生率[2]。几项单中心研究表明纤维蛋白原可用于接受心脏或主动脉弓手术的患者。Karlsson 等人随机选择了 20 名接受冠状动脉搭桥手术且术前纤维蛋白原浓度低于 3.8g/L 的患者，其中 10 人在术前输注 2g 纤维蛋白原，另外 10 人无特殊处理，尽管纳入研究的患者数量少，且主要研究终点集中在安全性上，预防使用纤维蛋白原无血栓形成等不良反应，且将出血风险减少了 32%[3]，但在随后纳入更多患者进行的扩大研究中，前一项研究的结果未得到证实[4]，即预防使用纤维蛋白原既不减少术后出血，也不减少患者输血的比例。另一项在 10 个国家进行的 REPLACE（纤维蛋白原与安慰剂在复杂心血管手术中的随机评估）研究中，也得出患者预防使用纤维蛋白原在出血或输血方面没有差异，甚至倾向不使用纤维蛋白原[5]。

基于目前已发表的研究，不支持预防应用纤维蛋白原用于减少心脏和血管手术的输血需求。

（2）泌尿外科　只有两个关于泌尿外科手术的随机对照研究。Fenger-Eriksen C 等人研究了纤维蛋白原对接受根治性膀胱切除术后由于使用羟乙基淀粉引起的凝血障碍患者的止血效果，结果表明是否使用纤维蛋白原对于总输血量（每次和术后）并没有差异[6]。另一项随机双盲安慰剂对照研究中，Soleimani M 等人评估了 60 名接受经尿道前列腺电切术的患者术前预防使用 2g 纤维蛋白原的疗效，与安慰剂相比，两组术中出血、术后出血或输血情况无显著差异[7]。因此，不支持在泌尿外科围术期预防性应用纤维蛋白原。

（3）肝移植　有一项关于肝移植预防用药的随机双盲安慰剂对照研究，治疗组预防使用纤维蛋白原，使纤维蛋白原浓度达到 2.9g/L，观察组给予安慰剂，观察指标为需要输血患者的百分比。结果表明，是否预防给予纤维蛋白原不影响输血需求[8]。因此在肝移植患者中是否预防性使用纤维蛋白原，也没有可靠结论。

（4）产科　严重产后出血是发达国家孕产妇死亡的第一大原因，1%~2% 的产妇都会发生产后出血，发病率呈上升趋势，而其中 70%~90% 的孕产妇死亡是可以避免的[9]。法国妇产科医师学会（CNGOF）对产后出血的定义为：无论采用何种分娩方式，分娩后出血量≥ 500ml，严重产后出血为分娩后出血量≥ 1000ml[10]。

在出血开始时测定纤维蛋白原的血浆浓度低于 2g/L[11]，是进展为严重产后出血的预测因素[12]。2015 年，一项多中心随机双盲前瞻性研究对估计失血量为 1500ml 的患者经验性给予 2g 纤维蛋白原和安慰剂[13]。研究发现，两组患者在输血率和死亡率方面没有差异，但是研究组只有 2.2% 的患者出现了纤维蛋白原水平低于 2g/L 的情况，如果纤维蛋白原浓度正常或接近正常，使用纤维蛋白原不会改变患者的预后。这与 Collins 等人的研究结果一致[14]，如果使用 3g/L 作为是否使用纤维蛋白原的分组方式，得到的结果也是阴性的，作者得出结论，2g/L 可能是一个更合适的阈值。

总之，仅有的几项前瞻性研究无法证明使用纤维蛋白原是否减少产后失血和输血。如果纤维蛋白原浓度正常或接近正常，使用纤维蛋白原不会改变患者的预后[15]。

（5）严重创伤　创伤通过多种机制触发凝血级联反应使血浆纤维蛋白原浓度降低，创伤越严重，下降越明显。因此，血浆纤维蛋白原浓度是创伤严重程度的独立标志物，也是死亡率的独立预测因素。目前主要的研究焦点在于补充纤维蛋白原是否改善预后。

H.Schöchl 等进行了三项回顾性研究[16-18]。第一项是单中心回顾性观察研究[16]，研究提示在血栓弹力图结果指导下输注纤维蛋白原、凝血酶原复合物、血浆或浓缩血小板的死亡率（24%）低于根据预测得分计算的死亡率，但由于研究结果是观察性、回顾性和非比较性的，因此无法得出纤维蛋白原是否能改善结局的结论。第二项研究[17]，对 80 名仅接受因子浓缩物治疗的创伤患者与 601 名仅接受血浆输注患者进行对比，纳入标准为损伤严重程度评分（ISS）≥ 16 和入院时血液损失超过 2mmol/L。纤维蛋白原组使用红细胞浓缩物和血小板的频率更低，死亡率更低（7.5% vs 10%）。这项研究显示了两个中心在临床实践上的差异，因此无法得出纤维蛋白原是否能改善结局的结论。第三项研究[17]，采用与第二项研究相似的方法，将在奥地利注册的仅接受浓缩因子治疗的创伤患者（n=18）与德国多中心注册的配对创伤患者（n=18）进行了比较，纤维蛋白原组在最初 6 小时内输注红细胞较少，多器官衰竭的发生率也较少，两组患者的死亡率具有可比性。在这几项回顾性研究均无法得出纤维蛋白原是否能改善结局的结论。

有三项随机临床研究评估了创伤患者使用纤维蛋白原的情况。在 Curry N 等的研究中[18]，43 名严重创伤患者被随机分为早期系统性给予冷沉淀和纤维蛋白原或不接受预防治疗组。研究表明，治疗组的血浆纤维蛋白原血浆浓度较高，但并未降低输血需求和死亡率。研究者认为患者数量不足可能是预后无差异的原因之一。Nascimento B 等开展了一项单中心、随机、双盲研究[19]，对 50 名出现动脉高血压的创伤患者使用 6g 纤维蛋白原或安慰剂，95% 接受纤维蛋白原治疗的患者给药 1 小时后，血浆纤维蛋白原浓度从 1.9g/L 增加到 2.71g/L，然而与安慰剂组相比，输血的需求和死亡率并没有减少。一项单中心、开放、随机研究[20]，纳入经血栓弹力图检测出现凝血障碍的创伤患者，给予 50mg/kg 纤维蛋白原或 15ml/kg 新鲜冰冻血浆，研究终点是多器官衰竭的发生率。试验结果为阴性，纤维蛋白原没有降低器官衰竭的发生率，且由于无效和安全原因，该研究提前终止。

总之，创伤患者入院时的血浆纤维蛋白原浓度可以预测创伤的严重程度和预后，包括死亡率。但到目前为止，没有任何随机试验证明纤维蛋白原是否可以改善创伤患者的预后。同时，也没有明确的关于此类患者输注纤维蛋白原的阈值，但可能在 1.5g/L 到 2g/L 之间[21]，建议入院时紧急测定血浆纤维蛋白原浓度，根据该测量值考虑给予纤维蛋白原，以维持血浆纤维蛋白原浓度在预定阈值以上。

参考文献

[1] Waldén K, Jeppsson A, Nasic S, et al. Low preoperative fibrinogen plasma concentration is associated with excessive bleeding after cardiac operations [J]. Ann Thorac Surg, 2014, Apr; 97(4): 1199–1206.

[2] Yang L, Vuylsteke A, Gerrard C, et al. Postoperative fibrinogen level is associated with postoperative bleeding following cardiothoracic surgery and the effect of fibrinogen replacement therapy remains uncertain [J]. J Thromb Haemost, 2013, Aug, 11(8): 1519–1526.

[3] Karlsson M, Ternström L, Hyllner M, et al. Prophylactic fibrinogen infusion reduces bleeding after coronary artery bypass surgery. A prospective randomised pilot study [J]. Thromb Haemost, 2009, 102(1): 137–144.

[4] Jeppsson A, Walden K, Roman–Emanuel C, et al. Preoperative supplementation with fibrinogen concentrate in cardiac surgery: A randomised controlled study [J]. Br J Anaesth, 2016 Feb, 116(2): 208–214.

[5] Rahe–Meyer N, Levy JH, Mazer CD, et al. Randomised evaluation of fibrinogen vs placebo in complex cardiovascular surgery (REPLACE): a double–blind phase III study of haemostatic therapy [J]. Br J Anaesth, 2016 Jul, 117(1): 41–51.

[6] Fenger–Eriksen C, Jensen TM, Kristensen BS, et al. Fibrinogen substitution improves whole blood clot firmness after dilution with hydroxyethyl starch in bleeding patients undergoing radical cystectomy: a randomised, placebo–controlled clinical trial [J]. J Thromb Haemost, 2009, 7(5): 795–802.

[7] Soleimani M, Masoumi N, Nooraei N, et al. The effect of fibrinogen concentrate on perioperative bleeding in transurethral resection of the prostate: a double–blind placebo–controlled and randomised study [J]. J Thromb Haemost, 2017, 15(2): 255–262.

[8] Sabate A, Gutierrez R, Beltran J, et al. Impact of Preemptive Fibrinogen Concentrate on Transfusion Requirements in Liver Transplantation: A Multicentre, Randomised, Double–

Blind, Placebo-Controlled Trial [J]. Am J Transplant, 2016, 16(8): 2421-2429.

[9] Main EK, McCain CL, Morton CH, et al. Pregnancy-related mortality in California: causes, characteristics, and improvement opportunities [J]. Obstet Gynecol, 2015 Apr, 125(4): 938-947.

[10] Sentilhes L, Vayssière C, Deneux-Tharaux C, et al. Postpartum haemorrhage: guidelines for clinical practice from the French College of Gynaecologists and Obstetricians (CNGOF): in collaboration with the French Society of Anesthesiology and Intensive Care (SFAR) [J]. Vol.198, European journal of obstetrics, gynecology, and reproductive biology, 2016, 12-21.

[11] Karlsson O, Jeppsson A, Thornemo M, et al. Fibrinogen plasma concentration before delivery is not associated with postpartum haemorrhage: a prospective observational study [J]. Br J Anaesth, 2015(Jul), 115(1): 99-104.

[12] Cortet M, Deneux-Tharaux C, Dupont C, et al. Association between fibrinogen level and severity of postpartum haemorrhage: secondary analysis of a prospective trial [J]. Br J Anaesth, 2012(Jun), 108(6): 984-989.

[13] Wikkelso AJ, Edwards HM, Afshari A, et al. Pre-emptive treatment with fibrinogen concentrate for postpartum haemorrhage: randomised controlled trial [J]. Br J Anaesth, 2015(4), 114(4): 623-633.

[14] Collins PW, Cannings-John R, Bruynseels D, Mallaiah S, et al. Viscoelastometric-guided early fibrinogen concentrate replacement during postpartum haemorrhage: OBS2, a double-blind randomised controlled trial [J]. Br J Anaesth, 2017 Sep 1, 119(3): 411-421.

[15] Ickx B, Samama C-M.Fibrinogen concentrates for post-partum haemorrhage? Do not miss the most relevant population [J]. Br J Anaesth, 2015(Apr), 114(4): 548-550.

[16] Schöchl H, Scharbert G, Kozek-Langenecker S, et al. Goal-directed coagulation management of major trauma patients using thromboelastometry (ROTEM (R)) -guided administration of fibrinogen concentrate and prothrombin complex concentrate [J]. Crit Care, 2010(Apr), 14(2): R55.

[17] Schöchl H, Nienaber U, Maegele M, et al. Transfusion in trauma: thromboelastometry-guided coagulation factor concentrate-based therapy versus standard fresh frozen plasma-based therapy [J]. Crit Care, 2011(Mar 4), 15(2): R83.

[18] Curry N, Rourke C, Davenport R, et al. Early cryoprecipitate for major haemorrhage in trauma: a randomised controlled feasibility trial [J]. Br J Anaesth, 2015

(Jul), 115(1): 76–83.

[19] Nascimento B, Callum J, Tien H, et al. Fibrinogen in the initial resuscitation of severe trauma (FiiRST): a randomised feasibility trial [J]. Br J Anaesth, 2016 Dec, 117(6): 775–782.

[20] Innerhofer P, Fries D, Mittermayr M, et al. Reversal of trauma–induced coagulopathy using first–line coagulation factor concentrates or fresh frozen plasma (RETIC): a single–centre, parallel–group, open–label, randomised trial [J]. Lancet Haematol, 2017 Jun, 4(6): e258–271.

[21] Samama C M, Ickx B, Ozier Y, et al. The place of fibrinogen concentrates in the management of perioperative bleeding: a position paper from the Francophone Working Group on Perioperative Hemostasis (GIHP) [J]. Anaesthesia Critical Care & Pain Med icine, 2018, S2352556818300936.

三、人纤维蛋白黏合剂指南推荐不一致情况循证再评价

1. 人纤维蛋白黏合剂在心脏外科手术中的应用

根据目前相关指南的建议，在心脏外科手术出血患者中推荐可局部使用人纤维蛋白黏合剂，不同指南间仅推荐级别不一致（表 5–49）；美国《胸外科医师学会和心血管麻醉师学会血液保护临床实践指南（2011）》[1]与《欧洲心胸外科学会/欧洲心胸麻醉学会成人心脏外科血液管理指南（2017）》[2]欧洲指南予以Ⅱb 级推荐，《STS/SCA/AmSECT/SABM 临床实践指南：患者血液管理（2021）》[3]予以ⅡA 级推荐，国内缺少相关专业指南，仅有《心血管手术患者血液管理专家共识（2018）》[4]中提及在良好的外科缝合技术基础上应用局部止血材料，包括人纤维蛋白黏合剂。

根据最新指南中现有证据，不建议在心脏手术中常规使用局部密封剂，仅在局部持续出血的情况下考虑。

表5–49　人纤维蛋白黏合剂在心脏外科手术指南推荐

时间	指南	发布者	适用人群	推荐内容
2011	胸外科医师学会和心血管麻醉师学会血液保护临床实践指南[1]	美国胸外科医师学会血液保护指南工作组	心脏外科手术出血患者	作为多模式血液管理计划的一部分，可考虑使用局部压迫或提供伤口封闭的局部止血剂在吻合部位提供局部止血。（推荐级别Ⅱb 证据级别 C）

续表

时间	指南	发布者	适用人群	推荐内容
2017	欧洲心胸外科学会/欧洲心胸麻醉学会成人心脏外科血液管理指南[2]	欧洲心胸外科协会	心脏外科手术出血患者	在出血问题更多是局部引起的临床情况下，可以考虑使用局部密封剂。（推荐级别Ⅱb 证据级别 C）
2018	心血管手术患者血液管理专家共识[4]	中国心胸血管麻醉学会血液管理分会	心血管手术患者	在良好的外科缝合技术基础上应用局部止血材料 常用的局部止血材料有氧化再生纤维素，此外还有纤维蛋白胶、凝血酶、凝胶海绵等；但局部止血材料不能替代外科止血技术
2021	STS/SCA/AmSECT/SABM 临床实践指南：患者血液管理[3]	美国胸外科医师学会（STS）美国心血管麻醉医师协会（SCA）美国体外技术学会（AmSECT）		CPB 后在手术部位局部应用抗纤维蛋白溶解剂是合理的，以限制使用 CPB 的心脏手术后胸管引流和输血需求。（Ⅱ A 级，B-R 级）

2. 人纤维蛋白黏合剂在肛瘘和藏毛窦中的应用

目前国内外相关指南对于人纤维蛋白黏合剂在肛瘘中的推荐意见一致[5, 6]，虽然纤维蛋白黏合剂治疗肛瘘的成功可能性低（推荐等级 2B），但它可以保留肛门括约肌功能，没有肛门失禁，对复发的病例可以重复使用，并对部分患者有效。建议有条件和有经验的医生选择性应用，或进行临床试验。

对于无脓肿的慢性毛囊炎患者，《ASCRS 临床实践指南：藏毛性疾病的管理（2019）》[7] 推荐纤维蛋白胶可作为毛囊炎的主要或辅助治疗（推荐等级 2B），见表 5-50。由于缺乏全面和高质量的数据，目前很难确立其治疗地位，但其临床效果已在多项观察性研究中得到认可。

人纤维蛋白黏合剂被用于治疗慢性和复发性毛窦疾病与其在治疗肛瘘中的作用机制类似。在多项观察性研究中，纤维蛋白黏合剂或凝血酶 - 明胶基质被用于填充绒毛囊肿切除和皮瓣闭合后的死腔和窦道[8]，填充未闭合的窦道切除留下的伤口[9, 10]，或填补刮除毛窝后留下的空隙[11, 12]。这些研究均包括有 6 至 50 名不同阶段非感染性毛囊疾病患者，在治疗 2 至 6 周内愈合，且很少出现轻微并发症和罕见疾病复发。同时患者对纤维蛋白黏合剂的满意度很高，大多数患者能够在手术后 2 周内恢复正常活动[13]。一项纳入 32 名原发性毛囊炎患者随机、前瞻性试验，比较了林贝格皮瓣技术操作同时使用或不使用纤维蛋白黏合剂，纤维蛋白黏合剂组所有患者在8个月时均痊愈，无复发迹象，伤口引流时间和住院时间均减少[14]。另一项随机前瞻性试验，对50例原发性毛囊炎患者进行了治疗，其中对Karydakis皮瓣技术联合纤维蛋白黏合剂与联合引流管进行了比较，两组显示出相同的治疗效果，所有患者均愈合，尽管纤维蛋白组伤口积液增加（24% VS 8%），但住院时间减少（2天VS 4天）[15]。虽然有这些有利的病例研究报告，2017年一项Cochrane图书馆的系统评价得出结论，纤维蛋白胶在治疗毛囊炎方面的益处证据尚不确定[16]，所以未来仍需要高质量研究进一步证实其在毛窦疾病中的作用。

表5-50　人纤维蛋白黏合剂在肛瘘和藏毛窦中指南推荐

时间	指南	发布者	适用人群	推荐内容
2016	肛门直肠脓肿，肛管直肠瘘以及直肠阴道瘘的管理[5]	美国结直肠外科医师协会	肛瘘患者	纤维蛋白胶是一种相对无效的治疗肛门瘘的方法。（推荐等级：基于中等质量证据的弱推荐，2B）
2019	ASCRS临床实践指南：藏毛性疾病的管理[6]	美国结肠和直肠外科医师学会	慢性毛囊炎患者	对于无脓肿的慢性毛囊炎患者，纤维蛋白胶可作为毛囊炎的主要或辅助治疗。（推荐等级：基于中等质量证据的弱推荐，2B）
2020	肛瘘诊治中国专家共识[7]	中国医师协会肛肠医师分会临床指南工作委员会	肛瘘患者	纤维蛋白胶（fibrin glue）：治疗肛瘘的疗效报道相差较大，从14%~74%不等，而且随着随访时间的延长，治愈率明显下降。（推荐等级2B）

3. 人纤维蛋白黏合剂用于其他外科手术局部止血

人纤维蛋白黏合剂也推荐用于肝脏、胸外科、神经外科、脊柱外科、泌尿外科等手术患者术中和术后的局部止血（表5-51），但目前主要是在各专科等专家共识中推荐，还缺少高质量研究证据支持，制订并颁布系统规范的循证指南证明其治疗地位。

表5-51　人纤维蛋白黏合剂在其他外科手术应用推荐

时间	指南	发布者	适用人群	推荐内容
2013	腹腔镜肝切除专家共识与手术操作指南	中华医学会外科学分会肝脏外科学组	腹腔镜肝切除术患者	肝脏断面处理，冲洗肝脏断面，确认无明显出血和胆汁漏后，可喷洒生物蛋白胶和覆盖止血纱布

续表

时间	指南	发布者	适用人群	推荐内容
2018	胸外科围手术期出血防治专家共识	中华医学会胸心血管外科分会	肺部手术肺断面出血患者纵隔肿物术中出血	在围手术期使用低分子量肝素造成创面术后出血风险增加，可在手术完成时喷洒纤维蛋白黏合剂以预防术后出血。在肺楔形切除手术中为防止肺组织漏气及减少创面渗血，可联合使用纤维蛋白黏合剂与聚乙醇酸修补材料，可以有效降低术后引流量和漏气发生率。 胸膜腔粘连时，脏壁层胸膜面的渗血可用电凝、超声刀或缝扎止血，大面积小量渗血可用热纱垫湿敷，或可喷洒纤维蛋白黏合剂或放置再生氧化纤维素止血
2018	神经外科围手术期出血防治专家共识	中华医学会神经外科分会	神经外科手术术中小动脉出血患者	小动脉出血涉及重要分支血管时，如豆纹动脉、脑干穿支动脉等，应尽力保留这些动脉，避免造成术后严重的缺血性并发症和后遗症。此时，可采用特定止血材料（如再生氧化纤维素）压迫止血点，当确定止血可以压迫止住后，再用纤维蛋白黏合剂（又称生物蛋白胶）固定止血
2021	脊柱外科围手术期出血防治专家共识	中国脊柱外科专家	脊柱外科手术患者	纤维蛋白黏合剂的主要成分为纤维蛋白原和凝血酶，通过模拟机体凝血途径的最后阶段并形成稳定的纤维蛋白凝块来达到止血目的。此外，在脊柱外科手术中，还可使用纤维蛋白黏合剂封闭破裂的硬脊膜、减少脑脊液渗漏的发生率并减轻渗漏程度
2021	泌尿外科腹腔镜手术围手术期出血防治专家共识	中国医疗保健国际交流促进会泌尿健康促进分会	存在凝血功能障碍的泌尿外科腹腔镜手术患者	纤维蛋白黏合剂（生物蛋白胶）纤维蛋白黏合剂是一种源于血浆凝血因子的外科止血材料，由纤维蛋白原、凝血酶等成分组成，纤维蛋白原和凝血酶结合，模拟生理止血的最后阶段，形成稳定的纤维蛋白多聚体支架，能够网罗住红细胞及其他有形成分，形成可靠的血凝块，纤维蛋白黏合剂止血不依赖患者的凝血功能，因此可用于存在凝血功能障碍患者的手术中

参考文献

[1] Society of Thoracic Surgeons Blood Conservation Guideline Task Force, Society of Cardiovascular Anesthesiologists Special Task Force on Blood Transfusion, International

Consortium for Evidence Based Perfusion. 2011 update to the Society of Thoracic Surgeons and the Society of Cardiovascular Anesthesiologists blood conservation clinical practice guidelines [J]. Ann Thorac Surg，2011，91（3）：944–982.doi：10.1016/j.athoracsur.2010.11.078.PMID：21353044.

[2] Task Force on Patient Blood Management for Adult Cardiac Surgery of the European, Association for Cardio–Thoracic Surgery（EACTS）, European Association of Cardiothoracic Anaesthesiology（EACTA）. 2017 EACTS/EACTA Guidelines on patient blood management for adult cardiac surgery [J]. J Cardiothorac Vasc Anesth，2018，32（1）：88–120.doi：10.1053/j.jvca.2017.06.026.Epub 2017 Sep 30.PMID：29029990.

[3] Tibi P, McClure RS, Huang J, Update to the Clinical Practice Guidelines on Patient Blood Management [J]. J Cardiothorac Vasc Anesth，2021，35（9）：2569–2591.doi：10.1053/j.jvca.2021.03.011.Epub 2021 Jun 30.PMID：34217578.

[4] 胡盛寿，纪宏文，孙寒松，等. 心血管手术患者血液管理专家共识 [J]. 中国输血杂志，2018, v.31（04）：7–11.

[5] Vogel JD, Johnson EK, Morris AM, et al. Clinical Practice Guideline for the Management of Anorectal Abscess, Fistula–in–Ano, and Rectovaginal Fistula [J]. Dis Colon Rectum，2016，59（12）：1117–1133.doi：10.1097/DCR.0000000000000733.PMID：27824697.

[6] 陈希琳，冯六泉，李东冰，等. 肛瘘的诊治专家共识（2020 版）[J]. 实用临床医药杂志，2020，24（17）：1–7.

[7] Johnson EK, Vogel JD, Cowan ML, et al. Clinical Practice Guidelines Committee of the American Society of Colon and Rectal Surgeons [J]. The American Society of Colon and Rectal Surgeons' Clinical Practice Guidelines for the Management of Pilonidal Disease. Dis Colon Rectum，2019，62（2）：146–157.doi：10.1097/DCR.0000000000001237.PMID：30640830.

[8] Greenberg R, Kashtan H, Skornik Y. Treatment of pilonidal sinus disease using fibrin glue as a sealant [J]. Tech Colo–proctol.，2004，8：95 – 98.

[9] Patti R, Angileri M, Migliore G, et al.Use of fibrin glue in the treatment of pilonidal sinus disease：a pilot study [J]. G Chir，2006，27：331–334.

[10] Seleem MI, Al–Hashemy AM.Management of pilonidal sinus using fibrin glue：a new concept and preliminary experience [J]. Colorectal Dis，2005，7：319–322.

[11] Lund JN, Leveson SH.Fibrin glue in the treatment of pi–lonidal sinus：results of a pilot study [J]. Dis Colon Rectum，2005，48：1094–1096.

[12] Elbanna HG, Emile SH, Youssef M, et al. Novel approach of treatment of pilonidal sinus

disease with thrombin gelatin matrix as a sealant [J]. Dis Colon Rectum, 2016, 59: 775-780.

[13] Elsey E, Lund JN.Fibrin glue in the treatment for pilonidal si-nus: high patient satisfaction and rapid return to normal activi-ties [J]. Tech Coloproctol, 2013, 17: 101-104.

[14] Altinli E, Koksal N, Onur E. Sumer A.Impact of fibrin sealant on Limberg flap technique: results of a randomized con-trolled trial [J]. Tech Coloproctol, 2007, 11 : 22-25.

[15] Sözen S, Emir S, G ü zel K, et al. Are postoperative drains necessary with the Karydakis flap for treatment of pilonidal sinus? (Can fibrin glue be replaced to drains?) A prospective randomized trial [J]. Ir J Med Sci, 2011, 180: 479-482.

[16] Lund J, Tou S, Doleman B, et al. Fibrin glue for pilonidal sinus disease [J]. Cochrane Database Syst Rev, 2017, (1): CD011923.

第八节　血液制品的不良反应/事件

血液制品主要是指血浆蛋白制品，是由健康人血浆或经特异免疫的人血浆，经分离、提纯、或由重组 DNA 技术制备的一类产品。目前，血液制品在临床各科多种疾病的治疗上广泛应用，虽然进行严格检测，但其仍具有传播血源性疾病的风险。在血液制品的使用过程中，因个人体质差异可能会出现不同程度的不良反应，甚至可能发生严重不良反应，给患者的健康乃至生命造成重大影响。为提高临床医务工作者对血液制品安全性的认识，保障医疗质量和医疗安全，现将临床血液制品的常见不良反应分别介绍如下。

1. 人血白蛋白

临床上使用的人血白蛋白制品基本是安全的，低温乙醇法制备的人血白蛋白都经过 60℃ 10 小时加热处理，灭活肝炎病毒和其他病毒，但理论上仍存在传播某些已知和未知病原体的潜在风险。人血白蛋白不良反应的主要产生原因如下[1-2]。

（1）主要蛋白引发的反应　制品中主要蛋白无疑为白蛋白。如果白蛋白在生产过程中不被改变，那么它对大多数受者应有正常的代谢。虽然有人证明在遗传变异和“正常”白蛋白之间有抗原差异性，白蛋白在不同的个体都有不同的表型，但发展成抗白蛋白的抗体的危险性小，这种抗体的临床意义仍不清楚。

（2）添加剂的反应　人血白蛋白的一个添加剂是辛酸钠，它作为稳定剂而加入。但是已发现加入辛酸盐稳定剂的人血白蛋白可干扰一些患者的血型定型。这是因为这些患者的血清中含有脂肪酸依赖抗体，体外实验时这些抗体在辛酸盐存在下凝集红细胞。

（3）细菌污染的反应　人血白蛋白制品被细菌污染是很少见的。但20~25g/dl人血白蛋白对许多细菌是一个良好的培养介质。输注污染后的白蛋白，受血者会引起发热反应、暂时性菌血症、休克和可能的败血症。

（4）热源反应　发冷和发热症状大约占已报道的75%，要确定这些症状是由注射人血白蛋白还是天然的热原所引起比较困难，但这些热原反应很少是严重的。如果怀疑是注射的人血白蛋白引起的，应报告厂家以进行适当的研究，分析制品引起发热的原因。

（5）使用不当引起危险　应避免过量注射人血白蛋白，如果人为地把血浆中白蛋白浓度提高到5.5g/dl，将引起高渗状态，细胞外液缺乏，导致白蛋白代谢增加，从而减少肝内合成。如果存在过多的细胞外液，过多的人血白蛋白注射将导致细胞内液上升可能引起肺水肿。这些不良反应对心脏病患者更频繁和严重，因此控制注射人血白蛋白的速度和注射量很重要。

人血白蛋白导致的不良反应具体见表5-52，其导致的一般不良反应，如恶心、呕吐及头痛等绝大部分反应是短暂的，一般停药后可缓解。

表5-52　人血白蛋白的不良反应[3]

发生系统	0.1%>发生频率>0.01%	发生频率<0.01%
免疫系统	过敏反应	过敏性休克
精神		精神错乱
神经系统		头痛
心脏		心动过速、心动过缓
血管	低血压	高血压、脸红
呼吸系统		呼吸困难
胃肠道		恶心、呕吐
皮肤		荨麻疹、血管神经性水肿、全身性皮疹、出汗
全身		发热、寒战

2. 免疫球蛋白类

（1）静脉注射人免疫球蛋白　人免疫球蛋白的不良反应通常较轻，常见的一般反应包括：热源反应、轻微的全身反应以及某些心血管症状。其不良反应既可由制品中的稳定剂，也可由人免疫球蛋白本身引起，所有制品都有聚合成二聚体和多聚体的倾向，会导致严重的反应。注射人免疫球蛋白时的疼痛可能是由于缓激肽释放所致。另外，注射人免疫球蛋白的一些不良反应是由于制品是从含有很多异体基因型免疫球蛋白的血浆混合物分离制得的。受者因输注而致同种免疫，以后再输注含有该抗原的血液制品则有可能发生超敏反应。IgA 缺乏症患者或低免疫球蛋白血症患者可能有抗 IgA 抗体，因此，静脉注射人免疫球蛋白可能导致 IgE 介导的过敏反应[1]。静脉注射人免疫球蛋白的不良反应具体见表 5-53。

表5-53　静脉注射人免疫球蛋白的不良反应[4]

发生种类	发生频率
头痛、头晕	14.8%~22%
腹痛	14%
发烧	14%~23%
恶心、呕吐	10%~18%
鼻窦炎	8%
血压升高	7.7%
疲乏	6%
支气管炎	6%

静脉注射人免疫球蛋白严重不良反应较为罕见，包括过敏、肾脏损害及血栓栓塞等，其中过敏是人免疫球蛋白最常见的严重不良反应之一，典型表现为输注后数秒至数分钟内即出现面部潮红、水肿、呼吸急促、血压下降甚至休克死亡，发生严重不良反应时需及时停药，抗休克治疗维持基本生命体征。人免疫球蛋白不良反应的发生风险一般与每疗程使用的剂量及输注速度有关。很多已知的不良反应最可能发生在首次输注期间，或发生在更换产品品牌后的首次输注期间，故静脉使用免疫球蛋白期间尽量不更换输注品牌[5]。

（2）特异性人免疫球蛋白　特异性人免疫球蛋白是从预先用相应的抗原免疫或超免疫健康人后，或者通过筛选含有大量特异性抗体的人种采集的，含有高效价的特异性抗体血浆制备的，故比正常的免疫球蛋白的特异性抗体含量高，常见的种类有乙型肝炎人免疫球蛋白、狂犬病人免疫球蛋白、破伤风人免疫球蛋白、RhO（D）人免疫球蛋白、水痘 - 带状疱疹人免疫球蛋白、巨细胞病毒人免疫球蛋白。肌内注射人免疫球蛋白最常见的反应是注射部位的疼痛和硬结，也可有荨麻疹、发红、头痛及发热等，具体不良反应见表 5-54~ 表 5-56。特异性人免疫球蛋白的不良反应既可由制品中的稳定剂，也可由人免疫球蛋白本身引起，所有制品都有聚合成二聚体和多聚体的倾向，会导致严重的反应。注射人免疫球蛋白时的疼痛可能是由于缓激肽释放所致。另外，注射人免疫球蛋白的一些不良反应是由于制品是从含有很多异体基因型免疫球蛋白的血浆混合物分离制得的。受者因注射而致同种免疫，以后再注射含有该抗原的血液制品则有可能发生超敏反应[1]。

表5-54　狂犬病人免疫球蛋白的不良反应[6]

发生种类	发生频率
注射部位疼痛	27%~33%
头痛	13%~15%
发烧	13%
肌肉酸痛	9%
呕吐	7%
疲劳	7%
血尿	4%
腹痛	4%

表5-55　乙型肝炎人免疫球蛋白的不良反应[7]

发生种类	发生频率
注射部位红斑	12%
注射部位疼痛	4%
恶心	2%~4%
呕吐	2%
碱性磷酸酶轻度升高	4%
肌痛	10%
头痛	14%
乏力	6%
白细胞计数减少	2%

个别病人在输注乙型肝炎人免疫球蛋白时出现的寒战、头痛、发热、呕吐、皮疹、腹泻、恶心、关节痛和低血压可能与输注速度过快或个体差异有关。上述反应大多轻微且常发生在输液开始 1 小时内，因此建议在输注的全过程密切观察病人的一般情况和生命体征，必要时减慢或暂停输注，一般无需特别处理即可自行恢复。个别病人也可能在输注结束后发生上述反应，一般在 24 小时内均可自行恢复。

表5–56　破伤风人免疫球蛋白的不良反应[8]

发生种类	发生频率
过敏性休克	＜ 1%
血管性水肿	＜ 1%
肾病综合征	＜ 1%

3. 凝血因子类

（1）人纤维蛋白原　在大多数情况下，输注人纤维蛋白原一般不引起严重的不良反应，其常见不良反应为头痛和发热，人纤维蛋白原制品中含有不超过 3% 的盐酸精氨酸作为稳定剂，大剂量使用时可能存在代谢性酸中毒的风险[9]，具体不良反应见表 5–57。人纤维蛋白原导致的过敏反应主要见于过敏体质的患者和 IgA 缺乏者，其发生机制并不清楚，反复输血时发生率更高，可能与血液成分制备及储存过程中白细胞活化产生各种生物活性物质有关[10]。发生人纤维蛋白原不良反应时是否需要处理取决于不良反应的性质和严重程度，若发生严重不良反应则应立即停止输注，如过敏性休克，应立即注射肾上腺素，再加高剂量皮质类固醇慢速静脉注射。

表5–57　人纤维蛋白原的不良反应[11]

发生种类	发生频率
头痛	21.7%
发热	19.6%
疼痛	15.2%
注射部位反应	13.0%
腹泻	8.7%
寒战	8.7%
荨麻疹	6.5%
静脉炎	6.6%

（2）人凝血因子Ⅷ　凝血因子Ⅷ在生产工艺中加入了去除和灭活病毒的措施，可能导致免疫原性改变，少数患者可能出现过敏反应甚至严重过敏反应。国产的人凝血因子Ⅷ制品均为血源性，由于某些病毒难灭活、病毒筛查存在“窗口期”等原因具有病毒感染的潜在风险[12]。其余不良反应包括注射部位局部反应、寒战、发热、嗜睡、头晕或头痛、血压升高、颜面潮红、恶心、呕吐、便秘、味觉改变、皮疹、瘙痒等。大量反复输入人凝血因子Ⅷ时可引起罕见的急性溶血性贫血、肺水肿、出血倾向增加或高纤维蛋白原血症。具体不良反应的发生率见表5-58。

表5-58　人凝血因子Ⅷ的不良反应[13]

发生种类	发生频率
头痛	13.0%
乏力	4.3%
恶心	4.3%
呕吐	4.3%
贫血	4.3%
皮疹	4.3%

（3）人纤维蛋白黏合剂　人纤维蛋白黏合剂因原料来自冷血，虽然对原料血浆进行了相关病原体的筛查，并在生产工艺中加入了去除和灭活病毒的措施，但仍存在传播病原体的潜在风险。其余的不良反应较少见，反复多次用药，可能发生过敏反应，如脸红、荨麻疹、瘙痒、恶心、心动过速和过敏性休克（表5-59）。有报道的严重不良反应有空气/气体栓塞，该不良反应发生通常与喷雾装置的压力过高或喷射距离过近相关[14]。人纤维蛋白黏合剂入血会导致血栓形成和栓塞发生，严禁血管内注射。

表5-59　人纤维蛋白黏合剂的不良反应[14]

发生种类	发生频率
血肿	1%
瘙痒	1%
皮肤移植失败	3%

4. 其他血液制品

（1）α_1蛋白酶抑制剂　α_1蛋白酶抑制剂由人血浆制成，尽管采取了严格的程序来防止传染源的传播，但仍然存在传播病毒如甲型肝炎病毒、丙型肝炎病毒、细小病毒或克雅氏病等的风险。具体不良反应见表 5-60。如果发生急性超敏反应，需立即停药，过敏性休克则需立即注射肾上腺素，再加高剂量皮质类固醇慢速静脉注射。

表5-60　α_1蛋白酶抑制剂的不良反应[15]

发生种类	发生频率
头痛	7%
肌肉不适	7%
咽炎	1.6%
咳嗽	0.6%
鼻窦炎	0.2%~0.6%
皮疹	0.2%~0.6%
水肿	0.2%~0.6%
腹胀	0.2%~0.6%
头晕	0.2%~0.6%
哮喘	0.2%~0.6%

（2）C 蛋白浓缩物　C 蛋白浓缩物由人血浆制成，尽管采取了严格的程序来防止传染源的传播，但仍然存在传播病毒或克雅氏病等的风险。用药过程中若发生过敏反应需及时停药并及时处理并发症。同时给予 C 蛋白浓缩物与抗凝剂会增加患者的出血风险；因该制品中含有肝素，可能发生肝素诱发的血小板减少症，在使用该药过程中需及时监测血小板数量[16]。C 蛋白浓缩物最常见不良反应为皮疹、瘙痒及头晕，但具体发生频率仍未见报道。

参考文献

［1］倪道明主编. 血液制品. 3 版［M］. 北京：人民卫生出版社，2013，218-219.
［2］人血白蛋白说明书. 进口药品注册证号：S20181007.Baxalta US Inc.2021.
［3］Product Information：Albumin（Human）25%.Octapharma Pharmazeutika Produktionsges. m.b.H，Austria，2006.
［4］Product Information：PANZYGA（immune globulin intravenous［human-ifas］）10% Liquid Preparation.Octapharma SAS 72 rue du Maréchal Foch 67380

Lingolsheim, France，2018.
[5] Ameratunga R, Sinclair J, Kolbe J.Increased risk of adverse events when changing intravenous immunoglobulin preparations [J]. Clin Exp Immunol，2004, 136: 111-113.
[6] Product Information: KEDRAB (Rabies Immune Globulin [human]) solution for wound infiltration and intramuscular injection.Kamada Ltd.Beit Kama MP Negev 8532500 Israel.2017.
[7] Product Information: Nabi-HB (R) IM injection, hepatitis B immune globulin (human) IM injection.Biotest Pharmaceuticals Corporation (per manufacturer), Boca Raton, FL, 2008.
[8] Product Information: HyperTET (tetanus immune globulin [human]) .Research Triangle Park, NC: Grifols Therapeutics，2020.
[9] 人纤维蛋白原说明书. 国药准字 S20083001. 华兰生物工程股份有限公司，2008.
[10] 刘谦，李敏，程红. 新生儿输注人纤维蛋白原过敏反应 1 例 [J]. 儿科药学杂志，2019, 25(5): 2.
[11] Product Information: FLEBOGAMMA 5% DIF (immune globulin intravenous [human]), solution for intravenous administration.INSTITUTO GRIFOLS, S. A.BARCELONA - SPAIN, U.S.License No.1181, 2006.
[12] Badulescu O V, Vintila D, Ciuntu B M, et al.The Role of Coagulation Factor Ⅷ Substutution Therapy in the Management of Type A Hemophilia Complications [J]. Rev Chim-Bucharest，2018, 69(4): 994-996.
[13] Product Information: Alphanate (Antihemophilic Factor/von Willebrand Factor Complex [Human]) Sterile, lyophilized powder for injection.Grifols Biologicals Inc，1978.
[14] Product Information: ARTISS (Fibrin Sealant [human]) For Topical Use Only.Baxter Healthcare Corporation，2008.
[15] Product Information: ARALAST NP (alpha$_1$-proteinase inhibitor [human]) .Baxter Healthcare Corporation，2018.
[16] Product Information: CEPROTIN (Protein C Concentrate [human]) Lyophilized Powder for Solution for Injection.Baxter US, Inc，2007.

第六章

血液制品（含重组）的发展趋势与展望

第一节 全球在研血液制品（含重组）与展望

血液制品（plasma-derived medicinal products, PDMPs）是一类具有原料稀缺性、人源性以及潜在感染可能的特殊药品，其在治疗血友病、免疫性疾病、危重病患者及遗传性疾病的治疗中发挥着重要作用[1]。目前，PDMPs 在全球的需求逐渐增加，为解决血浆来源短缺、降低病毒感染风险以及提高患者用药依从性等综合问题，新的血液制品研发高潮正席卷全球。现将全球血液制品（含重组）的在研新药进展进行简单介绍[2, 3]。

1. 白蛋白类

人血白蛋白（human serum albumin, HSA）是临床常用且非常重要的药品，同时也应用于工业生产如蛋白质或肽类药物的稳定剂、药物传输系统的载体等。白蛋白的需求量日益增高，美国的生产量暂可自给自足无需进口，很多发展中国家对白蛋白的需求量较大需进口满足临床应用。由于血浆来源有限，研发重组人血白蛋白（recombinant human serum albumin, rHSA）已经成为国内外研究重点。

近年来，国内外尝试研发 rHSA 的机构已取得了飞速进展。重组 DNA 技术已被应用于使用大肠埃希菌、酿酒酵母、毕赤酵母、转基因植物等规模生产重组人血白蛋白，其中美国 Ventria Bioscience 公司利用基因重组技术改造水稻基因，实现在水稻胚乳细胞中表达重组人血清白蛋白，奥地利 VTU 公司利用毕赤酵母工艺，实现 10L 罐发酵单位达 10g 以上。以上这些方法中毕赤酵母表现出明显优势，包括遗传稳定性、高分泌能力以及低内源性蛋白分泌等优势[4]。随着基因重组技术的日益成熟，国内外已广泛应用 rHSA 于各个方面。rHSA 可作为药物运输载体，除此外也作为药用辅料已收入美国药典，默克公司的麻腮风三联疫苗利用 rHSA 作为辅料 FDA 已批准上市[5]。HSA 具有保护与之结合药物的作用，可使其在人体内的半衰期延长，利用该特点学者作出了多种尝试并取得初步成功，如引入 rHSA 与半衰期短的胰高血糖素样肽 1（< 3 分钟）结合从而达到延长半衰期的作用[6]，如在研新药注射用重组艾塞那肽 - 人血白蛋白融合蛋白（酵母菌）（CTR20182111）；与干扰素 α2a 结合治疗慢性乙型肝炎的 I 期临床显示半衰期显著延长[7]，可以每两周给药一次（NCT01671787）；另外，注射用重组（酵母分泌型）人血白蛋白 - 人粒细胞集落刺激因子（I）融合蛋白、注射用重组人血白蛋白/促红素融合蛋白、

注射用重组人血白蛋白－生长激素融合蛋白等多项研究在进行中。

重组人白蛋白取代人血白蛋白也一直是各国学者的研究目标，Kunihiko Ohnishi 等[8]开展了一项生物等效性研究，该研究对比毕赤酵母高产、高纯度重组人白蛋白（rHSA）与人血白蛋白（HSA）在肝硬化患者中的应用，连续 3 天分别予以 25g 静脉输注，结果显示药代动力学参数 AUC、C_{max} 无统计学差异，且无严重不良反应。2020 年吉林大学第一医院，2021 年中国深圳普罗吉医药科技有限公司分别提交了重组人白蛋白射液治疗肝硬化的Ⅰ期研究（NCT04701697、CTR20210413）。吉林大学研究者 Cuiyun L 等[9]公布了Ⅰ期结果，实验组和对照组分别予以 rHSA、人血白蛋白，实验组及对照组 IgE 及 IgD 抗体、细胞因子（IL-1β，IL-6，IL-8，TNF-α）及 T 细胞亚群有类似的变化，血清白蛋白增加显示出相似幅度，不良反应发生率组间无差异。

重组人血白蛋白是一种基于重组 DNA 技术的高纯度、无病毒白蛋白产品，在制造过程中不使用血液来源的成分，目前已成功商业化批量生产，表明有望克服血浆采购的限制。然而，rHSA 作为临床用药取代人血白蛋白有很长一段路要走，仍需要进行长期研究探索 rHSA 对免疫原性的影响。

2. 凝血因子类

凝血因子替代治疗是血友病的主要治疗方法[10]。血友病是遗传性凝血因子缺乏病，分为血友病 A 和血友病 B，前者缺乏凝血因子Ⅷ，首选治疗药物为血源性 FⅧ浓缩制剂或基因重组 FⅧ制剂（rFⅧ），后者缺乏凝血因子Ⅳ，首选药物为 FⅨ制剂或血源性凝血酶原复合物。传统的凝血因子替代疗法需要每周 2~3 次静脉注射，虽然一些延长半衰期的产品可以减少注射频率，但患者仍面临终身用药的负担、对出血和关节保护不充分以及产生抑制物等严重并发症。针对这些问题，目前正在研发的药物及疗法主要包括以下几个方向[11-13]。

（1）FⅧ制剂　人源性凝血因子Ⅷ的半衰期为 8~12 小时，目前已上市的传统基因重组凝血因子 rFⅧ的半衰期不超过 20 小时，因为半衰期的限制使得患者不得不接受频繁的注射，这对患者的依从性和经济负担都是巨大的挑战[14]。因此，长效凝血因子的研发是治疗血友病 A 的一个重要举措。目前，全球上市的长效凝血因子 FⅧ制剂有：2015 年 11 月 FDA 批准上市的 Adynovi（BAX855，Shire）、2018 年 8 月 FDA 批准上市的 Jivi（BAY94-9027，PEG-rFⅧ，Bayer）、2019 年 2 月 FDA 批准的 Esperoct（turoctocog alfa pegol，N8-GP，NOVO Nordisk）[15]、2014 年 6 月 FDA 批准的 Eloctate（rFⅧFc，Biogen Idec）。这四种新型药物主要是通过聚乙二醇化（PEG 化）或与白蛋白 IgG1 的 Fc 部位融合而获得，延长药物在体内作用的时间，从而减少注射次数至 1~2 次。

由于在循环中，大部分FⅧ与人血管性血友病因子（VWF）以非共价键结合在一起，随着VWF代谢FⅧ进而被清除，VWF的半衰期为9~15小时，目前的药品受到了VWF半衰期上限的限制，新型在研药品尝试通过引入VWF分子的D-D3区域与FⅧ连接，竞争性阻碍FⅧ与内源性VWF结合从而避免FⅧ被过早清除。目前，多种新型药物正在研发中。BIVV001[16]是一种rFⅧ Fc-VWF-XTEN蛋白构建体，它利用Fc再循环途径、VWF D-D3区域和XTEN多肽来克服内源性VWF与FⅧ相互作用从而延长FⅧ的半衰期。Ⅰ期及Ⅱa期临床试验（NCT03205163）已经完成并证明FⅧ半衰期显著延长，当前的研究显示BIVV001平均FⅧ半衰期为42.5小时，输注后5天高剂量组（65 IU/kg）的平均FⅧ活性为38%，输注后7天为17%。其Ⅲ期研究正在招募中，该研发公司还一直致力于开发可以皮下给药的FⅧ制剂。OCTA101（Octapharma）是一种人源化重组凝血因子Ⅷ与重组人血管性血友病因子（VWF）片段的二聚体，于2019年开始Ⅰ期及Ⅱ期临床试验评估皮下给药的安全性（NCT04046848）。

CSL626（rD’D3-FP, CSL-Behring）及FⅧ-KB013bv（FⅧ-nanobodyfusion protein, Academic investigators）正在研发中，处于临床前动物研究阶段，CSL626是一种重组VWF D’D3清蛋白融合蛋白（rD’D3-FP），动物实验显示与单独使用rⅧ-SingleChain相比，当与rD’D3-FP共同给药时，外源性FⅧ（rⅧ-SingleChain）的终末半衰期呈剂量依赖性延长[13]。

（2）FⅨ制剂　同样，利用PEG化或融合蛋白技术，长效凝血因子FⅨ显著延长了半衰期，治疗血友病B的新型FⅨ是传统rFⅨ的4~5倍。目前上市的药品中，Rebinyn（N9-GP, Novo Nordisk）及Alprolix（FⅨ-Fc, Sanofi）预防用药可以每7~10天给药一次，Idelvion（FⅨ-FP, CSL Behring）根据患者情况可以每周至每两个月预防性给药一次[17]。

以上药物均为静脉用药，新药BIVV002（rFⅨFc- XTEN, Sanofi）和dalcinonacog alfa（FⅨ variant CB2679d, Catalyst Biosciences）旨在开发皮下给药进行预防血友病B出血策略。BIVV002是通过将XTEN聚合物添加到具有F9 R338L（Padua）变体的rFⅨFc分子来开发的，临床前动物研究表明，皮下给药的rFⅨFc-XTEN可减少出血并延长半衰期[18]。Dalcinonacog alfa（DalcA）是FⅨ经三个氨基酸取代并具有更高催化活性的蛋白[19]，2020年完成了Ⅱb期临床试验（NCT03186677），以评估FⅨ活性水平及抗体形成，结果显示连续28天予以100 IU/kg的剂量后FⅨ水平达27%，半衰期为2.5~5天，并未检测到中和抗体。

（3）FⅦ制剂　FⅦ制剂用于血友病A及血友病B的出血急性治疗及抑制物产生，目前上市的FⅦ半衰期为2~3小时，达到治疗目的需频繁给药，研发新型长效

FⅦ制剂仍是一项挑战。Marzeptacog Alfa（MarzAA, Catalyst Biosciences）是一种重组活化人因子Ⅶ（rFⅦa），通过取代四个氨基酸延长半衰期并增加促凝活性[20]，Ⅰ期研究（NCT01439971）招募血友病A及B的患者静脉给予递增剂量，显示30μg/kg具有良好耐受性，终末期半衰期为3.5小时；Ⅱ期研究招募了11名血友病患者（包含抑制剂产生）皮下注射，显示皮下注射的半衰期为13.1小时，生物利用度22%（NCT03407651）；Ⅲ期研究拟评价60μg/kg用于血友病出血治疗的有效性及安全性，目前尚在招募阶段（NCT04489537）。MOD-5014（rFⅦa-CTP, Opko Biologics）是一种可以静脉及皮下给药的长效rFⅦa，通过人绒毛膜促性腺激素的β链的C端肽域与FⅦ的C端融合达到延长作用时间，前期动物试验显示相较于已上市的FⅦ制剂，MOD-5014在大鼠中给药后半衰期及AUC分别高出5倍及3.5倍[21]，Ⅰ期研究已完结，尚未公布人体研究成果（NCT02919800、NCT02418793）。

（4）血友病治疗的新探索　一些旨在提供促凝血预防作用而无需因子替代的方案正在迅速取得进展[22, 23]，包括FⅧ模拟物（如已上市的Emicizumab、Novo Nordisk公司在研的Mim8等）和内源性抗凝剂的抑制（Serpin PC、Fitusiran、Concizumab等）[24]。这些药物的特点是不被抗因子抑制剂中和，更加便利的给药方式如每周至每月皮下给药。

血友病是一种遗传性凝血因子缺乏病，随着基因与载体研究的飞速发展，血友病基因治疗也获得飞跃进展[25, 26]，该疗法旨在通过向患者体内递送所缺乏的凝血因子基因从而恢复内源性凝血因子的产生，从而消除或减少外源性凝血因子的补充[27]。AAV5-hFⅧ-SQ（BMN 270, BioMarin）是腺病毒介导的血友病A的一种基因疗法，接受该方案高剂量组单次输注（6×10^{13}μg/kg）的7名患者1年内升高维持在正常（> 50 IU/dl），随访22周后外源性凝血因子Ⅷ的用量为0，出血事件从每年16次降为1次，且未发现抑制物生成（NCT02576795）[28]。该公司已于2020年向FDA提出上市申请，目前正在补充完善更新的临床数据。目前，多项基因治疗正在临床试验阶段，然而其仍存在一些缺点，如对腺相关病毒载体的预先存在的免疫力；针对载体和转染细胞的免疫反应；未知的转导持久性以及长期安全性未知等[29]。

鉴于非因子治疗及基因治疗仍存在一些局限性，人源性及重组凝血因子仍是血友病治疗的重要基石，全球在研的各种治疗方案如雨后春笋，蓬勃发展。

（5）人纤维蛋白原制品　纤维蛋白原（fibrinogen, Fg）即凝血因子Ⅰ，目前人Fg制品有2类，即注射用人Fg制品和外用人Fg制品。前者主要应用于先天性无或低纤维蛋白血症、继发性纤维蛋白缺乏、DIC及原发性纤维蛋白溶解症等，国内外均有多年用药历史；后者是纤维蛋白胶，又称为纤维蛋白黏合剂，是一种由纯化并经病毒灭活的人纤维蛋白原和凝血酶所组成的复合制剂。其具有不透气、不透液体，能生物降解，促进血管生成及局部组织修复等优点，在外科止血方面发挥着极其重要的作用[30, 31]。目前，国内外上市的人纤维蛋白黏合剂通常要经过前期准备、混合、湿润等步骤后，使用双联注射器装置将纤维蛋白原及人凝血酶喷洒或涂布于伤口或创面，用于局部止血。国外的新型药用辅料人纤维蛋白贴Evarrest于2012年12月7日由FDA批准用于手术中迅速止血，其具有开袋即用、止血速度快等优点[32]。

（6）其他　遗传性凝血因子Ⅹ缺陷症是一种罕见且严重的疾病，因凝血因子Ⅹ缺乏导致出血风险增加，其对儿童患者影响更严重，引起颅内、胃肠道出血的风向更高[33]。凝血因子Ⅺ缺陷症是一种常染色体隐性遗传性出血病，与血友病A、B相比，一般无自发性出血，且少有关节和肌肉内出血，在口腔或皮肤等手术中外科创伤极少出现过量出血[34]。血管性血友病是一种遗传性出血性疾病，具特征是血小板黏附和聚集缺陷，最常表现为黏膜相关出血及手术外伤后出血[35]。上述遗传性疾病均为罕见病，且全球患者数目较少，故相应治疗药物开发受到一定限制。目前，相应的治疗药物在国外已上市，但国内暂无相关产品上市。英国Bio Products Laboratory公司研制的Coagadex（Factor Ⅹ）已获得欧洲药品管理批准，作为治疗和预防遗传性Ⅹ因子缺乏症患者的治疗药物，前期临床试验显示仅用一次Coagadex即可得到有效治疗[36]。法国LFB Biomedicaments公司的Hemoleven及英国BPL公司已上市FⅪ因子制剂用于治疗凝血因子Ⅺ缺陷症[37]。英国Shire公司研制的Veyvondi（rVWF，重组血管性血友病因子），已于2015年12月获批用于血管性血友病成人患者按需治疗及出血事件控制；2018年4月，再获FDA批准用于血管性血友病成人患者的围手术期管理。

3. 免疫球蛋白类

免疫球蛋白根据血浆特性和功能分为人免疫球蛋白及特异性免疫球蛋白，当前上市的免疫球蛋白主要有静注免疫球蛋白、肌注免疫球蛋白、乙肝免疫球蛋白、破伤风免疫球蛋白、Rho（D）免疫球蛋白、狂犬病免疫球蛋白、水痘/带状疱疹免疫球蛋白、抗巨细胞病毒免疫球蛋白、注射用炭疽人免疫球蛋白及富含IgM免疫球蛋白等20余种。

因免疫球蛋白可以通过抗原抗体特异性结合表现出对特定病原体导致的疾病有预防和治疗作用，多种特异性免疫球蛋白正在研发。丙型肝炎人免疫球蛋白（Civacir®10%，Biotest）已通过Ⅲ期临床（NCT01804829）评估预防肝移植术后丙型肝炎复发的安全性和有效性。一项评估预防母婴HIV传播可能性的抗艾滋病免疫球蛋白（NCT00000590）的Ⅲ期临床已经完结，尚未公布临床数据。美国国家过敏症和传染病研究所（NIAID）发起了一项静注超免疫球蛋白（Flu-IVIG）的Ⅰ

期临床试验（NCT02008578），用以观察确诊甲型流感或乙型流感且病毒持续复制患者中药物的药动学以及所产生的抗体滴度研究。面对突然爆发的新型冠状病毒（COVID–19），全球开展了多项针对性研究，其中美国明尼苏达大学发起的一项针对冠状病毒免疫球蛋白（hIVIG）的研究正处于Ⅲ期临床（NCT04910269），全球有多项类似研究。除此之外，免疫球蛋白的新剂型也在研发中。伊利诺伊芝加哥大学的 Sandeep Jain 等[38] 2019 年开展了一项人体、双盲、随机对照试验，试验组连续八周每天使用两次静注免疫球蛋白滴眼液（OSIG–eye drops）4mg/ml 用于治疗干眼症（NCT03992482），与对照组相比，OSIG–eye drops 显著缓解干眼症的症状，耐受性良好，这可能是治疗干眼症的全新免疫疗法的第一种生物制剂。CSL787（Nebulised Ig）是一种通过雾化器给药的人血浆免疫球蛋白，用于治疗非囊性纤维化支气管扩张，目前国外已开启 1 期临床试验（NCT04643587）。

4. 其他

抗凝血酶（antithrombin Ⅲ，AT Ⅲ）用于治疗先天性及获得性凝血酶Ⅲ缺乏，AT Ⅲ浓缩剂可预防和治疗因 AT Ⅲ缺乏造成的血栓栓塞及围术期管理。国外 Grifols.S.A. 公司已上市 AT Ⅲ浓缩剂产 Thrombate Ⅲ（人抗凝血酶Ⅲ），我国山东泰邦生物制品有限公司于 2018 年申请开展人抗凝血酶Ⅲ的临床试验，试验目前正在进行中（CRT20180373）。

人 α_1 抗胰蛋白酶（α_1–antitrypsin，α_1–AT）制剂用于 α_1–AT 缺乏患者的替代治疗，国外上市的 Zemaira（Alpha1–Proteinase Inhibitor（Human），CSL Behring）及 Prolastin（Alpha1–Proteinase Inhibitor（Human），Grifols.S.A.）每周一次静脉注射，适用于 α_1–AT 缺乏症和提高相关肺气肿患者的 α_1–AT 水平。有研究显示，雾化 α_1–AT 对于 α_1–AT 缺乏症和严重慢性阻塞性肺病的患者可能是一种有效的治疗方法，且直接吸入药物后肺部的 α_1–AT 浓度是静脉输注时的三倍，一项随机对照试验给予实验组每天两次吸入 80mg 的 α_1–AT 溶液，持续 50 周，结果显示实验组不良事件发生率高于对照组，之后该课题组对雾化器进行改造后，不良发生率显著下降[39]。Kamada 公司研制的吸入用 α_1–AT 制剂已提交Ⅲ期临床试验申请（NCT04204252）。

C1 酯酶抑制剂（complement c1 esterase–inhibitor，C1–INH）用于治疗 C1–INH 缺乏相关性疾病，主要涉及遗传性血管神经性水肿，该病为一种染色体遗传病，发病率 1/5 万。国外上市的 C1– 酯酶抑制剂有 Berinert（plasma–derived C1 inhibitor，CSL Behring）、Cinryze（plasma–derived C1 inhibitor，Takeda） 及 HAEGARDA（plasma–derived C1 inhibitor，CSL Behring）均为人源性提取的 C1– 酯酶抑制因子，其中 HAEGARDA 为可以皮下注射的剂型，Ruconest（recombinant human C1 inhibitor, Pharming）为基因重组 C1- 酯酶抑制因子，FDA 已批准可用于年龄大于 6 岁的儿童以及妊娠期、哺乳期妇女使用[40]。目前，对于遗传性血管神经性水肿的预防性治疗方法仍然十分有限，近期的研究显示 Lanadelumab（一种选择性抑制活性血浆激肽释放酶的全人单克隆抗体）对于预防遗传性血管神经性水肿的发作具有较好的疗效，于对照组相比安全性更高[41]。

GRF6019 是一种利用分馏技术得到的人血浆成分，不含凝血因子和丙种球蛋白，用于治疗阿兹海默症，目前已开启Ⅱ期临床试验（NCT03520998）。在最近的一项研究中，连续 5 天每天输注 100ml 或 250ml GRF6019 是安全的且耐受性良好，患者没有出现认知能力下降和功能衰退现象[42]。类似的血浆衍生物 GFR6021 用于治疗帕金森病[43]，也已开启Ⅱ期临床试验（NCT03713957）。

小结

全球血制品行业从 20 世纪初起步，已经经历了近百年的发展历程。大型跨国企业由于起步早，技术、资金、渠道积累充分，血液制品的生产及新药研发均有明显的规模优势。纵观近 30 年血液制品的发展，令人欣喜的新型血液制品不断上市。针对人源性血液制品半衰期短的缺点，一些延长半衰期的新剂型已经问世，仍有多种新药尚在临床试验阶段，这些在研新药通过修饰构型、更改给药方式等途径大大延长了原药的半衰期，使得给药频率从每周 2~3 次延长为每两周 1 次、每月 1 次，极大地减轻患者频繁用药的痛苦。其次，随着基因工程的快速发展，重组血液制品不仅可以降低病毒感染的风险，还可以解决血浆来源短缺和减轻发展中国家进口药品的负担，多种重组血液制品已进入临床试验阶段。再者，一些学者直指疾病源头如血友病，跳过血液制品直接从基因层面寻找疾病治愈的方法，一旦获批进入临床不仅可使患者大为获益，同时还能大大降低血液制品的使用量。然而，血液制品在发展过程中仍存在一些亟待解决的问题。一方面是临床前研究，大型动物模型体内及体外研究转换的数据具有挑战性，人体数据并不都十分完美。另一方面是新制剂的价格昂贵，使发展中国家的患者望而却步，能够找到更加经济的技术解决目前的问题功在当下。再者，发达国家和发展中国家新药研发存在着较大差距，发展中国家血液制品企业发展起步时间晚、扩张方式较为局限，血液制品行业的发展明显落后于国际速度，缩小这种差距仍是一项未满足的伦理要求。综上，血液制品（包含重组制剂）至今仍是防治疾病不可或缺的特殊药品，其发展前景光明，这有待于血液制品工作人员继续努力。

参考文献

[1] 朱威，倪道明. 血液制品[M]. 北京：人民卫生出版社，2013.

[2] 国家药品监督管理局药品审评中心. 药物临床试验登记与信息公示平台.

[3] National-Library-of Medicine.clinicaltrials.

[4] Mohsen Karbalaei, Rezaee Seyed-A, Farsiani Hadi.Pichia pastoris: A highly successful expression system for optimal synthesis of heterologous proteins [J]. Journal of Cellular Physiology, 2020, 235 (9): 5867-5881.

[5] 王宗太，马宁宁. 重组人血白蛋白工业应用研究进展[J]. 中国当代医药，2017, 24 (19): 11-14.

[6] Jens-T Bukrinski, Sønderby Pernille, Antunes Filipa, et al.Glucagon-like Peptide 1 Conjugated to Recombinant Human Serum Albumin Variants with Modified Neonatal Fc Receptor Binding Properties.Impact on Molecular Structure and Half-Life [J]. Biochemistry, 2017, 56 (36): 4860-4870.

[7] Yanhua Ding, Lou Jinfeng, Chen Hong, et al.Tolerability, pharmacokinetics and antiviral activity of rHSA/IFNα2a for the treatment of chronic hepatitis B infection [J]. British Journal of Clinical Pharmacology, 2017, 83 (5): 1056-1071.

[8] Kunihiko Ohnishi, Kawaguchi Atsuhiro, Nakajima Shunji, et al.A Comparative Pharmacokinetic Study of Recombinant Human Serum Albumin With Plasma-derived Human Serum Albumin in Patients With Liver Cirrhosis [J]. The Journal of Clinical Pharmacology, 2008, 48 (2): 203-208.

[9] Cuiyun Li, Xiang Wei, Wu Min, et al.A Randomized Dose-Escalation Study on the Safety, Tolerability, Immunogenicity, Pharmacokinetics and Pharmacodynamics of a Novel Recombinant Human Albumin in Healthy Subjects [J]. European journal of pharmaceutical sciences, 2021.

[10] 王健琨，黄锦雄. 血友病诊治现状与进展[J]. 中外医学研究，2021, 19(09): 191-194.

[11] R-Arruda Valder, Bhavya S-Doshi, Benjamin J-Samelson-Jones.Novel approaches to hemophilia therapy: successes and challenges [J]. Blood, 2017, 130(21): 2251-2256.

[12] Michael-U Callaghan, Sidonio Robert, Pipe Steven-W.Novel therapeutics for hemophilia and other bleeding disorders [J]. Blood, 2018, 132(1): 23-30.

[13] Stacy-E Croteau, Wang Michael, Wheeler Allison-P.2021 clinical trials update:

Innovations in hemophilia therapy [J]. American Journal of Hematology, 2021, 96(1): 128–144.

[14] 李茜茜，霍记平，赵志刚. 国内外血液制品上市情况及其临床应用 [J]. 临床药物治疗杂志，2020, 18(01): 1–6.

[15] Tadashi Matsushita, Mangles Sarah.An overview of the pathfinder clinical trials program: Long - term efficacy and safety of N8 - GP in patients with hemophilia A [J]. Journal of Thrombosis and Haemostasis, 2020, 1 (18): 26–33.

[16] Barbara–A Konkle, Shapiro Amy–D, Quon Doris–V, et al.BIVV001 Fusion Protein as Factor Ⅷ Replacement Therapy for Hemophilia A [J]. New England Journal of Medicine, 2020, 383(11): 1018–1027.

[17] Pier–Mannuccio Mannucci.Benefits and limitations of extended plasma half–life factor Ⅷ products in hemophilia A [J]. Expert Opinion on Investigational Drugs, 2020, 29(3): 303–309.

[18] Weyand–Angela C. W.Pipe–Steven.New therapies for hemophilia [J]. Blood, 2019, 5 (133): 389–398.

[19] You–Chur Woo, SeungBeom Hong, Suyeong Kim, et al.Safety, pharmacokinetics, and pharmacodynamics of a next–generation subcutaneously administered coagulation factor Ⅸ variant, dalcinonacog alfa, in previously treated hemophilia B patients [J]. Journal of Thrombosis and Haemostasis, 2021, 19(4): 967–975.

[20] R–A Gruppo, Malan D, Kapocsi J, et al.Phase 1, single–dose escalating study of marzeptacog alfa (activated), a recombinant factor Ⅶ a variant, in patients with severe hemophilia [J]. Journal of Thrombosis and Haemostasis, 2018, 16(10): 1984–1993.

[21] A Bar–Ilan, Livnat T, Hoffmann M, et al.In vitro characterization of MOD–5014, a novel long–acting carboxy–terminal peptide (CTP) –modified activated F Ⅶ [J]. Haemophilia, 2018, 24(3): 477–486.

[22] 刘陕西，赵晓艾，程轶梦. 血友病抑制物防治研究的进展 [J]. 西安交通大学学报（医学版），2020, 41(04): 624–627.

[23] 刘嘉榆，郑梦琪，陈菡，等. 血友病基因治疗的研究进展 [J]. 健康研究，2020, 40(04): 421–425.

[24] Johannes Oldenburg, Mahlangu Johnny–N, Kim Benjamin, et al.Emicizumab Prophylaxis in Hemophilia A with Inhibitors [J]. New England Journal of Medicine, 2017, 377(9): 809–818.

[25] George–Q Perrin, Herzog Roland–W, Markusic David–M.Update on clinical gene

therapy for hemophilia [J]. Blood, 2019, 133(5): 407–414.

[26] Maria–Elisa Mancuso, Mahlangu Johnny–N, Pipe Steven–W.The changing treatment landscape in haemophilia: from standard half–life clotting factor concentrates to gene editing [J]. The Lancet, 2021, 397(10274): 630–640.

[27] K–John Pasi, Rangarajan Savita, Georgiev Pencho, et al.Targeting of Antithrombin in Hemophilia A or B with RNAi Therapy [J]. New England Journal of Medicine, 2017, 377(9): 819–828.

[28] S Rangarajan, Walsh L, Lester W, et al.AAV5–Factor Ⅷ Gene Transfer in Severe Hemophilia A [J]. N Engl J Med, 2017, 377(26): 2519–2530.

[29] Xionghao Liu, Liu Mujun, Wu Lingqian, et al.Gene Therapy for Hemophilia and Duchenne Muscular Dystrophy in China [J]. Human Gene Therapy, 2018, 29(2): 146–150.

[30] 郭偲，刘宏，周萌萌. 医用纤维蛋白黏合剂的研究进展 [J]. 中国药房，2016, 27(17): 2439–2442.

[31] Kaufman HE, Insler MS, Ibrahim–Elzembely HA, Kaufman SC.Human fibrin tissue adhesive for sutureless lamellar kerato plasty and scleral patch adhesion: a pilot study. Ophthalmology, 2003, 110(11): 2168–2172.

[32] Matonick JP, Hammond J.Hemostatic efficacy of EVARREST ™, Fibrin Sealant Patch vs.TachoSil® in a heparinized swine spleen incision model [J]. J Invest Surg.2014, 27(6): 360–365.

[33] 张夏林. 遗传性凝血因子 X 缺乏症和血友病分子诊断及致病机制研究 [D]. 山西医科大学，2020.

[34] 任燊红，毛自敏，孔毅. 凝血因子 XI 抑制剂研究进展 [J]. 药学学报，2019, 54(06): 991–999.

[35] Leebeek FW, Eikenboom JC.Von Willebrand's Disease [J]. N Engl J Med, 2016, Nov 24; 375(21): 2067–2080.

[36] Shapiro A.Plasma–derived human factor X concentrate for on–demand and perioperative treatment in factor X–deficient patients: pharmacology, pharmacokinetics, efficacy, and safety [J]. Expert Opin Drug Metab Toxicol, 2017, Jan; 13(1): 97–104.

[37] Pike GN, Cumming AM, Hay CR, Sempasa B, Sutherland M, Thachil J, Burthem J, Bolton–Maggs PH.In vitro comparison of the effect of two factor XI (FXI) concentrates on thrombin generation in major FⅪ deficiency [J]. Haemophilia., 2016, 22(3): 403–410.

[38] Kwon Jieun, Bayasgalan Surenkhuu, Ilangovan Raju, et al.Pathological consequences

of anti-citrullinated protein antibodies in tear fluid and therapeutic potential of pooled human immune globulin-eye drops in dry eye disease [J]. The Ocular Surface, 2020, 18(1): 80-97.

[39] Stolk J, Tov N, Chapman KR, Fernandez P, MacNee W, Hopkinson NS, Piitulainen E, Seersholm N, Vogelmeier CF, Bals R, McElvaney G, Stockley RA.Efficacy and safety of inhaled α_1-antitrypsin in patients with severe α_1-antitrypsin deficiency and frequent exacerbations of COPD.Eur Respir J, 2019, 21; 54(5): 1900673.

[40] Busse PJ, Christiansen SC.Hereditary Angioedema [J]. N Engl J Med, .2020, Mar 19; 382(12): 1136-1148.

[41] 罗红敏. Lanadelumab 可用于预防Ⅰ型或Ⅱ型遗传性血管神经性水肿的发作：一项多中心3期随机临床试验 [J]. 中华危重病急救医学, 2019, 31(2): 164.

[42] Hannestad J, Duclos T, Chao W, Koborsi K, Klutzaritz V, Beck B, Patel AK, Scott J, Thein SG, Cummings JL, Kay G, Braithwaite S, Nikolich K.Safety and Tolerability of GRF6019 Infusions in Severe Alzheimer's Disease: A Phase Ⅱ Double-Blind Placebo-Controlled Trial.J Alzheimers Dis, 2021; 81(4): 1649-1662.

[43] Sun C, Armstrong MJ.Treatment of Parkinson's Disease with Cognitive Impairment: Current Approaches and Future Directions [J]. Behav Sci (Basel), 2021, Apr 17; 11(4): 54.

第二节　全球血液制品注册临床研究统计与分析

血液制品研究一直医学领域研究的热点之一，由于血浆蛋白的生物学多样性、基因重组技术的发展，各类血浆蛋白制品的开发仍有很大空间，专家学者对血液制品临床适应证和用药方案仍在进行不断地探索。现通过检索世界卫生组织临床研究注册平台（ICTRP 网站：http: //apps.who.int/trialsearch/），查找已经注册的临床研究，对血液制品注册临床研究概况进行分析总结。

浏览从 ICTRP 网站获取的临床研究项目注册信息发现，当前血液制品相关临床研究注册以美国和欧盟临床试验数据库注册为主，包括中国在内的其他十余个 ICTRP 二级临床试验注册网的注册信息较少。临床试验注册所涉及的血液制品种类繁多，主要产品包括：人血白蛋白制剂、人免疫球蛋白制剂（普通和特殊）、人凝血酶制剂、人凝血酶原复合物制剂、人纤维蛋白原制剂、人凝血因子制剂、人纤维蛋白黏合剂、α_1 蛋白酶抑制剂、C1 酯酶抑制剂以及其他非常见的血浆蛋白衍生制品。当前中国开展的临床研究主要集中在血白蛋白制剂、免疫球蛋白制剂（普通和特殊）、凝血酶制剂、凝血酶原复合物制剂、纤维蛋白原制剂、凝血因子制剂及纤维蛋白黏合剂等，其他药物领域无涉猎。

除外以上相似的特征，各血液制品注册临床研究还有其特殊性，各血液制品在 ICTRP 的临床研究注册信息情况总结如下。

1. 人白蛋白制剂

人血白蛋白制剂的临床应用主要是基于白蛋白纠正血容量不足，维持血浆胶体渗透压、补充血浆白蛋白含量的作用。ICTRP 网站获取的临床研究项目注册信息表明，人血白蛋白在临床研究中的适应证主要有以下几类，肝脏疾病、神经系统疾病、创伤及手术、感染、心血管疾病及其他小众疾病。其中针对肝硬化、腹水、肝肾综合征、肝性脑病、急慢性肝衰竭等在内的肝脏疾病开展的临床研究最为常见。在严重烧伤、严重全身炎症反应综合征、严重颅脑损伤、急性肺损伤、脓毒性休克、重症感染患者及接受心脏，肝脏、胰腺、肠道、泌尿外科、肾移植等重大手术的患者中，相关研究对白蛋白调节胶体渗透压，优化血流动力学、减少炎症、改善器官功能、最终减少并发症、改善患者生存等作用进行了研究。在神经精神类疾病领域有一系列研究探究了白蛋白是否具有神经保护作用，这类疾病包括出血性脑卒中、缺血性脑卒中、蛛网膜下腔出血、阿尔兹海默病、肌萎缩侧索硬化等。其他以白蛋白为主要研究对象的适应证还包括：体位性低血压、体位性心动过速综合征、卵巢过度刺激综合征和骨关节病等。最新的注册研究还提出了假设，探究在心脏手术中使用白蛋白是否会对头孢唑林的血浆药代动力学产生影响。

2. 人免疫球蛋白

正常人免疫球蛋白，上市产品有肌内注射和静脉注射两种给药途径，通常肌内注射主要用于预防麻疹和病毒性肝炎。而静脉注射人免疫球蛋白可迅速提高血液的 IgG 水平，改善免疫球蛋白缺乏或低下状态，增强机体抗感染能力和免疫调节能力，临床应用主要集中在原发性免疫球蛋白缺乏症、继发性免疫球蛋白缺陷病和自身免疫性疾病这三大类疾病。ICTRP 网站检索所得人免疫球蛋白临床研究注册信息中广泛应用于上述三类疾病的治疗，其中自身免疫性疾病的研究更多，所涉及自身免疫性疾病包括：① 自身免疫性神经病变，慢性炎性脱髓鞘性多发性神经根神经病、多灶性运动神经病、吉兰 – 巴雷综合征、多发性硬化症、脊髓灰质炎后综合征、重症肌无力等。② 自身免疫性皮肤、肌肉、血管病变：天疱疮、皮肌炎、多发性肌炎、变应性肉芽肿性血管炎、显微镜下多血管炎等。③ 其他自身免疫性疾病：川崎病、视神经炎等。针对原发性和继发性免疫缺陷病，主要为原发性低丙种球蛋白血症和继发于免疫缺陷的感染及其他综合征的治疗，如慢性免疫缺陷和反复感染患者的慢性疲劳综合征、坏死性软组织感染、器官移植后低丙种球蛋白血症患者的感染、重症肺炎、急性肺损伤/急性呼吸窘迫综合征、中毒性休克等。此外，陆续有注册研究使用免疫球蛋白治疗各类难治性疼痛，其中继发于意外损伤、医源性损伤或全身性疾病之后的复杂性局部痛综合征是研究者的重点研究对象。慢性特发性疼痛综合征、多发性疼痛性糖尿病性神经病等神经病理性疼痛亦有注册。临床研究中，免疫球蛋白制剂还被用于各类免疫功能低下患者感染的预防，少数研究对免疫球蛋白治疗老年痴呆、妇女反复流产的疗效进行了评价。针对口服剂型，有注册研究开展了口服人免疫球蛋白治疗儿童自闭症相关胃肠道功能障碍的安全性和有效性的随机对照试验。

特异性免疫球蛋白研究目前应用和研究较广泛者为乙肝免疫球蛋白、破伤风免疫球蛋白、狂犬免疫球蛋白三类，其他诸如人巨细胞病毒免疫球蛋白、牛痘免疫球蛋白、金黄色葡萄球菌免疫球蛋白、水痘带状疱疹免疫球蛋白等也有相关注册登记。总体来说，相比于其他血液制品，特异性免疫球蛋白制剂相关临床注册研究数量较少。

3. 凝血酶和凝血因子制剂

此类制剂包括人凝血酶、凝血酶原复合物、纤维蛋白原、凝血因子、纤维蛋白密封剂等，主要用于先天性凝血因子缺乏病（血友病、纤维蛋白原减少症）、严重创伤、各类外科手术止血治疗。其中，纤维蛋白封闭剂，作为一种新型、安全可靠的生物止血材料受到了广大研究的青睐。纤维蛋白封闭剂能够模拟体内凝血的最后阶段，在创面覆盖形成稳定的交联纤维蛋白多聚体，起到止血、促愈合、填充缺损、防治粘连等作用。已有很多产品注册研究对其在各类手术中的作用进行探讨，其临床作用主要有术中、术后止血、减少术后粘连、密封吻合口避免出现愈合缺陷等。此外，各种凝血因子的临床研究也在不断开展。凝血因子Ⅷ、血管性血友病因子（vWF）及二者形成的 FⅧ /VWF 浓缩物，主要用于 A 型血友病和血管性血友病患者的治疗。凝血因子Ⅱ、Ⅶ、Ⅸ、Ⅹ等主要用手术止血及相应的凝血因子缺乏症，新型重组凝血因子 - 白蛋白融合蛋白剂型也逐渐开展临床研究。

4. 其他血液制品

C1 酯酶抑制剂，是一种丝氨酸蛋白酶抑制剂，对血浆中的多种蛋白具有抑制作用。C1 酯酶抑制剂主要用于先天性 C1 酯酶抑制剂缺乏症和遗传性血管性水肿。检索 ICTRP 网站检索所得 C1 酯酶抑制剂相关临床研究，除外先天性 C1 酯酶抑制剂缺乏症和遗传性血管性水肿，C1 酯酶抑制剂在自身免疫性溶血性贫血、严重外伤性脑损伤、蛛网膜下腔出血、急性视神经脊髓炎、股骨或骨盆骨折创伤人群中也开展了相关研究。此外，在广泛的人群中对 C1 酯酶抑制剂的肾脏保护作用进行了研究，包括治疗难治性抗体介导的同种异体肾移植排斥、预防高危受试者造影剂肾病及非 ST 段抬高心肌梗死后急性肾损伤等。

α_1- 蛋白酶抑制剂，被 FDA 批准用于治疗 α_1- 抗胰蛋白酶缺乏症。在临床研究中，α_1- 蛋白酶抑制剂在 α_1- 抗胰蛋白酶缺乏相关的疾病中被广泛研究，包括 α_1- 抗胰蛋白酶缺乏性肺气肿，α_1- 抗胰蛋白酶缺乏性肝病，肺气肿、慢性支气管扩张、慢性阻塞性肺病、慢性疲劳综合征、纤维肌痛、囊性纤维化、急性心肌梗死、新发 1 型糖尿病、HIV 等，α_1- 蛋白酶抑制剂对肺移植患者毛细支气管炎闭塞综合征、造血细胞移植患者移植物抗宿主病、胰腺移植、体外循环心脏手术后器官损伤和出血等临床问题亦受到不同程度的关注。

5. 新冠疫情下血液制品的临床注册研究

2020 年以来，全球新型冠状病毒肺炎肆虐，血液制品，尤其是免疫球蛋白和白蛋白，在新冠疫情治疗中发挥了重要作用，各类血液制品用于新冠肺炎治疗的临床研究也相继开展。有学者研究了使用白蛋白进行血浆置换对新冠肺炎患者生存率的影响。免疫球蛋白相关研究较白蛋白类更多，包括正常免疫球蛋白和针对新型冠状病毒的特异性免疫球蛋白，评估了此类药物在新冠肺炎治疗中的疗效和安全性。重组人 C1 酯酶抑制剂和 α_1- 蛋白酶抑制剂用于新冠肺炎预防感染、改善肺部症状和神经症状的安全性及有效性也获得研究者的关注，相关注册研究也已经开展。

第三节　中国血液制品未来发展的挑战与机遇

中国血液制品的研究、开发起步于 20 世纪 50 年代初，限于当时落后的输血事业，直至 1982 年，中国推广了血浆单采技术后，血液制品生产才迅速发展起来。为了使我国血液制品生产能逐步达到满足需求的目标，我国的血液制品生产应时而变，一方面积极进行技术改造，另一方面血液制品生产企业如雨后春笋应运而生。与此同时，我国血液制品快速发展的同时，也经历了血浆原料荒、生产规模失控、质量风险漏洞等严重问题。1998 年我国对国内所有血液制品生产单位实施强制性药品生产质量管理规范（Good Manufacturing Practice，GMP），以保证我国血液制品的用药安全性、有效性和稳定性。目前，我国的血液制品仍然存在一些问题有待革新：如血浆处理能力、单采血浆利用程度低，国内大部分企业的血液制品集中在白蛋白、免疫球蛋白以及凝血因子这三类，有待提升的新制品研发能力，更完善的药品生产管理规范水平及检测，以及临床应用反馈等多方仍有较大的改革发展空间[1]。

1. 进一步开发新的血液制品

20 世纪 40 年代，美国哈佛大学 Cohn 教授与其工作小组发明出一种被称为低温乙醇法的工艺从人血中提纯了人血白蛋白，第一种血液制品从此诞生。自白蛋白成功开发以来，国内外企业不断尝试开发新的血液制品。目前，全球上市的血浆蛋白制品共五大类，包括白蛋白类、免疫球蛋白类、凝血因子、蛋白酶抑制剂及抗凝剂。近年来，国外开发了多种血液制品，如用于先天性 α-AT 缺乏引起的肺气肿治疗的 α_1- 抗胰蛋白酶抑制剂；治疗神经性水肿、遗传性血管神经性水肿所致急性腹痛和面部症状的 C1- 酯酶抑制剂；可用于治疗慢性炎性脱髓鞘性多发性神经根神经病（chronic inflammatory demyelinating polyneuropathy，CIDP）、原发性免疫缺陷病（primary immunodeficiency disease，PIDs）的长效皮下注射用免疫球蛋白[2]，有周剂型及月剂型，较静脉注射剂型使用方便、不良反应更少，国外在研发新产品的品种及剂型方面不断革新。

我国允许进口的血液制品仍限于人血白蛋白和重组凝血因子类产品。目前，我国凝血因子Ⅷ大多提取自人血浆，但考虑原料短缺且凝血因子Ⅷ蛋白稳定性差、产量低，重组凝血因子Ⅷ生产工艺难度大，我国尚未有批准上市的国产重组凝血因子Ⅷ蛋白药物。国内多家企业的重组人凝血因子Ⅷ处于Ⅲ期临床，国产上市后将对进口品种有很大的替代作用。除此之外，国内的企业也在不断尝试，用于防治外科手术出血的注射用凝血因子Ⅹ激活剂已完成健康受试者Ⅰ期临床试验，用于预防移植后巨细胞病毒感染的静注巨细胞病毒免疫球蛋白已进入Ⅲ期临床试验，以及外用重组人凝血酶（CHO 细胞）、人抗凝血酶Ⅲ、冻干人纤白蛋白微球等多种制品均在临床试验阶段，这些尝试可填补我国血液制品的空白，缩短国内外差距。鉴于此，我国血液制品的研发仍面临巨大的挑战。

随着基因工程技术的发展，基因工程抗体和新型特异性人免疫球蛋白的开发研究越来越被重视。可能存在基因工程产品对人血浆蛋白制品药用功能的替代，但为保障众多患者获得广泛的血浆蛋白产品治疗，仍需要人血浆蛋白分离制品。国内学者改革创新，可通过改变给药剂型、给药方式，充分利用重组技术、基因载体等开发新型血液制品。

2. 扩展临床适应证

2011 年至 2020 年，国内血液制品批签量逐年上升，这与免疫球蛋白等临床适应证不断拓宽相关。最初的免疫球蛋白制剂只适合肌内注射，20 世纪 80 年代初可用于静脉注射的免疫球蛋白（intravenous immunoglobulin，IVIG）制剂相继研发，其临床适应证也从最初治疗儿童特发性血小板减少性紫癜不断拓展。因对其作用机制认识逐渐深入，现代医学发现 IVIG 能有效治疗各种自身免疫性疾病和炎症疾病，这大大增加了 IVIG 的临床使用。目前国内 IVIG 获批的适应证较少，主要包括原发性及继发性免疫球蛋白缺陷病、自身免疫性疾病，以及重症系统红斑狼疮等，美国食品药品监督管理局（FDA）批准的适应证较国内多，除上述涉及疾病范围外，还可用于预防慢性 B 淋巴细胞白血病或 HIV 感染儿童的感染、防止新近接受同种异体骨髓抑制患者发生移植物抗宿主病等多种疾病。近十年以来，IVIG 的临床应用已远远超出说明书所规定的适应证范围。

2021 年 4 月 15 日国家卫生健康委员会发布新型冠状病毒肺炎诊疗方案（试行第八版修订版）指出[3]，IVIG 可应急用于病情进展较快的普通型和重型患者，儿童重型、危重型病例可酌情考虑使用 IVIG。IVIG 的主要成分是免疫球蛋白 G（IgG），可调节补体、受体，还可有效调节免疫细胞功能、发挥抗炎性介质和细胞因子从而有一定的防止“细胞因子风暴”形成的作用、抗病毒及细菌等多种作用[4, 5]。但目前尚无高级别证据支持 IVIG 的常规应用，其在 COVID-19 治疗中仍存在一定争议。新冠疫情防护的一系列措施有望推动 IVIG 在国内适应证的扩大，提高医生与患者对 IVIG 的认知，从而有助于血液制品的发展。

目前，我国白蛋白产量少，仍需依靠进口，而血液制品的临床需求不断增加，然而其本身存在生产的严格管理、血浆来源短缺以及短期内不可替代性等特点，促进血液制品发展的同时、血液制品的规范使用尤显重要，因此使用时应认真考虑适应证，减少不必要的资源浪费。虽然我们仍然面临着人民群众对白蛋白需求不断增加的挑战，然而寻找一条规范化应用之路也是目前适宜的解决出路之一。2012 年 12 月，北京卫生局发布《北京市医疗机构处方专项点评指南（试行）》，从药事管理层面尝试探索血液制品的临床合理应用。目前，国内尚无血液制品使用的相关指南规范，在血液制品大力发展的同时，临床使用层面的监管不可或缺。

3. 提高血浆综合利用率、开发新技术

近年来，尽管国内血液制品公司的规模在不断扩大，但仍然存在原料血浆不足的问题。这使得我国的血液制品依赖于国外进口的占比偏大。因此，各血液制品公司不仅需要想办法开源，还要想办法节流。目前，国内最多可从单采血浆中提取 10 余种成分，国际血液制品企业可从单采血浆中提取 20 余种蛋白成分。为了充分合理利用宝贵的血浆资源，国内血液制品公司应当积极研发新的蛋白分离纯化技术和方法，以提高产品的收率和纯度，推进原有产品和生产技术的升级换代，同时积极开展血浆蛋白的综合利用，鼓励和引导基因工程技术在血液制品研究中的应用。借助飞跃发展的各类先进技术，结合生物化学、物理学、有机化学等多学科优势，研发材料工业、机械自动化、药物辅料、分离纯化技术等产业学科的新技术。

4. 提高产品质量，降低临床使用风险

血液制品最大的风险，就是可能含有病原体导致使用者感染。为尽量避免血液制品在临床使用时传播疾病，世界各国都对此类血液制品的采集和制备过程进行严格规范。我国药品监督管理局于 2019 年 1 月 15 日对静注人免疫球蛋白（pH4）说明书增加警示语："因原料来自人血，虽然对原料血浆进行了相关病原体的筛查，并在生产工艺中加入了去除和灭活病毒的措施，但理论上仍存在传播某些已知和未知病原体的潜在风险，临床使用时应权衡利弊。"鉴于血液制品直接关系到患者的生命健康安全，血液制品的质量管理要高标准、严要求。生产和质量管理部门要认真执行全面质量管理，严格按照 GMP 要求进行生产和管理。

自 1998 年起，我国所有血液制品都必须经过国际公认或国家认可的病毒灭活处理方法严格处理后才能投入临床使用。在政策管理层面，我国相继出台法律、法令、法规及管理条例等监督管理[6]，2020 年多项政策法规出台。2020 年 7 月 1 日国家药品监督管理局发布了《药品生产质量管理规范》血液制品附录修订稿，新版附录对血制品的原料采集、生产、监管要求进一步严格化，检疫期由原先的 3 个月调整为 60 天，新版附录已于 2020 年 10 月 1 日起正式施行。同年 10 月 13 日发布《关于做好重点品种信息化追溯体系建设工作》，要求血液制品完成追溯系统建设，基本实现血液制品可追溯。同年 12 月 11 日，市场监督管理总局发布《生物制品批签发管理办法》，新办法全面规范批签发行为，厘清批签发主体责任，加强批签发风险管理。从政策层面，我国血液制品的监管要求较前更为严格[7]。

2019 年"上海新兴人免疫球蛋白发现艾滋病抗体阳性"事件再次引发了大众对血液制品生物安全的关注。从技术层面分析，我国血液制品病毒检测以及病毒的灭活/去除技术仍有发展空间。目前世界上大多数国家血液制品主要筛查乙型肝炎病毒、丙型肝炎病毒、人类免疫缺陷病毒和其他血源性传播肝炎病毒。现有的病毒检测方法有酶联免疫吸附法、蛋白免疫印迹法以及核酸检测技术（nucleic acid testing, NAT）。我国目前对血浆及血液成品的检测大多采用酶联免疫吸附法，NAT 具有灵敏度高、缩短检疫期等优点，但由于成本及实验操作等原因等较少使用。

目前世界卫生组织及我国均规定血液制品必须进行两次病毒灭活/去除处理，

常用方法主要包括乙醇沉淀、巴氏消毒法、干热法、有机溶剂/表面活性剂处理法、低 pH 孵放法、膜过滤法等，目前国内多采用几种方法联合使用以最大限度保证血液制品的安全性[8]。膜过滤法是通过物理方法去除病毒，且对 B19 病毒可有效去除，但由于过滤膜的载量对制品的纯度、浓度等较为敏感且成本较高，目前在国内应用较少，仅部分企业使用该方法。随着各学科技术的进步，一些新的方法应运而生，例如采用核黄素联合使用紫外线照射，选择性破坏病毒、细菌的同时对血液制品损害最小；结合过滤、亚甲蓝以及 630nm 可见光对血浆中病原体进行灭活；补骨脂素 S-59 联合紫外线可以灭活血浆中的病毒等方法。更全面更有效率的灭活及去除方法仍有待开发投入使用[9]。

5. 加大社会宣传，转变社会献浆观念

原料血浆的供应充足是保证我国血液制品行业健康发展的基石。我国血液制品行业发展的社会环境不佳，献浆员长期受到社会的歧视和偏见，献浆行为还常常与旧观念里的“卖血”联系在一起，与贫穷联系在一起，虽然这种现象近年来有所改善，但是引导大众正确认识献浆行为，仍然十分重要。应当广泛利用各种媒体的宣传手段，加大对献浆的正面宣传，积极宣传优秀采浆机构，客观报道相关疾病事件，逐步改善社会对献浆员的认知。

我国血液制品行业集中度高，血浆供给也在稳定增长，正是行业健康发展的阶段。面对新产品的开发、临床适应证的扩展、产品质量的提高、血浆综合利用率的提高、更先进的技术和管理等层面，对我们既是机遇又是挑战，相信定当为我国血液制品的行业发展提供更多动力和契机。

参考文献

[1] 朱威，倪道明. 血液制品[M]. 北京：人民卫生出版社，2013.
[2] S Jolles, Rojavin M-A, Lawo J-P, et al.Long-Term Efficacy and Safety of Hizentra（R）in Patients with Primary Immunodeficiency in Japan, Europe, and the United States：a Review of 7 Phase 3 Trials [J]. J Clin Immunol，2018, 38(8)：864-875.
[3] 新型冠状病毒肺炎诊疗方案（试行第八版）[J]. 中国医药，2020, 15(10)：1494-1499.
[4] 张巍，徐继轩，王宗奎，等. 静注人免疫球蛋白在新型冠状病毒肺炎治疗中的应用 [J]. 中国输血杂志，2021, 34(05)：547-556.
[5] L Jiang, Tang K, Levin M, et al.COVID-19 and multisystem inflammatory syndrome in children and adolescents [J]. Lancet Infect Dis，2020, 20(11)：e276-e288.
[6] 王燕波，孙钟毓，李杰，范加金，臧恒昌. 我国血液制品生产监管法律法规历史

沿革及发展建议［J］. 食品与药品，2017，19（06）：459–465.

［7］张炜敏，黄宝斌，成双红. 对比分析4版《生物制品批签发管理办法》探讨我国生物制品批签发管理工作［J］. 中国药事，2021，35（06）：607–613.

［8］付瑞，岳秉飞. 血液制品中病毒检测控制与风险管理［J］. 临床药物治疗杂志，2020, 18(01): 7–10.

［9］V–J Drew, Barro L, Seghatchian J, et al.Towards pathogen inactivation of red blood cells and whole blood targeting viral DNA/RNA: design, technologies, and future prospects for developing countries［J］. Blood Transfus, 2017, 15(6): 512–521.

附　录

附录一　国内外血液制品临床应用指南、规范和专家共识文献

附录二　国内外血液制品说明书

附录三　血液制品政府监管及行业协会、学会网站

附录一　国内外血液制品临床应用指南、规范和专家共识文献

一、白蛋白相关临床应用指南、规范和专家共识

[1] 中华医学会重症医学分会. 中国严重脓毒症/脓毒性休克治疗指南（2014）[J]. 中华内科杂志，2015,56(4):557-581.

[2] 中国医师协会急诊医师分会，中国研究型医院学会休克与脓毒症专业委员会. 中国脓毒症/脓毒性休克急诊治疗指南（2018）[J]. 临床急诊杂志，2018,19(09):567-588.

[3] 中华医学会急诊医学分会，中国医师协会急诊医师分会，中国人民解放军急救医学专业委员会，等. 脓毒症液体治疗急诊专家共识 [J]. 中华急诊医学杂志，2018,27(1):30-38.

[4] Yu, Y.T., Liu, J., Hu, B., et al.Expert consensus on the use of human serum albumin in critically ill patients [J]. Chin Med J(Engl), 2021, 134(14): 1639-1654.

[5] Sepsis: recognition, diagnosis and early management (NICE guideline, NG51)

[6] Evans L., Rhodes A., Alhazzani W., et al.Surviving Sepsis Campaign: International Guidelines for Management of Sepsis and Septic Shock 2021 [J]. Crit Care Med, 2021, 49(11): e1063-e1143.

[7] Egi M., Ogura H., Yatabe T., et al.The Japanese Clinical Practice Guidelines for Management of Sepsis and Septic Shock 2020(J-SSCG 2020) [J]. J Intensive Care, 2021, 9 (1): 53.

[8] Yasumura S., S.Makino M. Matsumoto, et al.Evidence-based Guidelines for the Use of Albumin Products [J]. Japanese Journal of Transfusion and Cell Therapy, 2017, 63(5): 641-663.

[9] 美国大学医院联合会. Guidelines for use of albumin (2010 update).

[10] Board, E.C., G.M.A., R., S.A.Cross-Sectional Guidelines for Therapy with Blood Components and Plasma Derivatives: Chapter 5 Human Albumin - Revised [J]. Transfus Med Hemother, 2016, 43(3): 223-232.

[11] 中国医师协会神经外科医师分会，中国神经创伤专家委员会. 中国颅脑创伤病人

脑保护药物治疗指南［J］. 中国神经外科杂志，2008, 24(10): 723–724.

［12］Vermeulen, L.C., Jr., Ratko, T.A., Erstad, B.L., et al.A paradigm for consensus.The University Hospital Consortium guidelines for the use of albumin, nonprotein colloid, and crystalloid solutions［J］. Arch Intern Med，1995, 155(4): 373–379.

［13］中华医学会外科学分会. 外科病人围手术期液体治疗专家共识（2015）［J］. 中国实用外科杂志，2015, 35(9): 960–966.

［14］中华医学会麻醉学分会. 麻醉手术期间液体治疗专家共识（2014版）.

［15］Liumbruno, G.M., F.Bennardello, A.Lattanzio, et al.Recommendations for the use of albumin and immunoglobulins［J］. Blood Transfus，2009, 7（3）: 216–234.

［16］中华医学会外科学分会，中华医学会麻醉学分会. 加速康复外科中国专家共识及路径管理指南（2018版）［J］. 中国实用外科杂志，2018, 38(01): 1–20.

［17］中华医学会外科学分会肝脏外科学组. 肝切除术围手术期管理专家共识［J］. 中国实用外科杂志，2017, 37(5): 525–530.

［18］海峡两岸医药卫生交流协会肿瘤防治专家委员会. 肝癌肝切除围手术期管理中国专家共识（2021年版）［J］. 中华肿瘤杂志，2021, 43(4): 414–430.

［19］Pham, T.N., Cancio, L.C.and Gibran, N.S.American Burn Association practice guidelines burn shock resuscitation［J］. J Burn Care Res，2008, 29(1): 257–266.

［20］柴家科，夏照帆，胡大海，等. 烧伤患者白蛋白使用专家共识［J］. 解放军医学杂志，2012, 37(10): 925.

［21］中华医学会肠外肠内营养学分会神经疾病营养支持学组，中华医学会神经病学分会神经重症协作组，中国医师协会神经内科医师分会神经重症专业委员会. 神经系统疾病肠内营养支持中国专家共识（第二版）［J］. 中华临床营养杂志，2019, 27(4): 193–203.

［22］中国医疗保健国际交流促进会心脏重症专业委员会，中国心脏重症营养支持专家委员会. 中国成人心脏外科围手术期营养支持治疗专家共识（2019）［J］. 中华危重病急救医学，2019, 31(7): 801–810.

［23］Caraceni, P., Angeli, P., Prati, D., et al.AISF–SIMTI position paper on the appropriate use of albumin in patients with liver cirrhosis: a 2020 update［J］. Blood Transfus, 2021, 19(1): 9–13.

［24］中华医学会肝病学分会. 肝硬化腹水及相关并发症的诊疗指南［J］. 临床肝胆病杂志，2017, 33(10): 158–174.

［25］中华医学会肝病学分会. 肝硬化诊治指南［J］. 临床肝胆病杂，2019, 35(11): 2408–2425.

[26] Yoshiji, H., Nagoshi, S., Akahane, T., et al.Evidence-based clinical practice guidelines for Liver Cirrhosis 2020 [J]. J Gastroenterol, 2021, 56(7): 593-619.

[27] European Association for the Study of the Liver.EASL Clinical Practice Guidelines for the management of patients with decompensated cirrhosis [J]. J Hepatol, 2018, 69 (2): 406-460.

[28] Aithal, G.P., Palaniyappan, N., China, L., et al.Guidelines on the management of ascites in cirrhosis [J]. Gut, 2021, 70(1): 9-29.

[29] Biggins, S.W., Angeli, P., Garcia-Tsao, G., et al.Diagnosis, Evaluation, and Management of Ascites, Spontaneous Bacterial Peritonitis and Hepatorenal Syndrome: 2021 Practice Guidance by the American Association for the Study of Liver Diseases [J]. Hepatology, 2021, 74(2): 1014-1048.

[30] Caraceni, P., Angeli, P., Prati, D., et al.AISF-SIMTI position paper: the appropriate use of albumin in patients with liver cirrhosis [J]. Blood Transfus, 2016, 14(1): 8-22.

[31] 中华医学会感染病学分会肝衰竭与人工肝学组，中华医学会肝病学分会重型肝病与人工肝学组. 肝衰竭诊治指南（2018 年版）[J]. 中华肝脏病杂志，2019, 27(1): 18-26.

[32] 中华医学会肝病学分会. 肝硬化肝性脑病诊疗指南 [J]. 中华肝脏病杂志，2018, 26(10): 721-736.

[33] 中华医学会感染病学会人工肝学组. 人工肝支持系统治疗指征、标准及技术指南 [J]. 中华传染病杂志，2002, 20(4): 254-258.

[34] 中华医学会感染病学分会肝衰竭与人工肝学组. 非生物型人工肝治疗肝衰竭指南（2016 年版）[J]. 中华临床感染病杂志，2016, 9 (2): 97-103.

[35] 中华医学会感染病学分会. 终末期肝病合并感染诊治专家共识 [J]. 中华传染病杂志，2018, 36(8): 449-460.

[36] Cortese, I., Chaudhry, V., So, Y.T., et al.Evidence-based guideline update: Plasmapheresis in neurologic disorders: report of the Therapeutics and Technology Assessment Subcommittee of the American Academy of Neurology [J]. Neurology, 2011, 76(3): 294-300.

[37] 中华医学会重症医学分会. 急性肺损伤/急性呼吸窘迫综合征诊断和治疗指南（2006）[J]. 中国危重病急救医学，2006, 18(12): 706-710.

[38] 中华人民共和国国家卫生健康委员会医政医管局. 原发性肝癌诊疗规范（2019 年版）[J]. 中华肝脏病杂志，2020, 28(2): 112-128.

[39] 中华医学会外科学分会，中华医学会麻醉学分会. 加速康复外科中国专家共识及

路径管理指南（2018 版）[J]. 中国实用外科杂志，2018, 38(01): 1-20.

[40] Griffiths, M.J.D., McAuley, D.F., Perkins, G.D., et al.Guidelines on the management of acute respiratory distress syndrome [J]. BMJ Open Respir Res, 2019, 6 (1): e000420.

二、免疫球蛋白与特异性免疫球蛋白相关临床应用指南、规范和专家共识文献

[1] McCrindle BW, Rowley AH, Newburger JW, et al. Diagnosis, Treatment, and Long-Term Management of Kawasaki Disease: A Scientific Statement for Health Professionals From the American Heart Association [J]. Circulation, 2017, 135(17): e927-e999.

[2] Marchesi A, Tarissi de Jacobis I, Rigante D, et al. Kawasaki disease: guidelines of the Italian Society of Pediatrics, part I - definition, epidemiology, etiopathogenesis, clinical expression and management of the acute phase [J]. Ital J Pediatr, 2018, 44(1): 102.

[3] Nienke, de Graeff, Noortje, et al. European consensus-based recommendations for the diagnosis and treatment of Kawasaki disease - the SHARE initiative [J]. Rheumatology (Oxford, England), 2019, 58(4): 672-682.

[4] 中国医师协会血液科医师分会，中华医学会血液学分会，中国医师协会多发性骨髓瘤专业委员会. 中国多发性骨髓瘤诊治指南（2020 年修订）[J]. 中华内科杂志，2020, 59(5): 341-346.

[5] P. Moreau, J. San Miguel, P. Sonneveld, et al. Multiple myeloma: ESMO Clinical Practice Guidelines for diagnosis, treatment and follow-up [J]. Annals of oncology : official journal of the European Society for Medical Oncology, 2017, 28 (suppl_4): iv52-iv61.

[6] Corrado, Girmenia, Michele, et al. Management of infectious complications in multiple myeloma patients: Expert panel consensus-based recommendations [J]. Blood reviews, 2019, 34: 84-94.

[7] Nina, Shah, Jack, Aiello, et al. The Society for Immunotherapy of Cancer consensus statement on immunotherapy for the treatment of multiple myeloma [J]. Journal for immunotherapy of cancer, 2020, 8 (2): e000734.

[8] 中华医学会风湿病学分会. 多发性肌炎和皮肌炎诊断及治疗指南 [J]. 中华风湿病学杂志，2010, 14(12): 828-831.

[9] 中华医学会神经病学分会，中华医学会神经病学分会神经肌肉病学组，中华医学会神经病学分会肌电图及临床神经生理学组. 中国多发性肌炎诊治共识 [J]. 中华神经科杂志，2015, 48(11): 946-949.

[10] Hitoshi, Kohsaka, Tsuneyo, et al.Treatment consensus for management of polymyositis and dermatomyositis among rheumatologists, neurologists and dermatologists. [J]. The Journal of dermatology, 2019, 46(1): e1–e18.

[11] 中国免疫学会神经免疫分会，中华医学会神经病学分会神经免疫学组. 多发性硬化诊断和治疗中国专家共识（2018 版）[J]. 中国神经免疫学和神经病学杂志，2018, 25(6): 387–394.

[12] I. Elovaara, S. Apostolski, P. van Doorn, et al.EFNS guidelines for the use of intravenous immunoglobulin in treatment of neurological diseases: EFNS task force on the use of intravenous immunoglobulin in treatment of neurological diseases [J]. European journal of neurology, 2008, 15(9): 893–908.

[13] Goodin D S, Frohman E M, Garmany G P. et al.Disease modifying therapies in multiple sclerosis: report of the Therapeutics and Technology Assessment Subcommittee of the American Academy of Neurology and the MS Council for Clinical Practice Guidelines [J]. Neurology, 2002, 58: 169–178.

[14] 中华医学会神经病学分会，中华医学会神经病学分会周围神经病协作组，中华医学会神经病学分会肌电图与临床神经电生理学组，等. 中国多灶性运动神经病诊治指南 2019 [J]. 中华神经科杂志，2019, 52(11): 889–892.

[15] Joint Task Force of the EFNS and the PNS.European Federation of Neurological Societies/Peripheral Nerve Society guideline on management of multifocal motor neuropathy. Report of a joint task force of the European Federation of Neurological Societies and the Peripheral Nerve Society--first revision. [J]. Journal of the peripheral nervous system: JPNS, 2010, 15(4): 295–301.

[16] 中华医学会神经病学分会，中华医学会神经病学分会周围神经病协作组，中华医学会神经病学分会肌电图与临床神经电生理学组，等. 中国吉兰 - 巴雷综合征诊治指南 2019 [J]. 中华神经科杂志，2019, 52(11): 877–882.

[17] R.Korinthenberg, R. Trollmann, U. Felderhoff-M ü ser, et al.Diagnosis and treatment of Guillain–Barré Syndrome in childhood and adolescence: An evidence- and consensus-based guideline. [J]. European journal of paediatric neurology : EJPN : official journal of the European Paediatric Neurology Society, 2020, 25: 5–16.

[18] 亚太医学生物免疫学会儿童过敏免疫风湿病分会,《中国实用儿科杂志》编辑委员会. 儿童免疫相关性疾病临床实用热点问题专家建议系列之二 - 中国儿童结缔组织疾病相关间质性肺病变诊治专家建议 [J]. 中国实用儿科杂志，2020, 35(3): 174–179.

[19] Manabu Fujimoto, Jun Asai, Yoshihide Asano, et al. Wound, pressure ulcer and burn guidelines – 4: Guidelines for the management of connective tissue disease/vasculitis-associated skin ulcers. [J]. The Journal of dermatology, 2020, 47(10): 1071-1109.

[20] 中华医学会血液学分会白血病淋巴瘤学组，中国抗癌协会血液肿瘤专业委员会，中国慢性淋巴细胞白血病工作组. 中国慢性淋巴细胞白血病/小淋巴细胞淋巴瘤的诊断与治疗指南（2018年版）[J]. 中华血液学杂志，2018, 39(5): 353-358.

[21] Anna H, Schuh, Nilima, Parry-Jones, et al. Guideline for the treatment of chronic lymphocytic leukaemia: A British Society for Haematology Guideline [J]. British journal of haematology, 2018, 182(3): 344-359.

[22] Michael, Hallek, Bruce D, Cheson, et al. Guidelines for diagnosis, indications for treatment, response assessment, and supportive management of CLL [J]. Blood, 2018, 131(25): 2745-2760.

[23] William G, Wierda, John C, et al. Chronic Lymphocytic Leukemia/Small Lymphocytic Lymphoma, Version 4.2020, NCCN Clinical Practice Guidelines in Oncology [J]. Journal of the National Comprehensive Cancer Network : JNCCN, 2020, 18(2): 185-217.

[24] 国家卫生健康委. 儿童急性淋巴细胞白血病诊疗规范（2018年版），国卫办医函〔2018〕868号.

[25] Brown P, Inaba H, Annesley C, et al. Pediatric Acute Lymphoblastic Leukemia, Version 2.2020, NCCN Clinical Practice Guidelines in Oncology [J]. J Natl Compr Canc Netw, 2020, 18(1): 81-112.

[26] 中华医学会神经病学分会，中华医学会神经病学分会周围神经病协作组，中华医学会神经病学分会肌电图与临床神经电生理学组，等. 中国慢性炎性脱髓鞘性多发性神经根神经病诊治指南2019 [J]. 中华神经科杂志，2019, 52(11): 883-888.

[27] H S. Patwa, V. Chaudhry, H. Katzberg, A D, et al. Evidence-based guideline: intravenous immunoglobulin in the treatment of neuromuscular disorders: report of the Therapeutics and Technology Assessment Subcommittee of the American Academy of Neurology [J]. Neurology, 2012, 78(13): 1009-1015.

[28] 中国免疫学会神经免疫学分会，中华医学会神经病学分会神经免疫学组，中国医师协会神经内科分会神经免疫专业委员会. 中国视神经脊髓炎谱系疾病诊断与治疗指南 [J]. 中国神经免疫学和神经病学杂志，2016, 23(3): 155-166.

[29] Mohammad Ali, Sahraian, Abdorreza Naser, Moghadasi, Amir Reza, et al. Diagnosis and

management of Neuromyelitis Optica Spectrum Disorder (NMOSD) in Iran: A consensus guideline and recommendations [J]. Multiple sclerosis and related disorders, 2017, 18: 144-151.

[30] 噬血细胞综合征中国专家联盟，中华医学会儿科学分会血液学组. 噬血细胞综合征诊治中国专家共识 [J]. 中华医学杂志，2018, 98(2): 91-95.

[31] 中国抗癌协会淋巴瘤专业委员会. 淋巴瘤相关噬血细胞综合征诊治中国专家共识 [J]. 中华医学杂志，2018, 98(18): 1389-1393.

[32] Paul, La Rosée, AnnaCarin, et al. Recommendations for the management of hemophagocytic lymphohistiocytosis in adults [J]. Blood, 2019, 133(23): 2465-2477.

[33] 关于印发手足口病诊疗指南（2018 年版）的通知. 国卫办医函〔2018〕327 号.

[34] American Academy of Pediatrics Subcommittee on Hyperbilirubinemia. Management of hyperbilirubinemia in the newborn infant 35 or more weeks of gestation [J]. Pediatrics, 2004, 114(1): 297-316.

[35]《新生儿黄疸规范化用药指导专家建议》专家编写组. 新生儿黄疸规范化用药指导专家建议 [J]. 中国医药导报，2019, 16(27): 105-110.

[36] 中华医学会血液学分会血栓与止血学组. 血栓性血小板减少性紫癜诊断与治疗中国专家共识（2012 年版）[J]. 中华血液学杂志，2012, 33(11): 983-984.

[37] British Committee for Standards in Haematology General Haematology Task Force. Guidelines for the investigation and management of idiopathic thrombocytopenic purpura in adults, children and in pregnancy [J]. British journal of haematology, 2003, 120(4): 574-596.

[38] Cindy, Neunert, Wendy, et al.American Society of Hematology. The American Society of Hematology 2011 evidence-based practice guideline for immune thrombocytopenia [J]. Blood, 2011, 117(16): 4190-4207.

[39] De Mattia D, Del Principe D, Del Vecchio GC, et al. Acute childhood idiopathic thrombocytopenic purpura: AIEOP consensus guidelines for diagnosis and treatment. Associazione Italiana di Ematologia e Oncologia Pediatrica [J]. Haematologica, 2000, 85(4): 420-424.

[40] 张文，厉小梅，徐东，等. 原发性干燥综合征诊疗规范 [J]. 中华内科杂志，2020, 59(04): 269-276.

[41] Price EJ, Rauz S, Tappuni AR, et al. British Society for Rheumatology Standards, Guideline and Audit Working Group.The British Society for Rheumatology guideline for

the management of adults with primary Sjögren's Syndrome[J]. Rheumatology (Oxford), 2017, 56(10): e24-e48.

[42] Ramos-Casals M, Brito-Zeró n P, Bombardieri S, et al. EULAR recommendations for the management of Sjögren's syndrome with topical and systemic therapies [J]. Ann Rheum Dis, 2020, 79(1): 3-18.

[43] 原发性免疫缺陷病抗感染治疗与预防专家共识[J]. 中华儿科杂志, 2017, 55(04): 248-255.

[44] 原发性免疫缺陷病免疫球蛋白G替代治疗专家共识[J]. 中华儿科杂志, 2019, (12): 909-912.

[45] 胡群, 蒋慧, 吴润晖. 儿童原发性免疫性血小板减少症诊疗建议[J]. 中华儿科杂志, 2013, 05: 382-384.

[46] 秦平, 侯明. 成人原发免疫性血小板减少症诊断与治疗中国专家共识(2016年版)[J]. 中华血液学杂志, 2016, 02: 89-93.

[47] Liu Xin-Guang, Bai Xiao-Chuan, Chen Fang-Ping, et al. Chinese guidelines for treatment of adult primary immune thrombocytopenia. [J]. International journal of hematology, 2018, 107: 615-623.

[48] 儿童原发性免疫性血小板减少症诊疗规范(2019年版)[J]. 全科医学临床与教育, 2019, 12: 1059-1062.

[49] Jun Ho, Jang, Ji Yoon, Kim, et al. Management of immune thrombocytopenia: Korean experts recommendation in 2017 [J]. Blood research, 2017, 52(4): 254-263.

[50] Margareth Castro, Ozelo, Marina Pereira, Colella, et al. Guideline on immune thrombocytopenia in adults: Associação Brasileira de Hematologia, Hemoterapia e Terapia Celular.Project guidelines: Associação Médica Brasileira-2018 [J]. Hematology, transfusion and cell therapy, 40(1): 50-74.

[51] Cindy, Neunert, Deirdra R, et al. American Society of Hematology 2019 guidelines for immune thrombocytopenia [J]. Blood advances, 2019, 3 (23): 3829-3866.

[52] Provan D, Arnold DM, Bussel JB, et al. Updated international consensus report on the investigation and management of primary immune thrombocytopenia [J]. Blood Adv, 2019, 3(22): 3780-3817.

[53] 京津冀重症肌无力联盟. 重症肌无力外科治疗京津冀专家共识[J]. 天津医药, 2020, 48(4): 327-332.

[54] Donald B, Sanders, Gil I, et al. International consensus guidance for management of myasthenia gravis: Executive summary. [J]. Neurology, 2016, 87(4): 419-425.

[55] Amelia, Evoli, Giovanni, Antonini, et al. Italian recommendations for the diagnosis and treatment of myasthenia gravis. [J]. Neurological sciences : official journal of the Italian Neurological Society and of the Italian Society of Clinical Neurophysiology, 2019, 40(6): 1111–1124.

[56] 中华医学会神经病学分会. 中国自身免疫性脑炎诊治专家共识 [J]. 中华神经科杂志, 2017, 50(2): 91–98.

[57] Luigi, Zuliani, Margherita, et al. Management of antibody-mediated autoimmune encephalitis in adults and children: literature review and consensus-based practical recommendations. [J]. Neurological sciences : official journal of the Italian Neurological Society and of the Italian Society of Clinical Neurophysiology, 2019, 40(10): 2017–2030.

[58] 中华医学会血液学分会红细胞疾病（贫血）学组. 自身免疫性溶血性贫血诊断与治疗中国专家共识（2017 年版）[J]. 中华血液学杂志, 2017, 38(4): 265–267.

[59] Quentin A, Hill, Robert, Stamps, Edwin, et al. The diagnosis and management of primary autoimmune haemolytic anaemia [J]. British journal of haematology, 2017, 176(3): 395–411.

[60] Saverio, Ladogana, Matteo, et al. Diagnosis and management of newly diagnosed childhood autoimmune haemolytic anaemia.Recommendations from the Red Cell Study Group of the Paediatric Haemato-Oncology Italian Association [J]. Blood transfusion: Trasfusione del sangue, 2017, 15(3): 259–267.

[61] 周航, 李昱, 陈瑞丰, 等. 狂犬病预防控制技术指南（2016 版）[J]. 中华流行病学杂志, 2016, 37(2): 139–163.

[62] 中国医师协会急诊医师分会, 中国人民解放军急救医学专业委员会, 北京急诊医学学会, 等. 中国犬咬伤治疗急诊专家共识（2019）[J]. 感染、炎症、修复, 2019, 20(3): 178–184.

[63] 殷文武, 王传林, 陈秋兰, 等. 狂犬病暴露预防处置专家共识 [J]. 中华预防医学杂志, 2019, 53(7): 668–679.

[64] WHO Expert Consultation on rabies [J]. World Health Organization technical report series, 2005, 931 : 1–88.

[65] Charles E, Rupprecht, Deborah, et al. Use of a reduced (4-dose) vaccine schedule for postexposure prophylaxis to prevent human rabies: recommendations of the advisory committee on immunization practices [J]. MMWR.Recommendations and reports : Morbidity and mortality weekly report.Recommendations and reports, 2010, 59 (RR-2):

1-9.

[66] 中国医师协会急诊医师分会，中国人民解放军急救医学专业委员会，北京急诊医学学会，等. 成人破伤风急诊预防及诊疗专家共识 [J]. 中华急诊医学杂志，2018, 27(12): 1323-1332.

[67] Tetanus vaccines: WHO position paper-February 2017 [J]. Wkly Epidemiol Rec, 2017, 92(6): 53-76.

[68] 中国创伤救治联盟，北京大学创伤医学中心. 中国破伤风免疫预防专家共识 [J]. 中华外科杂志，2018, 56(3): 161-167.

[69] 王传林，刘斯，邵祝军，等. 外伤后破伤风疫苗和被动免疫制剂使用指南 [J]. 中华预防医学杂志，2019, 53(12): 1212-1217.

[70] Duvoux C, Belli LS, Fung J, et al. 2020 position statement and recommendations of the European Liver and Intestine.Transplantation Association (ELITA): management of hepatitis B virus-related infection before and after liver transplantation [J]. Aliment Pharmacol Ther, 2021, 54(5): 583-605.

[71] Huprikar S, Danziger-Isakov L, Ahn J, et al. Solid organ transplantation from hepatitis B virus-positive donors: consensus guidelines for recipient management [J]. Am J Transplant, 2015, 15(5): 1162-1172.

[72] 中华医学会妇产科学分会产科学组，中华医学会围产医学分会. 乙型肝炎病毒母婴传播预防临床指南（2020）[J]. 中华妇产科杂志，2020, 55(05): 291-299.

[73] 中华医学会感染病学分会，中华医学会肝病学分会. 慢性乙型肝炎防治指南（2019 年版）[J]. 中华传染病杂志，2019, 37(12): 711-736.

[74] 中国肝炎防治基金会，中华医学会感染病学分会，中华医学会肝病学分会. 阻断乙型肝炎病毒母婴传播临床管理流程（2021 年）[J]. 中华传染病杂志，2021, 39(3): 139-144.

[75] World Health Organization Geneva. Prevention of Mother-to-Child Transmission of Hepatitis B Virus[J]. Guidelines on Antiviral Prophylaxis in Pregnancy, 2020, Jul: 1-58.

三、人纤维蛋白原相关临床应用指南、规范和专家共识文献

[1] Erdös G, Koster A, Meesters M I, et al. The role of fibrinogen and fibrinogen concentrate in cardiac surgery: an international consensus statement from the Haemostasis and Transfusion Scientific Subcommittee of the European Association of Cardiothoracic Anaesthesiology [J]. Anaesthesia, 2019, 74(12): 1589-1600.

[2] Mavrides E, Allard S, Chandraharan E, et al. Physicians.Prevention and management of

postpartum haemorrhage [J]. BJOG, 2016 (124): 106–149.
[3] Queensland Clinical Guideline: Primary postpartum haemorrhage.http: //guide.medlive.cn/guideline/21569.
[4] Spahn. The European guideline on management of major bleeding and coagulopathy following trauma: fifth edition [J]. Critical Care, 2019, 23: 98.https: //doi.org/10.1186/s13054-019-2347-3.
[5] 中华医学会血液学分会血栓与止血学组，中国血友病协作组. 罕见遗传性出血性疾病诊断与治疗中国专家共识（2021 年版）[J]. 中华血液学杂志，2021, 42(02): 89–96.
[6] 急性出血性凝血功能障碍诊治专家共识组，邵勉，薛明明，等. 急性出血性凝血功能障碍诊治专家共识 [J]. 中华急诊医学杂志，2020, 29(06): 780–787.
[7] 中华医学会血液学分会血栓与止血学组. 弥散性血管内凝血诊断与治疗中国专家共识（2012 年版）[J]. 中华血液学杂志，2012, 33(11): 978–979.
[8] Wada H, Thachil J, Di Nisio, et al Guidance for diagnosis and treatment of disseminated intravascular coagulation from harmonization of the recommendations from three guidelines [J]. J Thromb Haemost, 2013, 11: 761–767.
[9] 刘兴会. 产后出血预防与处理指南（2014）[J]. 中华妇产科杂志，2014，009: 641–646.
[10] 中华外科杂志编辑部. 肝胆外科患者凝血功能的评价与凝血功能障碍的干预的专家共识 [J]. 中华外科杂志，2012, 50(08): 678–683.
[11] Samama C M, Ickx B, Ozier Y, et al.The place of fibrinogen concentrates in the management of perioperative bleeding: a position paper from the francophone working group on perioperative Haemostasis (GIHP) [J]. Anaesthesia Critical Care & Pain Medicine, 2018, 37(4): 355–365.

四、凝血因子类相关临床应用指南、规范和专家共识文献

[1] 中华医学会血液学分会血栓与止血学组，中国血友病协作组. 血友病治疗中国指南（2020 年版）[J]. 中华血液学杂志，2020, 41(4): 265–271.
[2] Andreas Tiede, Peter Collins, Paul Knoebl, et al.International recommendations on the diagnosis and treatment of acquired hemophilia A [J]. Haematologica, 2020, 105(7): 1791–1801.
[3] 孙旖旎，马晓春. 多发创伤出凝血管理（2013）欧洲指南解读 [J]. 中国实用外科杂志，2013, 33(11): 943–945.

[4] 文爱清，张连阳，蒋东坡，等. 严重创伤输血专家共识[J]. 中华创伤杂志，2013，29(8)：706-710.

[5] 非创伤性出血急诊处理专家组. 非创伤性出血的急诊处理专家共识/意见[J]. 中华急诊医学杂志，2017，26(8)：850-856.

[6] 吴新民，于布为，薛张纲，等. 麻醉手术期间液体治疗专家共识（2007）[J]. 中华麻醉学杂志，2008，28(6)：485-489.

[7] Royal College of Obstetricians & Gynaecologists.Blood Transfusion in Obstetrics (Green-top Guideline No.47) .https://www.rcog.org.uk/en/guidelines-research-services/guidelines/gtg47/.pdf.

[8] G Erdoes, A Koster, E Ortmann, et al.European consensus statement on the use of four-factor prothrombin complex concentrate for cardiac and non-cardiac surgical patients [J]. Anaesthesia，2021，76(3)：381-392.

[9] 中华医学会血液学分会血栓与止血学组，中国血友病协作组. 罕见遗传性出血性疾病诊断与治疗中国专家共识（2021年版）[J]. 中华血液学杂志，2021，42(2)：89-96.

[10] 中华医学会神经外科学分会，中国医师协会急诊医师分会，国家卫生健康委员会脑卒中筛查与防治工程委员会. 出凝血功能障碍相关性脑出血中国多学科诊治指南[J]. 中国急救医学，2021，41(8)：647-660.

五、人纤维蛋白黏合剂相关临床应用指南、规范和专家共识文献

[1] Society of Thoracic Surgeons Blood Conservation Guideline Task Force, Victor.2011 update to the Society of Thoracic Surgeons and the Society of Cardiovascular Anesthesiologists blood conservation clinical practice guidelines. [J]. The Annals of thoracic surgery，2011，91(3)：944-982.

[2] 中华医学会胸心血管外科分会. 胸外科围手术期出血防治专家共识[J]. 中华胸心血管外科杂志，2018，34(6)：321-330.

[3] 罗卓荆，吕国华. 脊柱外科围手术期出血防治专家共识[J]. 中国脊柱脊髓杂志，2021，31(5)：475-480.

[4] 中华医学会神经外科学分会. 神经外科围手术期出血防治专家共识（2018）[J]. 中华医学杂志，2018，98(7)：483-495.

[5] 中国医师协会肛肠医师分会临床指南工作委员会. 肛瘘诊治中国专家共识（2020版）[J]. 中华胃肠外科杂志，2020，23(12)：1123-1130.

[6] Jon D, Vogel, Eric K, Johnson, Arden M, Morris, et al.Clinical Practice Guideline for

the Management of Anorectal Abscess, Fistula-in-Ano, and Rectovaginal Fistula. [J]. Diseases of the colon and rectum, 2016, 59(12): 1117–1133.

[7] 中华医学会外科学分会肝脏外科学组. 腹腔镜肝切除专家共识与手术操作指南（2013 版）[J]. 中华消化外科杂志，2013, 12(3): 161–165.

[8] 中国医疗保健国际交流促进会泌尿健康促进分会. 泌尿外科腹腔镜手术围手术期出血防治专家共识 [J]. 现代泌尿外科杂志，2021, 26(6): 463–468.

六、其他血浆蛋白制品相关临床应用指南、规范和专家共识文献

[1] Dummer J, Dobler CC, Holmes M, et al.Diagnosis and treatment of lung disease associated with alpha one-antitrypsin deficiency: A position statement from the Thoracic Society of Australia and New Zealand [J]. Respirology, 2020, 25(3): 321–335.

[2] Lopes AP, Mineiro MA, Costa F, et al.Portuguese consensus document for the management of alpha-1-antitrypsin deficiency [J]. Pulmonology, 2018, Dec24 Suppl 1 : 1–21.

[3] Miravitlles M, Dirksen A, Ferrarotti I, et al.European Respiratory Society statement: diagnosis and treatment of pulmonary disease in α_1-antitrypsin deficiency [J]. Eur Respir J, 2017, 50(5) .

[4] Sandhaus Robert A, Turino Gerard, Brantly Mark L, et al.The Diagnosis and Management of Alpha-1 Antitrypsin Deficiency in the Adult. [J]. Chronic obstructive pulmonary diseases(Miami, Fla.), 2016, 3 (3): 668–682.

[5] DD. Marciniuk, P. Hernandez, M. Balter, et al.Alpha-1 Antitrypsin Deficiency Targeted Testing and Augmentation Therapy: A Canadian Thoracic Society Clinical Practice Guideline [J]. Canadian Respiratory Journal, 2012, 19(2): 109–116.

[6] 中华医学会变态反应学分会，中国医师协会变态反应医师分会，支玉香，等. 遗传性血管性水肿的诊断和治疗专家共识 [J]. 中华临床免疫和变态反应杂志，2019, 13(1): 1–4.

[7] Bernard. Floccard, Nicolas. Javaud, Alban. Deroux, et al.Diagnosis and treatment of upper airway oedema caused by acute angio-oedema in the emergency department: a French consensus statement [J]. European Journal of Emergency Medicine, 2017, 24(5): 318–325.

[8] R.J.POWELL, S.C.LEECH, S.TILL, et al.BSACI guideline for the management of chronic urticaria and angioedema [J]. Clinical & Experimental Allergy, 2015, 45(3): 547–565.

[9] CICARDI, M., ABERER, W., BANERJI, A., et al.Classification, diagnosis, and

approach to treatment for angioedema: Consensus report from the Hereditary Angioedema International Working Group [J]. Allergy, 2014, 69(5): 602–616.

[10] ACOG Practice Bulletin No.197: Inherited Thrombophilias in Pregnancy [J]. Obstetrics & Gynecology, 2018, 132(1): e18–e34.

[11] Pagano Domenico, Milojevic Milan, Meesters Michael I, et al.2017 EACTS/EACTA Guidelines on patient blood management for adult cardiac surgery [J]. European journal of cardio–thoracic surgery : official journal of the European Association for Cardio–thoracic Surgery, 2018, 53(1) .

[12] Monagle Paul, Cuello Carlos A, Augustine Caitlin, et.al.American Society of Hematology 2018 Guidelines for management of venous thromboembolism: treatment of pediatric venous thromboembolism [J]. Blood advances, 2018, 2 (22).

附录二　国内外血液制品说明书

一、人血白蛋白

［药品名称］通用名称：人血白蛋白
商标名称：安普莱士
英文名称：Human Albumin
汉语拼音：Renxue Baidanbai

［成分］主要组成成分：人血白蛋白。本品来源于健康人血浆，经两次 60 ℃，10 小时加热灭活病毒处理。辅料：辛酸钠，乙酰色氨酸

［性状］略黏稠，黄色或绿色至棕色澄明液体，不应出现浑浊。

［适应证］① 失血创伤、烧伤引起的休克。② 脑水肿及损伤引起的颅压升高。③ 肝硬化及肾病引起的水肿或腹水。④ 低蛋白血症的防治。⑤ 新生儿高胆红素血症。⑥ 用于心肺分流术、烧伤的辅助治疗、血液透析的辅助治疗和成人呼吸窘迫综合征。

［规格］2g，40ml/ 瓶，蛋白质浓度 5%；5g，50ml/ 瓶，蛋白质浓度 10%；10g，50ml/ 瓶，蛋白质浓度 20%；12.5g，50ml/ 瓶，蛋白质浓度 25%

［用法用量］① 用法：一般采用静脉滴注或静脉推注。为防止大量注射时机体组织脱水，可采用 5% 葡萄糖注射液或氯化钠注射液适当稀释作静脉滴注（宜用备有滤网装置的输血器）。滴注速度应以每分钟不超过 2ml 为宜，但在开始 15 分钟内，应特别注意速度缓慢，逐渐加速至上述速度。

② 用量：使用剂量由医师酌情考虑，一般因严重烧伤或失血等所致休克，可直接注射本品 5~10g，隔 4~6 小时重复注射 1 次。在治疗肾病及肝硬化等慢性白蛋白缺乏症时，可每日注射本品 5~10g，直至水肿消失，血清白蛋白含量恢复正常为止。

［不良反应］使用本品一般不会产生不良反应，偶可出现寒战、发热、颜面潮红、皮疹、恶心呕吐等症状。快速输注可引起血管超负荷导致肺水肿，偶有过敏反应。

［禁忌］① 对白蛋白有严重过敏者。② 高血压患者，急性心脏病者、正常血容量及高血容量的心力衰竭患者。③ 严重贫血患者。④ 肾功能不全者。

［注意事项］① 制品如呈现浑浊、沉淀、异物或瓶身有裂纹、瓶盖松动或过期

失效等情况不可使用。② 本品开启后，应一次输注完毕，不得分次或给第二人输用。③ 输注过程中如发现病人有不适反应，应立即停止输用。④ 有明显脱水者应同时补液。⑤ 运输及贮存过程中严禁冻结。

［孕妇及哺乳期妇女用药］对孕妇或可能怀孕妇女的用药应慎重，如有必要应用时，应在医师指导和严密观察下使用。

［儿童用药］未进行此项实验且无可靠参考文献。

［老年用药］未进行此项实验且无可靠参考文献。

［药物相互作用］本品不宜与血管收缩药，蛋白水解酶或含酒精溶剂的注射液混合使用。

［药物过量］因本品有高渗作用，过量注射时，可造成脱水、机体循环负荷增加、充血性心力衰竭和肺水肿。

［药理毒理］① 药理作用：a. 增加血容量和维持血浆胶体渗透压：白蛋白占血浆胶体渗透压的 80%，主要调节组织与血管之间水分的动态平衡。由于白蛋白分子量较高，与盐类及水分相比，透过膜内速度较慢，使白蛋白的胶体渗透压与毛细管的静力压抗衡，以此维持正常与恒定的血容量；同时在血循环中，1g 白蛋白可保留 18ml 水，每 5g 白蛋白保留循环内水分的能力约相当于 100ml 血浆或 200ml 全血的功能，从而起到增加循环血容量和维持血浆胶体渗透压的作用。b. 运输及解毒：白蛋白能结合阴离子也能结合阳离子，可以输送不同的物质，也可以将有毒物质输送到解毒器官。c. 营养供给：组织蛋白和血浆蛋白可互相转化，在氮代谢障碍时，白蛋白可作为氮源为组织提供营养。

② 毒理研究：未进行此项实验且无可靠参考文献。

［药代动力学］未进行此项实验且无可靠参考文献。

［贮藏］2g，40ml/ 瓶；5g，50ml/ 瓶；10g，50ml/ 瓶：2~8℃避光保存。12.5g，50ml/ 瓶规格：30℃以下避光保存。

［包装］玻璃瓶装，每盒 1 瓶。

［有效期］规格为 2g，40ml/ 瓶；5g，50ml/ 瓶；10g，50ml/ 瓶：60 个月（2~8℃）；规格为 12.5g，50ml/ 瓶：36 个月（30℃ 以下保存）

［执行标准］《中华人民共和国药典（2005 年版）三部》

［批准文号］2g，40ml/ 瓶：国药准字 S10930019；5g，50ml/ 瓶，国药准字 S10930020；10g，50ml/ 瓶：国药准字 S10920009；12.5g，50ml/ 瓶：国药准字 S20013053

［生产企业］上海莱士血制品有限公司

［妊娠分级］FDA 妊娠分级：C

二、静注人免疫球蛋白（pH4）

［药品名称］通用名称：静注人免疫球蛋白（pH4）

英文名称：Human Immunoglobulin（pH4）for Intravenous Injection

汉语拼音：Jingzhu Ren Mianyiqiudanbai（pH4）

［警示语］本品为人血液制品．因原料来自人血，虽然对原料血浆进行了相关病原体的筛查，并在生产工艺中加入了去除和灭活病毒的措施，但理论上仍存在传播某些已知和未知病原体的潜在风险，临床使用时应权衡利弊。

［成分］本品活性成分为人免疫球蛋白，辅料为聚山梨酯 80、麦芽糖、注射用水。

［性状］本品应为无色或淡黄色澄明液体，可带轻微乳光，不应出现浑浊。

［适应证］① 原发性免疫球蛋白缺乏症，如 X 连锁低免疫球蛋白血症，常见变异性免疫缺陷病，免疫球蛋白 G 亚型缺陷病等。② 继发性免疫球蛋白缺陷病，如重症感染，新生儿败血症等。③ 自身免疫性疾病，如原发性血小板减少性紫癜，川崎病。

［规格］2.5g（5% 50ml）每瓶含蛋白质 2.5g，蛋白质含量为 5%，装量 50ml。

［用法用量］① 用法：静脉滴注以 5% 葡萄糖溶液稀释 1~2 倍作静脉滴注，开始滴注速度为 1.0ml/min（约 20 滴/分）持续 15 分钟后若无不良反应，可逐渐加快速，最快滴注速度不得超过 3.0ml/min（约 60 滴/分）。

② 用量：遵医嘱。推荐剂量：a. 原发性蛋白低下症：首次剂量：400mg/kg 体重；维持剂量：200~400mg/kg 体重，给药间隔时间视病人血小板计数和病情而定，一般每周一次。b. 原发性血小板减少性紫癜：每日 400mg/kg 体重，连续 5 日。维持剂量每次 400mg/kg 体重，间隔时间视血小板计数和病情而定，一般每周一次。c. 重症感染：每日 200~300mg/kg 体重，连续 2~3 曰。d. 川崎病：发病 10 日内应用，儿童治疗剂量 2.0g/kg 体重，一次输注。

［不良反应］一般无不良反应，极个别病人在输注时出现一过性头痛、心慌、恶心等不良反应，可能与输注速度过快或个体差异有关。上述反应大多轻微且常发生在输液开始一小时内，因此建议在输注的全过程定期观察病人的一般情况和生命特征，必要时减慢或暂停输注，一般无需特殊处理即可自行恢复。个别病人可在输注结束后发生上述反应，一般在 24 小时内可自行恢复。

① 国外临床试验同类的国外上市产品在超过 5% 的临床试验受试者中观察到以下常见不良反应：头痛、寒战、发热、疼痛、乏力、背痛、恶心、呕吐、腹痛、腹泻、输液部位反应、皮疹、瘙痒、荨麻疹、高血压、低血压、心动过速等。

② 国内上市后监测本品及同类的国内上市产品监测到如下不良反应/事件，由于这些不良反应/事件是在无法确定总数的人群中自发报告的，因此不能准确估算其发生率：a. 全身性损害：畏寒、高热、胸痛、不适、苍白、乏力、眶周水肿、水肿、全身酸痛等。b. 皮肤及其附件损害：斑丘疹、红斑性皮疹、局限性皮肤反应、表皮松解、多发性红斑、皮炎（如大疱性皮炎）、出汗增加等。c. 免疫功能紊乱和感染：过敏反应、过敏样反应、输液反应、过敏性休克等。d. 心血管系统损害：发绀、心悸、高血压、心律失常等。e. 神经系统损害：头晕、昏迷、意识丧失、震颤、肌肉不自主收缩、感觉减退等。f. 呼吸系统损害：呼吸困难、呼吸急促、呼吸暂停、喘息、喉头水肿、呼吸功能不全、输血相关急性肺损伤、低氧血症等。g. 血管损害和出凝血障碍：潮红、静脉炎等。h. 精神障碍：激越、精神障碍、嗜睡等。i. 代谢和营养障碍：高血糖。（注：药品成分中含糖类的，注明此项）。j. 血液系统损害：白细胞减少、中性粒细胞减少、粒细胞缺乏等。

③ 国外上市后监测同类的国外上市产品还监测到如下不良反应/事件，由于这些不良反应/事件是在无法确定总数的人群中自发报告的，因此不能准确估算其发生率：a. 皮肤及其附件损害：史蒂文斯 – 约翰逊综合征等。b. 神经系统损害：癫痫发作、无菌性脑膜炎等。c. 呼吸系统损害：急性呼吸窘迫综合征、肺水肿、支气管痉挛等。d. 血管损害和出凝血障碍：血栓形成等。e. 血液系统损害：血浆黏度增加、溶血反应等。f. 泌尿系统损害：肾功能损害等。

监测急性肾功能衰竭患者的肾功能，包括血尿素氮、血肌酐和尿量。对于肾功能不全或衰竭的患者，要以最小的速度输注。易感患者使用本品可能引起肾功能异常。使用含蔗糖的本品患者，更易引起肾功能异常和急性肾功能衰竭。

可能发生血栓性事件。监测有血栓形成事件已知危险因素的患者；对有高黏血症风险患者的血液黏度进行基线评估。对于有血栓形成风险的患者，要在最小剂量下缓慢输注。

可能发生无菌性脑膜炎综合征，特别是在高剂量或快速输注时。

可能发生溶血性贫血。监测溶血和溶血性贫血患者的临床体征和症状。

[禁忌] ① 对人免疫球蛋白过敏或有其他严重过敏史者。② 有抗 IgA 缺乏者。

[注意事项] ① 本品专供静脉输注用。② 如需要，可以用 5% 葡萄糖溶液稀释本品，单糖尿病患者应慎用。③ 药液呈现浑浊、沉淀、异物、或瓶子有裂纹、过期失效，不得使用。④ 本品开启后，应一次输注完毕，不得分次或给第二人输用。⑤ 有严重酸碱代谢紊乱的病人应慎用。

[孕妇及哺乳期妇女用药] 对孕妇或可能怀孕妇女的用药应慎重，如有必要应用时，应在医师指导和严密观察下使用。

［儿童用药］未专门进行该项针对性研究，且无系统可靠的参考文献。

［老年用药］未进行该项试验研究，且无系统可靠的参考文献。在65岁以上的患者中，一般情况下，不超过推荐剂量，缓慢输注。

［药物相互作用］本品应单独输注，不得与其他药物混合输用。

［药物过量］未专门进行该项针对性研究，且无系统可靠的参考文献。

［药理毒理］本品含有广谱抗病毒、细菌或其他病原体的IgG抗体，另外免疫球蛋白的独特型和独特型抗体能形成复杂的免疫网络，所以具有免疫替代和免疫调节的双重治疗作用。经静脉输注后，能迅速提高受者血液中的IgG水平，增强机体的抗感染能力和免疫调节功能。

［药代动力学］未专门进行该项针对性研究，且无系统可靠的参考文献。

［贮藏］于2~8℃避光保存和运输。

［包装］硼硅玻璃模制注射剂瓶、溴化丁基橡胶塞包装。1瓶/盒。

［有效期］36个月

［执行标准］《中华人民共和国药典（2010年版）三部》

［批准文号］国药准字S10970032

［生产企业］华兰生物工程股份有限公司

［妊娠分级］FDA妊娠分级：C

三、乙型肝炎人免疫球蛋白

［药品名称］通用名称：静注乙型肝炎人免疫球蛋白（pH4）

英文名称：Human Hepatitis B Immunoglobulin（pH4）for Intravenous Injection

汉语拼音：Jingzhu Yixingganyan Ren Mianyiqiudanbai（pH4）

［警示语］因原料来自人血，虽然对原料血浆进行了相关病原体的筛查，并在生产工艺中加入了去除和灭活病毒的措施，但理论上仍存在传播某些已知和未知病原体的潜在风险，临床使用时应权衡利弊。

［成分］主要成分：乙型肝炎人免疫球蛋白。辅料：麦芽糖

［性状］本品为无色或淡黄色澄清液体，可带轻微乳光。

［适应证］本品与拉米夫定联合，用于预防乙型肝炎病毒（HBV）相关疾病肝移植患者术后HBV再感染。

［规格］2000IU（50 IU/ml，40ml）/瓶，含人血来源乙型肝炎表面抗体（HBsAb）2000IU，效价不低于50 IU/ml，装量40ml。

［用法用量］①用法：静脉滴注。开始滴注速度为1.0ml/min（约20滴/分）持续15分钟后若无不良反应，可逐渐加快速度，最快滴注速度不得超过3.0ml/min

（约 60 滴/分）。

② 用量：遵医嘱。

③ 推荐剂量：本品与拉米夫定联合使用。拉米夫定的用量与用法：在术前 1 周至术后的健存期内每天口服 100mg。本品的给药剂量为无肝期 4000IU，术后 HBV 脱氧核糖核酸（HBV –DNA）与 HBV 表面抗原（HBsAg）转阴前每天 2000IU。HBV–DNA 或 HBsAg 转阴后 2000 IU/ 次，给药间隔是 4 周。由于药物的半衰期个体差异较大，建议临床上根据监测的血药浓度调整给药间隔。治疗周期为术后至少持续使用 3 年。调整剂量：对术前未使用拉米夫定治疗，手术时 HBV– DNA 与 HBsAg 均为阳性的病例应在无肝期至 HBV–DNA 或 HBsAg 转阴前适当增加本品的给药剂量。本品使用时应监测血药浓度，无肝期至术后 HBV– DNA 与 HBsAg 转阴前，使患者血清中抗 –HBs 效价维持在≥ 500 IU/L；HBV– DNA 与 HBsAg 转阴后使患者血清抗 –HBs 效价维持在≥ 150 IU/L。无效或复发的患者不推荐继续使用本品。

［不良反应］临床试验阶段，在试验组的 110 例观察对象中，轻度、可能与药物有关的不良反应发生率为 7.27%（8 例），其中发热 1 例、发热合并皮疹 2 例、发热合并头痛 1 例、发热合并腹泻 1 例、恶心呕吐 1 例、腹痛（泻）1 例、静脉栓塞 1 例。① 个别病人在输注时出现的寒战、头痛、发热、呕吐、皮疹、腹泻、恶心、关节痛、低血压和中低程度背痛可能与输液速度过快或个体差异有关。上述反应大多轻微且常发生在输液开始一小时内，因此建议在输注的全过程密切观察病人的一般情况和生命体征，必要时减慢或暂停输注，一般无需特殊处理即可自行恢复。个别病人也可能在输注结束后发生上述反应，一般 24 小时内均可自行恢复。② 本品可能引起血压的突然下降，但极为少见；在个别的病例可能引发休克，尽管病人以前使用该药时没有发生过敏；一旦发生可疑的变态或过敏反应时要立即中止药物的使用，对休克的病例，遵照标准的休克治疗方法给予及时治疗。

［禁忌］① 对人免疫球蛋白过敏或有其他严重过敏史者；② 有 IgA 抗体的选择性 IgA 缺乏者。

［注意事项］① 本品专供静脉输注用。应在具备急性过敏反应抢救措施的条件下使用，一旦出现低血压或过敏反应立即停止用药，并给予支持性治疗。② 血管栓塞性并发症可能与使用静注人免疫球蛋白有关。因此，有血管栓塞危险因素的患者在使用时应特别谨慎。③ 本品有加重肾功能障碍的可能，肾功能障碍的患者慎用。药物使用后发生肾功能损伤时应减少药物用量或停药。治疗期间注意肾功能监测。④ 本品使用时可发生频度不明的 ALT、AST 升高，此时应适当减少药物剂量或延长给药间隔时间。⑤ 有严重酸碱代谢紊乱的病人应慎用。⑥ 极少数患者

因 HBV-DNA 聚合酶的 YMDD 变异导致病毒产生对拉米夫定的耐药性，从而引起 HBV 复发。肝移植术前使用拉米夫定治疗的病人应常规定期监测血清 HBV-DNA，如果发现 HBV-DNA 滴度先降低后明显升高（多数大于 105copies/ml）则应改换其他抗病毒药物。⑦ 本品对抗病毒药物诱生的 HBV 耐药性变异株无效，长期使用本品可能诱生 HBV 变异株，使用本品后患者血清 HBsAg 滴度没有明显下降时提示发生 HBV 变异的可能，此时应不再继续使用本药物。⑧ 药液呈现浑浊、沉淀、异物或玻璃瓶有裂纹、瓶盖松动、过期失效等情况不得使用。⑨ 本品开启后，应一次输注完毕，不得分次或给第二人输用。⑩ 本品含有的麦芽糖可能会干扰某些血糖检测方法。⑪ 运输及储存过程中严禁冻结。

[孕妇及哺乳期妇女用药] 本品对孕妇的安全性目前没有严格的临床研究资料。

[儿童用药] 本品对儿童的安全性目前没有严格的临床研究资料。

[老年用药] 本品对老年人的安全性目前没有严格的临床研究资料。

[药物相互作用] ① 该药品不得与其他药品混合使用。② 与减毒活病毒疫苗的相互作用：a. 注射人免疫球蛋白三个月内，可能会影响机体对风疹、腮腺炎、麻疹和水痘等减毒活病毒疫苗的免疫应答。因此，在注射本产品后，应间隔至少三个月后才能接种减毒活病毒疫苗。b. 在接种上述减毒活病毒疫苗后，应间隔 3~4 周再注射乙型肝炎人免疫球蛋白。如果在接种后 3~4 周内必须注射乙型肝炎人免疫球蛋白，应在注射乙型肝炎人免疫球蛋白之后三个月内再次接种。

[药物过量] 药物过量的后果尚不清楚。国外临床实践表明，HBV 相关性肝移植患者静注 HBIG 每天 10000IU，连续使用 7 天，HBsAg、HBV-DNA 转阴后延长给药间隔时间，同等剂量持续长期使用时未见不良反应发生。

[临床试验] 采用联合使用拉米夫定、分层、随机、乙型肝炎人免疫球蛋白（肌内注射途径）平行对照、多中心的临床研究方法，对 HBV 相关性肝移植，接受本药品的 110 例受试者进行了观察。给药剂量：术中（无肝期）4000IU、术后 6 天 2000 IU/ 天、第 2~4 周 2000 IU/ 周、第 2~6 月 2000 IU/ 月。术后每天 2000IU 连续使用 7 天时，可使血清抗 -HBs（均值）蓄积性增高至 863.19IU/L，每周 2000IU 给药，血清抗 -HBs 约在 720~760 IU/L、每月 2000IU 给药时，血清抗 -HBs 约在 320~370 IU/L 的水平稳态维持。试验病例术后 24 周时有效率（HBsAg、HBV-DNA 术后 7 天内由阳转阴、并在观察期内持续阴性）为 94.57%（87/92）；无效率（HBsAg、HBV-DNA 始终阳性）为 5.43%（5/92）；在 7 天内转阴病例，24 周的观察期内复发率（HBsAg、HBV-DNA 由阳转阴、在观察期内再度转为阳性）为零。182 例完成术后（19.25 ± 0.5）月的随访，随访期内有 1 例在术后 20 个月时乙肝复

发。若把临床试验中试验与对照组 230 例、观察 6 个月阶段内 10 例 HBsAg 始终未转阴的病例按术后乙肝复发计算，试验组、对照组复发率分别为 6.52%（6/92）、3.92%（4/102），两组合并后的复发率为 5.2%（10/194）。

［药理毒理］① 药理作用：本品含高效价的抗 –HBs，能与 HBsAg 专一结合，起到被动免疫的作用，其作用机制尚不十分清楚，可能是通过阻断 HBV 受体来保护肝细胞不受感染，也可能通过免疫复合物的形式中和循环血中的病毒颗粒，触发抗体依赖性白细胞介导的毒性反应后杀伤靶细胞发生溶解。

② 毒理研究：本品临床前动物试验结果如下：a. 一般药理学的研究结果显示，采用 800、1600、3200 IU/kg 的给药剂量组、一次性静脉给药时，对小鼠的一般精神状态、行为活动、中枢神经及消化系统无明显影响；采用 350、700 IU/kg 的给药剂量组、累积静脉给药时，对食蟹猴的心血管、呼吸系统无明显影响。b. 急性毒性研究结果显示，小鼠尾静脉给药的最大耐受剂量（MTD）＞ 4830.9 IU/kg，腹腔 MTD ＞ 7317 IU/kg，药后来见明显毒性。c. 重复给药毒性研究结果显示，食蟹猴 500 IU/kg 连续静滴给药 30 天，各项主要生理、生化及组织指标未见明显变化：此间未检出猴抗本品的抗体。1700、6000 IU/kg 两个给药剂量组连续静滴给药 30 天，食蟹猴肾脏可发生明显、更严重的病理学改变，停药 30 天后该指标可恢复至或接近正常水平。

［药代动力学］尚无完善的人体药代动力学资料。① 猕猴的药代动力学显示，以 80 IU/kg 的剂量连续给药后末端相半衰期为（28.1 ± 8.7）天。② 本品临床试验观察到 110 例受试者在术后 1 个月至 6 个月的阶段内，用药间隔时间为每月一次，剂量为 2000 IU 连续给药 5 个月，药物末端相半衰期约为 3~4 周。由于个体差异较大，不同的病例半衰期可能会有所不同。IgG 和 IgG 复合物通过网状内皮系统清除。

［贮藏］2~8 ℃避光保存和运输。

［包装］中性硼硅玻璃输液瓶、卤化丁基橡胶塞，1 瓶/盒。

［有效期］36 个月

［执行标准］静注乙型肝炎人免疫球蛋白（pH4）（试行规程）YBS00102008，《中国药典（2010 年版）三部附录》。

［批准文号］国药准字 S20083007

［生产企业］四川远大蜀阳药业股份有限公司

［妊娠分级］FDA 妊娠分级：C

四、狂犬病人免疫球蛋白

［药品名称］通用名称：狂犬病人免疫球蛋白

英文名称：Human Rabies Immunoglobulin

汉语拼音：Kuangquanbing Ren Mianyiqiudanbai

[警示语] 本品为人血液制品，因原料来自人血，虽然对原料血浆进行了相关病原体的筛查，并在生产工艺中加入了去除和灭活病毒的措施，但理论上仍存在传播某些已知和未知病原体的潜在风险，临床使用时应权衡利弊。

[成分] 本品活性成分为狂犬病人免疫球蛋白，辅料为葡萄糖、甘氨酸、聚山梨酯 80、氯化钠、注射用水。

[性状] 本品应为无色或淡黄色澄明液体，可带乳光，不应出现浑浊。

[适应证] 主要用于被狂犬或其他携带狂犬病毒动物咬伤、抓伤患者的被动免疫。

[规格] 200 IU/ 瓶（2.0ml）每瓶含狂犬病抗体效价 200IU，装量 2.0ml。

[用法用量] ① 用法：及时彻底清创后，于受伤部位用本品总剂量的 1/2 作皮下浸润注射，余下 1/2 进行肌内注射（头部咬伤者可注射于背部肌肉）。WHO 建议，应尽可能多地在伤口部位注射，如果没有足够量的本品可用生理盐水将本品稀释 2~3 倍后使用。

② 用量：注射剂量按 20 IU/kg 体重计算（或遵医嘱），一次注射，如所需总剂量大于 10ml，可在 1~2 日内分次注射。随后即可进行狂犬病疫苗注射，但两种制品的注射部位和器具要严格分开。

[不良反应] 一般无不良反应，少数人在注射部位有红肿、疼痛感，无需特殊处理，可自行恢复。

[禁忌] 对人免疫球蛋白过敏或有其他严重过敏史者禁用；有 IgA 抗体的选择性 IgA 缺乏者禁用。

[注意事项] ① 本品不得用作静脉注射。② 本品肌内注射不需做过敏试验。③ 如有异物或摇不散的沉淀，瓶体出现裂纹或过期失效等情况，不得使用。

[孕妇及哺乳期妇女用药] 未专门进行该项针对性试验研究，且无系统可靠的参考文献。

[儿童用药] 未专门进行该项针对性试验研究，且无系统可靠的参考文献。

[老年用药] 未专门进行该项针对性试验研究，且无系统可靠的参考文献。

[药物相互作用] 应单独使用。

[药物过量] 可能产生变态反应和因剂量大在注射部位造成疼痛感。

[药理毒理] 本品为高效价的人狂犬病抗体，能特异性的中和狂犬病病毒，起到被动免疫作用。

[药代动力学] 相关文献资料报道，狂犬病人免疫球蛋白的生物半衰期为

16~24天。

［贮藏］于2~8℃避光保存和运输。

［包装］硼硅玻璃管制注射剂瓶，溴化丁基橡胶塞包装。1瓶/盒。

［有效期］自生产之日起36个月。

［执行标准］YBS00092008和《中华人民共和国药典（2010年版）三部》

［批准文号］国药准字S20083006

［生产企业］华兰生物工程股份有限公司

［妊娠分级］FDA妊娠分级：C

五、破伤风人免疫球蛋白

［药品名称］通用名称：破伤风人免疫球蛋白

商品名称：华兰破免

［成分］本品活性成分为破伤风人免疫球蛋白，辅料为葡萄糖、聚山梨酯80、氯化钠、甘氨酸、注射用水。

［性状］本品应为无色或淡黄色澄明液体，可带乳光，不应出现浑浊。

［适应证］主要用于预防和治疗破伤风，尤其适用于对破伤风抗毒素（TAT）有过敏反应者。

［规格］250 IU/支（2.5ml）每支含破伤风抗体250IU，装量2.5ml。

［用法用量］①用法：供臀部肌内注射，不需作皮试，不得用作静脉注射。

②用量：预防剂量：儿童、成人一次用量250IU。创面严重或创面污染严重者可加倍。参考治疗剂量：3000~6000 IU，尽快用完，可多点注射。治疗方案遵医嘱。

［不良反应］一般无不良反应。极少数人有红肿、疼痛感，无需特殊处理，可自行恢复。

［禁忌］对人免疫球蛋白类制品有过敏史者禁用。

［注意事项］①应用本品作被动免疫的同时，可使用吸附破伤风疫苗进行自动免疫，但注射部位和用具应分开。②制品应为澄明或可带乳光液体，可能出现微量沉淀，但一经摇动应立即消散。若有摇不散的沉淀或异物，以及安瓿有裂纹、过期失效等情况，均不得使用。③本品开启后，制品应一次注射完毕，不得分次使用。④严禁血管内注射。

［孕妇及哺乳期妇女用药］孕妇及哺乳期妇女用药应慎重，如需使用，请遵循医师指导。

［儿童用药］见用法用量项。

［老年用药］未专门进行该项针对性试验研究，且无系统可靠的参考文献。

［药物相互作用］应单独使用。

［药物过量］可能产生变态反应和因剂量大在注射部位造成疼痛感。

［药理毒理］本品含高效价的破伤风抗体，能中和破伤风毒素，从而起到预防和治疗破伤风梭菌感染的作用。

［药代动力学］注射后，破伤风抗体自注射部位缓慢释放到血液循环系统中，2~4 天达到最大血药浓度；破伤风人免疫球蛋白半衰期大约为 3~4 周，IgG 本身或 IgG 复合物被免疫系统清除。

［贮藏］于 2~8℃避光保存和运输。

［包装］预灌封式注射器、溴化丁基橡胶塞包装。1 支/盒。

［有效期］自生产之日起 36 个月。

［执行标准］《中华人民共和国药典（2015 年版）三部》

［批准文号］国药准字 S20023036

［生产企业］华兰生物工程股份有限公司

六、人凝血酶原复合物

［药品名称］通用名称：人凝血酶原复合物

英文名称：Human Prothrombin Complex

汉语拼音：Ren Ningxuemeiyuan Fuhewu

［成分］主要组成成分：凝血因子Ⅱ、Ⅸ、Ⅶ、Ⅹ。辅料：肝素钠、甘氨酸。

［性状］本品为白色或灰绿色疏松体。重溶后为淡黄色或淡蓝色或黄绿色澄明液体。

［适应证］本品主要用于治疗先天性和获得性凝血因子Ⅱ、Ⅶ、Ⅸ、Ⅹ缺乏症包括：① 乙型血友病；② 抗凝剂过量、维生素 K 缺乏症；③ 因肝病导致的凝血机制紊乱；④ 各种原因所致的凝血酶原时间延长而拟作外科手术患者；⑤ 治疗已产生因子Ⅷ抑制物的甲型血友病患者的出血症状。⑥ 逆转香豆素类抗凝剂诱导的出血；

［规格］300 IU/20ml/ 瓶，复溶后体积 20ml。每瓶含凝血因子Ⅸ为 300IU；同时制品还含有人凝血因子Ⅱ 300IU，人凝血因子Ⅶ 200 IU，人凝血因子Ⅹ 300IU。

［用法用量］① 用法：a. 本品专供静脉输注，应在临床医师的严格监督下使用。b. 用前应先将本品和灭菌注射用水或 5% 葡萄糖注射液预温至 20~25℃，按瓶签标示量注入预温的灭菌注射用水或 5% 葡萄糖注射液，轻轻转动直至本品完全溶解（注意勿使产生很多泡沫）。c. 可用氯化钠注射液或 5% 葡萄糖注射液稀释成 50~100ml，然后用带有滤网装置的输血器进行静脉滴注。滴注速度开始要缓慢，

15 分钟后稍加快滴注速度，一般每瓶 200 血浆当量单位（PE）在 30~60 分钟左右滴完。d. 滴注时，医师要随时注意使用情况，若发现弥散性血管内凝血或血栓的临床症状和体征，要立即终止使用。并用肝素拮抗。

② 用量：a. 使用剂量随因子缺乏程度而异，一般每千克体重输注 10~20 血浆当量单位，以后凝血因子Ⅶ缺乏者每隔 6~8 小时，凝血因子Ⅸ缺乏者每隔 24 小时，凝血因子Ⅱ和凝血因子Ⅹ缺乏者，每隔 24~48 小时，可减少或酌情减少剂量输用，一般历时 2~3 天。b. 在出血量较大或大手术时可根据病情适当增加剂量。c. 凝血酶原时间延长患者如拟作脾切除者要先于手术前用药，术中和术后根据病情决定。

［不良反应］① 尚待规范和积累不良反应的监测资料，快速滴注时可引起发热、潮红、头痛等不良反应，减缓或停止滴注，上述症状即可消失。② 偶有报道因大量输注导致弥散性血管内凝血（DIC），深静脉血栓（DVT），肺栓塞（PE）等。有血栓形成史患者接受外科手术时应权衡利弊，慎用本品。

［禁忌］① 须严格控制适应证，对本品过敏者禁用。② 有肝素过敏史或患有肝素诱导的血小板减少症的患者禁用。

［注意事项］① 除肝脏疾病出血患者外，在用药前应确认患者存在凝血因子Ⅸ、Ⅱ、Ⅶ、Ⅹ缺乏，冠心病、心肌梗死、严重肝脏疾病、外科手术等患者如有血栓形成，弥散性血管内凝血（DIC）倾向时，应慎用本品。② 本品不得用于静脉外的注射途径。③ 瓶子破裂、超过有效期、溶解后出现摇不散的沉淀等不可使用。如发现制剂瓶内已失去真空时，慎勿使用。④ 静脉滴注时，医师应随时注意使用情况，若发现弥散性血管内凝血（DIC）或血栓临床症状和体征，要立即终止使用，并用肝素拮抗。本品含有凝血因子Ⅸ的一半效价的肝素，可能有降低血栓形成的危险。但是，一旦发现任何可疑情况，即使患者病情不允许完全停用，也应大幅度减低用量。⑤ 制品一旦开瓶应立即使用（不超过 3 小时），未用完部分不能保留再用。⑥ 本品由于增加了冻干后制品干热法病毒灭活处理，可能会导致人凝血酶原复合体内生物活性下降和免疫原性改变，建议仅在无其他有效治疗方法又确实需要补充凝血酶原复合物的情况下，经权衡利弊后使用。⑦ 因本品原料来自人血，虽然对原料血浆进行了相关病原体的筛查，并在生产工艺中加入了去除/灭活病毒的措施，但理论上仍存在传播某些已知和未知病原体的潜在风险，临床使用时应关注并及时报告相关情况。

［孕妇及哺乳期妇女用药］应慎重。如有必要应用时应在医师指导和严密观察下使用。

［儿童用药］未进行该项实验且无可靠参考文献。

［老年用药］一般老年人的生理机能降低，故应视患者状态慎重用药。

[药物过量]有引起血栓的危险性。

[药理毒理]本品含有维生素K依赖的在肝脏合成的四种凝血因子Ⅱ、Ⅶ、Ⅸ、Ⅹ。维生素K缺乏和严重肝脏疾患均可造成这四个因子的缺乏。而上述任何一个因子的缺乏都可导致凝血障碍。输注本品能提高血液中凝血因子Ⅱ、Ⅶ、Ⅸ、Ⅹ的浓度。

[药代动力学]本品为经过干热法处理的凝血酶原复合物，尚未进行药代动力学研究。

[贮藏]2~8 ℃避光保存，不得冰冻。

[包装]玻璃瓶装，每盒1瓶。附一瓶灭菌注射用水（20ml）用作溶解液。每箱50瓶。

[有效期]24个月。

[执行标准]YBS00142014

[批准文号]国药准字S20140008

[生产企业]山东泰邦生物制品有限公司

七、人凝血因子Ⅷ

[药品名称]通用名称：注射用重组人凝血因子Ⅷ

商品名称：拜科奇，Kogenate FS

英文名称：Recombinant Coagulation Factor Ⅷ for Injection

汉语拼音：Zhusheyong Chongzu Ren Ningxueyinzi Ⅷ

[成分]本品主要成分为重组人凝血因子Ⅷ。辅料为蔗糖、甘氨酸、组氨酸、氯化钙、氯化钠、聚山梨酯。

[性状]应为白色或浅黄色疏松体，按标示量加入灭菌注射用水，复溶后溶液应为无色澄明液体。

[适应证]①出血的控制和预防　本品是一种抗血友病因子，用于患有A型血友病的成年人和儿童患者（0~16岁）出血症状的控制和预防。②围手术期应用　本品可在患有A型血友病的成年和儿童患者的围手术期应用。③A型血友病儿童患者的常规预防　本品可用于儿童患者的常规预防，即对既往没有关节损伤的儿童患者常规预防，以降低出血发生频率和降低发生关节损伤的风险。

本品不适用于治疗血管性血友病。

[规格]250 IU/瓶，500 IU/瓶，1000 IU/瓶

[用法用量]配制后仅用于静脉注射。

①本品首次使用，应在具有治疗A型血友病经验的医生的指导下进行。

②在标签上，本品均以国际单位（IU）标示重组人凝血因子Ⅷ的效价。

③治疗的剂量和持续时间决定于Ⅷ因子缺乏的严重程度、出血的部位（范围）以及患者的临床状况。在大型手术和威胁生命的出血中，对替代疗法进行谨慎控制显得尤为重要。

a. 出血的控制和预防谨慎控制治疗剂量在威胁生命的出血或大型手术中至关重要。附录表 1 可作为出血治疗过程中确定剂量的指导。

附录表1　儿童和成年患者出血控制和预防

出血类型	治疗所需的Ⅷ因子水平（IU/dl或正常水平的%）	维持治疗效果的血浆水平所必须的剂量和给药频率
轻度出血 早期关节积血、小范围的肌肉或口腔出血	20~40	10~20IU/kg 如存在进一步出血的证据，重复给药
中度出血 肌肉内出血、口腔内出血、明确的关节积血和已知外伤	30~60	15~30IU/kg 每 12~24 小时重复给药，直到出血得到控制
重度出血 胃肠道出血、颅内、腹腔内或胸腔内出血、中枢神经系统出血、咽后或腹膜后区域或髂腰肌鞘内出血 骨折 头部损伤	80~100	首次给药剂量 40~50IU/kg 每 8~12 小时按 20~25IU/kg 的剂量重复给药直至出血得到控制

b. 围手术期处理：谨慎控制治疗剂量在大型手术和威胁生命的出血中至关重要。

附录表 2 可以作为围手术期治疗过程中确定剂量的指导。

附录表2　儿童和成年患者手术过程中的应用

手术类型	治疗所需的Ⅷ因子水平（IU/dl或正常水平的%）	维持治疗效果的血浆水平所必须的剂量和给药频率
小型手术 包括拔牙	30~60	15~30IU/kg 每 12~24 小时重复给药，直到出血得到控制
大型手术 包括扁桃体切除术、腹股沟疝切开术、滑膜切除术、全膝关节置换术、开颅手术、骨结合手术、外伤	100	围手术剂量 50IU/kg。术前确定 100% 的活性水平。必要时，开始给药后 6 到 12 小时重复给药，持续 10 到 14 天，直到完全康复

c. A 型血友病儿童患者的常规预防：既往没有关节损伤的儿童患者常规预防推荐剂量为 25 IU/kg，隔日用药。

④ 当溶液和容器允许时，给药前查看本品是否有不溶性微粒或变色。如果发现溶液中有微粒或浑浊，不要使用本品。

⑤ 给药前可在室温下存放复溶后的溶液，但要在 3 个小时内给药。

⑥ 在 1 至 15 分钟内，使用提供的给药装置进行给药。根据每例患者的反应调整给药速度。在给药前和给药期间测定脉搏频率。如果脉搏频率显著增加，减慢给药速度或暂停输注，以便使症状快速消失。

［不良反应］最严重的不良反应为全身性超敏反应，包括支气管痉挛反应和/或低血压和过敏反应，以及高滴度抑制物产生，此时应选择其他抗血友病因子治疗方法。临床试验中观察到的，最常见的不良反应（患者中的发生率不低于 4%）为未经过治疗的患者（PUPs）或少量接受治疗的患者（MTPs）中产生抑制物、皮肤相关的超敏反应（如皮疹、瘙痒）、注射部位局部反应（例如炎症、疼痛）、以及需要接受中央静脉接入设备进行给药（CVAD）的患者，发生中央静脉接入设备（CVAD）管路相关的感染，这些感染与产品本身无关。临床试验情况：因为临床试验在各种不同条件下实施，临床试验观察到的不良反应发生率不能直接与其他药物临床试验不良反应发生率进行对比，有可能不能反映实际临床应用中的不良反应发生率。

① 曾接受过治疗的患者（PTPs）在 PTPs 的临床研究中，在 24936 例输液过程中报告 451 例不良事件（AE）（不考虑与研究药物的关系）（1.8%）。451 例不良反应中 24 例与本品相关（0.1%）。患者中发生率≥ 4% 的不良反应见附录表 3。

附录表3　曾接受过治疗的患者（PTPs）发生率≥4%的不良反应

MedDRA主要 SOC	首选术语	患者总数（例）：73 出现AE的患者（%）	输液总次数（次）：24936 每次输液不良事件发生率（%）
皮肤和皮下组织异常	皮疹、瘙痒	6（8.2）	0.02
全身异常和给药部位异常	输液部位异常	3（4.1）	0.01

MedDRA：国际医学用语词典；SOC：系统器官分类

② 未曾接受治疗的患者（PUPs）和少量接受过治疗的患者（MTPs） PUPs 和 MTPs 儿科患者的临床研究中，在 9389 次输液过程中共报道 726 例不良事件（7.7%）。726 例中有 29 例被评估为与本品具有相关性（0.3%）。患者中发生率≥ 4% 的不良反应报告见附录表 4。

附录表4 未曾接受治疗的患者（PUPs）和少量接受治疗的患者（MTPs）中发生率≥4%的不良反应（年龄段为2~27个月）

MedDRA主要SOC	首选术语	患者总数（例）：61 出现AE的患者（%）	输液总次数（次）：9389 不良反应发生率（%）
皮肤和皮下组织异常	皮疹、瘙痒、荨麻疹	10（16.4）	0.01
血液和淋巴系统异常	Ⅷ因子抑制物	9（15）*	N/A
全身异常和给药部位异常	输液部位反应	4（6.6）	0.04

MedDRA：国际医学用语词典；SOC：系统器官分类

* 因一名患者既往已有抑制物存在，统计新产生的抑制物时，其发生率的基础人数为N=60。

［禁忌］已经证实对本品及其组分（包括小鼠或者仓鼠蛋白）存在包括过敏反应等威胁生命的速发型超敏反应的患者禁用。

［注意事项］本品使用后的临床反应可能存在差异。若在推荐剂量下出血未得到控制，应对Ⅷ因子血浆水平进行监控并给以足量的本品以获得满意的临床效果。若患者血浆中的Ⅷ因子水平没有升高到预期水平，或在预计剂量下，出血未得到控制，应怀疑是否存在抑制物（中和抗体），并对其进行检测。

对于存在心血管危险因素或疾病的血友病患者，如果通过FⅧ的治疗使凝血恢复正常，则他们出现心血管事件的风险与非血友病患者相同。因此，应该对该类患者的心血管危险因素进行评估/监测，权衡血栓和出血风险。

已经报道使用本品的超敏反应引起的过敏表现包括：瘙痒、皮疹、风疹、荨麻疹、颜面水肿、眩晕、低血压、恶心、胸部不适、咳嗽、呼吸困难、哮喘、面色潮红、不适（全身）和疲倦。出现症状时，应停止使用本品并给予紧急治疗。

本品含有微量的小鼠IgG和仓鼠（BHK）蛋白。接受本品治疗的患者可能对非人类哺乳动物蛋白产生高敏反应。

［孕妇及哺乳期妇女用药］

① 孕妇：妊娠安全分级为C级。未对本品进行动物生殖影响研究。尚不清楚孕妇使用本品能否对胎儿产生伤害或对生殖能力造成影响。仅在临床必须时才能使用本品。

② 分娩期妇女：尚无Ⅷ因子对分娩期妇女影响的信息。本品仅在临床必须时方可使用。

③ 哺乳期妇女：尚不清楚本品是否经乳汁分泌。因大多数药物均经乳汁分泌，哺乳期妇女使用本品时应加倍注意。仅在临床必须时才能使用本品。

[儿童用药] 对未曾接受治疗和少量接受治疗的儿科患儿进行了安全性和有效性研究。相对于成年人，检测到较高的Ⅷ因子清除率和较低的Ⅷ因子回收率。该情况可以通过身体结构差异解释，并且对上述人群用药时应考虑上述情况对确定剂量和随后的Ⅷ因子水平的影响（见药代动力学）。在 0~2.5 岁未发生关节损伤儿童的常规预防治疗中，可降低自发关节出血并降低关节损伤的风险。本品可用于所有年龄的儿童，包括新生儿、婴儿、儿童和青少年。

[老年用药] 本品临床研究中没有关于 65 岁或以上年龄人员的数据。对老年患者应进行个体化剂量确定。

[药物相互作用] 目前尚未发现和其他药物存在药物相互作用。

[药物过量] 目前尚无药物过量的报道。如怀疑药物过量，密切注意不良反应并采取适当的措施。

[药理毒理] 临床前研究对患有 A 型血友病的小鼠、豚鼠、兔子和狗在使用本品后，安全有效的恢复凝血的能力进行评价。剂量为临床推荐剂量的几倍（按千克体重折算），未见试验动物出现急性和亚急性毒性反应。

[临床药理学] 本品临时替代有效凝血所必需的凝血因子Ⅷ。

[药效学] 血友病患者的 aPTT 时间延长。通常体外测定激活部分促凝血酶原激酶时间（aPTT）来确定Ⅷ因子的生物学活性。使用本品治疗可以在有效剂量阶段使 aPTT 时间正常化。

[药代动力学] 对曾接受治疗的患者，分别在成人和儿童中进行了本品药代动力学特性研究。

本品的药代动力学研究在北美 20 名严重 A 型血友病 PTPs 患者（12 到 33 岁之间）中进行。在随机交叉临床试验中，单剂量给予第一代 KOGENATE，50 IU/kg，24 周后，对相同患者给予相同剂量本品。连续治疗 24 周后，本品半衰期和回收率没有改变，同时获得了持续的有效性且没有发生Ⅷ因子抑制物。

在儿科 PTPs 患者（4.4~18.1 岁，平均年龄 12 岁）中研究了本品药代动力学参数。与成人相比，儿童的药代动力学参数表现为较高的清除率和较低的体内Ⅷ因子回收率以及较短的Ⅷ因子半衰期。该数据可以用体表面积和血浆容积不同来解释。

[贮藏] 2~8℃避光贮藏和运输，禁止冷冻。

[包装] 直接接触药品的包装材料：透明 I 型玻璃瓶，灰色丁基胶塞。

1 瓶注射用重组人凝血因子Ⅷ；1 支含 2.5ml 灭菌注射用水的预填充注射器；1 支灭菌的药瓶适配器；1 支一次性使用带过滤器静脉输液针。

[有效期] 30 个月。

［执行标准］进口药品注册标准 JS20160105

［生产企业］Bayer HealthCare LLC

［代理公司］拜耳医药保健有限公司

［妊娠分级］FDA 妊娠分级：C

八、人凝血因子Ⅶa

［药品名称］通用名称：注射用重组人凝血因子Ⅶa

商品名称：诺其

［成分］

主要成分：重组人凝血因子Ⅶa

其他成分：氯化钠、氯化钙二水合物、甘氨酰甘氨酸、聚山梨酯 80、甘露醇、蛋氨酸、蔗糖、组氨酸和注射用水。

［性状］本品为冻干制剂，为白色疏松体，无融化迹象。复溶后，为无色液体、无肉眼可见异物、无浑浊和沉淀。

［适应证］用于下列患者群体的出血发作及预防在外科手术过程中或有创操作中的出血。

① 凝血因子Ⅷ或Ⅸ的抑制物 ＞ 5BU 的先天性血友病患者；② 预计对注射凝血因子Ⅶ或凝血因子Ⅸ，具有高记忆应答的先天性血友病患者；③ 获得性血友病患者；④ 先天性 F Ⅶ缺乏症患者；⑤ 具有 GP Ⅱb- Ⅲa 和/或 HLA 抗体和既往或现在对血小板输注无效或不佳的血小板无力症患者。

［规格］2mg（10 万 U）；5mg（25 万 U）；1mg（5 万 U）

［用法用量］应在对于血友病和出血性疾病方面有经验的医师监督下开始本品的治疗。按照本品使用说明书复溶，在 2~5 分钟内缓慢静脉推注给药。本品不得与输液混合，也不可以滴注方式给药。无需对本品的治疗进行监测。应根据出血情况的严重性和注射本品后的临床反应指导用药的需求。注射本品后，凝血酶原时间（PT）和活化的部分凝血活酶时间（aPTT）已显示被缩短，但并未证实 PT 和 aPTT 与本品临床疗效相关。

① 伴有抑制物的血友病 A 或 B 或预期具有高记忆应答的患者：应在出血发作开始后尽早给予本品。静脉推注给药，推荐起始剂量为 90μg/kg。初次注射本品后可能需再次注射。疗程和注射的间隔将随出血的严重性、所进行的有创操作或外科手术而不同。最初间隔 2~3 小时，以达到止血效果。如需继续治疗，一旦能够达到有效的止血效果，只要治疗需要，给药间隔可增加至每 4、6、8 或 12 小时给药。

② 轻度至中度出血发作（包括门诊治疗）：早期干预剂量设定为 90μg/kg，可

有效地治疗轻度至中度关节、肌肉和黏膜与皮肤出血。两个剂量体系推荐如下：a 90μg/kg，间隔 3 小时给药，2 至 3 次以达到止血效果，如需继续治疗，再给药 1 次 90μg/kg 以维持止血作用。b 1 次注射给药 270μg/kg。c. 门诊治疗疗程不得超过 24 小时。d. 尚无老年患者中按 270μg/kg 的剂量单次注射给药的临床经验。

③ 严重出血发作：建议起始剂量为 90μg/kg，可在患者去医院途中给药。随后的剂量因出血的类型和严重程度而异。最初的用药频率应每隔 2 小时给药 1 次，直到临床情况改善。如果需要继续治疗，可增至每隔 3 小时给药，持续 1~2 天。之后只要治疗需要，可连续增至每隔 4、6、8 或 12 小时给药。对于大出血发作，可能治疗 2~3 周，但如果临床需要，可继续使用本品治疗。

④ 有创操作/外科手术：在治疗之前，应立即给予 90μg/kg 的起始剂量。2 小时后重复此剂量，随后根据所进行的有创操作和患者的临床状态，在前 24~48 小时内间隔 2~3 小时给药。在大的外科手术中，应间隔 2~4 小时按该剂量给药，连续 6~7 天。在接下来的 2 周治疗中，用药间隔可增至 6~8 小时。进行大的外科手术的患者可给药到 2~3 周，直至痊愈。

⑤ 获得性血友病：应在出血发作开始后尽早给予本品。静脉推注给药，推荐起始剂量为 90μg/kg。初次注射本品后可能需再次注射。疗程和注射的间隔将随出血的严重性、所进行的有创操作或外科手术而不同。最初间隔 2~3 小时，以达到止血效果。一旦达到有效的止血效果，只要治疗需要，可增至每隔 4、6、8 或 12 小时给药。

⑥ 凝血因子Ⅶ缺乏症：治疗出血发作和预防外科手术或有创操作中出血的推荐剂量范围为 15~30μg/kg，每隔 4~6 小时给药，直至达到止血效果。注射剂量和频率应视个体而定。

⑦ 血小板无力症：治疗出血发作和预防外科手术或有创操作中的出血的推荐剂量为 90μg（范围 80~120μg）/kg，用药间隔为 2 小时（1.5~2.5 小时）。为确保有效地止血，应至少给药 3 次。由于连续滴注可能疗效不佳，因此建议采用推注给药途径。对于非难治性患者，血小板输注是血小板无力症的一线治疗方法。

［不良反应］严重和非严重不良反应按系统器官分类如下。

① 血液和淋巴疾病：罕见（≥ 1/10000，且 ＜ 1/1000）。弥散性血管内凝血及相关的试验室指标包括 D- 二聚体水平升高和抗凝血酶（AT）水平下降。

② 免疫系统疾病：罕见（≥ 1/10000，且 ＜ 1/1000）。超敏反应。

③ 神经系统疾病：罕见（≥ 1/10000，且 ＜ 1/1000）头痛。

④ 血管疾病：罕见（≥ 1/10000，且 ＜ 1/1000）。动脉血栓栓塞事件（心肌梗塞、脑梗塞、脑缺血、脑动脉闭塞症、脑血管意外、肾动脉血栓、外周缺血、外

周动脉血栓，肠缺血）。

⑤ 心绞痛：偶见（≥ 1/1000，且 ＜ 1/100）。

⑥ 静脉血栓栓塞事件（深静脉血栓、静脉注射部位血栓、肺栓塞、肝脏血栓栓塞、门静脉血栓、肾静脉血栓、血栓性静脉炎、浅表血栓性静脉炎和肠缺血）。

⑦ 胃肠疾病：罕见（≥ 1/10000，且 ＜ 1/1000）。恶心。

⑧ 皮肤和皮下组织疾病：偶见（≥ 1/1000，且 ＜ 1/100）。皮疹（包括过敏性皮炎和红疹）。瘙痒和荨麻疹。

⑨ 血管神经性水肿：偶见（≥ 1/1000，且 ＜ 1/100）。疗效下降。

⑩ 发热：罕见（≥ 1/10000，且 ＜ 1/1000）。注射部位反应，包含注射部位疼痛。

[禁忌] 对本品中含有的活性成分，赋形剂，或小鼠、仓鼠或牛蛋白有过敏反应的患者禁用。

[注意事项] 在组织因子表达强度可能高于正常的病理情况下，使用本品有发生血栓事件或导致弥散性血管内凝血（DIC）的潜在风险。

此种情况可能包括晚期动脉粥样硬化疾病、压碎伤、败血症或弥散性血管内凝血患者。由于血栓并发症的风险，有冠心病史、肝脏疾病、大手术术后、新生儿及有栓塞风险或弥散性血管内凝血的患者，用药时需要谨慎，应充分评估应用本品治疗的潜在利益及可能发生的并发症。

由于本品可能含有痕量的小鼠 IgG、牛 IgG 和其他残余培养蛋白（仓鼠和牛血清蛋白），因此使用本品治疗的患者存在对这些蛋白过敏的极小的可能性。在这种情况下，应考虑静脉注射抗组胺剂。

如果过敏或过敏样反应发生，需立即停止给药。万一发生过敏性休克，应给予标准的医学处理。患者应被提前告知过敏反应的早期征兆。如果出现这种征兆，应建议患者立即停止使用本品并与医生取得联系。

如果出现严重出血，最好应在专业治疗伴有凝血因子Ⅷ或Ⅸ抑制物的血友病的医院内注射本品，若不能在此医院治疗时，应与专业治疗血友病的医生保持密切联系。

如果未能止血，须到医院就诊。患者/监护者应尽早地告知医生/监护医院关于本品的使用情况。在注射本品前后，应监测凝血因子Ⅶ缺乏症患者的凝血酶原时间和凝血因子Ⅶ的凝血活性。如果使用推荐剂量治疗后，凝血因子Ⅶa 活性未达到预期水平或出血未得到控制，应怀疑是否产生了抗体并应进行抗体分析。

患有罕见的果糖不耐受、葡萄糖吸收不良或蔗糖－麦芽糖酶缺乏等遗传问题的患者不应使用本品。

注射用重组人凝血因子Ⅶa 溶液在 25 ℃ 存放 6 小时和 5 ℃ 存放 24 小时是稳定的。但从微生物学的角度出发，本品配成溶液后，应立即使用。否则，该溶液的储存时间及条件应由使用者负责掌握，通常在 2~8 ℃ 存放时间也不应超过 24 小时，除非在可控的和经验证的无菌条件下配制。

将本品置于远离儿童的地方。

[孕妇及哺乳期妇女用药] ① 孕期用药：作为防范措施，怀孕期间应避免使用本品。在批准的适应证范围内，有限的孕期数据表明，本品对于怀孕或胎儿及新生儿的健康没有副作用。

② 哺乳期使用：尚不明确本品是否在乳汁中分泌。

[儿童用药] 尽管儿童比成人消除要快，但依目前的临床经验，并未显示儿童与成人用药存在普遍的差异。因此，儿科患者可能需要更高剂量的重组人凝血因子Ⅶa（rFⅦa）以达到与成人相似的血药浓度。

[老年用药] 在凝血因子缺乏患者中进行的临床研究中，纳入的 65 岁或以上受试者数量有限，不能确定该类患者与年轻患者之间是否存在治疗差异。据文献报道，在老年患者中应用本品未发现安全性问题。

[药物相互作用] 本品与凝血因子浓缩物之间的潜在相互作用的风险尚不明确。应避免激活的或未激活的凝血酶原复合体浓缩物与本品同时使用。

[配伍禁忌] 本品不得与输液混合，也不可以滴注方式给药。

[药物过量] 目前对于本品的剂量限制性毒性没有进行相关的研究。

[药理毒理] 重组人凝血因子Ⅶa 含有活化的 rFⅦ。止血机制包括 FⅦa 与暴露的组织因子的结合。形成的复合物激活 FⅨ至 FⅨa、FⅩ至 FⅩa，以触发凝血酶原向凝血酶的转化，凝血酶激活了损伤部位的血小板和 FⅤ和Ⅷ，并通过纤维蛋白原向纤维蛋白的转换形成止血栓子。

药理剂量的本品可不依赖于组织因子在损伤部位，直接在活化的血小板表面上激活 FⅩ。这使得在不依赖于组织因子的情况下，凝血酶原被转化成大量的凝血酶。因此凝血因子Ⅶa 的药效学作用导致局部凝血因子Ⅹa、凝血酶和纤维蛋白生成增多。

从理论上讲，对于患有潜在疾病的患者，整个凝血系统的激活从而诱发弥散性血管内凝血的可能性不能完全排除。

[贮藏] ① 注射用无菌粉末和注射用溶剂应储存在 25℃以下；② 在原包装盒内避光保存；③ 请勿冰冻以免损坏预填充注射器；④ 最好配制后立即使用。

[包装] 每盒重组人凝血因子Ⅶa 中装有：

1 瓶注射用重组人凝血因子Ⅶa 无菌粉末

1 支装有溶剂的注射器

药瓶：氯丁基橡胶塞密封的 1 型玻璃瓶，塞子上盖有铝盖。密封瓶上带有聚丙烯制备的螺旋易拉封盖。

1 支/盒

[有效期] 36 个月。

[执行标准] 进口药品注册标准：JS20010013

[生产企业] 丹麦诺和诺德公司（Novo Nordisk A/S）

九、人凝血因子Ⅸ

[药品名称] 通用名称：注射用重组人凝血因子Ⅸ

商品名称：贝赋 Bene FⅨ

英文名称：Recombinant Coagulation Factor Ⅸ for Injection

汉语拼音：Zhusheyong Chongzu Ren Ningxueyinzi Ⅸ

[成分] 主要成分：重组人凝血因子 Ⅸ。辅料：蔗糖、甘氨酸、L- 组氨酸、聚山梨酯 80 等。

[性状] 白色饼状物，复溶后为无色、澄明溶液。

[适应证] ① 控制和预防血友病 B 患者出血：本品适用于控制和预防血友病 B（先天性凝血因子Ⅸ缺乏症或 Christmas 氏病）成人及儿童患者出血。

② 血友病 B 患者的围手术期处理：本品适用于血友病 B 成人及儿童患者的围手术期处理。

③ 本品不适用于：a. 治疗其他凝血因子缺乏症（例如，因子Ⅱ、Ⅶ、Ⅷ和Ⅹ）；b. 治疗有凝血因子Ⅷ抑制物的血友病 A 患者；c. 逆转香豆素诱导的抗凝作用；d. 治疗肝脏依赖性的凝血因子水平低下导致的出血。

[规格] 250 IU/ 瓶、500 IU/ 瓶、1000 IU/ 瓶、2000 IU/ 瓶。

[用法用量] 应在具有血友病治疗经验医师的监督下进行治疗。

① 治疗监测：在治疗过程中，建议准确测定因子Ⅸ的水平，以指导给药剂量和给药频率。患者对因子Ⅸ的治疗反应可能存在个体差异，表现出不同的半衰期和回收率。如果根据体重计算剂量，需考虑对体重过轻和超重患者进行剂量调整。当患者进行重大外科手术时，须通过检测血浆因子Ⅸ活性对替代疗法进行精确监测。

② 用药剂量：治疗的剂量和持续时间取决于患者因子Ⅸ活性水平、出血部位和程度，以及患者的临床状况。

发生出血事件和手术时，可参考附录表 5 指导用药。

附录表5　发生出血事件和手术时的指导用药表

出血程度/手术类型	需要的因子Ⅸ水平（%）或（IU/dl）	给药频率（小时）/治疗持续时间（天）
出血		
早期关节积血，肌肉出血或口腔出血	20~40	每24小时重复注射1次。至少1天，直到出血事件引起的疼痛缓解或达到治愈
更广泛的关节积血，肌肉出血或血肿	30~60	每24小时重复注射1次，连续3~4天或更长，直到疼痛和急性功能障碍缓解
有威胁生命的出血	60~100	每8到24小时重复注射1次，直到病危解除
手术		
小手术（包括拔牙）	30~60	每24小时注射1次，至少1~2

③预防性治疗：本品可用于长期预防重度血友病B患者出血。在一项关于常规二级预防的临床研究中，对于经治患者（PTPs）的平均剂量是40 IU/kg（范围13~78 IU/kg），间隔3~4天。在某些病例中，特别是在较小年龄患者中，所需的给药间隔可能更短，剂量可能更大。

［给药方法］采用0.234%的氯化钠溶液将本品溶解后，通过静脉注射给药。

给药前，无论稀释液和容器的情况如何，均应检查本品中有无颗粒物及是否变色。

应采用药品包装中附带的静脉输液针、预装稀释液注射器或一次性无菌注射器（如大容量的路厄旋扣注射器）给药。

本品不能与其他药品共用同一导管或容器。

本品应缓慢注射给予。一般情况下，注射速率不宜超过每分钟4ml，给药速度可依据患者舒适度调整。

如果发生超敏反应，应立即停药，并给予适当医疗处理，也包括治疗休克。

连续输注：连续输注的给药方式尚未获批，故不得使用。

［不良反应］①安全性总结：已观察到的超敏反应或过敏反应，包括血管性水肿、输注部位烧灼感和刺痛感、寒战、潮红、全身性荨麻疹、头痛、荨麻疹、低血压、嗜睡、恶心、躁动、心动过速、胸闷、刺痛感、呕吐、喘息，在某些情况下可能进展成包括休克在内的重度过敏反应。重度过敏反应的出现与因子Ⅸ抑制物的产生存在着密切的时间联系。有报告称，在存在因子Ⅸ抑制物并有过敏反应

史的血友病 B 患者中尝试免疫耐受诱导后发生过肾病综合征。

② 不良反应列表：附录表 6 基于 MedDRA 系统器官分类（SOC 和首选术语级别），并根据以下惯例对不良反应发生频率进行评估：很常见（≥ 1/10）；常见（≥ 1/100 到 ＜ 1/10）；少见（≥ 1/1000 到 ＜ 1/100）；未知（无法从目前的数据中估计）。表中列出的不良反应来自于关键性临床试验和上市后报告中经治患者（previouslytreated patient，PTPs）使用本品的数据，不良反应发生频率包含 224 名患者的汇集临床试验治疗中出现的全因性不良事件。

附录表6　根据系统器官分类的不良反应列表系统器官分类

	很常见≥1/10	常见≥1/100到＜1/10	少见≥1/1000到＜1/100	频率未知（无法从目前的数据中估计）
感染和侵染			输注部位蜂窝组织炎[a]	
血液和淋巴系统异常			因子Ⅸ抑制[b]	
免疫系统异常		超敏反应[c]		过敏性反应*
神经系统异常	头痛[d]	头晕；味觉障碍	嗜睡；震颤	
眼部异常			视觉损害[e]	
心脏异常			心动过速[f]	
血管异常		静脉炎；潮红[g]	低血压[h]	上腔静脉综合征[i*]；深静脉血栓*；血栓症*；血栓性静脉炎*
呼吸、胸腔及纵隔疾病	咳嗽[j]			
肠胃疾病		呕吐；恶心		
皮肤和皮下组织疾病		皮疹[k]；荨麻疹		
肾脏和泌尿系统疾病			肾梗死[l]	
全身异常及给药部位状况	发热	胸部不适[o]；输注部位反应[n]；输注部位疼痛[m]		治疗反应不佳*
实验室检查				因子Ⅸ活性回收率不足[p,*]

* 上市后发现的药物不良反应（ADR）

a 包括蜂窝组织炎

b 低滴度一过性抑制物形成

c 包括药物超敏反应、血管性水肿、支气管痉挛、喘息、呼吸困难和喉痉挛

d 包括偏头痛、窦性头痛

e 包括闪光暗点和视物模糊
f 包括心率加快、窦性心动过速
g 包括潮热、发热感、皮肤发热
h 包括血压下降
i 危重新生儿在通过中心静脉导管连续输注本品时出现的上腔静脉（SVC）综合征
j 包括咳痰
k 包括斑状皮疹、丘疹样皮疹、斑丘疹
l 一名丙肝抗体阳性患者在使用一剂本品治疗出血事件后 12 天出现该不良反应
m 包括注射部位疼痛、输注部位不适
n 包括输注部位瘙痒、输注部位红斑
o 包括胸痛和胸闷
p 非 MedDRA 17.1 PT 检索

某些病例中，超敏反应会进展为重度过敏反应。超敏反应与因子Ⅸ抑制物的产生具有时间相关性。如果发生超敏反应，应立即停用本品。

血友病 B 患者可能出现中和抗体（抑制物）。

［禁忌］对本品任何成分过敏者禁用。对中国仓鼠卵巢细胞（CHO 细胞）蛋白过敏者禁用。

［注意事项］① 超敏反应：本品曾报告过超敏/过敏反应。这些事件的出现与因子Ⅸ抑制物的产生常存在时间相关性。应将超敏反应的早期症状和体征告知患者，包括瘙痒、皮疹、荨麻疹、全身性荨麻疹、寒战（冷颤）、面部肿胀、头晕、低血压、恶心、血管性水肿、胸闷、胸部不适、咳嗽、喉痉挛、支气管痉挛、呼吸困难、喘鸣、潮红、全身不适、疲乏、头昏、心动过速、视物模糊和过敏反应。如果发生超敏反应，应立即停药，并给予适当医疗处理，也包括治疗休克。严密观察患者有无急性超敏反应的症状和体征，尤其是在首次暴露本品的早期。在初期（大约 10~20 次）使用因子Ⅸ时，应在能够为过敏反应提供适合的医疗护理的医学监护下进行。若出现上述任一症状，根据反应的种类和严重程度，应建议停用本品，并进行紧急治疗。

本品含有微量中国仓鼠卵巢细胞（CHO 细胞）蛋白，患者应用本品后可能对这些非人类哺乳动物的蛋白产生超敏反应。

在一些病例中，这些反应进展成重度过敏反应。在休克病例中，应该遵守休克治疗的现行医学标准。一旦发生重度过敏反应，应该考虑替代止血措施。

② 血栓栓塞并发症：尚未确立连续滴注本品的安全性和疗效。曾有血栓形成的上市后不良事件报告，包括危重新生儿经中心静脉导管连续滴注本品时发生危及生命的上腔静脉综合征（SVC）。

既往曾有报告，给予来自人血浆的含有因子 Ⅱ、Ⅶ、Ⅸ 和Ⅹ的因子 Ⅸ 复合物浓缩制剂后，患者出现血栓栓塞性并发症。尽管本品不含除因子 Ⅸ 外的其他凝血因子，但应注意，本品仍有潜在发生血栓形成和弥散性血管内凝血（DIC）的风险（这些风险曾在应用其他含有因子 Ⅸ 产品后观察到）。基于血栓栓塞性并发症的潜在风险，肝病患者、术后患者、新生儿、有血栓栓塞或 DIC 风险的患者应谨慎应用本品，权衡应用本品的利益及这些并发症的风险。

③ 心血管事件：在有心血管风险的患者中，因子 Ⅸ 替代疗法可能会增加心血管风险

④ 肾病综合征：曾有报告，体内存在因子 Ⅸ 抑制物且有因子 Ⅸ 变态反应史的乙型血友病患者，用因子 Ⅸ 产品免疫耐受诱导出现肾病综合征。本品行免疫耐受诱导的安全性和疗效尚未确立。

⑤ 中和抗体（抑制物）：应用含凝血因子 Ⅸ 产品的患者中曾检测到活性中和抗体（抑制物）。与所有因子Ⅸ 产品相同，使用本品应通过适当的临床观察和实验室检查监测是否出现因子 Ⅸ 抑制物。已有报告，在本品给药后有抑制物的形成。如果血浆中因子Ⅸ 活性未达预期水平，或预期剂量下未控制出血，则应测定因子 Ⅸ 抑制物的浓度。

体内存在因子 Ⅸ抑制物的患者若后续应用因子 Ⅸ，出现过敏反应的风险可能增加。出现变态反应的患者应接受评估是否存在因子 Ⅸ 抑制物。初步信息提示，患者中因子 Ⅸ 基因如存在较大的缺失突变，可能与抑制物形成及急性超敏反应的风险增加之间存在相关性。对已知因子 Ⅸ 基因有较大缺失突变的患者，应密切观察急性超敏反应的症状和体征，尤其是在应用本品的初期。

鉴于使用因子Ⅸ浓缩制剂有变态反应的可能性，应在医生指导下进行因子Ⅸ前的初始治疗（约前 10~20 次），以便为出现变态反应的患者提供合适的医疗处理。

⑥ 实验室监测检查：a. 根据临床指征，应通过一期法监测患者因子 Ⅸ活性水平，确定因子Ⅸ活性已达到并维持在适当水平。

b. 如果血浆中因子 Ⅸ活性未达预期水平，或本品推荐剂量下未控制出血，应监测患者抑制物形成情况。用于测定是否存在因子Ⅸ抑制物的检测应采用 Bethesda 单位（BUs）确定滴度。

⑦ 对驾驶和使用机器能力的影响：未进行任何关于本品对驾驶和使用机器能力的影响的研究。

⑧ 用药记录：使用本品时，建议记录产品名称和批号，以便建立患者与药品批号之间的关联。患者可将小瓶上的其中一个剥离式标签贴在日记中以便记录批号，或者用于报告任何不良反应。

［孕妇及哺乳期妇女用药］尚无本品在动物生殖和哺乳方面的研究。

由于乙型血友病B在女性中罕有发生，因此缺乏妊娠和哺乳期妇女应用因子Ⅸ产品的经验。只有在有明确指征时才能在妊娠和哺乳期妇女中使用本品。

[儿童用药] 在既往接受过治疗的（PTP）和既往未接受过治疗（PUP）的儿童患者中评价了本品的安全性、疗效和药代动力学[见用法用量、临床试验、药理毒理、药代动力学和不良反应]。

[老年用药] 本品临床研究中年龄≥65岁的受试者数据有限，故尚无法判定老年患者的临床反应是否和年轻患者不同。和其他接受本品的患者一样，老年患者的剂量选择应注意个体化。

[药物过量] 尚无重组凝血因子Ⅸ产品过量所致相关症状的报告。

[药理毒理] ①药理作用：注射用重组人凝血因子Ⅸ是一种以重组DNA技术生产的纯化蛋白，其初级氨基酸序列与血浆源性因子Ⅸ Ala148等位基因型一致，可暂时性替代缺失的有效凝血所需的凝血因子Ⅸ。

乙型血友病B患者的活化的部分凝血酶原时间（aPTT）延长。凝血因子Ⅸ浓缩物治疗可以通过暂时性替代因子Ⅸ，使aPTT恢复正常。注射用重组人凝血因子Ⅸ增加了血浆中因子Ⅸ水平，并能暂时性纠正乙型血友病患者的凝血缺陷。

②毒理研究：注射用重组人凝血因子Ⅸ的Ames试验、染色体畸变试验结果为阴性。

尚未进行本品的致癌性和生殖毒性研究。

[贮藏] 于2~8℃避光保存和运输。禁止冷冻。

[包装] 本品包装内含：

1个含250、500、1000或2000 IU重组人凝血因子Ⅸ冻干粉的药瓶；

1个内含5ml 0.234 %氯化钠稀释液的无菌预充注射器；

1个接合器；

1支无菌静脉输液针。

[有效期] 36个月

[执行标准] 进口药品注册标准JS20130060

十、人纤维蛋白黏合剂

[药品名称] 通用名称：外用冻干人纤维蛋白黏合剂

商品名称：护固莱士

英文名称：Fibrin Sealant（Human）

汉语拼音：Waiyong Donggan Ren Xianweidanbai Nianheji

[成分] 主要组成成分：本品是一个混合包装的外用冻干人纤维蛋白黏合剂，

包装内含有冻干人纤维蛋白原、冻干人凝血酶二种血浆蛋白成分，并附有灭菌注射用水及氯化钙水溶液作为配制用稀释液，以及配制药液和使用产品所需的无菌医用材料。

辅料：① 人凝血酶的辅料：甘氨酸。② 人纤维蛋白原的辅料：氯化钠，枸橼酸钠，蔗糖。

［性状］冻干人纤维蛋白原：灰白色或淡黄色疏松体。重溶后溶液为澄明或带轻微乳光，允许有少量细小絮状物或蛋白颗粒。

冻干人凝血酶：白色或淡黄色疏松体，无融化迹象，溶解后应为无色或淡黄色溶液，带轻微乳光，允许有微量细小蛋白颗粒。

［适应证］局部止血药。辅助用于处理烧伤创面、普通外科腹部切口、肝脏手术创面和血管外科手术创面的渗血。

［规格］2ml

［用法用量］

（一）配制方法

① 常规消毒瓶塞以及使用过程中所用一切器具。同时，溶液配制过程亦应保持无菌。冻干纤维蛋白原溶于灭菌注射用水中，冻干凝血酶溶于氯化钙溶液中。在使用过程中，将上述两种溶液混合形成黏合剂溶液，呈白色黏稠状胶体。

② 纤维蛋白原溶液的配制：将装有冻干纤维蛋白原的产品瓶及灭菌注射用水瓶置于30~37℃的水浴中温热数分钟。然后使用注射器吸取 2ml 灭菌注射用水注入高浓度纤维蛋白原瓶中，将瓶重新置于水浴中，轻轻摇动瓶子，注意应避免产生气泡。10~15 分钟后取出瓶子，在光亮处目检，判定纤维蛋白原是否完全溶解，溶液应呈现透明且无不溶性颗粒。若溶解不完全，则将瓶重新置于水浴中，延长水浴时间。

③ 凝血酶溶液的配制：配制前将冻干人凝血酶产品瓶和氯化钙溶液瓶预温至室温。使用注射器，将 2ml 氯化钙溶液注入凝血酶瓶中。轻轻摇动瓶子，使其溶解，待用。

注意：用于溶解凝血酶的注射器和针头，应严格与溶解纤维蛋白原的注射器与针头区分开来，以防止溶液提前凝固。

（二）用法

（1）用双联混药系统同时喷涂：无菌的双联混药系统采用一个双联注射架固定两个同容积的一次性注射器，并通过联动推杆的推进，即可将等量的黏合剂两种组分经过一个复式注射座均匀混合，并通过注射头或喷头送出。

（2）将分别装有纤维蛋白原溶液以及凝血酶溶液的两个注射器装上双联注射

架，两个注射器中所装溶液的体积须相等。安装注射器时必须小心谨慎，勿使任何一种溶液意外地流出注射器。

（3）将两个注射器与材料包内的复式注射座套接。注意使联接牢固，并使其固定在注射架上。

3）将包装内的平头针或喷头之一装到复式注射座上。

对大面积创伤表面可用材料包中提供的喷头喷涂。两表面之间进行黏合，可在其中的一面上薄而均匀地涂抹一层。

注意：如果喷涂中断，则在重新用药之前，须换新的注射头。材料包内各有一个备用平头针或喷头。如果复式注射座发生堵塞，则需更换新的复式注射座。甚至也可以不用注射头，而直接通过复式注射座进行涂抹。

2. 轮换涂抹方法：将纤维蛋白原溶解液涂抹于给药部位，然后立即涂抹高浓度的凝血酶溶液。需要组织黏合时，应将待黏合组织定位数分钟以达到粘合效果。

（三）用量

使用的剂量与所要覆盖的表面积、涂药方法有关，用 2.0ml 规格的纤维蛋白胶可以覆盖面积大约为 $20cm^2$ 的创面。为避免黏合剂长时间不被吸收，建议涂抹黏合剂溶液时应尽量使形成的凝胶薄一些。

为使外用冻干人纤维蛋白黏合剂能迅速凝固，凝血酶溶液浓度的选择是很重要的。凝血酶溶液浓度的选择要视具体情况而定。若使用约 500 IU/ml 的凝血酶溶液，仅需数秒钟即可凝固。若需延长凝固时间，可用 40 mmol/L 的 $CaCl_2$ 溶液对凝血酶溶液进行适当的稀释。

[不良反应] 临床试验未见不良反应。据文献报道，反复多次用药，有可能会发生过敏反应。

[禁忌]

① 对本品过敏者禁用。② 动脉及大静脉的大出血禁用以免延误处理，应紧急采取其他外科止血措施。

[警告] 本品仅供局部使用，严禁血管内注射。国外同类品种临床使用过程中，至今尚未发现任何致血栓的报导。如不慎静脉使用，可能造成严重的血栓并发症。

[注意事项] 一般注意事项：

① 本品所附针头、针筒及双重注射系统装置均为一次性使用，一旦使用完毕，应妥善按生物废料处理，不可多次重复使用。

② 人纤维蛋白原和人凝血酶两种组分配制后应在 4 小时内使用。本品一旦开启，应尽快使用，未用完部分应废弃，不要留作下次使用。

③ 用药时，应尽量使给药部位干燥。涂胶体之前，吸干伤口表面，提供一个

干爽的表面，10 秒内就会开始凝固。涂上胶体后，最少在 60 秒内不要吸干或压迫伤口。

配置和使用时注意事项：

① 请使用与本品配套的注射器和注射针，分别溶解、抽吸冻干人纤维蛋白原溶解液和冻干人凝血酶溶解液；

② 制备纤维蛋白原溶液的器具绝对不能与制备凝血酶溶液的混用，以免凝胶提前形成；

③ 纤维蛋白原溶解时，先将制品及其溶解液的温度平衡至 30~37℃，注入该溶解液后静置 1~2 分钟，再轻轻转动，至冻干制剂完全溶解，以避免产生泡沫；

④ 用连接针座牢固地将两个注射器和注射针连接一起；

⑤ 使用过程中，若发现注射针针管或喷嘴被蛋白凝块阻塞，请更换一个新的注射针或喷嘴；

⑥ 一旦开始输送胶体，就不能往回拔针管活塞，否则会使胶体回到“Y”型接头中。这就会堵塞涂药器的尖端，需要再打开一个新的“Y”型接头。

［孕妇及哺乳期妇女用药］孕妇及哺乳期妇女用药的安全性和有效性尚未确立，孕妇及哺乳期妇女应谨慎使用本品。

［儿童用药］本品儿童用药的安全性和有效性尚未确立。

［老年用药］老年患者用药的安全性和有效性尚未确立，使用前请进行利弊权衡。

［药物相互作用］为避免本品和消毒剂中的乙醇、碘或其他重金属接触后，引起变性，所以涂两种成分之前应去掉伤口表面所有杂质。

［药物过量］在国外同类品种临床使用过程中，至今尚未发现任何药物过量导致的不良反应。过量的药物大约在 15 天内被自身的纤溶酶快速水解和吸收。

［药理毒理］本品主要由人血浆制备的纤维蛋白原 /FsⅩⅢ和凝血酶组成。两种成分混合时，模拟血液凝固过程的最后一步，通过凝血酶对纤维蛋白原的激活作用，使纤维蛋白原逐渐聚合，最终形成纤维蛋白网络，起到术前和术后止血和组织粘合作用。

［贮藏］避光保存于 2~8 ℃ 的干燥环境。不得冰冻。

［包装］外用冻干人纤维蛋白黏合剂产品单个包装内含：玻璃瓶装冻干人纤维蛋白原 1 瓶；玻璃瓶装冻干人凝血酶 1 瓶；玻璃瓶装灭菌注射用水 1 瓶；玻璃瓶装氯化钙溶液 1 瓶；配制药液所需的无菌注射器和医用材料包一套。医用材料包为单独灭菌包装，内含：双联注射架 1 件，推杆 1 件，2ml 三件套注射器 2 支，复式注射座（也称 Y 型接头）2 件，喷嘴 2 支，平头针 2 支，备用尖头针 2 支。另附

2ml 三件套注射器 2 支备用。

［有效期］36 个月

［执行标准］YBS00142003

［生产企业］上海莱士血液制品股份有限公司

十一、人纤维蛋白原

［药品名称］通用名称：人纤维蛋白原

英文名称：Human Fibrinogen

汉语拼音：Ren Xianwei Danbaiyuan

［警示语］本品增加了 100℃ 30 分钟干热法处理新工艺步骤，可能导致免疫原性改变，少数患者可能出现过敏反应甚至严重过敏反应，故在使用本品时应注意配备良好急救措施。此外，本品为人血液制品，尽管经过筛检及灭活病毒处理，仍不能完全排除含有病毒等未知病原体而引起血源性疾病传播的可能。

［成分］主要组成成分：人纤维蛋白原。本品来源于健康人血浆，经过 TNBP 和 Tween80 混合物（SD）处理以及 100 ℃ 30 分钟加热处理两步病毒灭活。

［辅料］甘氨酸，盐酸精氨酸，柠檬酸钠。

［性状］本品为灰白色或淡黄色疏松体。复溶后应为澄明溶液，可带轻微乳光。

［适应证］① 先天性纤维蛋白原减少或缺乏症。② 获得性纤维蛋白原减少症：严重肝脏损伤；肝硬化；弥散性血管内凝血；产后大出血和因大手术、外伤或内出血等引起的纤维蛋白原缺乏而造成的凝血障碍。本品新增加了 100 ℃ 30 分钟干热法病毒灭活工艺，可能会导致人纤维蛋白原体内生物活性下降和免疫原性改变，建议仅在无其他有效治疗方法又确实需要补充纤维蛋白原的情况下经权衡利弊后使用。

［规格］0.5g，复溶后体积为 25ml。

［用法用量］① 用法：使用前先将本品及灭菌注射用水预温至 30~37℃，然后按瓶签标示量（25ml）注入预温的灭菌注射用水，置 30~37℃水浴中，轻轻摇动使制品全部溶解（切忌剧烈振摇以免蛋白变性）。用带有滤网装置的输液器进行静脉滴注。滴注速度以每分钟 60 滴左右为宜。

② 用量：应根据病情及临床检验结果包括凝血试验指标和纤维蛋白原水平等来决定给药量。一般首次给药 1~2g 如需要可遵照医嘱继续给药。

［不良反应］尚未进行系统的临床不良反应观察，根据相关报道，少数患者会出现过敏反应和发热，严重反应者应采取 应急处理措施。

本品含有不超过 3% 的盐酸精氨酸作为稳定剂，大剂量使用时可能存在代谢性酸中毒等风险。

[禁忌] 对本品过敏者禁用。

[注意事项] ① 本品专供静脉输注。

② 本品溶解后为澄清略带乳光的溶液，允许有少量絮状物或蛋白颗粒存在。为此用于输注的输血器应带有滤网装置。但如发现有大量或大块不溶物时，不可使用。

③ 寒冷季节溶解本品或制品刚从冷处取出温度较低的情况下，应特别注意先使制品和溶解液的温度升高到 30~37℃，然后进行溶解。温度过低往往会造成溶解困难并导致蛋白变性。

④ 本品一旦溶解应尽快使用。

⑤ 在治疗消耗性凝血疾病时，需注意只有在肝素的保护及抗凝血酶Ⅲ水平正常的前提下，凝血因子替代疗法才有效。

⑥ 应在有效期内使用。如配制时发现制剂瓶内已失去真空度，请勿使用。

⑦ 使用本品期间，应严密监测患者凝血指标和纤维蛋白原水平，并根据结果调整本品用量。

⑧ 由于体外活性检测方法的局限性，不同厂家生产的纤维蛋白原可能活性不完全相同，在相互替换时需要注意用量的调整。

⑨ 本品按标示量复溶后，含有不超过 3% 的盐酸精氨酸作为稳定剂，大剂量使用时可能存在代谢性酸中毒的风险，建议在使用前及使用期间进行电解质监测，根据结果调整剂量或停止使用本品。已存在代谢紊乱的患者应慎用本品。

[孕妇及哺乳期妇女用药] 对孕妇和哺乳期妇女用药应慎重，只有经过利弊权衡后，认为患者确有必要使用时方可应用，并应在医生指导和严密观察下使用。

[儿童用药] 未进行此项实验且无可靠参考文献。

[老年用药] 未进行此项实验且无可靠参考文献。

[药物相互作用] 不可与其他药物同时合用。

[药物过量] 有引起血栓的危险性。

[药理毒理] ① 药理作用：在凝血过程中，纤维蛋白原经凝血酶酶解变成纤维蛋白，在纤维蛋白稳定因子作用下，形成坚实纤维蛋白，发挥有效的止血作用。

② 毒理研究：未进行此项实验且无可靠参考文献。

[贮藏] 8℃以下避光保存和运输，不得冰冻。

[包装] 玻璃瓶装，每盒 1 瓶。

[有效期] 暂定 18 个月

[执行标准] 企业药品注册标准

[生产企业] 上海莱士血液制品股份有限公司

附录三　血液制品政府监管及行业协会、学会网站

1. 中华人民共和国中央人民政府：http://www.gov.cn/

2. 国家药典委员会：https://www.chp.org.cn

3. 国家药品监督管理局：https://www.nmpa.gov.cn/

4. 国家药监局药品审评中心：https://www.cde.org.cn

5. 国家药监局药品评价中心：https://www.cdr-adr.org.cn/

6. 国家药监局食品药品审核查验中心：https://www.cfdi.org.cn/

7. 中国食品药品检定研究院：https://www.nifdc.org.cn/

8. 中华预防医学会：https://www.cpma.org.cn/

9. 中国输血协会：https://www.csbt.org.cn/

10. 中国药学会生物制品与质量研究专业委员会：https://www.cpa.org.cn/?do=info&cid=74210

11. 血浆蛋白治疗制剂协会（PPTA）：https://www.pptaglobal.org

12. 药智数据：https://db.yaozh.com

13. 药物在线：https://www.drugfuture.com/drugdata/

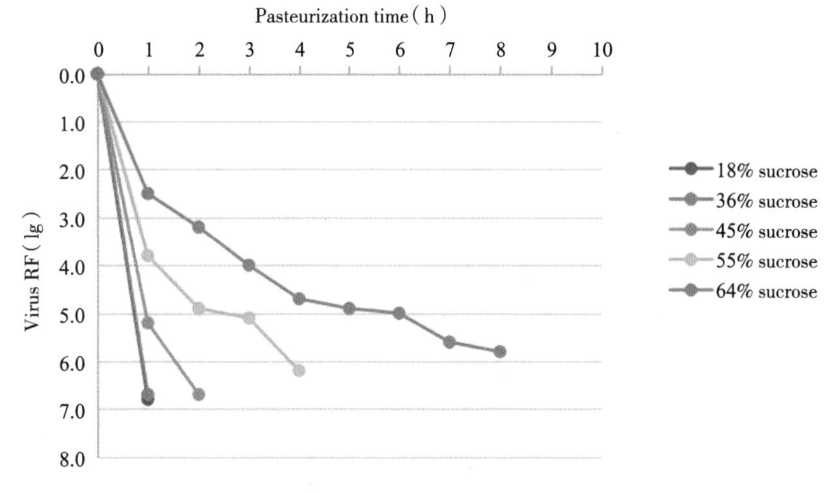

彩图 1　蔗糖浓度对伪狂犬病毒灭活动力学的影响

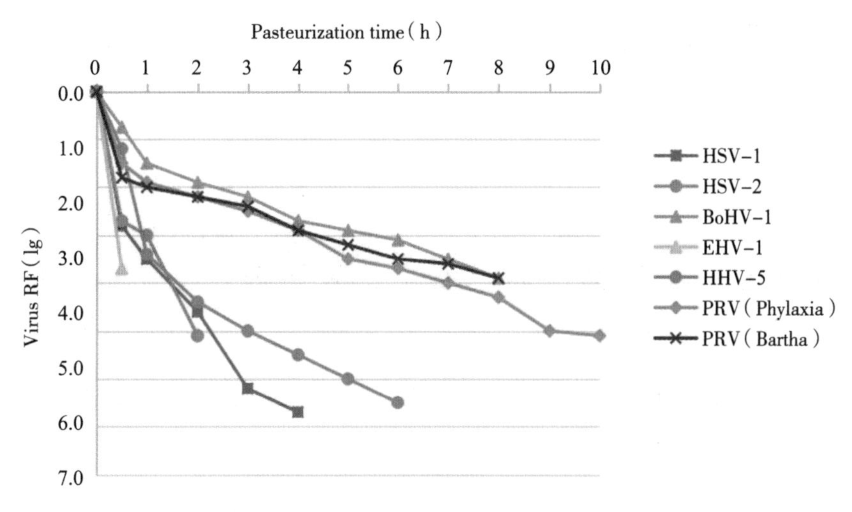

彩图 2　巴氏消毒法对病毒的灭活

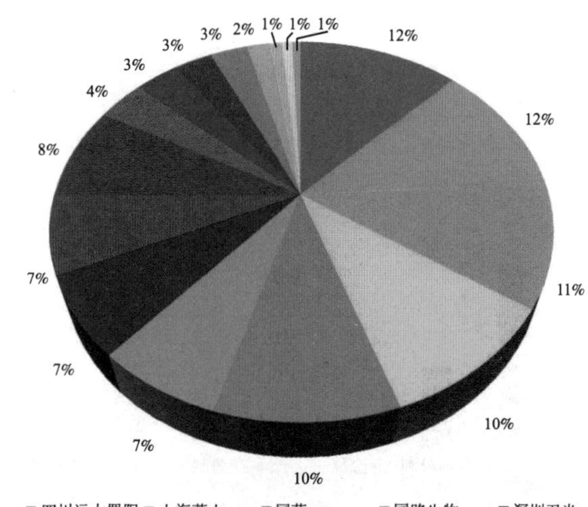

彩图 3　人血白蛋白批签发情况国内占比

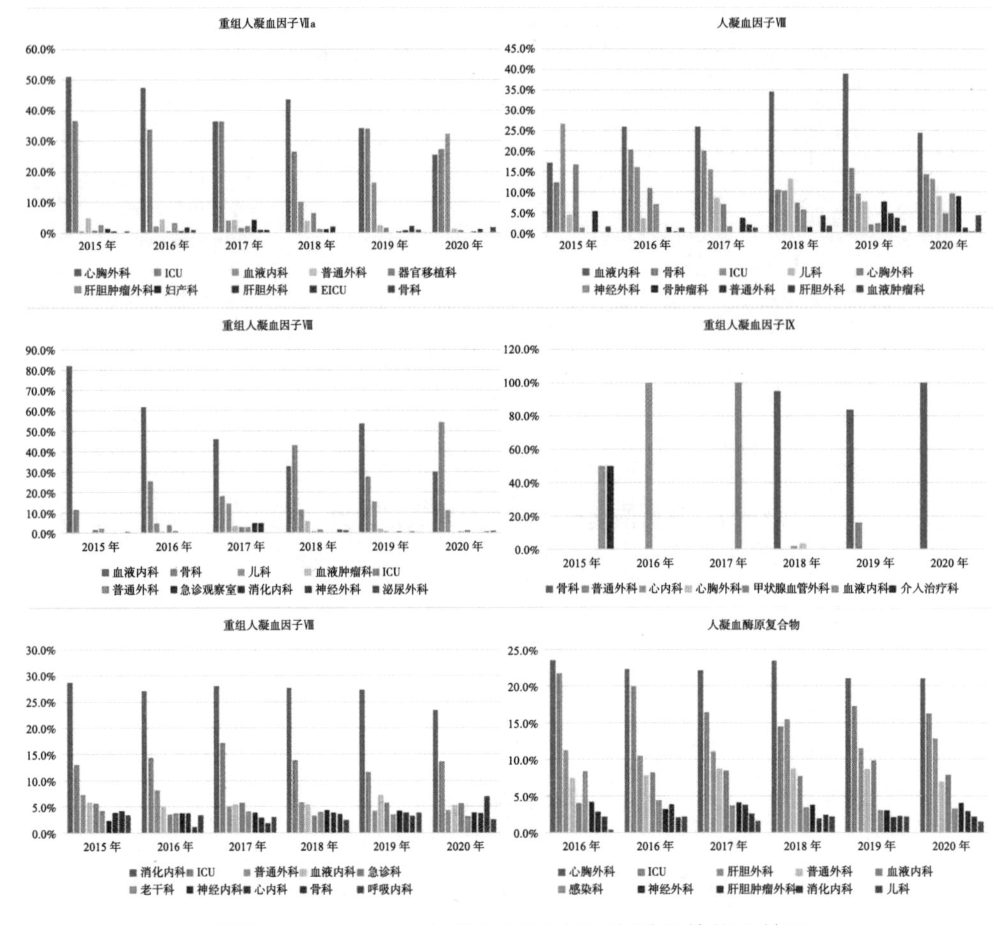

彩图 4　2015–2020 年凝血因子在医院科室的使用情况

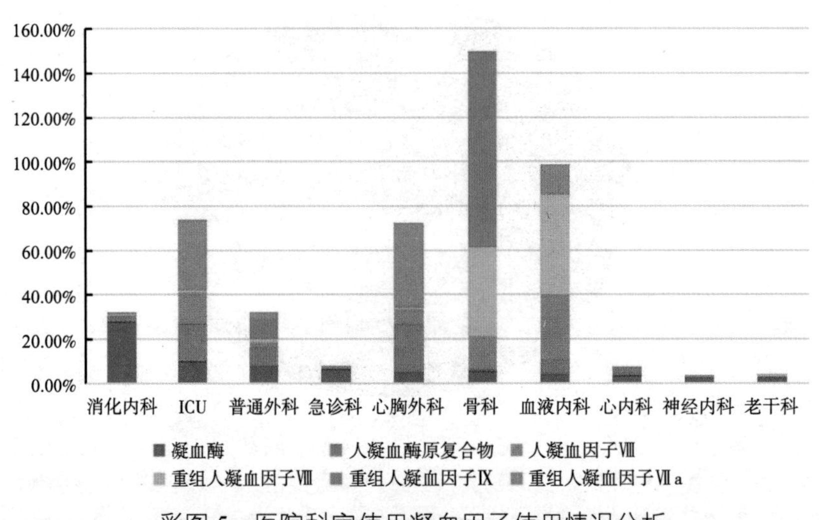

彩图 5　医院科室使用凝血因子使用情况分析

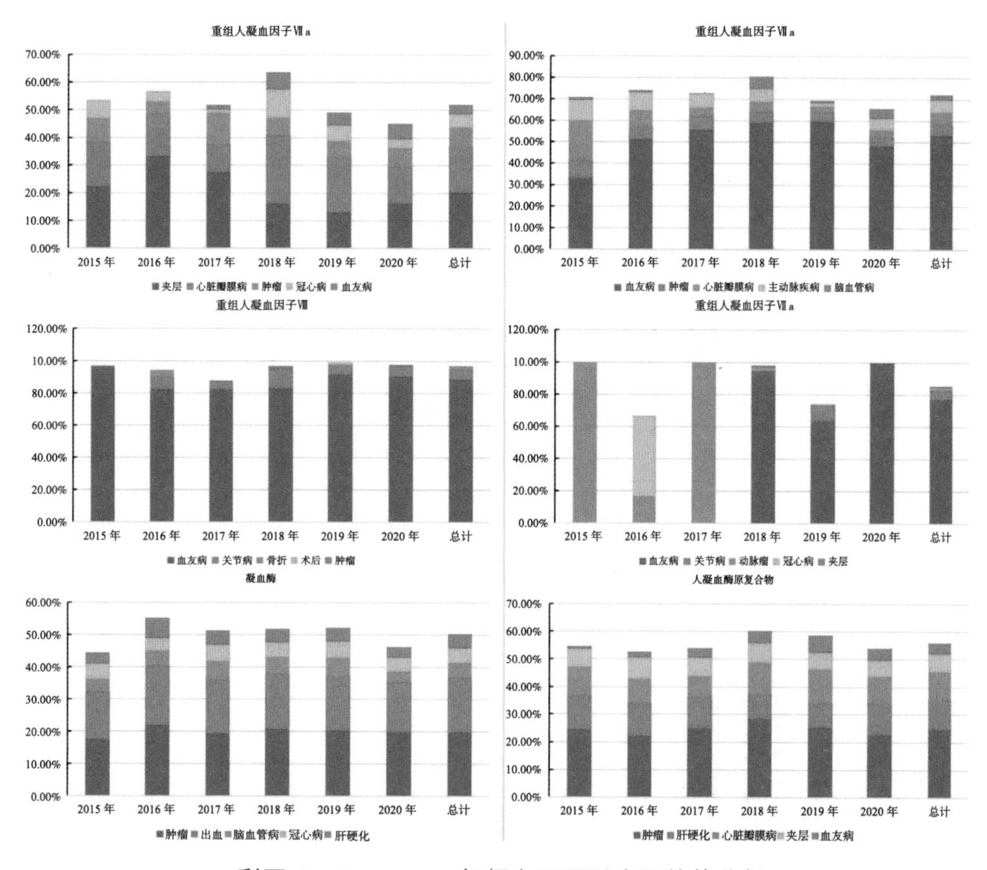

彩图 6　2015–2020 年凝血因子适应证趋势分析

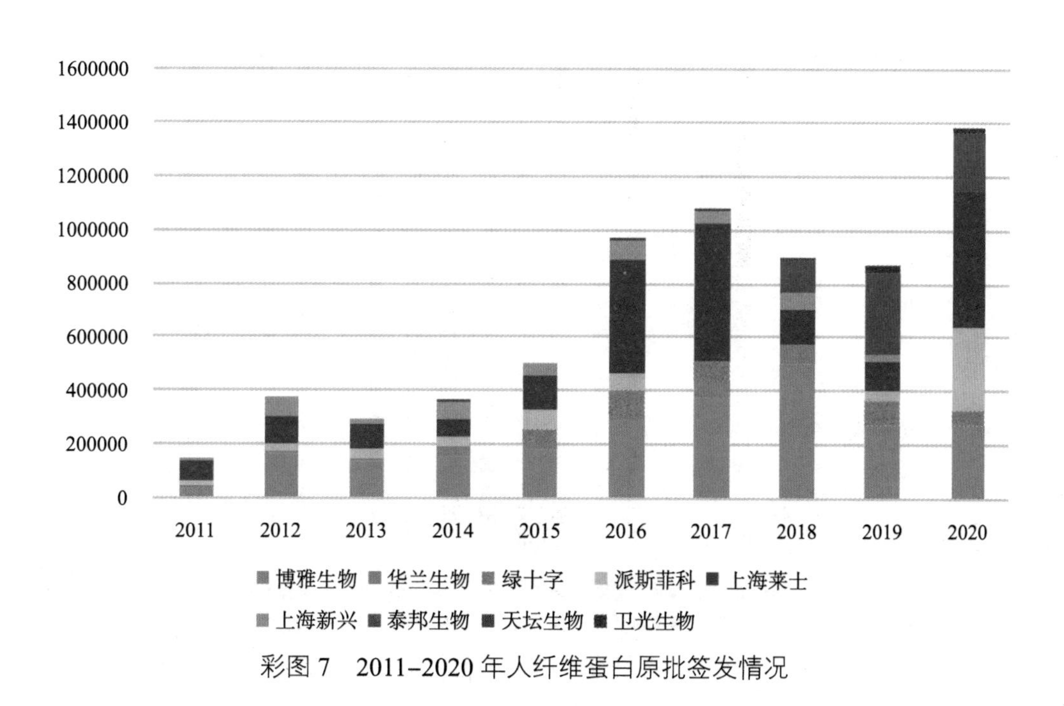

彩图 7　2011–2020 年人纤维蛋白原批签发情况

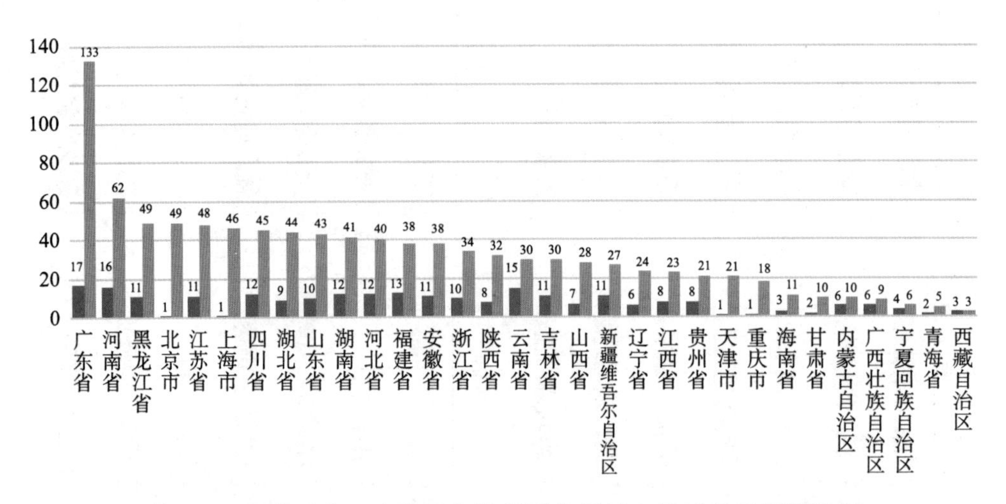

彩图 8　31 省（市、自治区）数据采集所纳入的城市及医院数量

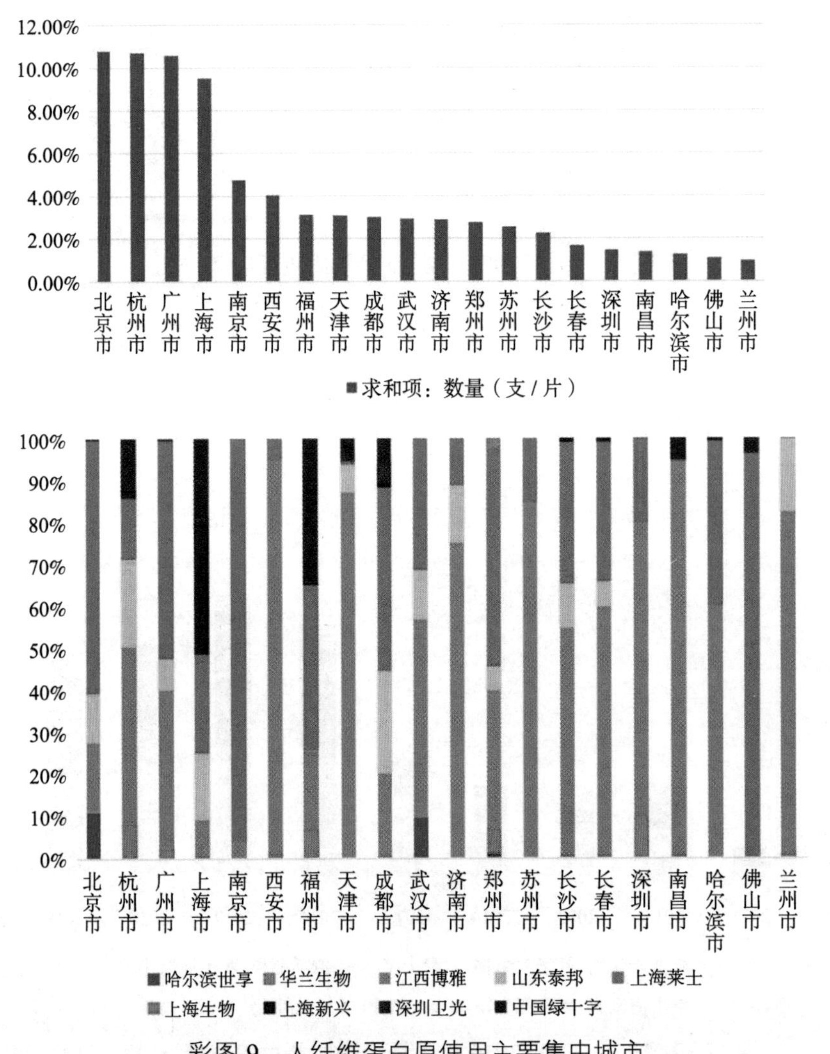

彩图 9　人纤维蛋白原使用主要集中城市